# 优生胎教

## 百科大全

ibaby母婴项目组 编著

中国妇女出版社

图书在版编目（CIP）数据

优生胎教百科大全／ibaby 母婴项目组编著 . —北京：中国妇女出版社，2015.11
ISBN 978 - 7- 5127- 1180- 8

Ⅰ.①优… Ⅱ.① i… Ⅲ.①优生优育—基本知识 ②胎教—基本知识 Ⅳ.①R169.1 ②G61

中国版本图书馆 CIP 数据核字（2015）第 245267 号

## 优生胎教百科大全

作　　者：ibaby 母婴项目组　编著
责任编辑：路　杨
封面设计：尚世视觉
责任印制：王卫东
出版发行：中国妇女出版社
地　　址：北京东城区史家胡同甲 24 号　　　邮政编码：100010
电　　话：(010) 65133160（发行部）　　　65133161（邮购）
网　　址：www. womenbooks. com. cn
经　　销：各地新华书店
印　　刷：北京欣睿虹彩印刷有限公司
开　　本：170×240　1/16
印　　张：30
字　　数：430 千字
版　　次：2015 年 11 月第 1 版
印　　次：2015 年 11 月第 1 次
书　　号：ISBN 978 - 7- 5127- 1180- 8
定　　价：39.80 元

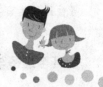

# 目录

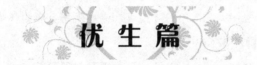

## 优生篇

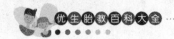
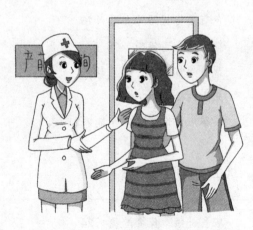

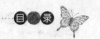

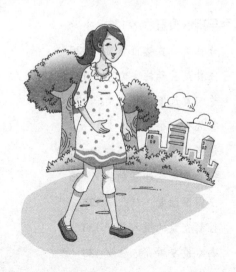

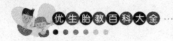

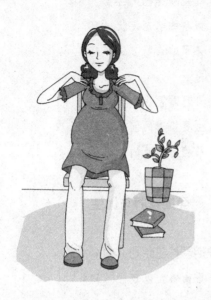

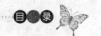
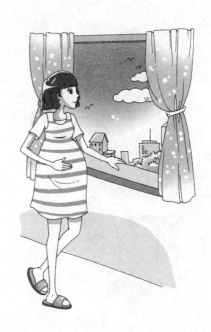

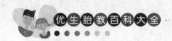
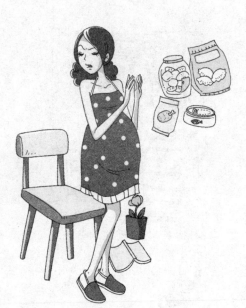

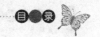

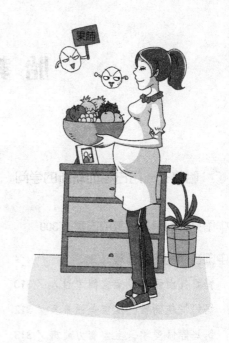

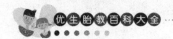

# 胎教篇

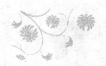
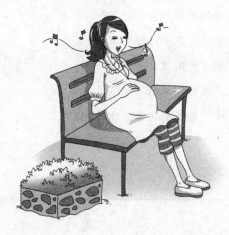

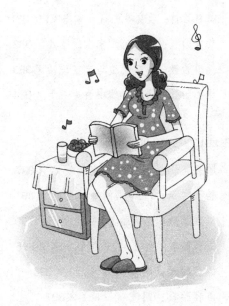

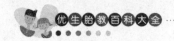
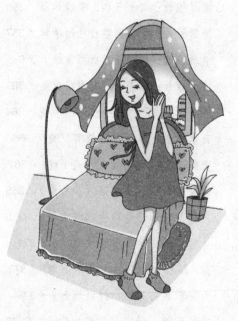

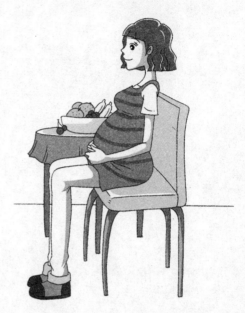

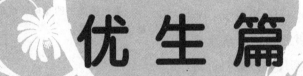

# 优生篇

　　优生，即指孩子从父母那里获得优良的遗传基因，从而获得智力、体力、精神等方面的良好发展。而要实现优生，就必须通过改善遗传素质并采取一系列有效的措施，即避免各种物理、化学及生物等因素对胎儿产生有害的影响，防止和减少遗传病的发生，保证所生的孩子是健康聪明的。

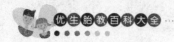

# 遗传与优生

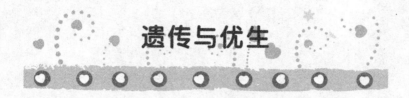

## 什么是遗传

"咱们的宝宝不知道长得像谁?"即将当爸爸和妈妈的年轻夫妇总喜欢提出这样的问题。"子不肖其父,则肖其母",生物界就是这样,从动植物到人类,每一个亲代都按照自己的模式去复制子女,子女总是保持着和父母类似的外形和生理功能特征,再传达给第二代子女,每一代都能复制出与自己相似的下一代,一代代传承下去,这种现象称为"遗传"。

皮肤的颜色、头发的卷直、个子的高矮以及音容笑貌乃至步态等都可叫做"性状",一个人身上具有成千上万个性状,都可从亲代传给子代。遗传规律决定了人不仅能复制和自己一样美貌、聪慧的后代,即把优良的性状一代代传下去,还可复制与自己

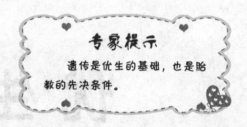

**专家提示**

遗传是优生的基础,也是胎教的先决条件。

患同样疾病或具有同样缺陷的后代,即把劣性性状传给后代,甚至对疾病的敏感度也十分相近。

在自然界,只有素质良好的种子才有可能结出优良的果实。同样道理,只有继承了父母双方良好遗传基因的健康胎儿才有可能达到优生的目的。因为胎教就是对腹中胎儿的感觉器官进行刺激,前提是胎儿必须具备健全的感觉器官、神经系统及全身各器官。

## 遗传的信使：染色体

父母传给子女的究竟是什么？靠什么传给子女？遗传学家已经揭开了这个谜：代代相传的是亲代的遗传信息，即生命是靠遗传信息继承发展的。而承载这些信息密码的就是父亲的精子和母亲的卵子。男女性交，精子的核融进了卵细胞，两个细胞的核融在一起，成为受精卵的核，父母的全部遗传信息就蕴藏在受精卵细胞核的染色体上。染色体可谓是遗传的信使。

人体细胞有 46 条染色体，两两成对，共 23 对。其中 22 对男女都一样，称为"常染色体"；另一对男女两性不同，叫做"性染色体"，性染色体决定了人的性别。男性性染色体由 X 和 Y 组成（即 XY），女性则由两条 X 染色体组成（即 XX）。

20 世纪初期，摩尔根和其他遗传学家又进一步证实，每条染色体上有许许多多的遗传因子，像念珠一样，呈直线排列在染色体上，摩尔根把这些遗传因子叫做"基因"。人至少有 5 万多个基因，这些基因小到连光学显微镜也看不见的程度，但它威力无比，是人体各种性状的控制者。

遗传基因具有如下特点：

**＊基因可以复制**

基因的复制好比用复印机复印文件，复制出的基因是完全一样的。这个特点决定了人类遗传的稳定性，稳定的遗传基因会一代代往下传。

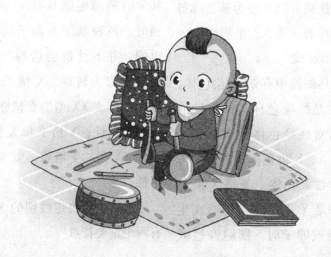

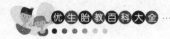

### * 基因可以突变

基因偶尔会在外界环境因素作用下发生基因突变。人类从猿到人的进化就是基因突变的结果，这也是人类与环境相互适应的表现。基因突变有两方面的作用，增加改良人体功能的基因突变为正性突变，是人类进化中所希望的；引起人类疾病的基因突变为负性突变，是人类力求避免发生的。

### * 基因可以表达

人类共有 5 万个结构基因，每个基因都有自己的功能，表达一种遗传性状，根据基因密码信息，调控机体发挥不同的生理功能。

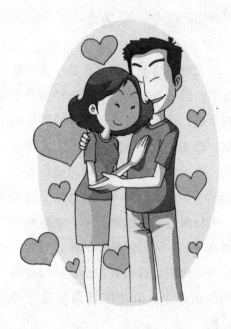

## 遗传决定宝宝的性别

有的夫妻想要个聪明的儿子，有的想要个漂亮的女儿，有的觉得知道未来孩子的性别可以早些为孩子准备衣物、布置房间。那么，生男生女的真正奥秘是什么呢？

人类的体细胞中有 23 对染色体，其中有一对是性染色体。在女性的体细胞中这对性染色体是两条大小形状相同的 X、X 染色体；男性的体细胞中这对性染色体一条是 X 染色体，另一条是 Y 染色体。在形成生殖细胞精子或卵子时，细胞经过减

数分裂，染色体的数目减半，成对的染色体各自分开，分别进入不同的子细胞中，所有的卵细胞中都只有一条 X 染色体；精细胞却有两种：50% 的精细胞具有 X 染色体，另外 50% 的精细胞则具有 Y 染色体。受精时，两种精子与卵子的结合是随机的，并不是机会均等的，也不以人的意志为转移。X 精子与 X 卵子结合，形成 XX 型的受精卵，宝宝的性别是女性；Y 精子和 X 卵子结合，形成 XY 型的受精卵，宝宝的性别是男性。

上述遗传决定性别的 X－Y 机理有两个重要特点：

● 在性别问题上起决定作用的是精子，生男生女取决于使卵子受精的是带 Y 的精子，还是带 X 的精子。

● 人类的性别是在受精的瞬间就先天决定了的。此后，人们无论怎样都无法改变孩子的遗传性别。

除了遗传因素外，生男孩还是生女孩也受其他一些因素的影响，如父母的饮食和运动习惯、环境因素等。十几年前，国外有一批女运动员在一次激烈竞赛后以集体旅行结婚来庆贺胜利。有趣的是，她们分娩的后代全是女婴。科学家认为，这是由于剧烈运动使血中肌酸、肌酐、乳酸等酸性物质增加，不利于 Y 精子活动造成的。

无论生男孩还是生女孩，只要我们尊重自然，尊重科学，能拥有一个健康、活泼、聪明的宝宝，这就是父母最大的幸福。

## 遗传决定宝宝的相貌

孩子的相貌、身材通常与父母相似，或多或少地具备父母的一些特征，有时甚至是父母的缩影，这就是遗传的奇妙效应。遗传对相貌有着重要的影响，主要表现在以下几方面：

### 1. 肤色

肤色在遗传时总是遵循自然法规，把父母的肤色综合后再涂抹在孩子的身上。如果父母双方肤色都较黑，那么子女的肤色也较黑；如果一方白，一方黑，那么子女的肤色就是双方肤色糅合后的颜色。

### 2. 双眼皮

双眼皮的遗传性比较特殊，可能是上帝的偏爱，希望人类更加美丽，单眼皮与双眼皮者结婚，孩子双眼皮的可能性很大。值得注意的是，出生是单眼皮的孩子，以后大多会自然变成双眼皮，眼皮的变化一般要到 45 岁才固定。根据统计，这个年龄人类双眼皮的比例为 83% 左右。另外，大眼睛、大耳垂、高鼻梁、长睫毛，都是从父母那里最有可能得到的特征性遗传。

### 3. 下颚

下颚是绝对的显性遗传，子女与父母非常相似。如果父母一方有突出的下颚，那么子女通常无一幸免，个个如此。

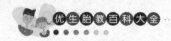 

### 4. 秃头

秃头几乎只传给男性，却让女性大多数拥有如瀑青丝。如果父亲秃头，儿子秃头的概率约占 50%，甚至外祖父也有 25% 的概率慷慨地把自己的秃头遗传给外孙们。秃顶的男士其实与聪明无关，是遗传的作用。

### 5. 青春痘

父母双方若都患过青春痘，子女的患病率比无家族史者高出 20 倍。

### 6. 少白头

如果父母是少白头，子女不必过分担心自己也会复制父母的少白头，因为少白头属于概率较低的隐性遗传。

### 7. 身高

决定身高的因素 35% 来自父亲，35% 来自母亲，另有 30% 的主动权掌握在孩子自己手中。如果双亲的身高都不算高，那么剩余的 30% 难以起决定性作用，但合理的营养和有效的锻炼可以增加身体的高度。

### 8. 肥胖

父母肥胖，子女肥胖的机会有53%；如果只有一方肥胖，概率便下降到 40%。其实，胖与不胖，大约有一半是由主观因素来起作用，完全可以通过合理饮食、充分运动使自己体态匀称健美。

### 9. 声音

通常，男孩的声音像父亲，女孩的声音像母亲。但是这种由父母遗传所影响的音质如果不美，多数可以通过后天的发音训练得以改变。

### 10. 萝卜腿

指脂肪堆积的腿。若父亲是，孩子一定也是，但完全可以通过充分的健美运动来塑造修长健壮的腿。

## 遗传决定宝宝的血型

人类的血型很复杂，我们通常所说的"血型"一般是指红细胞血型中最常用的 ABO 血型系统，主要分为 A、B、O、AB 四大类，中国人 O 型血的约占 40%。另外还有 Rh 血型系统。

### 1. 区分血型有什么用

为什么我们要辛辛苦苦地分出这么多种血型来呢？原因有二：一是血亲的辨别。大家在电视剧中都看到过滴血认亲的故事。还有在早些年间，要紧急输血时，医生都会问有没有直系血亲在。这两件事都反映了血型是会遗传的。二是因为有些疾病需要血液治疗，只有血型相符才不会给接受输血者带来副作用。

## 2. ABO 血型系统

就 ABO 血型系统来说，血型的遗传关系如下：

**血型的遗传规律—血型遗传规律表**

| 父母血型 | 子女会出现的血型 | 子女不会出现的血型 |
| --- | --- | --- |
| O 与 O | O | A、B、AB |
| A 与 O | A、O | B、AB |
| A 与 A | A、O | B、AB |
| A 与 B | A、B、AB、O | — |
| A 与 AB | A、B、AB | O |
| B 与 O | B、O | A、AB |
| B 与 B | B、O | A、AB |
| B 与 AB | A、B、AB | O |
| AB 与 O | A、B | O、AB |
| AB 与 AB | A、B、AB | O |

一般来说，血型是终生不变的。血型好比是父母赐给子女的一张不能涂改的天然的身份证。ABO 式的血型遗传是受 A、B 和 O 3 个等位基因控制的。每个人都有其中任何两个基因，这两个基因可以是相同的。在两个染色体配对时，可组合出 6 种基因，即 AA、AO（A 型），BB、BO（B 型），AB（AB 型）、OO（O 型）。

A 型血的人和 B 型血的人生下的小孩可能是 A 型、B 型、AB 型和 O 型。O 型的人与 O 型的人只能生下 O 型的小孩。

## 3. Rh 血型系统

此外，我们接触较多的是 Rh 血型系统，Rh 血型只有阳性和阴性这两种，也就是说红血球表面有 Rh 抗

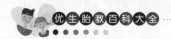

原和没有 Rh 抗原。Rh 阴性血型亦常常被大家称为"稀有血型"，主要是因为在汉族人中比较少见。但奇怪的是，所有的人都没有天然的抗体，除非有 Rh 阳性的血球跑到 Rh 阴性的人的血液中，使得 Rh 阴性的人产生抗 Rh 抗原的抗体。

Rh 血型阴性的妈妈和 Rh 血型阳性的爸爸，生下 Rh 血型阳性的小孩，妈妈经过这第一胎生产时，胎儿的血液和妈妈的血液混合在一起，使得妈妈因为胎儿的抗原刺激而产生抗体，这时候小宝贝已经生下来了，所以母体产生的抗体只会留在妈妈的身体里。如果下一胎是 Rh 阳性，那么这些抗体就会经过胎盘吸附在胎儿的红血球上，造成胎儿溶血、贫血、心脏衰竭、胎儿水肿，甚至死亡。历史上有名的亨利八世和凯瑟琳夫妻的故事就是例证，他们生产了许多胎，但是只有第一胎存活。

当发生上述情况时，胎儿的 ABO 血型要和妈妈的 ABO 血型相符，才能让胎儿的 Rh 阳性红血球在妈妈的血液中存活，而持续刺激母亲的免疫系统，产生足够的抗体，因而才会对下一胎的婴儿有严重的影响。如，母体和胎儿的血型都为 A 型，但是母体为 Rh 阴性，胎儿为 Rh 阳性，在生产时血液会产生短暂交流，会在母体内产生抗体，对下一胎孩子有严重影响；若母体和胎儿的 ABO 血型不同，但是母体为 Rh 阴性，胎儿为 Rh 阳性，对下一胎孩子的影响则会较小。

## 专家提示

我国人群 Rh 阴性的人只占 0.3%，（欧美人 Rh 阴性占 15%），所以发生这种情况的人相对来说是比较少的。然而，虽然整体发生率低，但是一旦发生在自己身上就是百分之百的不幸。因此，在孕前检查时最好检查一下血型，以避免这种情况的发生。

#  什么是遗传病

遗传病是指由遗传物质发生改变而引起的或者由致病基因所控制的疾病，属于先天性疾病。但并不是所有的遗传病都是一出生就发病，如先天愚型、多指（趾）、先天性聋哑、血友病等，这些遗传病完全由遗传因素决定发病，但出生一定时间后才发病，有时要经过几年、十几年甚至几十年后才出现明显症状。

## 遗传病的主要类型

由于遗传物质的改变，包括染色体畸变以及在染色体水平上看不见的基因突变而导致的疾病，统称为遗传病。根据所涉及遗传物质的改变程序，可将遗传病分为 4 大类：

### 1. 单基因病

单基因病主要是指由一对等位基因突变导致的疾病，分别由显性基因和隐性基因突变所致。所谓显性基因是指等位基因（一对同源染色体同位置上控制相对性状的基因）中只要其中之一发生了突变即可导致疾病的基因；隐性基因是指只有当一对等位基因同时发生了突变才能致病的基因。常见的单基因病有家族性高胆固醇血症、葡萄糖－6－磷酸酶缺乏症（俗称蚕豆病）、血友病 A、Huntington 舞蹈病、苯丙酮尿症、视网膜母细胞瘤、地中海贫血等。

### 2. 多基因病

顾名思义，这类疾病涉及多个基因。与单基因病不同的是这些基因没有显性和隐性的关系，每个基因只有微效累加的作用。因此，同样的病不同的人由于可能涉及的致病基因数目上的不同，其病情严重程度、复发风险均有明显的不同，且表现出家族聚

**专家提示**

多基因病除与遗传有关外，环境因素影响也相当大，故又称多因子病。很多常见病如哮喘、糖尿病、冠状动脉粥样硬化病、唇裂、精神分裂症、无脑儿、高血压、先天性心血管疾病、癫痫等均为多基因病。

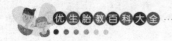

集现象，如唇裂就有轻有重，有些人同时还伴有腭裂。

### 3. 染色体病

遗传物质的改变在染色体水平上可见，表现为数目或结构上的改变。从本质上说，这类疾病涉及一个或多个基因结构或数量的变化。因此，其对个体的危害往往大于单基因病和多基因病。症状通常很严重，累及多器官、多系统的畸变和功能改变。

### 4. 体细胞遗传病

单基因病、多基因病和染色体病的遗传异常发生在人体所有细胞，包括生殖细胞（精子与卵子）的 DNA 中，并能传递给下一代。而体细胞遗传病只在特异的体细胞中发生，体细胞基因突变是此类疾病发生的基础。这类疾病包括恶性肿瘤、白血病、自身免疫缺陷病以及衰老等。

### 遗传病的发病原因

一种是完全由遗传因素决定发病，有些遗传病需要遗传因素与环境因素共同作用才发病，如哮喘病，遗传因素占80%，环境因素占20%；胃及十二指肠溃疡，遗传因素占30%~

40%，环境因素占60%~70%。

遗传病常在一个家族中有多人发病，为家族性的；但也有可能一个家系中仅有一个病人，为散发性的，如苯丙酮尿症，因其致病基因频率低，又是常染色体隐性遗传病，只有夫妇双方均带有一个导致该疾病的基因时，子女才会成为这种隐性致病基因的纯合子（同一基因座位上的两个基因都不正常）而得病，因此多为散发。特别在只有一个子女的家庭，偶有散发出现的遗传病患者就不足为奇了。

以前，人们认为遗传病是不治之症。近年来，随着现代医学的发展，医学遗传学工作者在对遗传病的研究中弄清了一些遗传病的发病过程，从而为遗传病的治疗和预防提供了一定的基础，并不断提出了新的治疗措施。

### 患遗传病能生育吗

如果夫妻双方患有遗传性疾病，大多数不宜生育。有一些遗传性疾病患者，如严重的 X 连锁隐性遗传病，根据男方或女方患者及其家族中的发病情况，可以限制性别生育。但一定要在医生的指导监护下采取必要的措

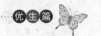

施，通过产前诊断作出性别预测。如果预测出的是不会患病性别的胎儿就可以生下来，如果是患病性别的胎儿就要选择流产来终止妊娠，以免遗传病一代一代传下去，给孩子和家庭带来不必要的痛苦。

常见的不宜生育的情况有以下4种：

• 男女任何一方患有严重的常染色体显性遗传病，如强直性肌营养不良、软骨发育不全、成骨发育不全、遗传性致盲眼病（如双侧性视网膜母细胞瘤、先天性无虹膜、显性遗传的视网膜色素变性、显性遗传的双侧性小眼球）。

• 婚配双方均患有相同的严重常染色体隐性遗传病，如先天性聋哑。

• 婚配的任何一方为下列多基因病的高发家系患者，如精神分裂症、躁狂抑郁症等。所谓高发家系是指除患者本人外，其父母或兄弟姐妹中有一个以上患有同样的遗传病者。

• 其他罕见的严重遗传病，指患有能致死或者造成生活不能自理的疾病，且子女能直接发病，又不能治疗者。如结节性硬化、遗传性共济失调、马凡氏综合征等。

## 遗传病可以预防吗

目前的医疗水平对遗传病还没有很好的治疗方法。由于遗传性疾病是基因和染色体的异常，都是先天性的，所以比较现实的做法是预防疾病的发生。

我国现已经开展了对先天出生缺陷的三级筛查预防制度。

### 1. 一级预防

一级预防主要是妊娠前的预防，将可能发生的遗传病阻止在妊娠前。将如何预防疾病的知识作为常识进行普及，让所有人都懂得如何保护自己。广泛开展孕前检查，进行孕前优生遗传咨询，适量补充营养物质，如叶酸、碘盐。保护环境，防止环境污染对人体的伤害。一级预防要靠全社会的共同努力，靠每对夫妇自觉的行为。禁止近亲结婚，预防隐性遗传病的发生。

### 2. 二级预防

二级预防即妊娠期进行出生缺陷的筛查和诊断，发现畸形或者尽早阻止妊娠，或者进行宫内治疗，达到防止先天缺陷儿出生的目的。

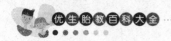
目前妇产科采用最多的方法有以下几种:

### ＊ 产前羊水基因诊断

现已经有多种遗传病可以进行产前诊断,利用分子遗传学方法对已知的基因进行特异性诊断。

### ＊ 产前染色体病诊断

妊娠早期或中期采取孕妇的绒毛、羊水或胎儿脐带血,用细胞遗传学方法诊断胎儿染色体核型,发现异常及时引产,主要对象是曾经生育过染色体异常儿的孕妇、35岁以上的高龄孕妇及经血液筛查后的高危孕妇。

### ＊ 荧光原位杂交结合细胞遗传方法

对预知的染色体片断进行定位,诊断染色体病。这种检查方法创伤小、痛苦小,可以对第13、18、21号及X和Y染色体进行快速标记,诊断染色体异常,也可诊断染色体微小缺失或微小易位。

### ＊ 产前遗传病的广泛筛查

如孕中期先天愚型血清筛查、神经管畸形产前B超及血清筛查、地中海贫血产前筛查以及B超筛查胎儿先天性心脏病、内脏器官、胎儿多囊肾、胎儿面部异常、胎儿内脏畸形和肢体畸形等。

### 3. 三级预防

三级预防即对新生儿的筛查。代谢异常性遗传病如能在刚出生后开始进行治疗,可以有很好的疗效。现在各大医院对新生儿苯丙酮尿症、蚕豆病和先天性甲低等遗传病已经开展了普查,作为对出生缺陷的三级预防措施。

## 哪些夫妇需要做遗传咨询

● 生育过一个有遗传病或先天畸形儿的夫妇。

● 夫妇双方或一方,或家族成员中患某种遗传病,或有遗传病家族史。

● 夫妇双方或一方已知是遗传病致病基因携带者、染色体平衡易位携带者和染色体结构异常患者。

● 有不明原因的不育史、不孕史、习惯性流产史、原发闭经、早产史、死胎史的夫妇或家族其他成员有类似病史。

**专家提示**

从事遗传咨询的医师应该具有高级医师资格,具有遗传学、医学、实验室工作经验、交谈能力、社会工作能力和良好的医学伦理和医学道德修养。

- 有性腺或性器官发育异常、不明原因的智力低下、多发畸形、行为发育不正常的患者及家族。
- 近亲婚配的夫妇。
- 35 岁以上高龄孕妇或高龄男女的生育。
- 有生物、物理、化学、药物和农药等有害物质接触史的夫妇。

通过遗传咨询可以解决如下问题：

- 进行遗传病的确认，咨询者是不是遗传病人，包括诊断、预后和处理。
- 该遗传病在家族中的发生、遗传传递的过程；对家族遗传病的发病或再发风险进行评估。
- 告知咨询者遗传病的诊断和治疗方法，如产前诊断、产前筛查及生育方法，并帮助咨询者选择最适合的处理措施。
- 对已经确认的遗传病，指导咨询者采取正确的预防治疗对策。
- 指导遗传病家庭如何选择最佳的生育措施。

## 遗传基因为何会突变

胚胎营养供应障碍、胚胎细胞代谢紊乱、部分胚胎细胞死亡……上述因素均可使遗传基因产生突变，使DNA的排列顺序和结构发生改变，造成基因表达错误而引发疾病。目前所知先天畸形和先天疾病的发生至少15%是由基因突变导致的。随着人们对遗传基因突变认识的不断深入，这个比例还会上升。

我们对各种致畸因素的认识还远远不够，目前能够明确的有：

### 1. 病毒感染

病毒的本质也是核苷酸，与DNA结构很相似，一旦进入细胞核很容易整合到基因 DNA 之中，取代一段正常的 DNA。常见的有风疹病毒、巨细胞病毒、弓形虫和细小病毒等。

### 2. 物理因素

X 射线、微波交流电、高电频通信设备等发出的电离辐射，可以破坏DNA 的结构。

### 3. 化学药物

药物对孕妇的伤害是有历史教训的，如20 世纪50 年代，在德国等发达国家，常使用一种叫做反应停的药物来治疗早孕期呕吐，由于止吐效果很好而被广泛应用。不久以后就发现了一个现象，许多新出生的婴儿都出现了罕见的先天畸形，表现为无肢畸形和短肢畸形，被称为海豹肢畸形儿，

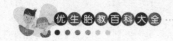

而且发生率很高，并都有早孕期服用反应停的经历。经研究，反应停有明显的胎儿毒性，妊娠一个半月以内服用的致畸率接近100%，当年的德国至少有5000名儿童受到伤害，故立即下令禁止妊娠期服用反应停。从此，人们对药物可能产生的致畸作用十分重视。

### 4. 环境化学剂

有机化学物质，如杀虫剂、有机汞、甲醛等，均会造成胚胎细胞代谢异常。

临床上经常使用的可能致畸的药物种类较多，可能严重致畸的药物有抗癌药、治疗精神疾患药、某些抗菌药、激素类药、避孕药和治疗厌食症的药物。

### 5. 母亲代谢性疾病

糖尿病、甲状腺激素异常、酒精中毒、食入毒素也都对胚胎产生毒性作用。

### 6. 电离辐射

最常见的是医疗检查 X 射线，因为穿透性强，可直接作用在细胞核，容易导致基因突变。许多农业科学实验就是利用这个原理，用 X 射线直接照射种子细胞，来观察细胞核的变异，从而改良种子品质。

致畸因子尽管存在于我们生活的环境之中，但人体自身具有很强的天然防御能力，如我们身体的皮肤，作为一道屏障可以抵御细菌和病毒的侵入；人体各处的分泌物，如唾液、鼻涕、阴道分泌物都可以杀菌或黏附细菌病毒；血液中的白细胞和淋巴细胞则是人体的警察卫士，还有人体的免疫系统也具有很强的防御机制。

## 专家提示

致畸因子伤害人体需要具备两个条件。

### ✳ 人体抵抗力下降时

人体过度疲劳、患慢性疾病、人体的亚健康状态、过度冷和热的环境下均可使人体受到致畸因子的伤害。

### ✳ 外来的侵袭过于强大时

大量细菌和病毒的侵入，超过人体防御能力，例如某种传染性疾病大流行时；新的物种侵袭人体，而人体不能识别时，如艾滋病病毒、SARS 病毒；有过量的辐射和化学物质的作用时。

## 智力低下是遗传病吗

先天智力低下是先天发育缺陷造成的。造成的原因不都是遗传所致，有的与遗传有关，有的与环境因素有关，有的与母亲患病有关。

### 1. 与遗传相关的病因

多有家族遗传现象，或者父母为近亲结婚。与遗传有关的智力低下占先天智力低下的40%左右。与遗传有关的智力低下需要具体明确遗传类型，在医生的指导下妊娠。

● 染色体病引起的先天智力低下，如先天愚型（21 三体综合征）、脆性 X 综合征、性染色体病的智力低下程度较轻。

● 先天代谢病引起的先天智力低下，如甲状腺功能低下、苯丙酮尿症、半乳糖血症等，由于身体营养物质代谢紊乱而导致脑细胞发育停止或异常。另外，小头畸形所致智力低下，为双亲智力低下遗传所致。

### 2. 非遗传致病病因

没有家族遗传现象，非遗传性智力低下占先天智力低下的60%左右。应该努力查找病因，消除病因。

**＊ 环境因素伤害**

母亲妊娠期接触有毒物质，接触甲基汞、铅、酒精、X 射线等，影响大脑神经发育，还有缺碘造成的智力低下。

**＊ 子宫内环境异常**

因母亲营养不良和疾病引起胎儿贫血和缺氧造成胎儿宫内发育迟缓，如妊娠高血压因宫内缺氧导致的胎儿窒息，造成胎儿脑细胞损伤。另外还有早产儿。

**＊ 药物毒性作用**

早孕胚胎期错误地用药，药物毒性作用所致。

**＊ 宫内病毒感染**

如巨细胞病毒、风疹病毒、弓形虫及单纯疱疹等病毒感染胎儿所致。

## 唇腭裂能预防吗

唇裂或者伴有腭裂是常见的先天畸形，各国的发生率有所不同。我国新生儿的发生率为1/1000，日本人为1.7/1000，白种人为1/1000。

唇裂畸形多发生于上唇的两侧，以单侧裂为常见，且以左侧多见，常伴有上颌切齿与尖牙间的牙槽嵴裂和腭裂。唇腭裂的发生程度可有很大差别，轻则是上嘴唇仅稍有裂开，重则

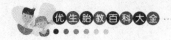

双侧唇裂，并一直延伸伴有腭裂，严重影响吞咽动作，喝水时经常呛入肺内而引起肺部感染。上腭裂还会影响患者发音，患者常常吐字不清晰，发出怪音。

唇腭裂的发生多是遗传与环境因素共同作用的结果。唇腭裂属于多基因遗传病，有些唇腭裂也是染色体综合征多发畸形中的一种表现，或者是其他遗传病的相伴症状。与唇腭裂有关的环境因素，如孕妇患糖尿病、使用抗癫痫药、叶酸缺乏及饮酒等。

妊娠期间的B超筛查可以将大部分唇裂筛查出来。根据病情的轻重程度不同，有些唇腭裂不一定要终止妊娠，程度轻的经过修补手术基本可以与正常人一样。

预防唇腭裂的第一道防线是将孕前保健做到位，建议夫妇二人都要服用叶酸。预防唇腭裂的第二道防线就是B超的筛查。当然由于胎儿在子宫内的位置等因素，目前B超的筛出率还达不到100%。预防唇腭裂的第三道防线就是出生后的手术修补，手术修补不是预防措施，而是治疗措施。

## 色盲是传男不传女吗

先天性红绿色盲或者色弱的表现

症状为对红、绿颜色辨别力降低。许多人认为先天性红绿色盲的遗传是传男不传女，其实这种说法是不正确的，或者说是不全面的。这种疾病属于X伴性隐性遗传病，由于致病基因位于X染色体上，所以导致了发病规律与性别有关。由于女性有两条X染色体，当其中一条携带了致病基因，而另一条没有携带，则不会发病；而男性则只有一条X染色体，一旦携带了致病基因，则肯定发病，所以一般我们经常见到的和色盲症都是男性患者，而女性则很少见到。

## 糖尿病会遗传吗

近年来，糖尿病的发病情况呈上升趋势，大多数人都认为生活水平提高、营养过剩是主要原因，其实遗传因素在其中也起着重要作用。糖尿病的遗传是多基因遗传的方式。

糖尿病可以分为Ⅰ型糖尿病和Ⅱ型糖尿病，这两种类型的糖尿病发病人群是不同的，Ⅰ型糖尿病大多从儿童期就开始发病，症状较重，不易控制；Ⅱ型糖尿病多是成年以后发病（又被称为"成年型"），病情进展慢，病情相对较轻。

### 1. I 型糖尿病

I 型糖尿病又被称为"脆性糖尿病"、"幼年型糖尿病"和"脂肪萎缩型糖尿病",都是根据 I 型糖尿病的表现特点而命名的。根据命名我们可以知道,I 型糖尿病患者体形肥胖并不明显,但生长发育比较缓慢。I 型糖尿病的遗传因素占了很大的比例,环境因素不易控制。所以,大多必须使用药物治疗,如使用胰岛素,同时还得配合合理的饮食。

I 型糖尿病在人群中的发病率不到 1%,远远少于 II 型糖尿病的发生,但子女再发风险高于 5%,目前尚无很好的产前诊断方法,故若生育后代应该慎重考虑。

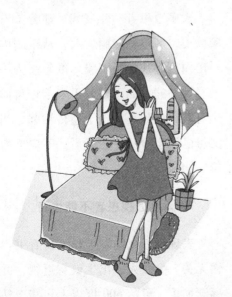

### 2. II 型糖尿病

II 型糖尿病在人群中的发病率为 2% ~ 4%,占全部糖尿病病人的 90%。生活中,许多胖朋友会经常听到周围人这样的劝告,"该减肥了,不然该得糖尿病了",此话说得一点儿都不错。II 型糖尿病是一种多基因遗传方式与环境因素共同作用的遗传病,有这种遗传体质的人往往体形较胖,而且家族中的肥胖年长者多为糖尿病患者。有人做过统计,II 型糖尿病患者的亲属中患病率为 10% ~ 15%,发病机会比较高。发病后不仅表现有血糖增高,还表现有高血脂和高血压的"三高"症状。

既然 II 型糖尿病的发病与环境因素有关,肥胖很容易导致糖的代谢紊乱而引发糖尿病,那么,有家族遗传肥胖体形的人严格控制体重和减肥,控制糖的摄入就是预防糖尿病的最好方法。如果体重控制得很理想,合理安排运动和饮食,是可以做到不患病的。II 型糖尿病患者的生育不在控制范围内。

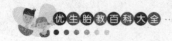

## 视力异常会遗传吗

与视力异常有关的遗传病有：

### 1. 先天性小眼球患者不能生育

先天性小眼球的主要症状为有眼球，但小而隐没，眼眶眼睑均较小，常有高度近视或弱视，眼球组织缺损，还会有先天性角膜白斑、白内障等。先天性小眼球遗传风险高，后代发病概率为 25% ~ 50%，所以不能生育。

### 2. 先天性小角膜患者不能生育

此病比较罕见，表现为先天近视，部分病人有先天性青光眼、眼球震颤和先天性白内障。如果父母之一为此病患者，后代发病风险高，发病率可达 50%，不能生育。

### 3. 先天性无虹膜患者不能生育

多双眼同时发病，检查看不到虹膜组织。由于没有虹膜，可以直接看到眼睛的晶状体边缘。视力非常差，还可表现有眼球震颤和畏光。此病的遗传概率为 100%，所以不能生育。

### 4. 先天性白内障患者不能生育

多发病于婴幼儿期，多数一出生就已经表现有晶状体全部或部分混浊。此病起病后病情不再进展，故应该及时手术治疗。由于遗传性较高，后代发病概率为 25% ~ 50%，也是不宜生育的。

### 5. 视网膜色素变性患者不能生育

通常在 10 岁左右发病，主要表现为夜盲，并且逐渐加重，视野缩小，到中年期可能完全失明。后代发病概率较高，不宜生育。

### 6. 视网膜母细胞瘤患者不能生育

大多数患者幼年发病，部分人有家族史，多单侧眼睛发病，从眼睛内长出白色肿块。视网膜母细胞瘤为一种恶性肿瘤，如不及时手术治疗可向全身转移而致死。由于遗传性强，当父母已经生育一个患儿后，不应生育第二胎。

### 7. 高度近视患者不能生育

表现为近视的发生与不良看书习惯无关。少数人一出生就有近视，并逐渐加重，可达 600 度以上，甚至达到 1000 度。严重时可造成视网膜脱落。由于人群中携带致病基因率较高，非近亲结婚夫妇的子女也有发病可能。如果夫妇二人都为高度近视患者，子女同样发生高度近视的机会接近 100%。由于高度近视后天可以进行矫正治疗，故对生育不做限制。

### 8. 非遗传性失明大多可以生育

有很大一部分的先天失明是非遗传性的。非遗传因素对视力的伤害大多是对视神经的伤害，如妊娠期的宫内病毒感染，包括风疹病毒原发感染、巨细胞病毒感染、弓形虫感染等；如化学药物的毒性作用和电离辐射都可能损伤视神经，而视神经的损伤则是永久性而且无法治疗的。一般来说，非遗传性失明大多可以生育。

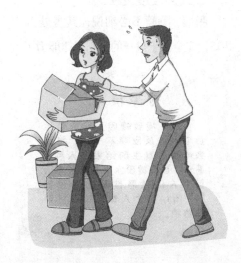

## 先天性心脏病

近年来，先天性心脏病（后文简称"先心病"）的发生率有增加趋势。有调查数据显示，先天性心脏病的发生率已经占我国先天出生缺陷的第一位。如何预防先天性心脏病是医学界十分关注的课题。

先天性心脏病的发生有两个方面的原因，家族遗传因素和环境致畸因素。

### 1. 家族遗传因素

家族遗传引起的先天性心脏病常表现为心脏多个部位缺损。家族中可能会有多名成员患病。如果父母之一为先心病患者，子女发病的可能性从 4%~26% 不等。这与患病的程度有关，心脏的缺损越严重，子女发病的可能性就越大。父母双方均为患者时，子女发病的概率大大增加，可达 30%~40%。

由遗传基因异常引起的先心病大多不是孤立存在的，往往伴有身体其他器官的畸形。也就是说，染色体畸变多会以综合性异常的形式表现，如先天愚型（即 21 三体综合征）患儿有 50% 会伴有先天性心脏病，身体的

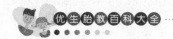
其他器官也会有畸形发生。

## 2. 环境致畸因素

临床上最常见的是外界环境因素造成的先天性心脏病。由于胎儿心脏的发育处于胚胎发育的最早期，在妊娠的最初两个月内就已经确定心脏发育是否正常了。所以，环境因素导致的心脏异常一定是在妊娠早期的两个月内发生的，而在这个时期许多人还不知道自己已经怀孕了，对胚胎的防护还没有开始呢。这种情况又一次提示我们孕前准备的重要。

临床上我们常见到一些准妈妈是在怀孕两个月后才开始做防护，在街

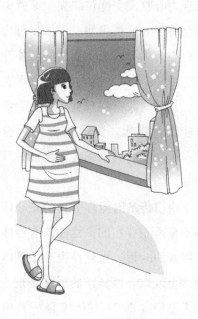

上常见到穿防护服的都是一些大肚子孕妇。我曾经问过一些做孕前准备的准妈妈，为什么不早早穿上防护服。许多人很惊讶，认为用不着呀；有的人则觉得有些不好意思。

那么，外界环境中的哪些因素容易引起胎儿心脏异常呢？

### ❋ 错误用药

如妊娠之前和妊娠早期使用抗精神病的药或性激素类药，这些药物都可导致胎儿心脏发育异常。

### ❋ 病毒和细菌感染

公认的致畸病毒是风疹病毒、巨细胞病毒和弓形虫。这些病毒不仅影响胎儿心脏发育，还会造成其他器官的异常，所以妊娠前进行病毒和细菌检测，防止带毒妊娠，可以很好地防止先心病的发生。

### ❋ 不良生活嗜好

吸烟、酗酒不必细说，其害处人所共知，完全在于自身的自制自律能力了。

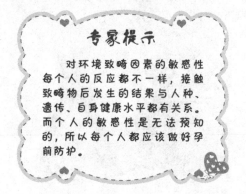

**专家提示**

对环境致畸因素的敏感性每个人的反应都不一样，接触致畸物后发生的结果与人种、遗传、自身健康水平都有关系。而个人的敏感性是无法预知的，所以每个人都应该做好孕前防护。

## 不孕应警惕染色体异常

有些夫妇结婚多年不怀孕，跑遍了各大医院，做了各项检查，吃了无数药物，花了大量金钱就是找不到病因，而且治疗效果不佳，这时就应该考虑是否夫妇一方患有染色体异常病。

染色体平衡易位携带异常有时也会造成不孕症。我们知道，这种染色体异常的夫妇会反复发生自然流产，怎么还会引起不孕呢？这是因为流产发生的时间是在受精卵没有种植到子宫之前。妊娠 280 天，胚胎停止发育可以在任何时间，可以发生在受精的最初几天内。

有些染色体平衡易位携带者夫妇其实已经受精了，但由于受精卵染色体的严重异常，严重到根本不能发育，所以在着床之前就已经停止发育了，而恰恰又赶上流产的出血和月经期的出血在时间上重合，或者表现为月经推迟几天，认为是月经不调而不认为是妊娠后流产，而往往被忽略。所以，不孕症夫妇做染色体核型分析很有必要。

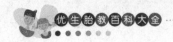
 # 优生从选择配偶开始

## 近亲结婚不利于优生

过去由于人们对优生科学不够了解，思想比较愚昧，认为亲上加亲是最好的姻缘。于是一个个狭窄的通婚圈造成了一幕幕的人间悲剧，实在让人触目惊心。英国伟大的自然科学家达尔文是生物进化论的创始人，他伟大的发现却不幸地和家庭的悲剧交织在一起。

1839 年 1 月，达尔文同他舅舅乔

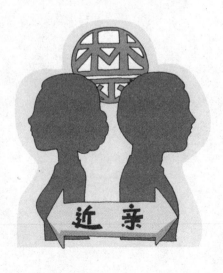

赛亚的小女儿埃玛在梅庄教堂举行了婚礼，新娘是个高雅、贤淑、聪明、美丽的姑娘。尽管达尔文与妻子之间互敬互爱，但由于他们是表兄妹，他们的真诚结合却拉开了达尔文意料之外的家庭悲剧的序幕。达尔文结婚以后，埃玛一共生了 10 个孩子，其中长女安娜·伊丽莎白、次女玛丽·埃莉诺和最小的儿子查理·费林均幼年夭折，另外的 7 个孩子也都患有程度不同的各种疾病。达尔文的二儿子乔治、三儿子费朗西斯、五儿子霍勒斯和终生未嫁的四女儿伊丽莎白均患有程度不同的精神病。其他 3 个孩子，长子威廉、三女儿亨利埃塔和四儿子伦纳德虽然没有明显的精神病症状，但他们婚后却没有留下后代。

据后人考证，达尔文的家族有一种神秘的疾病，这种疾病到达尔文这一代已经表现得很明显。达尔文从中年起就患上了精神抑郁症，这个病折磨了达尔文整个后半生。近亲结婚，使达尔文家族的疾病在后代中完全显

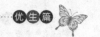

近亲结婚子女的死亡率只有 0.54‰。

显性遗传病的特点在于患者双亲之一是发病的，患者的同胞中有 1/2 也会发病，而且男女发病的机会均等，往往在连续几代中都有发病的患者。隐性遗传病的特点在于，一对基因都是致病的才能发病。如果有一个显性基因是正常的，另一个致病基因的作用就不能表现出来。这样的个体虽然不发病，却能将致病基因传给后代，因此叫做"携带者"。父母本人虽没有发病，然而却是遗传病基因携带者。患者同胞中有 1/4 发病，其他人虽然未发病却有 2/3 可能是携带者。

隐性遗传病患者的双亲往往是近亲结婚，因为近亲中具有很多相同的遗传致病基因，又都是携带者。就表兄妹来说，他们之间基因就有 1/8 的可能性是相同的，使致病的基因相遇的机会大大增加。因此，在近亲婚配时，其子女易患遗传病。

## 专家提示

血缘婚配子女比无关婚配的子女隐性遗传病的发病率高出 150 倍。我国《婚姻法》已经明确规定：禁止直系血亲和三代以内旁系血亲结婚。

现出来。达尔文的家庭悲剧启示了其表弟高尔顿。高尔顿创立了优生学、遗传学和分子生物学，揭示了近亲不能结婚的科学道理。

据世界卫生组织估计，人群中每个人约带 5 ~ 6 种隐性遗传的致病基因。在随机婚配时，由于夫妻两人毫无血亲关系，所以相同的基因甚少，他们所携带的隐性致病基因也不同。我们假设丈夫携带的隐性致病基因为 A、B、C、D、E，妻子则携带 H、S、F、G、M，这就不容易形成隐性致病基因的患者。而近亲结婚时，由于夫妻两人携带相同的隐性致病基因可能性很大，丈夫带有 A、B、C、D、E 等隐性致病基因，妻子也很可能带有这些基因，因此容易形成隐性致病基因的患者，从而使后代遗传病的发病率升高。据世界卫生组织调查，近亲结婚子女患智力低下、先天畸形和遗传性疾病要比非近亲结婚子女高 150 倍，近亲结婚子女的死亡率是 81‰，而非

## 专家提示

做夫妻不要亲上加亲。如果已经结婚，一定要听从医生的指导，以免产生严重后果。

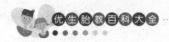

在选择配偶时要尽可能地扩大区域范围，可以跨县、跨市、跨省、甚至跨国。社会上曾流传说："南方人和北方人结合所生的孩子聪明。"这种说法不无道理。优生理论认为，血缘关系越远的婚配，他们之间相同的致病基因越少，其后人患遗传病的可能性也越少。因此，他们所生的后代多数比较聪明而且身体健康。

## 取长补短，优者配优

### 1. 取长补短

一个人的智慧与能力是与遗传有关的，因此，选择配偶最好与自己能够取长补短。比如，一位女性的文学水平较高，语言表达能力强，或擅长音乐、舞蹈，那么她就应该选择一位数学能力强，具有抽象的逻辑思维和分析思维能力的伴侣，这样的互补有利于优生。我们知道孩子的特点来自于父母的遗传，父母将自己各自的优秀基因遗传给后代，使其后代获得父母的优势而变得更加聪明。同时，在胎儿期及出生后，父母还可以利用各自的所长，对胎儿和出生后的孩子加以教育，岂不更好？

此外，我们每个人的外表特征也有所不同，有的美，有的丑，有的胖，有的瘦，有的高，有的矮，有的白，有的黑……各自都存在着某些不足，那么选择的时候也要全面比较一下优缺点，尽量做到取长补短。比如，长相差一些的可以选择长得漂亮一些的，身材矮小的可以选择身材高大些的，较瘦的人可以选择较胖的人……这样就可以弥补双方某一方面特征的缺陷，使子代能扬长避短。

### 2. 优者配优

积极优生学认为，若优秀者与优秀者婚配，会使后代一代更比一代强，从而培养出更优秀的人类个体。

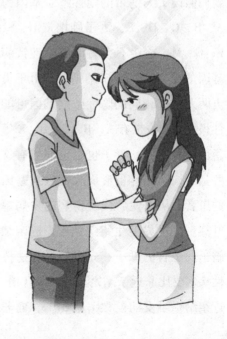

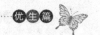

这一点从古今中外的优秀家族的家族史中不难看出，如世界闻名的巴赫家族 8 代 136 人中就有 50 个男人是著名的音乐家。我国南北朝著名的科学家祖冲之，他的儿子祖恒之、孙子祖皓都是机械发明家，又都是著名的天文学家和数学家。

还有人发现年龄与后代智能有着很大关系，他们认为父亲年龄在 30 ~ 40 岁、母亲年龄在 25 ~ 29 岁时出生的孩子优秀者最多。

## 婚前检查为优生把关

婚前检查是指结婚前对男女双方进行常规体格检查和生殖器检查，以便发现疾病，保证婚后的婚姻幸福。虽然新的《婚姻法》没有了强制婚前检查的规定，但是对于新婚的二人来讲，多多关注对方的身体健康，也是二人共同的幸福。

### 1. 婚前检查的好处

**＊ 有利于双方和下一代的健康**

通过婚前全面的体检可以发现一些异常情况和疾病，从而达到及早诊断、积极矫治的目的。如在体检中发现有对结婚或生育产生暂时或永久影响的疾病，可在医生指导下作出对双方和下一代健康都有利的决定和安排。

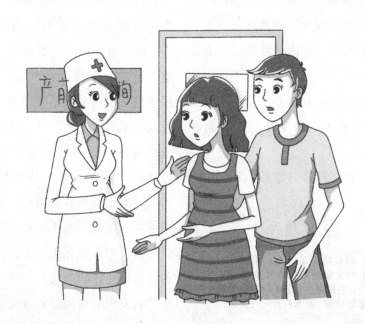

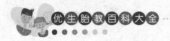

有些性病，如梅毒、淋病等，不但对人体健康有害，而且能够直接影响后代健康，必须加以重视。例如：如果一方患梅毒，婚后可通过性生活传染给对方使其患病。当女性怀孕时，梅毒螺旋体就会通过胎盘侵入胎体，造成流产、早产、死胎或生出先天性梅毒儿。还有，淋病会引起新生儿脓眼病，致使患儿失明。这就要求在择偶的时候要尽量选择身体健康、无性病的人为伴。婚前体检是一种行之有效的预防方法。

**\* 有利于优生，提高民族素质**

通过家族史的询问，家系的调查，家谱的分析，结合体检所得，医生可对某些遗传缺陷作出明确诊断，并根据其传递规律，推算出影响下一代的风险程度，从而帮助结婚双方作出婚育决策，以减少或避免不适当的婚配和遗传病儿的出生。

**\* 有利于选择受孕时机和避孕方法**

医生根据双方的健康状况、生理

专家提示

婚前检查是非常必要的，它是我们国家提高民族素质的一项措施，也是保证我们每个家庭幸福的重要措施，有百利而无一害。

条件和生育计划，为他们选择最佳受孕时机或避孕方法，并指导他们实行有效的措施，掌握科学的技巧。对要求生育者，可帮助其提高受孕的成功率；对准备避孕者，可使之减少计划外怀孕和人工流产，为保护妇女、儿童健康提供保证。

## 2. 婚前检查的主要内容

婚前检查和咨询是一次全面、系统的健康检查，同时又有所侧重。根据各医院的医疗条件和医生的技术水平的不同，一般包含以下三方面的内容：

**\* 全面的身体检查**

目的是对生殖器官和重要脏器的发育及健康状况进行检查，包括对心、肝、肾、肺等重要脏器的详细检查，通过 X 射线、超声波、血化验、尿化验了解这些脏器的健康状况。若发现有不宜结婚的急性、慢性传染病或严重心、肝、肾等疾病，治愈后才可结婚，以免给双方及后代带来痛苦；对男女生殖器官畸形，如男性尿道下裂、包茎，女性阴道横隔、处女膜闭锁、先天性无阴道等，应在婚前治疗，不治疗的应向对方讲清楚，以免婚后发现增加家庭和社会的不安定因素；若发现有未经治愈的麻风病、

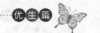

精神分裂症及医学上认为不能结婚的疾病，最好不要结婚。

在妇科方面，婚检主要会做一些诸如宫颈癌等防癌筛查，其次是检查有没有其他肿瘤，再就是排除生殖道畸形。如被检者婚前无性生活，则没有宫颈筛查项目。其中，生殖道为必检项目，可通过肛查来完成，如处女膜闭锁等疾病就可通过这项检查检出。倘若女性患有卵巢囊肿、子宫内膜异位症、Ⅰ型糖尿病、急慢性肾小球肾炎、外阴性阴道炎、多囊卵巢综合征等疾病，不仅会对婚姻生活有影响，严重的还易导致不孕。

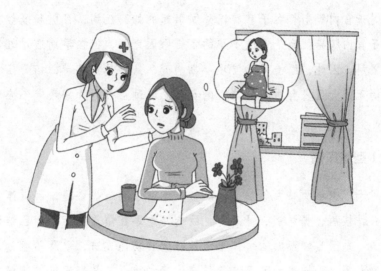

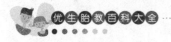

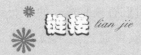

### 1. 卵巢囊肿

过性生活时会引起扭转等，给女性增加很大痛苦。如不及时治疗，很可能会影响生育，甚至危及生命。

### 2. 子宫内膜异位症

这是子宫内膜生长在子宫腔以外所引起的妇科疾病，可引起痛经并逐渐加重。子宫内膜异位症是造成不孕的主要原因之一，但在早期通过妊娠就可以完全缓解。因此，婚检时如发现早期病变，只要尽快怀孕，相关症状就会消失。尚无子女且患有内膜异位症的女性，通过治疗后如妊娠就不应轻易选择人流。

### 3. Ⅰ型糖尿病

常见于青少年及婚育年龄者，经常发生糖尿病酮症昏迷，因机体营养不良易合并结核病、糖尿病、肾病等，故选择结婚宜慎重，女性如已结婚则不宜生育。一是因为妊娠期的垂体生理性肥大和功能亢进，以及胎盘分泌泌乳素、雌激素等水平增高，可促使糖尿病病情加重；二是妊娠可促使糖尿病患者的视网膜、肾脏等血管发生病变，引起不可逆性发展，导致失明或肾功能衰竭；三是易并发羊水过多、妊娠高血压综合征、酮症酸中毒、感染、产后出血和产伤等；四是胎儿的先天性畸形发生率也比非糖尿病患者高出 2～3 倍，胎死宫内的发生率也较正常者高出 10 余倍。所以说，女性Ⅰ型糖尿病患者最好不要怀孕。

### 4. 慢性肾小球肾炎

女性在妊娠之前如已患有肾小球肾炎，其妊娠后往往会使病情恶化。因为妊娠本身存在着局限性血管内凝血现象，从而加重肾小球肾炎的缺血性病

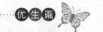

理改变和肾功能障碍而使病情恶化。患者可选择结婚，但严重的女性患者不宜生育。

### 5. 急性肾小球肾炎

急性期不宜结婚，更不宜生育。

### 6. 外阴性阴道炎

以滴虫性外阴阴道炎、霉菌性阴道炎、尖锐湿疣等妇科炎症为主，通过短期治疗可以治愈。其中，滴虫性阴道炎、霉菌性阴道炎治疗期内应禁止性生活，做到夫妻同治。如果仅治疗女方的阴道炎，而忽略了对男方的治疗，过性生活时会再次感染女方。

### 7. 多囊卵巢综合征

多见于不同程度的肥胖、多毛症女性。虽不影响性生活，但该病如引起排卵不正常亦可致不孕。

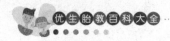
**＊ 健康询问**

目的是了解双方既往身体健康状况，有无遗传病史、精神病史和其他严重的疾病。双方家史调查包括直系、旁系血亲的健康情况，一般追溯到三代，重点是遗传病、遗传缺陷、畸形、配偶间有无近亲血缘关系等，以决定双方能否结婚或结婚后能否生育。例如，双方为近亲关系，按法律规定禁止结婚；一方或双方为痴呆或精神病，生活不能自理，并遗传度高，就应说服并制止结婚；有些疾病患者生活可以自理，其所生孩子全为聋哑，如果非要结婚，应动员其婚前绝育。

**＊ 性知识普及**

包括避孕方法的介绍和选择，计划生育的意义、政策的讲解等。

婚前检查和咨询是一项严肃认真的、科学的卫生保健工作，受检人要与医生合作，忠诚坦率，对未来的家庭、子女和对方负责，对社会负责，特别是健康询问和家族史调查，不能为了达到结婚的目的而欺骗医生。

**3. 婚前检查的时机**

不少青年人在结婚登记前才去做婚前检查，这样做就太迟了。一是结婚前要忙于准备，身体很疲劳，精神又紧张，不宜做全面健康检查；二是

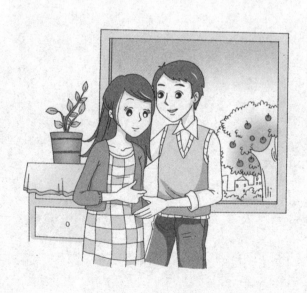

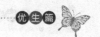

一旦检查出患有不宜马上结婚的疾病，需要治疗后才能结婚，往往使自己措手不及；三是如果从优生学的角度不宜婚配的青年男女在即将结婚时才发现，从感情上难以接受。因此，婚前检查应该早一些为好。什么时间为宜，要根据具体情况而定，一般在婚前半年左右为宜。

婚检的8个流程：

- 挂号
- 去婚检科分诊室等候
- 提取尿样
- 抽血，化验血液
- 胸透
- 返回婚检科体检，内容包括：身高、体重、视力、生殖器检查
- 当日或次日下午听婚前保健课
- 领取婚检结果

**专家提示**

　　双方或一方家族中有遗传疾病的人，在即将确定恋爱关系前应做婚前遗传病咨询，对是否可以婚配，未来的子女遗传病的发生概率是多少等问题请医生进行指导，以便早作出分手或继续恋爱的决定。

**专家提示**

　　如婚前已有性生活，接受婚检前最好停止几天，这样便于检查精液常规、精子活力、体内分泌物等。如女性要做B超，就需要憋尿。此外，女性月经期内不宜做检查。

### 4. 婚检流程及注意事项

　　婚检时要带上户口本或身份证。每人3张1寸照片（黑白彩照均可）。体检当天须空腹。

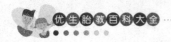

#  优生与年龄有关

## 女性最佳生育年龄

一般来说，虽然女子年满 20 岁后身体发育到了一定程度，但还没有达到完全成熟。就骨骼而言，要完成全部骨骼的钙化，一般要到 23 ～ 25 岁。如果过早地结婚、生育，正在发育中的母体本身就需要较多的营养物质，则难以及时供给胎儿生长发育所需的大量营养，如蛋白质、糖类、维生素、无机盐等。这不仅会造成母体的骨质疏松和肌肉劳损，也会直接影响胎儿的体格和智力发育。据统计，20 岁以下的年轻母亲所生子女中，先天性畸形及低体重儿发生率较高。早育很可能会因为母体骨盆韧带松弛不够，再加上精神紧张、产力不足而造成难产，新生儿死亡率也随之增加。

男女青年在 20 岁左右，大脑发育正处于内部构造逐渐复杂化的过程中。此时结婚，一方面由于大脑皮质的抑制能力尚未健全，不易控制过度的性冲动，可能影响健康；另一方面，过度的性生活也可能影响大脑皮质的活动和大脑的发育，对智力发育不利，影响学习和工作。

对于结婚较早的人来说，早生育的可能性相对较大。统计表明，有些妇女病的发生与生育过早有关。宫颈癌发生在早婚、早产和多产的女性中较多，比其发生在适龄结婚和生育少的女性要高出数倍。

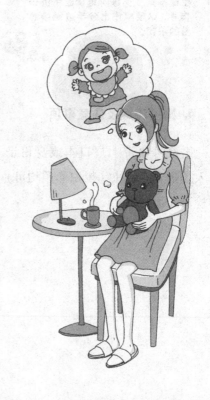

但是，过晚生育也不好。35 岁以上的女性生育的子女畸形率明显上升，例如先天性痴呆，由 30 岁前的 0.07% 上升到 0.4% ~2%；婴儿的死亡率也比 30 岁前增加 30% ~50%。另外，高龄初产妇分娩时容易发生难产。

所以，一般提倡女性在 24 ~30 岁之间生育比较合适，再晚也不要超过 35 岁。但这不等于说丈夫的生育年龄不用考虑，据统计，丈夫年满 55 岁，即使妻子的年龄在 35 岁以下，因精子畸变率增加也容易生育先天性痴呆的孩子。

## 男性最佳生育年龄

除了高龄孕妇会有较高染色体异常概率外，父亲高龄对优生也不利。父亲高龄与胎儿染色体异常、基因突变有关。男性超过 40 岁生育，新生儿痴呆症率明显提高。而且，每提高 5 岁，其新生儿染色体异常的概率就会提高 1%。

与父亲高龄有关的单基因突变疾病可分为三大类：

• 高关联性：包括软骨发育不全、侏儒症、骨化性肌炎、马凡氏综合征、尖头并指畸形 5 种。

• 中关联性：包括视网膜胚细胞瘤、神经纤维瘤、结节性硬化症 3 种。

• 隔代关联性：包括 A 型血友病、勒西·尼汉症候群、杜肯氏肌萎缩症，这 3 种疾病与外祖父的生育年龄太高有关。

很多夫妻都想着要把物质条件创造好再要宝宝，比如说多少存款、多大的房子、事业发展到什么程度，但常常物质条件成熟了，自己的年龄也

### 专家提示

超过 40 岁的男性生育出畸形儿的机会可高达 4‰~6‰，较 40 岁以下的男性高出 20%。晚婚晚育虽应提倡，但高龄生育也不利于优生。所以，广大育龄夫妇应适龄受孕，以利后代健康。

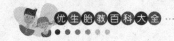

太大了，想要的时候怎么也怀不上。孕育宝宝当然要有一定的物质基础，但物质条件不是最重要的，爸爸、妈妈的爱和稳定的家庭环境才是宝宝最需要的。

也有人说："我自己还是孩子呢，等我成熟了再要吧。"人的一生都在不断地成长，完全成熟的那一天可能就是告别这个世界的时候吧。有了孩子的人都会有这种感觉："其实我们在和孩子一起成长。"

# 怀孕准备与优生

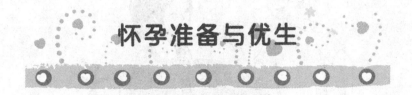

## 做好生育的心理准备

从二人世界到三口之家，怀孕、分娩、育儿的过程既充满幸福甜蜜，也会有辛劳和矛盾，夫妻双方都要做好充分的心理准备。事实证明，有心理准备的夫妻与没有心理准备的夫妻相比，前者的孕期生活要顺利从容得多，准妈妈的早孕反应也轻得多，家庭充满幸福、安宁和温馨，胎儿在这样的环境中会发育成长得更健康、更聪明。

### 接受准妈妈身体和心理的变化

从怀孕到分娩，甚至是产后较长的一段时间，准妈妈的身体和心理会发生巨大的变化，包括体形的变化、饮食和生活习惯的变化、情绪的变化，准妈妈会对准爸爸更加依赖。夫妻双方要慢慢适应这种变化，尤其是

准爸爸，要多给妻子心理上的支持和生活上的关爱。

### 接受未来生活空间的变化

新生命的诞生在给小家庭带来喜悦和幸福感的同时也会增加许多繁杂的家务，使夫妻双方感觉生活空间和自由度变小了，往往会感到一时难以适应。如果没有充分的心理准备，双方不能互相体谅，养育孩子的最初两三年往往会成为家庭矛盾频发的时期，有的家庭甚至走向了解体。

### 接受未来情感的变化

无论夫妻哪一方，在孩子出生后都会自觉或不自觉地将自己情感的一部分转移到孩子身上，从而使另一方

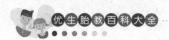
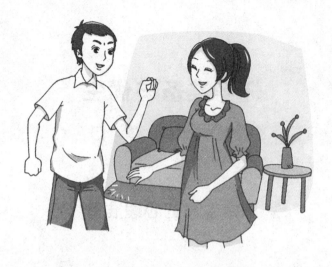

感到情感缺乏或不被重视。夫妻双方都要有意识地调整自己的心态，不要用生育前二人世界的思维方式来要求对方，要看到自己的爱人爱孩子其实就是爱自己、爱这个家。如果在情感上还像以前一样要求对方，不仅会增加自己的烦恼，而且会使对方感到无所适从，不利于夫妻感情的维护和家庭的稳定。

自承担起应尽的责任和义务。比如说，妻子怀孕后家庭的经济重担由谁来承担，孩子出生后是自己带，还是请保姆或老人带，等等。

总而言之，只有有了充分的心理准备，夫妻俩才能以平和、自然的心情和愉快、积极的态度顺利完成为人父母这一社会角色和家庭角色的转换。

## 接受家庭责任与应尽义务的变化

怀孕的妻子需要丈夫的理解与体贴，尤其平时妻子可以做的家务，在孕期大部分都会转移到丈夫身上。孩子出生后，夫妻双方对孩子的责任和对家庭的义务都在随着时间的推移而增加。双方要合理安排家庭事务，各

**专家提示**

对于即将到来的新生命应该满怀喜悦之情，并将这种喜悦体现在平日的生活之中。夫妻恩爱，保持良好的夫妻感情尤为重要。抛弃各种烦恼，保持充足的睡眠和规律的生活对精神状态大有益处。

# 做好家庭的财务预算

孕育和抚养一个新生命会给小家庭带来许多额外的开支，孕前应该好好算一笔经济账，做好家庭的财务预算。

## 孕期费用清单

### 1. 孕前和孕期检查的费用

在孕前就接受检查及咨询不但可以让备孕夫妻在最健康的状态下孕育下一代，也可以事先知道是否要做特殊的产前诊断。特别是现在我国已经不再要求婚前必须进行身体检查，许多遗传性疾病或备孕夫妻自身的疾病无法事先了解，进行孕前体检就显得格外重要了。建议计划怀孕的夫妻都要进行孕前检查，等怀上了孩子才发现有问题就晚了。

在孕期，为保证胎宝宝和准妈妈的健康和安全，常规的产前检查是必须要做的。整个孕期大约要进行13次产前检查，其中孕早期1次、孕中期4次、孕晚期8次，最少也应检查8次以上。产前检查的费用不同的地区、不同等级的医院略有差异，符合计划生育政策的产前检查费用在分娩后可以凭检查单据报销一部分。

### 2. 准妈妈补充营养的费用

从准备怀孕开始，为保证胎宝宝的发育和自身的健康，准妈妈需要补充大量的营养。除了正常的饮食外，有时还需要补充一些营养制剂，比如叶酸、钙剂、铁剂等，还有专门针对准妈妈的孕妇奶粉。在计划怀孕时一定要将这部分开支考虑在内。需要注意的是，营养的补充主要还是要依靠日常的饮食，营养制剂的补充一定要听从医生的安排，并不是补得越多越好；相反，如果补充得不合理还会对胎宝宝造成不良影响。在这一点上，准妈妈的态度一定要坚决，不要轻易听信商品推销人员的宣传，应该多听听医生的建议。

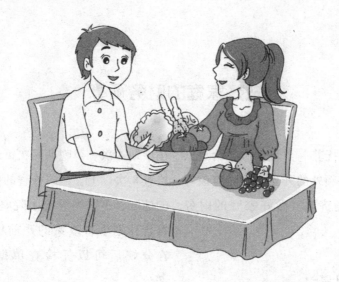

### 3. 添置孕期用品的费用

怀孕后，准妈妈的体形会发生很大改变，有条件的可以添置一些孕妇装、孕妇内衣、保护准妈妈和胎宝宝的腹带、防辐射服等衣物。怀孕后一般不建议再用普通人群使用的护肤品、化妆品，需要购买孕期专用的护肤品，必须保证对胎宝宝是安全的。当然，这笔费用伸缩空间比较大。亲戚朋友用过的孕妇装、防辐射服都可以拿来再用；如果觉得孕期专用的护肤品价格高，用婴儿专用护肤品也应该是安全的。

### 4. 学习孕产育儿知识的费用

孕育一个新生命是一个具体而又系统的工程，需要正确的理念和科学的方法。第一次生孩子的夫妻应该从孕期开始注意学习这方面的知识，包括适时进行胎教。可以参加医院产科组织的定期课程，也可以自己购买一些育儿书籍，还可以参加一些育儿机构的课程。这些都会有相应的费用支出，但不会很高。泡网上的育儿社区，特别是有经验的妈妈汇集的亲子社区，是一种经济实惠的学习方式，不仅可以学到孕产育儿知识，而且可以和其他妈妈分享孕期心情和育儿感受。

### 5. 住院分娩的费用

应事先考虑到所选择医院的分娩费用、住院费用以及宝宝出生后的费用等，具体费用究竟是多少可以事先向分娩医院咨询。

### 6. 应对意外情况的费用

在怀孕期间，准妈妈和胎宝宝可能会出现一些意想不到的事情，如妊娠期合并症、前置胎盘、早产等。在计划怀孕时应将这些可能出现的意外考虑在内，做适当的心理和费用准备，以免事到临头时慌乱不堪。

## 育儿费用清单

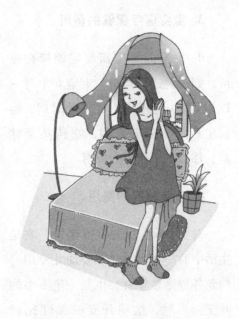

### 1. 带宝宝的费用

宝宝出生后由谁来带？如果是妈妈自己带，可能妈妈的工作就会有所调整，家庭收入可能会相应减少；如果请保姆带，需要支付保姆工资；如果请老人带也会产生一些相应的费用。

**专家提示**

对于0~1岁的宝宝来说，没有任何人可以代替妈妈。宝宝最需要的是你香甜的乳汁和温暖的怀抱，这对于宝宝性格的形成和情感模式的建立非常重要。你可能想的是早些工作为宝宝挣奶粉钱，而宝宝却希望妈妈陪伴在他身边。

### 2. 购买宝宝用品的费用

增加一个小宝宝会增加许多生活用品，从奶瓶、奶嘴、纸尿裤到小床、小衣服，都需要购买，而且更新频率相当高。购买宝宝用品，这里面的学问大着呢。有经验的妈妈都知道，宝宝出生前疯狂采购的那些东西，很多宝宝都用不上，而宝宝真正需要的却没有提前准备好。所以，在宝宝出生前一定要多听听其他妈妈的建议，什么有用、什么没用列一个清单，千万不要冲动消费。宝宝的小床、小车等大件物品可以淘一些亲戚朋友的二手货，这样能省下不少钱。

### 3. 宝宝医疗保健的费用

0～1岁的宝宝需要定期接种疫苗，到医院进行体检。宝宝6个月～1岁有一个免疫力不完善的时期，容易生病，带宝宝看病、吃药甚至住院，都会产生相应的费用。

### 4. 宝宝营养的费用

对于0～1岁的宝宝来说，吃是生活中的一件大事。从婴幼儿专用奶粉到各种罐装辅食，也是一笔不小的开支。当然，这项开支的弹性比较大，如果妈妈的奶水好，至少在宝宝出生半年内可以省去奶粉钱。宝宝半岁以后需要添加辅食，有条件的妈妈可以亲自下厨给宝宝做，既安全、营养又节省开支。

### 5. 宝宝早教的费用

这部分的费用可能是养育宝宝最大的一笔开支，从各种益智玩具到早教机构的课程，名目繁多，父母也最容易动心。在为宝宝选择早教机构的时候一定要慎重，不要被一些玄而又玄的概念所迷惑，课程的科学性、老师的责任心和环境的安全性十分重要，还有就是妈妈们的口碑。给宝宝买玩具也是这样，许多时候是妈妈喜

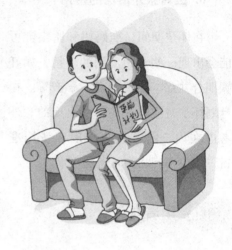

欢就买下了，宝宝玩两天就扔到一边。其实，宝宝的玩具不必多，经典的玩具有几种就可以了，很多生活用品在宝宝眼里都是玩具，同样可以起到早教的目的。

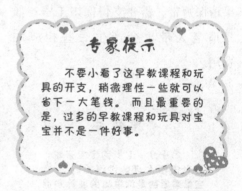

**专家提示**

不要小看了这早教课程和玩具的开支，稍微理性一些就可以省下一大笔钱。而且最重要的是，过多的早教课程和玩具对宝宝并不是一件好事。

总之，夫妇双方必须事先计划好怀孕后的经济支出，做好充分的物质准备。经济方面合理计划会使你的育儿生活更加从容，也会减少很多家庭矛盾。

#  认真做好孕前保健

## 做一次全面的孕前检查

孕前体检的目的是查出潜在的、隐性的有可能影响生育或伤害胚胎的疾患，一般在孕前 3～6 个月时进行。主要内容包括心、肺、肝、肾、传染病、血生化及血、尿常规检查，男性必要时做精液分析，女性要做全面的妇科检查。还有 ABO 血型和 Rh 血型检查、病毒抗体（TORCH）系列检查、宫颈防癌检查，必要时还要查生殖功能、女性内分泌及夫妇双方的染色体。

### 1. 普通体检 ≠ 孕前体检

有些人觉得自己每年都进行身体检查，不用再做专门的孕前体检了。这种想法是不正确的，普通体验不能代替孕前体检。

与我们共生存的许多致病菌，我们称之为"条件致病菌"。条件致病菌常常是导致女性流产的罪魁祸首。它们寄生在生殖道中，一遇机会便会兴风作浪，或者引起女性生殖器官慢性炎症，或者引起胚胎发育停止，例如支原体、衣原体和某些病毒。这种致病菌可以寄生在健康人的体内，当人体健康状态良好时，它们不能生长繁殖，或者只引起轻微的炎症，所以人体感觉不到它们的存在。只有当人体抵抗力下降时它们才会生长繁殖，伤害人体。

我们都曾经有过切身的体会，当我们患感冒、盆腔炎或旧病复发时，往往都是在劳累或受凉之后，这就说明了劳累和受凉导致了人体抵抗力降低而容易引发疾病。

这些致病菌不做身体检查是不易被发现的。目前已经发现的能导致胚胎异常或停止发育的致病微生物有风疹病毒、巨细胞病毒、弓形虫、细小病毒、单纯疱疹病毒、支原体、衣原体、肝炎病毒、梅毒螺旋体、HIV等，随着医学的发展还将会发现新的致病菌。在孕前检查时医生都会有针对性地对它们进行检测并及时做消除治疗，以确保生殖道的健康。

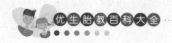

孕前检查的主要内容之一是优生咨询，这是普通体检所没有的。通过与医生的交谈，就个人的特殊情况向医生提问，医生通过了解孕前夫妇的工作生活状态、生殖功能状态、家族遗传状况以及既往病史等情况，可以就每对夫妇有可能存在影响健康生育的问题进行有针对性的指导。这种方法贯彻了国家大力提倡的预防为主的医疗方针，也是目前国际推崇并流行的医疗方法，事实也证明了优生遗传咨询是一种既经济又有效的医疗方法。

### 2. 孕前检查的主要项目

#### ＊ 相关医学询问

检查内容：在孕前检查的时候医生会常规性地对夫妻双方的整个身体情况和家庭情况进行详细的询问，主要内容包括月经是否规律、最近的一次是什么时候来的、以前是否做过流产手术、有无流产史、有没有生产过畸形儿或者有遗传疾病的新生儿、以前得过哪些病、准备怀孕期间是否接触过有害物质以及婚姻史和家族史等。

你该怎么做：千万不要因为医生的这些问题涉及隐私，或者感到不好意思而拒绝回答，或提供不真实的答案。了解真实、正确的情况是医生作出正确诊断的重要前提，医生只是从医学优生的角度进行判断，并且会为就诊者保密。

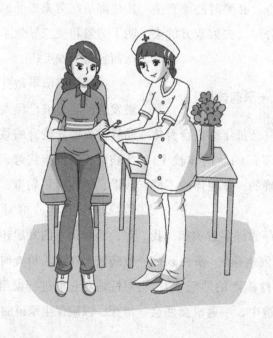

**＊ 妇科检查**

检查目的：了解女性的外阴、阴道、宫颈、子宫、卵巢和输卵管的健康情况，以确定其是否适合妊娠、分娩。

检查内容：

①窥器检查

置入阴道窥器，观察阴道前、后侧壁黏膜颜色，有无瘢痕、肿块、出血；分泌物的量、性质、颜色、有无异味；观察宫颈大小、颜色、外口形状，有无糜烂、撕裂、外翻、囊肿、息肉或肿块等。

②双合诊检查

医生会把一只手的食指和中指放入被检者阴道内，另一只手放在其耻骨联合上方，并向深部加压，这样可以清楚地摸到子宫的大小和质地情况，进而了解双侧卵巢和输卵管的情况。

③三合诊检查

腹部、阴道、直肠联合检查称为"三合诊"。在进行三合诊检查时医生会将一只手的食指放入阴道，中指放入直肠，另一只手放在耻骨联合上方，其余具体检查步骤与双合诊时相同。通过三合诊可以了解被检者后位子宫的大小，发现子宫后壁、韧带及双侧盆腔病变。

④阴道清洁度检查

阴道清洁度是有无阴道炎症的判断指标，同时也有助于了解卵巢的内分泌机能。阴道清洁度检查一般是提取阴道分泌物在显微镜下观察，以其含阴道杆菌、上皮细胞、脓细胞的多少来区别清洁度，分为Ⅰ～Ⅳ度，其中Ⅰ～Ⅱ度为正常，Ⅲ～Ⅳ度为不清洁。不清洁的情况大多数是由于阴道炎造成，也可能是由病原菌、阴道霉菌或阴道滴虫等引起的。

⑤B超检查

超声检查可以帮助准备怀孕的女性了解自己用来孕育宝宝的子宫是否万无一失，自己的卵子是否能够按期排出，质量是不是足够优秀，能不能顺利和精子结合。准备妊娠前的任何时间都可以做，建议在月经后进行检查。阴道出血时不宜做B超检查。

你该怎么做：在进行妇科检查时需要使用窥器撑开阴道，有些女性会非常紧张，其实只要自己放松并不会有特别不舒服的感觉。注意，在检查前要完全排空膀胱。由于医生还要进行阴道清洁度的检查，为了不影响诊断，不要在检查之前清洗阴道或在阴道上药，24～48 小时内不宜有性生活。在三合诊时医生要将手指放入直

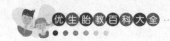

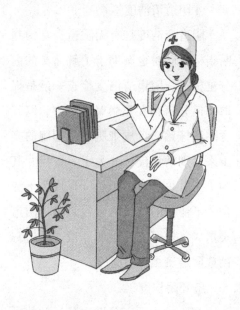

于观察子宫形状、大小；膀胱不够充盈时，在图像上无法对膀胱后方的子宫和宫腔进行详尽的观察，易引起误诊、漏诊。为了节省候诊时间，你可以从早上一起床就开始憋尿，到医院后先进行 B 超检查。也有的医院 B 超检查需要提前预约。

在妇科检查时发现的疾病，如附件炎、阴道炎，应先行治疗；宫颈炎如为中度或轻度在经过防癌检查排除癌变或癌前病变后可以不治疗，先怀孕。

如宫颈防癌检查有病变或宫颈有人乳头瘤病毒即 HPV 感染应暂缓怀孕，经进一步病理切片确诊并治疗后再怀孕。

宫颈衣原体或支原体阳性时也要先消炎治疗，待检查转阴后再怀孕。

月经不调的原因较多，月经异常本身会影响受孕能力，常常导致不孕，要先查明病因并进行治疗。

**＊ 血常规检查**

检查目的：主要是了解准备怀孕的女性有无贫血、感染及其他血液系统疾病，花费大概 15 元左右。

你该怎么做：护士会抽取大约 5 毫升的静脉血，结果一般在检查完 30 分钟后就能拿到。

肠内，要充分配合医生，深呼吸并同时做向下排便的动作，这样会相应减轻不适感。

有些女性会因为妇科检查的方式比较尴尬、有不适感而有抵触心理，这是不正确的。医生的肉眼观察和触诊是最简单、方便的检查手段，能及时发现一系列潜在的问题，如阴道炎、宫颈炎以及一些常见的妇科疾病，如子宫肌瘤、宫颈病变等，甚至少见的生殖器官的先天畸形也有可能被发现。

B 超检查要求先憋尿，因为子宫位于骨盆中央，膀胱与直肠之间，呈前倾前屈位。当膀胱充盈、直肠空虚时，子宫底被托起向上伸直，更有利

**✳ 尿常规检查**

检查目的：主要是为了了解准备怀孕的女性肾脏和全身营养情况，确认有无泌尿系统感染、肾脏疾病和糖尿病。尿常规检查的价格很便宜，结果出得也比较快。

你该怎么做：任何时间留取尿液都可以做常规化验检查，但以晨起第一次排尿为佳。女性的阴道分泌物有时会混杂在尿液中，影响尿常规检查的结果，混淆医生的判断。所以，在留取尿液前要充分清洁外阴，留尿时先排出一部分尿，以冲掉留在尿道口及前尿道的细菌，然后将中段尿留取送检。留尿的容器由医院检验科免费提供，是一个可以容纳不少于 20 毫升的广口塑料瓶（每个地区和医院由于情况不同，所提供的容器也会有所区别），尿液量占据容器的大概一半左右就足够了，一般 5 毫升~10 毫升，但如果要测尿比重则不能少于 50 毫升，过少的尿液会导致结果出现误差。

**✳ 肝、肾功能检查**

检查目的：主要是为了了解准备怀孕的女性孕前身体状况和营养状况，有无肝脏、肾脏疾病。

你该怎么做：一般应在准备怀孕前 3 个月左右进行检查，花费大概

200 元左右（不同级别医院的费用会有一定差异）。此项检查需要空腹进行，因为进食过多油腻食物或是大量饮酒后，即使是正常人肝肾功能有时也会出现升高的现象，但不一定说明身体一定有异常。这种由于饮食因素导致的假异常结果会影响医生的判断，并给你带来不必要的经济花费或担忧。化验的过程和血常规检查时差不多，护士会抽取大约 3 毫升的静脉血，结果在下午或第二天才能拿到。

**✳ 优生五项检查**

检查目的：所谓"优生五项"，即医生们常说的"TORCH 筛查"。"TORCH"是几种致畸病毒抗体的首个英文字母的缩写，T 代表弓形虫抗体，O 代表其他病毒抗体，R 代表风疹病毒抗体，C 代表巨细胞病毒抗体。由于这几种病毒已经被确认可伤害人类胚胎，处于其中某种微生物感染状态下的妊娠会造成严重胚胎畸形。检查方法是用被检者血清免疫学方法了解是否已经具备抵抗这些病毒的能力。

检查内容：检查项目包括 IgM 和 IgG，这是两种不同意义的抗体。当我们感染了某种病毒后，身体就会产生针对这种病毒的特殊抗体。抗体是保护我们身体不被再感染的防守卫

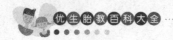

士，身体一旦产生了这种抗体，这种抗体就可以存在于体内多年甚至终生，并一直保护着我们的身体。

由于检测的是抗体，有些人一看到阳性结果就非常紧张，甚至不敢妊娠。我们来分析一下筛查后的4种不同的结果：

IgM 阴性，IgG 阴性：说明从未受到过感染，身体无抵抗力，孕前需加以预防。

IgM 阴性，IgG 阳性：说明以前曾经有过感染，身体已经具备了抵抗力，随时可以妊娠。

IgM 阳性，IgG 阴性：说明可能身体近期正在感染此种病毒，需要等待3个月后复查，近期不能妊娠。

IgM 阳性，IgG 阳性：说明感染已经有一段时间了，3个月后复查，很快就可以妊娠了。

你该怎么做：随时都可以进行检查，晨起空腹抽血检查。

**专家提示**

防止病毒感染，提高自身素质或抵抗病毒能力是很重要的。环境因素我们左右不了，但身体状况和妊娠的时机我们是可以调整和把握的。

※ 抗感染筛查

检查目的：主要是为了了解夫妻双方是否患有感染性疾病，如乙肝、丙肝、梅毒、艾滋病等。

检查内容：

①乙肝筛查

我国是乙型肝炎高发地区，乙肝病毒人群感染率高达10%左右。传染源主要是患者及乙肝病毒无症状携带者，血液、性接触、母婴和生活密切接触都是乙肝传播的重要方式。易感者感染乙肝病毒后约经3个月发病。由于母婴垂直传播是乙型肝炎的重要传播途径之一，使很多新生儿从一出生就成为乙肝病毒携带者，他们中85%~90%会发展成慢性乙肝病毒携带者，其中25%的婴儿在成年后会患肝硬化或肝癌。

②丙肝筛查

丙型肝炎是由丙型肝炎病毒引起的传染性疾病，主要通过输血、血制品、不洁注射、母婴和密切接触等途径传播，通常容易和乙型肝炎合并感染。丙型肝炎往往发病隐匿，因此容易延误治疗，相较乙型肝炎更容易发展成为肝硬化或肝癌，是人们往往忽视但影响深远的一种传染性疾病。患有丙型肝炎的准妈妈往往也合并有乙型肝炎，需要到专门的传染病医院进行产前检查，避免将传染病通过血液广泛传播给其他人。同时，在孕期要控制病毒对准妈妈肝脏的损害，减少母婴传播的比例。丙型肝炎目前尚无有效的疫苗预防。

### ③梅毒筛查

梅毒是一种可以累及下一代的传染性疾病，以性传播为最主要的传播途径。有明显症状的梅毒病人一般是在生殖器黏膜出现无痛性溃疡，此时传染性最强，也最容易被发现。在免疫力正常的成年人中有相当一部分在感染梅毒螺旋体后没有任何不适发生，称为"潜伏梅毒"。潜伏梅毒仍然有一定的传染性，一旦在此时怀孕，胎儿有可能受到传染，称为"胎传梅毒"。此种情况一般发生在妊娠4个月以后。但近年有国外资料指出，早在妊娠7~9周时，梅毒螺旋体即可通过绒毛使胎儿感染梅毒，导致流产、早产、死胎或分娩胎传梅毒儿等严重后果。

尽管梅毒患者的不孕率要比正常人高，但育龄期梅毒女性患者是可以怀孕的。如果孕前检查患有梅毒应积极治疗，痊愈后再怀孕，这样对胎儿和新生儿都不会有什么影响。如果在妊娠期发现存在梅毒感染，需要马上到医院就诊，请医生评估胎儿的状况，再决定下一步的处理方式。

### ④艾滋病筛查

艾滋病是一种目前尚无有效治愈方法但是完全可以预防的严重传染病，发病率在逐年升高。如果不做普遍的筛查，那些艾滋病携带者有可能仍然不会被发现，已感染艾滋病病毒的人在发展成艾滋病病人以前可能外表看上去完全正常、没有任何症状的生活很多年，但他们能够将病毒传给其他人。也就是说，感染艾滋病病毒的准妈妈可以在妊娠期间、分娩过程中或产后哺乳将艾滋病病毒传染给下一代。因此，已感染艾滋病病毒的女性应避免怀孕。如果已经怀孕要如实告诉医生，在孕期服用相应的药物，并结合剖宫产、人工喂养等措施降低母婴传染率。

你该怎么做：这项检查最好在准备怀孕前6~9个月进行。如果检查出夫妻双方或者一方有传染病要暂缓怀孕，因为病原微生物也是一种重要的致畸因素。这些病原体会直接把自己的遗传信息整合到人类的染色体上，造成宝宝的DNA出现异常。也许宝宝在出生时没有什么异常，但患癌症、代谢性疾病的危险可能比别的孩子高。另外，如果准妈妈感染了病毒，出现宫内感染，那胎儿畸形的可

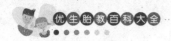

能性就更高了。而且，有很多治疗传染病的药物会对精子和卵子有影响。

## 处理好牙齿问题

### 1. 怀孕前要治愈牙龈炎

怀孕后的女性体内的雌性激素，尤其是黄体酮水平，会明显上升，使牙龈血管增生、血管的通透性增强。如果口腔卫生欠佳，容易诱发牙龈炎，称为"妊娠性牙龈炎"。研究证实，怀孕前患牙龈炎的女性怀孕后患妊娠性牙龈炎的概率和严重程度均高于孕前没有患牙龈炎的女性；而在孕前就患有牙龈炎或牙周炎的女性怀孕后炎症会更加严重，牙龈会出现增生、肿胀，出血显著，个别的牙龈还

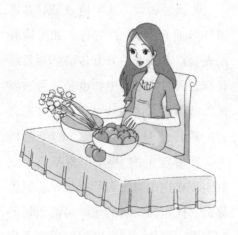

会增生至肿瘤状，称为"妊娠性龈瘤"。妊娠性龈瘤极易出血，严重时还会妨碍进食。有些患者由于牙周袋中细菌毒性增加，对牙周骨组织的破坏加重，往往引起多颗牙齿的松动脱落。

### 2. 怀孕前要治愈蛀牙

孕期由于生理机能的改变和饮食习惯的变化，以及对口腔护理的疏忽，常常会加重蛀牙病情的发展。如果蛀牙病情持续严重，可能会引发牙髓炎或根尖炎等更为严重的口腔疾病。一旦暴发急性牙髓炎或根尖炎，不但会给准妈妈带来难以忍受的痛苦，而且如果治疗时服药不慎也会给胎宝宝造成不利影响。另外，有调查证明，若怀孕时妈妈患有蛀牙，生出的宝宝患蛀牙的可能性也远远大于怀孕时没有蛀牙的妈妈所生的宝宝，因为妈妈口腔中导致蛀牙的细菌是宝宝蛀牙的最早传播者。所以，怀孕以前要治愈蛀牙。

### 3. 怀孕前最好拔掉智齿

阻生智齿是指口腔中的最后一颗磨牙，受颌骨和其他牙齿的阻碍不能完全萌出，造成部分牙体被牙龈覆盖，以下颌第三磨牙最为常见。阻生

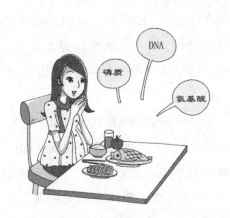

智齿的牙体与牙龈之间存在较深的间隙，容易积留食物残渣，导致细菌滋生、繁殖而直接引起各种急、慢性炎症，即通常所说的"智齿冠周炎"。由于智齿多在 18 岁以后萌出，且智齿冠周炎又最容易发生在 20～35 岁，而这个年龄段恰好是育龄女性选择怀孕的时间。所以，要想防治这种病的发生就应该在孕前将阻生智齿拔除。

## 提前进行疫苗接种

对有些人来说，孕前需要接种某种特异性防病疫苗，以保护腹中胎儿的安全。这种孕前防御手段既安全又有效，目前在许多发达国家都在利用这种孕前接种疫苗的预防手段来降低胎儿出生缺陷率，如风疹血清抗体阴性的备孕妈妈，且可能接触风疹患者

时，孕前需要接种风疹疫苗；有的地区对全体未婚的年轻女性采取了普种风疹疫苗的方式。另外，因需要有可能进入某种传染病的疫区前也需要做特异性疫苗接种。

### 1. 孕前 9 个月接种乙肝疫苗

母婴传播是乙型肝炎重要传播途径之一，如果妈妈是乙肝大三阳者可通过胎盘屏障直接感染胎宝宝，使 85%～90% 的胎宝宝一出生就成为乙肝病毒携带者，其中 25% 的患儿在成年后会转化成肝硬化或肝癌。同时，乙肝病毒还可使胎宝宝发育畸形。所以，准备要宝宝的女性应该在孕前注射乙肝疫苗。按照 0、1、6 的程序注射，即从第一针算起，在此后 1 个月时注射第二针，在 6 个月的时候注射第三针。加上注射后产生抗体需要的时间，最好在孕前 9 个月开始注射。疫苗的免疫率可达 95% 以上，免疫有效期在 7 年以上。如果有必要可在注射疫苗后 5～6 年时再加强注射一次。

### 2. 孕前 6 个月接种水痘疫苗

孕早期感染水痘可致胎宝宝先天性水痘或新生儿水痘，怀孕晚期感染水痘可能导致准妈妈患严重肺炎甚至致命。由于水痘—带状疱疹病毒没有

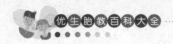 

特效药物治疗，主要以预防感染为主。通过接种水痘—带状疱疹病毒疫苗可在孕期有效防止感染水痘。如果需要注射，至少在受孕前 3～6 个月接种，免疫效果可达 10 年以上。此外，育龄女性在怀孕前后应避免接触水痘患者。

### 3. 孕前 3 个月接种甲肝疫苗

甲型肝炎也是我国的常见传染性疾病之一，甲肝病毒可以通过水源、饮食传播。而妊娠期因为内分泌的改变和营养需求量的增加，肝脏负担加重，抵抗病毒的能力减弱，极易被感染，因此建议高危人群（经常出差或在经常在外面吃饭的女性）应该在孕前注射疫苗。注射时间最好选择在孕前 3 个月，免疫时效可达 20～30 年。

### 4. 孕前 3 个月接种风疹疫苗

1964 年在美国历史上发生了一件灾难性的事件，那一年出生的新生儿先天畸形突然增多。有 2 万多新生儿发生了先天畸形，有的患先天性心脏病，有的患先天性耳聋，另外还有 3 万多孕妇不明原因地发生了自然流产或胎死宫内。事件发生之后，科学家发现，那一年美国恰逢风疹大流行。风疹是由风疹病毒引起的上呼吸道传

染病，风疹致畸问题开始引起全世界的广泛关注。1988 年，我国的一项调查也发现，0～6 岁的耳聋患者中，61% 的母亲怀孕期间有风疹病毒感染史。

1964 年美国风疹病毒感染事件发生后，人们进一步发现，妊娠期的风疹病毒感染可造成胎儿严重的畸形，而且发生的概率很高。研究发现，风疹病毒感染可引起胚胎眼睛、心脏及神经系统的发育障碍，造成先天失明、先天耳聋和先天性心脏病等。风疹病毒对胎儿的影响程度与妊娠期感染时间有关，感染时的孕周越小，胎儿受损的程度越高，畸形就越严重。妊娠早期的胎儿感染率可达 50% 以上。此外，风疹病毒还可能感染胎盘，造成胎盘出血和坏死，引起妊娠早期流产。妊娠晚期感染风疹病毒，胎宝宝出生后大多会出现脑炎、肝脾肿大等病症，同时还会遗留智力低下的问题。

那么妊娠期有没有办法防止风疹病毒的感染呢？可以肯定地说，妊娠期完全可以预防风疹病毒感染，目前我们采取的预防措施十分有效。

在我国的育龄女性中，风疹的易感人群为 4.5% 左右。孕前进行风疹病毒感染的筛查就是要了解我们的身

体是否具备抗风疹病毒感染的能力。风疹病毒的感染是经呼吸飞沫感染的一种呼吸道传染病，人感染风疹病毒后一般症状较轻，有时就像一次普通感冒那样几天后就自然痊愈了，很多人对感染风疹病毒是毫不知情的。所以，在我们的儿童时期多数人就已经感染过风疹病毒了，而且体内已经产生了对抗风疹病毒的抗体了。人体一旦产生了抗风疹病毒的抗体，那么对身体的保护就是终生有效的，也就是说获得了终生的免疫力。

目前，我国80%~90%的成人已经具有了对风疹病毒的免疫力。妊娠前当风疹病毒检测结果抗体 IgG 为阳性时，说明身体是有抵抗力的，妊娠后可以保护胎儿不受风疹病毒的感染。

当检测结果抗体为阴性时有两种处理方法：一是妊娠，但要注意防止感染，要尽量少接触儿童群体，因为风疹病毒的主要感染对象是儿童，儿童是传染风疹病毒的高危人群；二是如果因工作关系需要大量接触儿童或小学生，有可能接触到风疹病毒，建议注射风疹疫苗，待体内产生了抗风疹病毒抗体后再妊娠。体内产生抗体的平均时间是3个月。

另外，风疹病毒的感染在春季多发，准备在春季怀孕的女性更要考虑提前接种风疹疫苗。

**专家提示**

从接种疫苗到身体产生抗体需要一定的时间。由于各种疫苗的制作原理不尽相同，产生抗体的时间也不同，一般来说，为了安全，最好在接种疫苗3个月后妊娠比较适宜。

**5. 孕前3个月接种流感疫苗**

流感疫苗属短效疫苗，抗病时间只能维持1年左右，且只能预防几种流感病毒，未准妈妈可根据自己的身体状况自行选择。如果准备怀孕的前3个月刚好是在流感疫苗注射期可考虑注射，如果已怀孕应询问医生安全与否。

## 保护好精子和卵子

生殖细胞是人类延续生命的种子，它在一代又一代的传承中不断地与环境抗争，使生命的物种既稳定传承又不断进化，这个生命的接力棒就是精子和卵子。精子和卵子是人类的生殖细胞，精、卵的结合意味着一个新生命的开始，对生命的呵护从保护好精子和卵子那一刻就已经开始了。

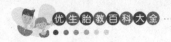 

精子集结在男性的睾丸中，随时等待着冲锋的号角。科学研究发现，男性的精子从发育成熟到衰亡前后大约 50 天左右，甚至可以活到 70 天。现代社会中，男性参与的生产及社会活动比女性要多，因此，容易受到的伤害也多，比如过劳、生活不规律、吸烟、饮酒、炎症及物理、化学的作用，都会使精子的数量及活动能力下降，以致死亡，还会出现畸形精子，如双头、双尾和无尾等。体检时对精液分析的描述往往只包括精子数量、活动率，以及精子的质量等级，但这些仅是精子的表面现象，而精子所携带的遗传基因正常与否多是检查不出来的。精子质量下降不仅会造成女性不孕和流产，也会使胎儿的质量受到影响，遗传基因的突变会造成下一代的遗传病。

卵子深藏在女性盆腔的卵巢中，从女性一出生，卵子就静静地等待着性成熟期的到来。女性进入生育年龄以后，每个月成熟一个卵子，这个成熟的卵子等待着与精子结合。卵子好像一个既弱不禁风又敏感的小芽，从卵巢排出后如果没有遇到心仪的精子的保护，那么大约只能存活 24 小时。而此时此刻的卵子又极易受到伤害，对外界的"风吹草动"很敏感，一旦

遇到侵害性物质则可能发生基因突变。所以，对稚嫩的卵子必须呵护有加。

那么，怎样才能保护好精子和卵子呢？按时吃饭，按时起居，适度锻炼，平衡膳食营养，消除亚健康，以提高自身抗病能力。孕前做到"八不""八防"：即不接触传染病患者，不接触带菌动物，不食不洁动物食品，不去有污染的环境，不做不必要的放射检查，不乱服药物，不吸烟少饮酒和不要劳累过度；防止过度疲乏，防止营养不良，防止焦虑，防止抑郁，防辐射穿防护服，防止细菌病毒感染，防止乱用药，防止家庭不和睦。

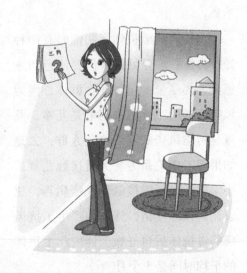

精子是陆续生产的，精子成熟是随时发生的，在成熟分裂的过程中对环境很敏感，药物、烟酒、温度、炎症及射线都可能伤到精子，所以保护精子免受伤害应该是时时刻刻的。准妈妈孕前一切的用药注意事项都同样适用于准爸爸，孕前男性也要服用叶酸。

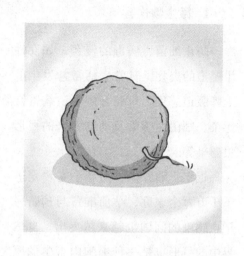

## 远离有毒有害环境

我们都知道，生命与自然界是浑然一体的，大千世界给了我们无尽的丰富多彩的养料，养育了自然界的万千生物，让我们人类得以繁衍。但任何事物都有双重性，大自然同时也丢给我们许多糟粕，如细菌、病毒、放射物质，另外还有人类生产活动所产生的放射物质、理化物质等，我们每天必须接触到的食物、动物、大气和水都有可能受到环境的污染，都可能伤害到我们人类。

妊娠前的准备期是精子和卵子准备成熟的受精阶段，卵子从多年的沉睡中醒来，进行最后的细胞分裂，也就是遗传物质的减数分裂。遗传物质的载体是染色体，生殖细胞在分裂成熟的过程中，需要将染色体的数目由46条减为23条，成熟精子和卵子的染色体数目各只有23条，当精卵结合受精后，染色体才又恢复到46条。在这个过程中，生殖细胞中全部的遗传物质都在进行着复制、交换和分离，而外界的任何干扰都会使基因发生意外突变，或者使染色体发生畸变。所以在妊娠前期，或者更精确地说，受孕前期是优生的关键时期，一个即将受精的生殖细胞受到伤害后是无法弥补的，不是死亡就是基因突变和染色体畸变。所以，妊娠前防止环境因素伤害生殖细胞至关重要。如果我们忽视对自身的保护，特别是当身体已经存在潜在疾病还没意识到，或者对相关的健康常识一无所知时，这样的妊娠容易造成终生的遗憾。

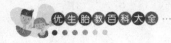

### 1. 微生物伤害

防止细菌、病毒的侵袭，如女性生殖道的炎症，日常生活常常发生的上呼吸道感染、口腔牙龈炎、病毒性感染、细菌性感染及动物带来的弓形虫感染等。

近年，随着猫、狗等小宠物走进千千万万个家庭，孕前准备与预防弓形虫感染的问题也越来越突出。自然界中的弓形虫是一种细胞内寄生的原虫，它的最终宿主是猫科动物，猫的粪便可以排出弓形虫的卵囊，人及哺乳类动物，如猪、牛、羊及禽类动物是中间宿主。当人类不慎食入弓形虫的卵囊后，卵囊中的孢子体会感染人体。如果准妈妈体内没有抗弓形虫抗体而受到感染，弓形虫会通过胎盘感染胚胎。

人感染弓形虫的途径主要是猫的粪便，其传播方式为：经食物——食入含有弓形虫卵囊的肉类、乳类及蛋类；经日常生活密切接触——养猫者接触猫的粪便后经手—口传播；经母婴传播——孕期感染后经胎盘感染胎儿。妊娠早期胎儿感染弓形虫常发生自然流产和死胎，孕中晚期的感染可导致胎儿发生视网膜脉络膜炎、脑积水、脑钙化及先天性心脏病等异常。

孕前及妊娠期的防护措施有：不食未煮熟的肉、蛋、乳；孕前避免接触猫、狗等宠物，接触后一定要洗净双手；接触生的牛、羊、猪肉后要洗净双手，特别是因职业接触者；孕前检查血清弓形虫抗体，必要时给予治疗。

### 2. 物理因素伤害

如放射线、电磁波、微波等。日渐使用频繁的各种家用电器，特别是几乎人人都离不开的计算机、手机、电视、鼠标、电扇及微波炉，它们对生育到底影响有多大？目前的观点是，尽管大多数电器设备是较为安全的，但备孕夫妻还是要适量使用，保持适当距离，孕前适当防护。

通常人们说的辐射就是电离辐射，也包括 X 射线。它是一种高速的带电粒子，穿透力很强，通过与物质作用时产生次级粒子，引起物质电离，导致组织细胞的损伤，可引起基因突变和染色体的畸变。在妊娠 2 个月之前接触到的辐射最易诱发畸形且畸形程度最严重。当年在日本广岛和长崎受到原子弹爆炸辐射影响后幸存的妊娠女性，流产者占 28%，产下的婴儿第一年死亡率达 25%，另有 25% 的婴儿出生时有小脑发育不全或智力低下等畸形。

我们周围环境中的电离辐射包括天然辐射和人工辐射。天然辐射来自于宇宙辐射、地球辐射和体内放射物质。宇宙辐射来自于外层空间并逐渐衰减，到达地球后的辐射量极其微小，一般不会对人类构成伤害；地球辐射来自于各种天然放射性元素，存在于多种岩石和土壤中，其辐射量与地球的不同地区有关，一般情况下我们的生活环境中的放射量不足以伤害人体；体内放射物质存在于生存必需的空气、水和食物中。

人工辐射来自于放射性工作环境、医疗照射和核试验时落下的灰尘中。

尽管人类生存于电离辐射的环境之中，但早已经与生物界达到了一种平衡，总体人工辐射一直处于本底辐射，对人类的影响并不严重，不必为此过于担忧，地球的生物是离不开辐

射的。但随着社会的发展，医疗辐射和职业性辐射有可能会超过本底辐射量，生活中我们使用的一些家用电器也会产生瞬间的电离辐射。对此，人们要防护，特别是准备生育的夫妇的正当防护是十分必要的。为安全起见，为把引起伤害的可能性降到最小，专家建议：

● 妊娠前要在尽可能长的时间内避免接触人为的电离辐射，尽量减少不必要的放射性检查。孕前非必要时不做腰腹部放射线检查。

● 家用电器不要过于密集摆放和使用，使用各种电器时注意与人体保持一定距离或缩短使用的时间。

● 减少使用显像管显示器的电脑和电视机的时间。近年对电脑是否对

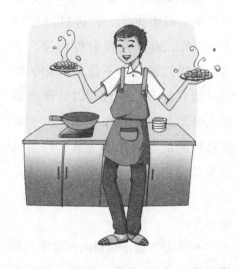

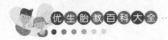

孕妇造成伤害这个问题关注较多，目前尚未发现因使用电脑造成的先天缺陷的证据。研究发现，电脑的电离辐射量是比较安全的，一般人群是不必做防护的，但是备孕夫妇对于电脑的使用应该持慎重态度。因工作需要必须使用电脑的女性应该改用液晶显示屏，且尽量缩短每日在电脑前工作的时间。

避免过多接触天然建筑石料，如少去、尽量不去家装建材市场。

### 3. 化学因素伤害

最常见的就是各种药物，将在下一节重点介绍。有些工作会接触化学物品，如化学实验和家庭装修等。随着装修材料越来越高档化，装修造成的环境污染以及对人体带来的伤害近年来越来越多见了。装修材料中的苯、甲醛、铅以及放射性污染，还有一些我们暂时还不清楚的化学物质对胎儿都有致畸性。因装修造成胎儿畸形的事例越来越多。由于对装修致畸的研究尚不完善，许多机理不是很清楚，所以专家建议还是以避开为主。给一些小小的建议，供参考：

• 不要久留于装修的环境中。装修环境如果味道重、刺鼻、咽喉不

**专家提示**

防护措施一定要从孕前开始，因为受精前的精、卵细胞对外界伤害最敏感。临床上常见的早期流产多是受精前后发生的伤害造成的，而胎儿的异常往往也是在受孕的早期，甚至受精前已经存在了。

适，说明污染物质含量多，应该马上离开。

• 装修后的环境尽量长时间多通风，不住人。

• 选择环保装修材料。

• 装修后 3 个月内最好避孕。

### 孕前用药原则

药物的种类很多，用药的方法也不一样，用药量有多有少，用药的时间，这些都是造成胚胎伤害的相关因素，我们该如何应对呢？

事实已经非常明确，胚胎细胞分裂的最早期对药物最敏感，往往造成胚胎的严重畸形。因此，从孕前开始养成正确用药的习惯，慎重选择用药，未来的宝宝健康就有了基本保障。从国际趋势来看，一对夫妇在计划妊娠前的最佳准备时间为半年到一年，这其中就包括慎重选择用药，具

体方法有：

### 1. 孕前停止服用各类减肥药

特别是对不明成分的药物要慎重。孕前需要减肥时宜采用增加运动量、调节饮食、控制高热量食物摄入等方法，这些方法对妊娠一般不会有什么影响。

### 2. 不道听途说选择药物

有病遵从医生指导，对于特殊药物可以咨询专业医生。有些人喜欢套用别人的治病公式，遇到相似的症状就吃朋友推荐的药。用了不正确的药物不仅贻误病情，还会对人体产生毒副作用，特别是在准备怀孕阶段更要慎重。

### 3. 用药种类不宜过多

用药不是品种越多越好，而是越准越好。一般的头痛脑热和感冒用两三种药物已经足够，如退烧药、清热解毒药，或有一种抗菌药就完全够了。治疗的同时最好配合休息和全身调养。用药种类太多既增加肝肾代谢的负担，又会增加药物的毒性作用，蓄积在体内长期排泄不掉。

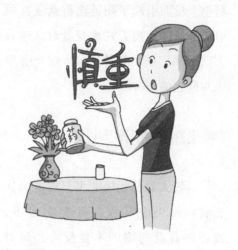

### 4. 孕前应有充足的停药时间

慢性病长期用药后停药时间要相应延长。药物的代谢需要时间，用药时间越长体内蓄积的残留药物越多，代谢所需时间越长。肝肾功能不好的人，药物代谢所需时间会增加。一般性的用药，建议停止用药后经过 1～2 个月经周期再妊娠。

### 5. 坚决制止滥用药物

临床上见过许多女孩子，有病没病都在不断地服用各种药物，诸如减肥药、保健品等，仅复合维生素就同时服用几种，一旦生病更是乱用抗菌素，经常自己到药店买药吃，年纪轻轻就把自己弄成个药罐子，造成了许多药物引起的不适。如阴道稍有不适，白带稍微发黄就不停地试用各种

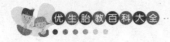

药物，反而引起了阴道菌群紊乱性阴道炎。这种用药方式本身就对身体有害而无利，如果准备生育，难免会造成对胚胎的伤害。

## 看懂药物使用说明书

一般人看药物说明书只看能治什么病，每天吃几次，每次吃多少，或者再看看药物的不良反应，而对其他内容就不大关心了。而备孕夫妻除此之外还应注意药物与妊娠的关系，该药是否会影响妊娠的安全性。

### 1. 药品的安全分级

负责任的药品生产商会根据食品药品管理部门的规定，将药品的孕期安全等级标注在药品说明书上。药品安全等级是将所有药物对人类的致畸的风险进行 A、B、C、D、X 分级，并将其标明在说明书上。通过药品的分级，人们就会知道哪些药品对胚胎是安全的，哪些药品孕期是不能服用的，将药品安全性尽可能地告诉消费者，以使药物的致畸可能降到最小。

**✳ A 类药物**

孕期可以安全服用的药品，并已经过人类实验证明对胎儿无害的药物，例如各种维生素类药、叶酸、钙片、保健品等常用的营养类药。

**✳ B 类药物**

经动物实验证实无害，但没有做过人类的实验，或未经人类实验证实无害的药物。当妊娠期患病需要治疗时首先选择这类药，如头孢类抗菌药、青霉素类及妇科常用的甲硝唑等。

**✳ C 类药物**

动物实验证实有一定的致畸危险，或者可能致胚胎死亡，但没有在人类中证实有同样作用。大多数的常用药都为此类药。医生们在临床上为妊娠女性选择这类药时都是要经过仔细斟酌、权衡利弊的，如抗菌药、镇静药、治疗高血压的药、抗病毒药、治胃病的药、退烧药等。

**✳ D 类药物**

已经证实对人类胎儿有害，这类药是到万不得已时才冒险使用的。当孕妇出现严重病症，孕妇的生命重于胎儿生命时可以使用。

**✳ X 类药物**

人类和动物实验都显示可以致胚胎畸形或对胎儿有害。孕妇应禁用的药。如果使用必须要做引产处理。

## 2. 药物的半衰期

在药品说明书中还会讲明药物进入人体停留的时间，一般用半衰期表示。半衰期（多用 t1/2 表示）所指的是，药物在血液中最高浓度降低一半所需要的时间。半衰期一般用小时表示。每种药的半衰期都不一样，如一个药物的半衰期是 6 小时，那么过了 6 小时血中药物的浓度经代谢就为最高浓度的一半，再过 6 小时又减去了一半，再过 6 小时又减去了一半，就只剩下药量的 1/8 了。依此类推到最后，体内的剩余药量就微乎其微了。根据药品半衰期可以大致推算出药物在体内停留时间的长短。

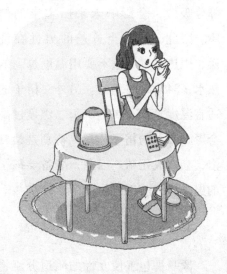

## 丢弃不良生活习惯

### 1. 不要吸烟

吸烟对女性生殖健康极为有害。吸烟时间越久，产生的伤害就越大。烟草中的有害化学物质，如多环芳香烃可以吸附在卵细胞表面，引起细胞染色体畸变和脱氧核糖核酸即 DNA 的突变。吸烟会造成女性不孕、流产及胎儿死亡，引发女性月经异常、卵巢早衰。有人做过试验，将烟草中的多环芳香烃注入到雌鼠的体内，很快发生了一系列的化学变化，雌鼠的卵子全部死亡。

职场里有相当多的女性朋友每日都在无奈地吸着二手烟。据最新调查资料显示，在职场工作的女性朋友中有 80% 在遭受着二手烟的侵害；在家庭中有 60% 的女性朋友在被动吸烟，说明烟草的伤害在我国是相当普遍的。调查发现，被动吸烟的女性发生流产的概率比没有被动吸烟女性高 2.5 倍，临床上的一些不明原因的出生缺陷儿，与烟草对胎儿的伤害有一定的因果关系。有吸烟饮酒习惯的女性朋友往往会有营养不良的现象，因为大量烟酒常常会抑制人们的食欲，

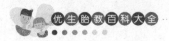

使食物的摄入量不足，长时间的食欲不好，妊娠后容易引起胎儿先天营养不良。

吸烟对男性而言，除危害身体健康外，还会影响精子的质量，削弱性功能，引起精子畸形、染色体异常等。同时，丈夫吸烟会造成妻子被动吸烟，也会影响胎宝宝的健康。因此，丈夫在妻子怀孕前3个月应戒烟。

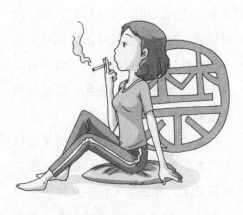

### 2. 不要酗酒

无论男性还是女性，酗酒都会使发育中的精子和卵子发生畸变，这种畸变的生殖细胞相结合，就会把有病的遗传基因传给后代，引起胎儿酒精中毒综合征，表现为生长迟缓、中枢神经系统发育障碍、面容不正常、头小、前额突出、眼裂小、心脏及四肢

畸形等。另外，喝酒的准妈妈在早产、流产及死产方面都高于不喝酒的准妈妈。妈妈饮酒，酒精可以通过乳汁排泄，对宝宝造成不良影响。

国外早有报导，慢性酒精中毒的母亲，有17%的可能发生死胎，胎儿常伴有小头畸形、发育迟缓。吸烟女性所分娩的婴儿比不吸烟女性所分娩的婴儿体重平均低200克。还有研究发现，烟酒对宝宝的危害是随接触量的增加而增加的。吸烟、饮酒的女性孕前必须戒掉，而且越早越好。

### 3. 洗澡水温度不宜过高

洗个热水澡舒适又解乏，然而，你知道吗？热水在汽化时会产生一种叫氯仿的致癌物质，并随蒸汽被身体部分吸收，会影响未来胎宝宝的健康。因此，准备当爸爸的男性在洗澡、用热水时尽量不要用温度过高的热水，34℃左右为宜。另外，精子的适宜温度是35.5℃~36℃，温度过高会影响睾丸的精子质量，特别是桑拿浴，会造成死精。因此，准备要孩子的男性应提前3个月停洗桑拿浴。

### 4. 不要穿紧身裤

紧身裤包裹使女性的阴道分泌物不能透发，适宜细菌滋生繁殖，易引

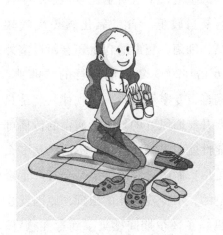

起阴道炎；而男性穿紧身牛仔裤不但压迫生殖器官，影响睾丸正常发育，还因不透气、不散热而不利于精子的生存。为了将来的宝宝还是穿一些宽松、纯棉、透气的裤子吧。

## 生活起居要有规律

准备要孩子的夫妻最好选择工作不是太忙、太紧张的时期，同时尽可能选择气候冷热适宜的季节怀孕。经历紧张工作、外出长途旅游后最好能等两三个月时间，让身体恢复后再考虑怀孕。除此之外，还要注意防范现代生活方式的危害。现代人，尤其是城市青年往往喜欢熬夜，不是看电视、看碟到深夜，就是玩电脑、上网、唱卡拉 OK、打牌、舞厅跳舞到

深夜，或者是捧一本好书就一口气看到天亮，常熬得身体、大脑疲乏不堪，早上却又不喜早起，结果人劳累不说，生物钟也完全乱了套，还错过了早上空气新鲜、对人最有利的活动时间。

专家们经研究发现，脑垂体主要是在人睡眠时（特别是熟睡时）分泌生长激素。如果总是晚睡或熬夜，激素分泌就会受到影响，喜欢这样的生活节奏的人最好暂时不要怀孕，要在纠正不良起居习惯后 3 个月再考虑孩子。早睡早起有利于人的健康，有利于与生物钟协调，每晚睡觉不应迟于 10 点半。

有的知识分子由于工作性质关系，整天坐着不动，晚上喜欢熬夜，看书、写字又需要人处于气血相对静止的状态。按中医的观点，这样的生活方式对人没有好处，身体渐渐会变

**专家提示**

● 选择工作淡季、气候冷热宜人的时节怀孕。
● 注意休息，不熬夜，不过分消耗体力。
● 起居一定要规律化，尽可能早睡早起。
● 长期案头工作的人要有调节，多抽时间活动。

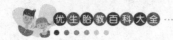

得气滞、气虚,肺部及其他呼吸器官也易变得虚弱,这不仅对准妈妈自身不利,对胎宝宝的生长发育也不利,因为胎宝宝的生长没有了良好的气血环境。不少知识分子的后代体质较弱可能就是这个原因。所以,最好能提前调整一下生活方式,每天早晚多活动活动,并尽可能增加室外活动的时间,这样坚持几个月后再考虑怀孕。

## 经常开窗通风

现代人似乎离大自然越来越远了,很多人不愿意到室外活动,也不爱开窗,身体渐渐受到损害也不觉得。现在有的办公楼干脆建成了全封闭、没法开启窗户的罐头楼,有的住家为防风设了两层窗户,又很少打开通风。他们白天把自己关在全封闭的办公室里,回到家还是把自己全封闭起来。

专家们经过检测发现,在门窗紧闭的室内,空气普遍比较混浊,不仅含氧量较低。含二氧化碳等废气较高,细菌、病毒的含量还会超过室外16倍! 2003年全国流行的"非典"病毒,专家们发现一个规律,就是只要开窗通风好的地方,病毒的传播可能性就明显降低。可见不通风是多么可怕! 而病毒对胎宝宝是会有严重影响的,不少残疾儿的出现,原因就是妈妈在怀孕期间感染了病毒性感冒。在居室门窗紧闭的情况下,人如果没有感染病毒和其他疾病,空气不好、缺氧也会对人体有潜移默化的危害,对胎宝宝危害就会更加明显。

厨房是主妇们必去的地方,专家们发现,在人们烧煮食物、开水时,燃气灶具会散发出不少二氧化碳之类的有害气体。现在城市住房的厨房往往都不大,废气浓度会较高,对准妈妈和胎宝宝的健康很不利。所以,使

### 专家提示

- 在冬日及早春、晚秋时节,至少每日早晚各开窗一次通风换气,以保持室内空气新鲜。
- 夏日如开空调,要每隔3小时左右开窗通风一次。气温能忍受时尽可能不开空调,开窗呼吸自然空气。
- 多到空气清新的地方散步或活动,多去郊游。
- 避开人多不通风、空气混浊的地方。
- 室内如用煤炉或用燃气热水器,一定要打开门窗通风。

用厨房燃气灶具时一定要打开油烟机。在通常情况下，抽油烟机并不足以全面排除废气和油烟，并且外面的新鲜空气进不来，所以最好再打开厨房窗户通风，冬天可开一条缝以使废气流出、外面的新鲜空气进来。如果条件许可，准妈妈最好少到厨房去，尤其是煎炒炸时。

怀孕前，夫妻俩最好先做到能每日开窗通风，并且每日能有1小时左右的室外活动时间，坚持一段时间之后再考虑怀孩子。怀上孩子后更要注意以上这些方方面面的问题。

## 运动有利于成功受孕

要给后代一个强壮的体魄，父母自己的身体强壮、气血畅通是很重要的。由于现代生活使人的体力劳动时间大大减少，人的体质有普遍下降的趋势。这一点尤其表现在城市人群中。目前，城市人群患心脏病、糖尿病、高血压、肥胖症、癌症、肾脏病、白血病和不孕症的比率比以往有了很大提高，主要原因除了环境污染之外，与人的体力劳动减少、室外活动减少、又不注意体育锻炼有关。

现在有很大一部分城市人的生活是：早上出门坐车去单位，在单位几乎是一整天坐在办公桌、会议桌、电脑前，下班时再坐车回家。到家吃完晚饭后马上又坐到沙发上看电视，看到半夜就上床睡觉。体力劳动或活动可以说是零，尤其是有车族，连赶车、挤车这样的活动都没有。现在，不少农村地区的人群也开始过上城市化生活，即白天去乡镇工厂上班，晚上坐在沙发上看电视，也出现了室外活动逐渐减少、体力劳动相对不足的趋势，这种生活方式的一大不足是：容易使人失去强健的体魄和旺盛的气血。

女性长期久坐容易造成血液循环不顺畅，月经前及月经期常有剧烈疼痛；有的则因久坐导致经血逆流入输卵管、卵巢，引起下腹痛、腰痛，甚者伴有严重的痛经，此即所谓巧克力囊肿。此外，气滞血淤也易导致淋巴或血行性的栓塞，使输卵管不通；更有因久坐及体质上的关系，使子宫内膜组织因气滞血淤而增生至子宫以外，形成子宫内膜异位症，这些都是不孕的原因。如果工作几乎都离不开坐，那么每40分钟后休息10分钟，做做伸展动作，或下班后多散散步、游游泳、练练瑜伽，都能有效改善因久坐造成的循环障碍。运动可以增加机体的免疫力，使精子和卵子更有活

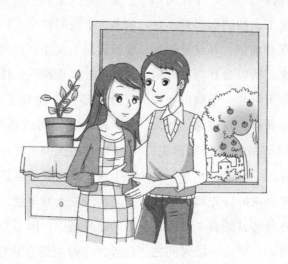

力，更有利于受孕。科学的锻炼还可使全身肌肉更有力量，可以减轻日后分娩时的困难和痛苦，而且运动还可以使心情愉悦。

此外，尽可能自己动手干些家务活，给自己增加些体力劳动，而不要再找小时工做家务。美国不少人开始意识到缺乏体力活动带来的长期害处，开始了一个经久不衰的"自己干"运动，不少教授自己爬高修房子，不少家庭主妇自己给栏杆刷油漆、打扫卫生等，家务活很少请人帮忙。我们国家的城市人口实在也该考虑来个"自己干"运动了，否则在健康方面会有不可乐观的长期损害。

怀孕后，准妈妈也要适当参加力所能及的体力劳动，不要一怀孕就当甩手掌柜，万事不再管、不再参与，

只想让人伺候自己。古人很推崇孕妇适当劳动对胎儿血气方面和日后顺利生产方面的好处。所以，孕妇要自觉，日常生活杂事要坚持自己料理，尽可能少依赖他人。

## 积极预防妇科炎症

细菌、病毒感染女性生殖器官后，患者会出现下腹持续性疼痛、坠胀、白带增多并有异味、经期腹痛及月经量增多等症状。急性炎症还会出现全身感染症状，如持续性高热和盆腔脓肿。争性盆腔炎如未得到及时治疗容易转为慢性盆腔炎，出现盆腔包块，久治不愈的下腹痛，使治疗变得十分困难。慢性盆腔炎还会导致输卵管因炎症而堵塞，引发不孕症。

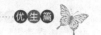

## 专家提示

在生殖道感染的状态下妊娠极易造成妊娠失败。大量数据表明，妊娠失败的女性多数是由各种感染引起的，感染还可造成早产、死产及胎儿发育异常。

准备妊娠前的妇科检查及宫颈分泌物的检测十分重要，为的是孕前给子宫生殖道来一次大扫除，干干净净、安安全全地迎接宝宝的到来，给宝宝一个安全的宫内环境。

### 1. 及时治疗生殖器官的各种炎症

瘙痒处应避免过度搔抓、摩擦、热水洗烫，不用碱性强的肥皂洗浴，避免经常使用洗液或冲洗阴道而引起阴道 pH 值改变，导致阴道正常菌群失调，从而破坏阴道酸性抗菌屏障；不滥用刺激性强的激素类外用药物；避免大量长期使用广谱抗生素，引起阴道正常菌群失调；如果长期口服避孕药而导致阴道炎反复发作应停用避孕药，改用其他方法避孕；在妇科炎症治疗期间应禁止性交，或采用避孕套以防止交叉感染，如果炎症反复发作丈夫也要一起治疗。

### 2. 注意个人卫生

避免不洁性交，勤换洗内裤，平时注意保持外阴部位的清洁干爽，特别是在月经期间更要注意及时更换护垫；不用盆浴或是坐浴，选择淋浴，防止病原体进入体内；内衣应柔软宽松，以纯棉制品为好，不穿化纤内裤及牛仔裤；不与他人共用浴巾、浴盆，患病期间用过的浴巾、内裤等均应煮沸消毒；男性平时洗澡时应将包皮翻转，洗净包皮囊内的包皮垢，是预防炎症的最简单而又行之有效的办法。

### 3. 学习一些医学知识

定期接受妇科检查，消灭传染源。

### 4. 日常生活中应养成良好的习惯

首先，不要长期使用卫生护垫，要让外阴呼吸到新鲜的空气。如果外阴一直处于"闷热"的状态，就会引起细菌滋生，进而导致白带异常，引发阴道炎、宫颈糜烂等疾病；其次，内衣裤一定要单独清洗，不能和袜子一起洗，因为寄生在各个地方的细菌很容易互相传染；此外，应稳定情绪，注意饮食营养，加强锻炼，增强体质，提高自身免疫功能。

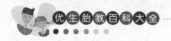

### 有些疾病会影响怀孕

按照优生学原则，一般来说，凡是给孕妇或胎儿带来不良影响的疾病在未治愈前都不能怀孕。否则，在患病期间怀孕会使病情加重，并影响胎儿的生长发育，严重的还会因怀孕、分娩造成生命危险。

#### 1. 贫血或高血压

尤其是严重贫血，对母亲和胎儿都非常不利，治愈后才可以妊娠。高血压患者是重症妊娠中毒症的高危人群。如果不清楚自己血压情况，并时常有剧烈头痛、肩膀酸痛、失眠、眩晕和水肿等症状应去医院检查。要经医生检查是否患有高血压并检查血压高的原因，排除由于肾脏病或内分泌病所引起的高血压。经过医生治疗，没有明显血管病变的早期高血压病病人，一般可以怀孕。

#### 2. 心脏病、心功能不全

心脏病合并妊娠是产科中严重的并发症。妊娠后孕妇的心脏耗氧量、心排血量和全身血容量都会增加，妊娠期的血容量可增加40%～50%。正常的心脏有很大的储备能力，可以承受妊娠所带来的负担，而心脏病患者由于心功能降低，而不宜承受如此大的负担。

心功能不良常常使胎儿供血不足，导致胎儿发育不良、体重过低。同时，妊娠期由于心脏功能衰弱而不堪重负导致心功能衰竭，重者可导致孕、产妇死亡。

心脏病患者妊娠前先要确定心功能如何，当心脏功能Ⅲ级和Ⅳ级时不能妊娠，甚至不宜结婚。因为这颗脆弱的心脏是没有能力负担妊娠和分娩的，甚至会危及母婴的生命。

心功能Ⅰ级和Ⅱ级时，妊娠后在医生严密的观察下，多数人是可以成功生育的。随着妊娠月份的增加，心脏的负担也在增加。妊娠后要注意饮食量不能过多，饮食不宜过咸，防止血容量突然增加而心脏的负荷增加、引起心力衰竭；要食入多纤维性食物，避免大便干燥，防止排便时因用力而瞬间增加心脏负担，导致发生急性心力衰竭；妊娠期防止感冒，适当增减衣服；限制活动量，必要时住院治疗及卧床休息等。

当心功能出现衰竭时可表现为心跳加快、心慌、咳嗽、疲乏无力、呼吸困难，此时要提高警惕，及时就医。必要时终止妊娠以保全母亲的生命。

患有心脏病的孕妇分娩时多采用人工助产方式，以减少心脏的负担，并且产后一般不宜哺乳，要及时回奶，目的也是为了减轻心脏的负担。

## 专家提示

近年由于医疗水平的提高，一些先天性心脏病的患者经手术治愈后心功能与正常人无异，故可以承受妊娠、分娩。但有些先天性心脏病是家族遗传的，其后代再次发生先天性心脏病的概率高于正常人，所以，孕期对胎儿的产前筛查十分必要，妊娠中期后可以进行彩超或超声心动的检查。

### 3. 肾脏病、糖尿病

此类患者妊娠必定引起妊娠中毒症，巨大儿、畸形儿的比率也会增加。而且，糖尿病患者妊娠后临床过程复杂，处理不当会危及母儿生命。一些已有明显肾脏病变或严重的视网膜病变的糖尿病患者，因其妊娠后畸胎率可高达20%，而且妊娠又会加重肾脏病变和血管病变，对母儿均不利，不宜妊娠。血压不高、心、肾功能和眼底均正常，或病变较轻的糖尿病患者应请教医生，根据疾病的程度

和症状考虑能否妊娠。

患轻型糖尿病，或经过积极治疗控制得很好，病情比较稳定的患者，多饮、多食、多尿等症状不明显，更没有酮症酸中毒的，可以怀孕。但妊娠全过程要由产科、内分泌科共同监护，以保证顺利度过孕产期。

### 4. 肝脏疾病

肝脏是人体重要器官之一。它除了参加体内所有物质的代谢过程，还有分泌胆汁、排泄、解毒及合成某些凝血因子等功能。患病后这些功能都受影响，如再怀孕，由于妊娠期新陈代谢旺盛，肝脏负担急剧增加，将使肝功能进一步恶化。患有肝病的女性，妊娠后病情恶化迅速的应当终止妊娠，病情不严重的可以在医生的指导下继续妊娠。

### 5. 肾盂肾炎

此类患者需治疗后才能妊娠。因为，怀孕后体内血循环量比怀孕前约增加1/3以上。由于血循环量增加，通过肾脏的血流量也相应增加，所以怀孕后肾脏负担加重，对母儿均不利。另外，膀胱炎可以发展成肾盂肾炎，膀胱炎患者也要求在治疗后才能妊娠。

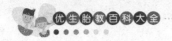

优生胎教百科大全

### 6. 子宫肌瘤

子宫肌瘤是一种常见的良性肿瘤，30岁以上的女性中约有20%~30%患有子宫肌瘤。肌瘤可以单个，也可以多个，其大小相差悬殊。肌瘤生长的部位可在子宫肌层内、子宫表面或子宫腔内。小的肌瘤一般对妊娠和分娩都没有影响，如果肌瘤较大或数目多，可使子宫体和子宫腔变形，或因输卵管受压而妨碍受孕，影响胚胎发育，引起流产、早产或不孕。因此，患有子宫肌瘤的女性怀孕后要遵照医嘱定期检查。

68

# 为怀孕储备营养

营养的"营"字有谋求的意思，"养"字是养生的意思，放在一起就是谋求养生。营养对人体来说就是机体通过摄取食物，经过体内消化、吸收和代谢，利用食物中对人体有益的物质构建组织器官，满足生理功能和体力活动需要的过程。随着生活水平的提高，营养早已经不限于吃的数量，更重要的是饮食的结构。

女性良好的营养状态是正常排卵和生育的保障，肥沃的子宫内膜能随时恭候受精卵的光临。孕前的母体需要充足的营养储备，这样胎儿就能从母亲体内吸取养料。为了宝宝，母亲必须不停地补充各种营养，来满足宝宝生长发育的需要，良好的营养储备能孕育健康的宝宝。

## 专家提示

营养状况良好的人一般都面色红润，情绪饱满，体力充沛，女性朋友还表现为月经正常，阴道没有异味，无生育问题困扰。

## 补充营养叶酸先行

叶酸又称"喋酰谷氨酸"，是人体必需的水溶性 B 族维生素之一。因为最早是从菠菜叶子中提取出来的，故而得名"叶酸"。叶酸参与氨基酸之间的相互转化，以及血红蛋白、肾上腺素、胆碱等的合成，与细胞增殖、组织生长及机体发育密切相关。妊娠期母体红细胞的生成以及胎宝宝和胎盘生长所必需的 DNA 的合成都需要叶酸的参与。

### 1. 我国育龄女性普遍存在叶酸缺乏的情况

即便是营养良好的准妈妈，血清和红细胞中的叶酸含量也会随着妊娠进程而逐渐减少。叶酸不足的准妈妈很容易患上巨幼红细胞贫血，使先兆子痫、胎盘早剥的发生率增高，甚至出现胎儿宫内发育迟缓、早产以及新生儿低出生体重等现象。叶酸不足的胎宝宝更容易出现巨幼红细胞贫血。

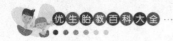

特别是孕早期（孕 3～4 周时）叶酸缺乏，可以引起胎宝宝神经管畸形。神经管畸形的发生率在各种出生缺陷中是最常见的，会造成脊柱裂（椎骨未能融合）、无脑畸形（脑或颅顶缺失）等中枢神经系统发育异常，是造成围产儿死亡的主要原因之一。

## 2. 叶酸对于准备做爸爸的男性也非常重要

当男性体内叶酸含量不足时，精液的浓度会降低，精子的活动能力会减弱，使卵子受孕就会比较困难。另外，叶酸在人体内还能与其他物质合成叶酸盐，它对于孕育优质宝宝也起着关键作用。如果男性体内的叶酸盐不足或缺乏，就可能增加发生染色体缺陷的几率，增大孩子长大后患严重疾病的危险性。

多年来，科学家发现了一个现象，即在饮食品种单一或烹饪方法不科学的地区，胎儿先天畸形的发生率较高，特别是神经管畸形的发生率很高。进一步调查发现，我国北方地区神经管畸形的发生率要高于南方地区，这是为什么呢？原来在我国北方地区，多年来一直是萝卜、白菜当家，饮食品种比较单一，不如南方地区食物种类多，能经常吃到新鲜蔬菜；另一原因是我国的烹饪方法以煎、炒、烹、炸为主，高温下食物中的叶酸多被破坏了，所以人体中的叶酸水平是偏低的。

## 3. 补充叶酸的科学方法

服用叶酸一定要早，要从准备怀孕、尚未怀孕之时开始。因为神经管的正常发育是在怀孕早期，确切地说，是从受精卵植入子宫的第 16 天开始的。此时，绝大部分准妈妈尚不知道自己已经怀孕。也就是说，神经管发育和确诊怀孕有一定的时间差。要是等确诊怀孕再开始服用叶酸就来不及了。所以服用叶酸必须提前开始。如果是计划怀孕，自受孕前 3 个月起直至孕早期 3 个月（也可以一直服用到分娩前），每天应该额外摄入 400 微克的叶酸。

如果在孕前或者孕早期补充叶酸，能够有效预防神经管畸形的发生，减少比率约为 70%。我国卫生部从 2009 年开始实施增补叶酸预防神经管畸形项目，利用中央财政补助经费，为全国准备怀孕的农村女性免费增补叶酸。准备怀孕的农村女性可以在指定机构免费领取叶酸补充剂，每人每天 400 微克（1000 微克 =1 毫克），在孕前 3 个月至孕早期 3 个月服用。服用 6 个月尚未怀孕的育龄女性，应在医生指导下自行购买继续增补叶酸。现在，不单农村，很多城市也为准备怀孕的女性提供免费的叶酸补充剂。

该项目主张服用合成叶酸（叶酸补充剂）。因为合成叶酸结构较为简单，溶解性好，在小肠更容易吸收，生物利用度能达到85%。而天然食物中的叶酸结构较为复杂且不稳定，在小肠内吸收较差，生物利用率不到50%。有研究表明，合成叶酸的效果比天然食物更为可靠。在摄入同等数量的情况下，前者是后者的1.7倍。

**专家提示**

可以服用叶酸片，也可以服用既含有叶酸又含有其他营养素的复合型维生素补充剂。根据中国营养学会 2000 年的建议，每天的补充量上不宜超过 1000 微克。

当然，虽不及合成叶酸，天然食物中的叶酸也是有效的。补充叶酸可以多吃以下食物：动物肝、红苋菜、菠菜、生菜、芦笋、龙须菜、豆类、苹果、柑橘、橙汁。

## 一些食物中叶酸的含量

（按 100 克可食部计算）

| 食物 | 叶酸含量（微克） | 食物 | 叶酸含量（微克） | 食物 | 叶酸含量（微克） | 食物 | 叶酸含量（微克） |
|---|---|---|---|---|---|---|---|
| 胡萝卜 | 4.8 | 洋葱 | 15.6 | 小麦粉 | 20.7 | 绿豆芽 | 24.6 |
| 韭菜 | 61.2 | 大米 | 6.8 | 黄豆芽 | 10 | 小葱 | 25.5 |
| 苹果 | 6.3 | 茄子 | 12.2 | 大白菜 | 25.9 | 梨 | 8.8 |
| 西红柿 | 8.3 | 小白菜 | 43.6 | 桃 | 3.0 | 甜椒 | 10.9 |
| 油菜 | 46.2 | 樱桃 | 9.9 | 冬瓜 | 9.4 | 卷心菜 | 20.9 |
| 葡萄 | 9.9 | 黄瓜 | 29 | 菜花 | 29.9 | 草莓 | 31.8 |
| 南瓜 | 10.9 | 菠菜 | 87.9 | 柑橘 | 52.9 | 丝瓜 | 8.3 |
| 芹菜 | 28.6 | 香蕉 | 20.2 | 西葫芦 | 7.2 | 生菜 | 31.6 |
| 西瓜 | 4.0 | 香菇 | 41.3 | 莲藕 | 30.7 | 猪肝 | 335.2 |
| 土豆 | 15.7 | 豆腐（北） | 39.8 | 猪肉（瘦） | 8.1 | 豆腐干 | 54.2 |
| 赤小豆 | 87.9 | 鸡蛋 | 6.5 | 绿豆 | 393 | 花生仁 | 107.5 |
| 牛奶 | 5.5 | | | | | | |

数据来源：表格中数据摘自《中国食物成分表2004》（中国疾病预防控制中心营养与食品安全所编著，杨月欣主编，北京大学医学出版社 2005 年出版）。

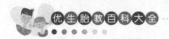

### 4. 叶酸不是万能的

尽管补充叶酸可以预防神经管畸形，但不能过度依赖于叶酸。叶酸不是万能的，引起先天缺陷的原因是多方面的。需要明确的是，神经管畸形的发生，环境污染和家族遗传也是致病的原因。所以，在服用叶酸的同时不能忽视其他方面的致畸因素。

有些人在服用叶酸后出现了便秘、月经不调等异常症状，并因此反复就医。就目前的观点，服用叶酸后出现便秘、月经不调的情况不是叶酸本身的错，因为叶酸本身就是我们身体需要的一种营养素，我们所用的叶酸量很小，仅作为一种摄入不足的补充。至于为什么有些人出现了异常现象，大概有两种可能：一种可能是服叶酸的目的性过强导致的心理紧张，服用叶酸就是为妊娠做准备，使一些人产生了心理暗示作用，在此期间，对月经期和排卵日又格外关注，便造成了短时间的月经紊乱；另一种可能是空腹服用叶酸造成的便秘，所以建议叶酸与食物一起吃。

## 保证优质蛋白质的摄入

### 1. 蛋白质的重要作用

蛋白质是人体所需要的最重要的营养素，人体任何一个重要的部位，如皮肤、肌肉、骨骼、血液、内脏、四肢、大脑，它们的主要成分都是蛋白质。不仅如此，我们身体内许许多多发挥生理功能的活性物质，如抗体、激素、酶、血红蛋白等，也都属于蛋白质。蛋白质是生成精子的重要原料，充足的优质蛋白质可以提高精子的数量和质量，还可以帮助女性排卵。所以，蛋白质摄入是否充足对于成功受孕非常重要。

人体内的各种蛋白质都是人体细

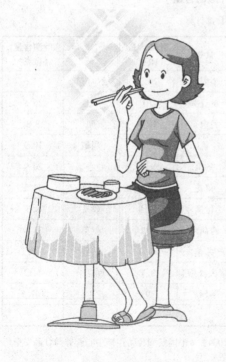

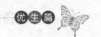

胞按照基因编码程序组装的，其原料主要是来自日常食物中的氨基酸。日常食物含有动植物细胞自己利用各种氨基酸组装的蛋白质。食物中蛋白质在人肠道内被消化液分解成各种氨基酸，各种氨基酸进入血液，继而进入细胞，供人体细胞利用（合成各种蛋白质）。这个过程看上去比较复杂，有点分分合合的意思。

## 2. 蛋白质的营养价值

食物蛋白质的营养价值取决于所含氨基酸的种类和数量，可依据食物蛋白质的氨基酸组成分为完全蛋白质、半完全蛋白质和不完全蛋白质三类。

### ＊ 完全蛋白质

所含必需氨基酸（人体不能自己合成或合成速度不够快，必须由食物供给的氨基酸）种类齐全，数量充足，比例适当，不但能维持成人的健康，而且能促进儿童的生长发育，如乳类中的酪蛋白、乳白蛋白，蛋类中的卵白蛋白、卵磷蛋白，肉类中的白蛋白、肌蛋白，大豆中的大豆蛋白，小麦中的麦谷蛋白，玉米中的谷蛋白等。

### ＊ 半完全蛋白质

所含必需氨基酸种类齐全，但有的氨基酸数量不足，比例不适当，可以维持生命，但不能促进生长发育，如小麦中的麦胶蛋白等。

### ＊ 不完全蛋白质

所含必需氨基酸种类不全，既不能维持生命，也不能促进生长发育，如玉米中的玉米胶蛋白，动物结缔组织和肉皮中的胶质蛋白，豌豆中的豆球蛋白等。

## 3. 蛋白质的食物来源

蛋白质的食物来源可分为植物性蛋白质和动物性蛋白质两大类。

植物性蛋白质中，谷类含蛋白质10%左右，虽然含量不算高，但因为是人们的主食，所以仍是膳食蛋白质的主要来源。豆类含有丰富的蛋白质，特别是大豆，蛋白质含量高达36% ~ 40%，氨基酸组成也比较合理，人体利用率较高，是植物蛋白质中非常好的蛋白质来源。

富含动物性蛋白质的食物包括三文鱼、牡蛎、深海鱼虾等，这些海产品不仅污染程度低，还含有促进大脑发育和增进体质的 DHA 等营养素。除此之外，各种瘦肉、动物肝脏、乳类、蛋类也含有较多的优质蛋白质，可以增加精子的营养，提高精子成活率。

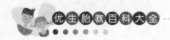

### 粮食类食物中蛋白质的含量

（以可食部计算）

| 食物 | 蛋白质含量（%） | 食物 | 蛋白质含量（%） | 食物 | 蛋白质含量（%） | 食物 | 蛋白质含量（%） |
|---|---|---|---|---|---|---|---|
| 小麦富强粉 | 10.3 | 挂面 | 10.3 | 切面 | 7.3 | 方便面 | 9.5 |
| 馒头 | 7 | 花卷 | 6.4 | 面包 | 8.3 | 饼干 | 9 |
| 稻米 | 7.4 | 米饭 | 2.6 | 糯米 | 7.3 | 玉米面 | 8.1 |
| 小米 | 9 | 荞麦 | 9.3 | | | | |

### 坚果类食物中蛋白质的含量

（以可食部计算）

| 食物 | 蛋白质含量（%） | 食物 | 蛋白质含量（%） | 食物 | 蛋白质含量（%） | 食物 | 蛋白质含量（%） |
|---|---|---|---|---|---|---|---|
| 核桃 | 14.9 | 大杏仁 | 19.9 | 腰果 | 17.3 | 花生（炒） | 21.7 |
| 葵花子（炒） | 22.6 | 西瓜子（炒） | 32.7 | 白芝麻 | 18.4 | | |

### 蔬菜类食物中蛋白质的含量

（以可食部计算）

| 食物 | 蛋白质含量（%） | 食物 | 蛋白质含量（%） | 食物 | 蛋白质含量（%） | 食物 | 蛋白质含量（%） |
|---|---|---|---|---|---|---|---|
| 土豆 | 2 | 胡萝卜 | 1.4 | 荷兰豆 | 2.5 | 四季豆 | 2 |
| 茄子 | 1.1 | 西红柿 | 0.9 | 青尖椒 | 1.9 | 冬瓜 | 0.4 |
| 黄瓜 | 0.8 | 大白菜 | 1.5 | 油菜 | 1.8 | 菠菜 | 2.6 |

### 豆类食物中蛋白质的含量

（以可食部计算）

| 食物 | 蛋白质含量（%） | 食物 | 蛋白质含量（%） | 食物 | 蛋白质含量（%） | 食物 | 蛋白质含量（%） |
|---|---|---|---|---|---|---|---|
| 大豆 | 35 | 豆腐 | 8.1 | 内酯豆腐 | 5 | 豆浆 | 1.8 |
| 豆腐卷 | 17.9 | 腐竹（干） | 44.6 | 豆腐干 | 16.2 | 素鸡 | 16.5 |
| 烤麸 | 20.4 | 绿豆 | 21.6 | 蚕豆 | 21.6 | | |

### 禽类食物中蛋白质的含量

(以可食部计算)

| 食物 | 蛋白质含量（%） | 食物 | 蛋白质含量（%） | 食物 | 蛋白质含量（%） | 食物 | 蛋白质含量（%） |
|---|---|---|---|---|---|---|---|
| 鸡腿 | 16 | 鸡胸脯肉 | 19.4 | 鸡翅 | 17.4 | 鸡肝 | 16.6 |
| 鸡（整只） | 19.3 | 鸭（整只） | 19.7 | 鹅（整只） | 19.9 | 火鸡腿 | 20 |

### 蛋类食物中蛋白质的含量

(以可食部计算)

| 食物 | 蛋白质含量（%） | 食物 | 蛋白质含量（%） |
|---|---|---|---|
| 鸡蛋 | 13.3 | 鸭蛋 | 12.6 |

### 奶类食物中蛋白质的含量

(以可食部计算)

| 食物 | 蛋白质含量（%） | 食物 | 蛋白质含量（%） | 食物 | 蛋白质含量（%） | 食物 | 蛋白质含量（%） |
|---|---|---|---|---|---|---|---|
| 牛奶 | 3 | 酸奶 | 2.5 | 奶酪 | 25.7 | 奶油 | 0.7 |

### 海鲜类食物中蛋白质的含量

(以可食部计算)

| 食物 | 蛋白质含量（%） | 食物 | 蛋白质含量（%） | 食物 | 蛋白质含量（%） | 食物 | 蛋白质含量（%） |
|---|---|---|---|---|---|---|---|
| 对虾 | 18.6 | 基围虾 | 18.2 | 海蟹 | 13.8 | 鲍鱼 | 12.6 |
| 扇贝（鲜） | 11.2 | 海参（干） | 50.2 | 海参（水发） | 6 | 鱿鱼（鲜） | 17.4 |
| 海蜇皮 | 3.7 | | | | | | |

### 畜肉类食物中蛋白质的含量

(以可食部计算)

| 食物 | 蛋白质含量（%） | 食物 | 蛋白质含量（%） | 食物 | 蛋白质含量（%） | 食物 | 蛋白质含量（%） |
|---|---|---|---|---|---|---|---|
| 猪肉（肥瘦） | 13.2 | 猪肉（肥） | 2.4 | 猪肉（瘦） | 20.3 | 猪蹄 | 22.6 |
| 猪小排 | 16.7 | 猪肝（新鲜） | 19.7 | 猪血 | 12.2 | 午餐肉 | 9.4 |
| 肉松 | 23.4 | 火腿肠 | 14 | 蒜味肠 | 7.5 | 牛肉（肥瘦） | 19.9 |
| 牛肚 | 14.5 | 牛肉干 | 45.6 | 羊肉（肥瘦） | 19 | 羊肝 | 17.9 |
| 羊血 | 6.8 | 狗肉 | 16.8 | 兔肉 | 19.7 | | |

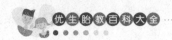

### 鱼类食物中蛋白质的含量

（以可食部计算）

| 食物 | 蛋白质含量<br>（%） | 食物 | 蛋白质含量<br>（%） | 食物 | 蛋白质含量<br>（%） | 食物 | 蛋白质含量<br>（%） |
|---|---|---|---|---|---|---|---|
| 草鱼 | 16.6 | 鲤鱼 | 17.6 | 泥鳅 | 17.9 | 鲢鱼 | 17.8 |
| 带鱼 | 17.7 | 黄花鱼 | 17.7 | 鲅鱼 | 21.2 | 鲳鱼 | 18.5 |
| 比目鱼 | 20.8 | 鳗鱼 | 18.6 | | | | |

### 其他类食物中蛋白质的含量

（以可食部计算）

| 食物 | 蛋白质含量<br>（%） | 食物 | 蛋白质含量<br>（%） | 食物 | 蛋白质含量<br>（%） | 食物 | 蛋白质含量<br>（%） |
|---|---|---|---|---|---|---|---|
| 茶水 | 0.1 | 大雪糕 | 2.2 | 果味奶 | 0.9 | 鲜橘汁 | 0.1 |
| 豆油 | 0 | 花生油 | 0 | 巧克力 | 4.3 | 蜂蜜 | 0.4 |
| 田鸡腿 | 11.8 | | | | | | |

数据来源：数据引自《中国食物成分表2004》（中国疾病预防控制中心营养与食品安全所编制，北京大学医学出版社2005年出版），想查询更多食物的蛋白质含量请参阅此书。

### 4. 蛋白质的互补作用

不同食物蛋白质中的必需氨基酸含量和比例不同，其营养价值不一。通过将不同种类的食物相互搭配，可提高食物蛋白质的营养价值。比如，玉米、小米、大豆单独食用，其生物价（反映食物蛋白质消化吸收后，被机体利用程度的一项指标）分别是60、57、64，如果按23%、25%、52%的比例混合食用，生物价可提高到73。如果在植物性食物中添加少量动物性食物，蛋白质的生物价还会提高。如面粉、小米、大豆、牛肉单独食用时，其蛋白质的生物价分别是67、57、64、76，若按39%、13%、22%、26%的比例混合食用，其蛋白质的生物价可提高到89。

烹饪方法对食物中营养素的消化吸收有重要影响，如黄豆的一般吃法是煮、炒等，其中蛋白质的消化吸收率仅为50%～60%，而加工成豆腐后，吸收率可达90%以上。

常见食物蛋白质的生物价

| 蛋白质 | 生物价 | 蛋白质 | 生物价 | 蛋白质 | 生物价 | 蛋白质 | 生物价 |
|---|---|---|---|---|---|---|---|
| 鸡蛋黄 | 96 | 鸡蛋 | 94 | 鸡蛋白、鱼 | 83 | 脱脂牛奶 | 81 |
| 大米 | 77 | 牛肉 | 76 | 猪肉 | 74 | 扁豆、红薯 | 72 |
| 小麦、马铃薯 | 67 | 熟大豆 | 64 | 玉米 | 60 | 花生 | 59 |
| 蚕豆 | 58 | 生大豆 | 57 | 白面粉 | 52 | | |

数据来源：摘自《中国营养师培训教材》，人民卫生出版社出版。

## 补充助孕维生素

### 1. 维生素 A

维生素 A 是第一个被发现的维生素，它的生理功能非常广泛，如促进生长发育，尤其是骨骼和生殖系统的发育，保持皮肤和黏膜的完整性，影响眼睛视力。维生素 A 被认为与女性体内的性激素和黄体素的分泌有关，也是男性制造精子的重要原料。维生素 A 缺乏可导致男性睾丸萎缩，精子

数量减少、活力下降，还会影响人的免疫功能。

维生素 A 在动物性食物中含量丰富，如动物内脏（每 100 克猪肝含 4972 微克，鸡肝含 10414 微克），蛋类（每 100 克鸡蛋含 310 微克），乳类（每 100 克牛奶含 24 微克）。

在体内，胡萝卜素可以转化为维生素 A，发挥与维生素 A 相同的作用，只是胡萝卜素吸收率比较低。胡萝卜素在深色蔬菜中含量较高，如西蓝花（每 100 克含胡萝卜素 7210 微克）、胡萝卜（每 100 克含胡萝卜素 4010 微克）、菠菜（每 100 克含胡萝卜素 2920 微克）、苋菜（每 100 克含胡萝卜素 2110 微克）、生菜（每 100 克含胡萝卜素 1790 微克）、油菜（每 100 克含胡萝卜素 620 微克）、荷兰豆（每 100 克含胡萝卜素 480 微克）。水果中以杧果（每 100 克含胡萝卜素 8050 微克）、橘子（每 100 克含胡萝卜素 1660 微克）、枇杷（每 100 克含

**专家提示**

中国营养学会 2000 年提出的中国居民膳食维生素 A 参考摄入量成年男性为 800 微克视黄醇当量。如果通过日常饮食补充维生素 A，一般不必担心过量的问题。但如果服用含维生素 A 的补充剂，则要注意合适的维生素 A 剂量，每天不要超过 6000IU。

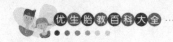

胡萝卜素700微克）含量较丰富。

## 2. 维生素 B$_6$ 和维生素 B$_{12}$

有研究认为，维生素 B$_6$ 会影响卵泡刺激素及黄体生成激素制造，影响女性卵子的生成和排出。某些研究显示，维生素 B$_6$ 供给充分可改善月经不规则的问题。维生素 B$_{12}$ 也被认为与排卵周期有关。

中国营养学会2000年提出的中国居民膳食参考摄入量中维生素 B$_6$ 的适宜摄入量为每日1.2毫克，维生素 B$_{12}$ 为每日2.4微克。

维生素 B$_6$ 的食物来源很广泛，动物性和植物性食物中均有，通常肉类、全谷类产品（特别是小麦）、蔬菜和坚果中最多，但动物性来源的维生素 B$_6$ 比植物性来源的利用率要高。维生素 B$_{12}$ 主要来源于动物性食物，如肉类、动物内脏、鱼、贝壳类及蛋

类，乳及乳制品中含量较少。植物性食物基本不含维生素 B$_{12}$。

B族维生素为水溶性维生素，超出人体需要的部分很容易随尿液排出体外，所以它们的毒性极低，副作用极少。即使服用超过正常需要量数十倍的 B 族维生素，也没发现有什么明显的不良后果。

## 3. 维生素 C

维生素 C 又称"抗坏血酸"，是人体需要量最大的维生素。维生素 C 是一种保护人体组织免受氧化损害的强力抗氧化剂。有研究发现，维生素 C 可促使人体排出对生育能力有害的铅、尼古丁等有毒物质，还可促进抗体形成，促进铁的吸收。

中国营养学会2000年提出的中国居民膳食参考摄入量中维生素 C 的推荐摄入量为每日100毫克。富含维生素 C 的食物主要是新鲜的蔬菜和水果。蔬菜中，辣椒、茼蒿、苦瓜、豆角、菠菜、韭菜、土豆、卷心菜、西蓝花、菜花等维生素 C 含量丰富；水果中，酸枣、红枣、草莓、猕猴桃、柑橘、柠檬等维生素 C 含量最多。

**专家提示**

膳食结构搭配平衡才能保证各种 B 族维生素的供应。如果饮食搭配不够平衡，应该服用 B 族维生素补充剂（最好是复合型营养补充剂）。

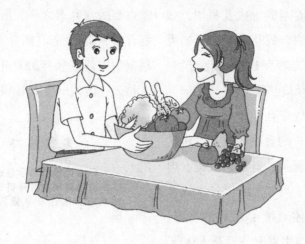

### 4. 维生素 D

维生素 D 被称作"光的荷尔蒙"，可直接和子宫、输卵管、脑垂体及乳腺里的接收器互相作用。中国营养学会 2000 年提出的中国居民膳食参考摄入量中维生素 D 的推荐摄入量为每日 5 微克。

维生素 D 有两个来源，一个是食物来源，另一个是通过阳光照射由人体皮肤产生。动物性食物中含维生素 $D_3$，以鱼肝和鱼油含量最丰富，其次是鸡蛋、乳牛肉、黄油和海鱼（如鲱鱼、鲑鱼、沙丁鱼）。植物性食物如蘑菇含有维生素 $D_2$。

维生素 D 主要来源于人体自身皮肤的合成。人体借助紫外线的作用可以合成并转化为具有活性的维生素 D，即体表皮肤中 7 – 脱氢胆固醇经日光或人工紫外线照射激活后，可转化为维生素 $D_3$。产生的量与季节、年龄、暴露皮肤的面积和照射时间长短有关。所以，多晒太阳或多进行户外活动是非常必要的。有报道说，皮肤被太阳晒红时，维生素 D 的血液浓度可与摄入 250 微克~625 微克维生素 D 相当。

### 5. 维生素 E

维生素 E 为动物正常生殖所必需。缺乏时，雌性动物受孕率下降，流产增多。维生素 E 还参与精子的生成，缺乏时，雄性动物可发生永久性不育，所以维生素 E 也叫"生育酚"。

维生素 E 对人体健康也有重要的保护作用。它是一种很强的抗氧化剂，在体内保护细胞免受自由基的损害，使细胞维持其完整性。另外，它

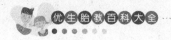

还参与其他营养素的合成及利用，如参与维生素 C 的合成及维生素 A 的吸收利用。它还能够促进碳水化合物、脂肪及蛋白质释放热能。

一般不必特意补充维生素 E，因为富含维生素 E 的食物比较多，包括植物油、新鲜蔬菜、坚果、蛋类、肉类、奶类和大豆类等，所以日常饮食很容易满足人体对维生素 E 的需要。而且，考虑到维生素 E 毕竟是人体所需重要的营养素之一，所以绝大多数复合型营养补充剂都含有维生素 E。根据中国营养学会 2000 年的建议，成人每天应摄入维生素 E 14 毫克。

**专家提示**

口服类固醇避孕药的女性，或饮用酒精和使用阿司匹林等药物期间应该注意多摄入维生素 E。

### 部分植物油（每 100 克）维生素 E 的含量（毫克）

| 名称 | 含量 | 名称 | 含量 | 名称 | 含量 | 名称 | 含量 |
|---|---|---|---|---|---|---|---|
| 胡麻油 | 389.90 | 豆油 | 93.08 | 芝麻香油 | 68.53 | 菜子油 | 60.89 |
| 葵花子油 | 54.60 | 玉米油 | 50.94 | 花生油 | 42.06 | 色拉油 | 24.01 |

数据来源：引自《中国食物成分表（2002 年）》。

### 部分常用食物（每 100 克）维生素 E 的含量（毫克）

| 名称 | 含量 | 名称 | 含量 | 名称 | 含量 | 名称 | 含量 |
|---|---|---|---|---|---|---|---|
| 鹅蛋黄 | 95.70 | 黑芝麻 | 50.40 | 核桃 | 43.21 | 白芝麻 | 38.28 |
| 芝麻酱 | 35.09 | 黄豆粉 | 33.69 | 松子仁 | 32.79 | 腐竹 | 27.84 |
| 豆腐卷 | 27.63 | 西瓜子 | 27.37 | 炒南瓜子 | 27.28 | 南瓜粉 | 26.61 |
| 炒葵花子 | 26.46 | 素火腿 | 25.99 | 炒榛子 | 25.20 | 油豆腐 | 24.70 |
| 小麦胚粉 | 23.20 | 豆腐皮 | 20.63 | 黄豆 | 18.90 | 杏仁 | 18.53 |
| 黑豆 | 17.36 | 炒花生 | 14.97 | 赤小豆 | 14.36 | 鸭蛋黄 | 12.72 |
| 栗子 | 11.45 | 江虾 | 11.30 | 口蘑、白蘑 | 8.57 | | |

数据来源：引自《中国食物成分表（2002 年）》。

## 钙、铁、锌不可缺少

### 1. 中国女性普遍缺钙

建议准备怀孕的女性检查一下是否缺钙，如果检查发现缺钙，应该按照医生要求补钙。从准备怀孕就开始注意钙的补充是非常理想的，每日应摄入 800 毫克~1000 毫克钙，即 3~4 份乳制品。乳类含钙量高，易吸收，发酵乳更有利于吸收。另外，豆类、坚果类、可连骨吃的小鱼小虾及一些绿色蔬菜类也是钙的较好来源。如果你不喜欢奶制品或豆制品，就必须增加脆骨、带骨鱼虾、花生和芝麻的摄入量，并适当服用含有维生素 D 的钙补充剂。

常见食物（每 100 克）中的钙含量（毫克）

| 食物名称 | 含量 | 食物名称 | 含量 | 食物名称 | 含量 | 食物名称 | 含量 |
|---|---|---|---|---|---|---|---|
| 虾皮 | 991 | 黑豆 | 224 | 枣 | 80 | 干酪 | 799 |
| 青豆 | 200 | 豌豆（干） | 67 | 苜蓿 | 713 | 大豆 | 191 |
| 大白菜 | 45 | 海带（干） | 348 | 蚌肉 | 190 | 标准粉 | 31 |
| 荠菜 | 294 | 苋菜 | 178 | 大米 | 13 | 花生仁 | 284 |
| 豆腐 | 164 | 鸡肉 | 9 | 紫菜 | 264 | 蛋黄 | 112 |
| 羊肉（瘦） | 9 | 木耳 | 247 | 油菜 | 108 | 猪肉（瘦） | 9 |
| 雪里蕻 | 230 | 牛奶 | 104 | 猪肉（瘦） | 6 | | |

数据来源：引自《中国食物成分表（2002 年）》。

食物中碱性磷酸盐可与钙形成不溶解的钙盐而影响钙吸收，因此，低磷膳食（人体内钙磷比例应为 2:1）可提高钙的吸收率。然而，现实生活中，人们过多地摄入碳酸饮料、咖啡、比萨饼、炸薯条等大量含磷的食物，使钙磷比例高达 1:10~20，导致大量钙流失。

谷类中的植酸会在肠道中形成植酸钙而影响钙的吸收。某些蔬菜如菠菜、苋菜、竹笋中的草酸与钙形成草酸钙亦可影响钙吸收。膳食纤维中的糖醛酸残基与钙整合而干扰钙吸收。一些药物如青霉素和新霉素能增加钙吸收，而一些碱性药物如抗酸药、肝素等可干扰钙吸收。

人们补钙的时候只注意补充维生素 D，却往往不知道要补充镁。钙与

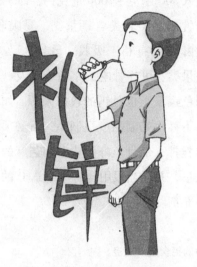

镁似一对双胞胎兄弟，总是要成双成对地出现，而且钙与镁的比例为 2:1 时是最利于钙的吸收利用的了。所以，在补钙的时候，切记不要忘了补充镁。含镁较多的食物有：坚果（如杏仁、腰果和花生）、黄豆、瓜子（向日葵籽、南瓜子）、谷物（特别是黑麦、小米和大麦）、海产品（金枪鱼、鲭鱼、小虾、龙虾）。

## 2. 缺铁可影响月经周期

铁质不足会引起贫血和月经不规则，进而造成排卵和生殖荷尔蒙的混乱。根据中国营养学会 2000 年的建议，成人铁摄入量男性为每日 15 毫克，女性为每日 20 毫克；可耐受最高摄入量男、女均为每日 50 毫克。

铁的最好来源是瘦肉、动物血液和肝脏，鱼类、海鲜和禽类也提供较多的铁。其他食物中的铁要么含量很低（如牛奶、主食、水果等），要么就很难吸收（如蛋黄、大豆、蔬菜等），都不是铁的较好来源。

### 部分日常食物每 100 克可食部含（元素）铁量（毫克）

| 名称 | 含量 | 名称 | 含量 | 名称 | 含量 | 名称 | 含量 |
|---|---|---|---|---|---|---|---|
| 珍珠白蘑 | 189.8 | 香杏片口蘑 | 137.5 | 黑木耳 | 97.4 | 松蘑 | 86.0 |
| 紫菜 | 54.9 | 鸭血 | 30.5 | 河蚌 | 26.6 | 鸡血 | 25.0 |
| 鸭肝 | 23.1 | 香豆腐干 | 23.0 | 黑芝麻 | 22.7 | 猪肝 | 22.6 |
| 口蘑 | 19.4 | 扁豆 | 19.2 | 藕粉 | 17.9 | 腐竹 | 16.5 |
| 豆腐皮 | 13.9 | 莜麦面 | 13.6 | 芝麻酱 | 9.8 | 豆腐丝 | 9.1 |
| 河虾 | 8.8 | 猪血 | 8.7 | 黄豆 | 8.2 | 黄花菜 | 8.1 |
| 羊肝 | 7.5 | 芹菜、炒花生仁 | 6.9 | 虾皮 | 6.7 | 牛肝 | 6.6 |
| 油菜 | 5.9 | 苋菜 | 5.4 | 豌豆尖 | 5.1 | 蒜薹 | 4.2 |
| 瘦羊肉 | 3.9 | 猪前肘 | 3.5 | 菠菜 | 2.9 | 瘦牛肉 | 2.8 |
| 鸡蛋 | 2.3 | 面粉 | 2.7～3.5 | 大米 | 0.4～2.8 | | |

数据来源：引自《中国食物成分表（2002 年）》。

如果你的食谱中缺少肉类，又没有特意吃一些动物血液和肝脏的话，就应该服用铁补充剂预防缺铁性贫血，可选用只含铁的补铁药物或补充剂，也可以选用同时含有铁、锌、钙以及多种维生素的复合型营养补充剂。后者更为常用一些，因为其他营养素对纠正贫血亦有帮助。具体补铁剂量咨询医生。补铁常常有不良反应，也容易过量，所以服用铁剂必须注意剂量。

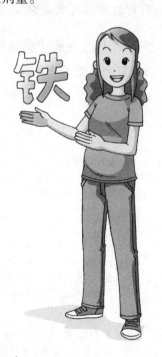

### 3. 锌可提高男性生殖能力

锌是影响男性生殖能力的重要营养素，缺锌会降低精子的活动能力，削弱机体的免疫功能。因此，准备要宝宝的男性平时应该多吃含锌较高的食品，如干酪、虾、燕麦、花生、花生酱、玉米、黑米、黑豆等。2000年制定的《中国居民膳食营养素参考摄入量》中对成年男性每日锌的推荐摄入量为15.5毫克。每100克以下食物中含锌量为：牡蛎100毫克、鸡肉3毫克、鸡蛋3毫克、鸡肝2.4毫克、花生米2.9毫克、猪肉2.9毫克。在吃这些食物时注意不要过量饮酒，以免影响锌的吸收。

未准妈妈也要注意多吃含锌丰富的食物，如果不想摄入太多动物蛋白质，可以多吃一些坚果，如核桃、芝麻、杏仁等。

精细的粮食加工过程可导致锌的大量丢失，如小麦加工成精面粉大约80%锌被去掉；豆类制成罐头比新鲜大豆锌含量损失60%左右。

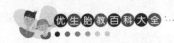

### 部分日常食物每 100 克可食部含（元素）锌量（毫克）

| 名称 | 含量 | 名称 | 含量 | 名称 | 含量 | 名称 | 含量 |
|---|---|---|---|---|---|---|---|
| 乌鱼蛋 | 71.20 | 沙鸡 | 10.60 | 口蘑、白蘑 | 9.04 | 海蛎肉 | 47.05 |
| 冻山羊肉 | 10.42 | 牛前腱肉 | 7.61 | 小麦胚粉 | 23.40 | 螺蛳 | 10.27 |
| 南瓜子（炒） | 7.12 | 小核桃（熟） | 12.59 | 牡蛎肉 | 10.02 | 鸭肝 | 6.91 |
| 鲜扇贝 | 11.69 | 腊羊肉 | 9.95 | 瘦羊肉 | 6.06 | 鲜赤贝 | 11.58 |
| 火鸡腿 | 9.26 | 猪肝 | 5.78 | | | | |

数据来源：引自《中国食物成分表（2002 年）》。

## 合理营养，平衡膳食

所谓合理营养，即所供给的热能和营养素必须满足生理需要，而且各种营养素之间要保持平衡，比如热能来源比例的平衡、各种微量元素之间的平衡等。为了保证合理而充足的营养，必须配制合理的膳食，也就是平衡膳食。

### 1. 日常食物的九大类别

根据中国大部分地区的饮食习惯，一般可以把日常食物按照其营养特点分为以下九大类：

### 部分日常食物每 100 克可食部含（元素）锌量（毫克）

| 类别序号 | 类别名称 | 主要食物 | 所提供的营养 |
|---|---|---|---|
| 第一类 | 谷类和薯类 | 谷类包括米、面、杂粮，薯类包括马铃薯、甘薯、芋头等 | 主要提供淀粉、蛋白质、膳食纤维及 B 族维生素 |
| 第二类 | 蔬菜 | 包括叶菜（如菠菜）、嫩茎类（如芹菜）、花类（如西蓝花）、茄果类（如番茄）、瓜类（如黄瓜）、根茎类（如萝卜）、菌藻类（如香菇、海带）、葱蒜类（如洋葱、大蒜等） | 主要提供膳食纤维、钾、钙、镁、维生素 C、维生素 $B_2$、叶酸、维生素 K、胡萝卜素以及各种植物化学物质 |
| 第三类 | 水果 | 如柑橘、苹果、葡萄、香蕉、桃等 | 主要提供糖类、膳食纤维、钾、镁、维生素 C、胡萝卜素以及各种植物化学物质。其主要营养特点与某些蔬菜相似 |
| 第四类 | 畜禽肉类 | 畜肉包括牛肉、羊肉、猪肉等及其制品<br>禽类包括鸡肉、火鸡肉、鸭肉、鹅肉等及其制品 | 主要提供优质蛋白质、脂肪、钾、铁、锌、铜、硒等、维生素 A 和 B 族维生素。其不利因素是含有饱和脂肪酸和胆固醇 |

续表

| 类别序号 | 类别名称 | 主要食物 | 所提供的营养 |
|---|---|---|---|
| 第五类 | 鱼和海鲜 | 包括各种鱼类和虾、蟹、贝类及软体类 | 主要提供优质蛋白质、脂肪、钾、微量元素、维生素 A 和 B 族维生素。与畜禽肉类相比，饱和脂肪酸和胆固醇含量较少 |
| 第六类 | 蛋类 | 包括鸡蛋、鸭蛋、鹅蛋、鹌鹑蛋等 | 主要提供优质蛋白质、脂肪、微量元素、维生素 A、B 族维生素、维生素 E、磷脂等。其不利因素是蛋黄中含有大量胆固醇 |
| 第七类 | 奶和奶制品 | 包括牛奶、酸奶、奶粉、炼乳、羊乳等 | 主要提供优质蛋白质、脂肪、糖类、钙、镁、钾、锌、维生素 A、B 族维生素等 |
| 第八类 | 大豆类及杂豆类 | 大豆类常指黄豆及其制品，如豆浆、豆腐、豆腐脑、豆腐干、素鸡等 | 主要提供优质蛋白质、多不饱和脂肪酸、膳食纤维、钙、镁、钾、B 族维生素、维生素 E、植物化学物质等 |
| | | 杂豆类主要有绿豆、扁豆、赤豆、豌豆等 | 主要提供淀粉、蛋白质、膳食纤维、钾、B 族维生素、植物化学物质等 |
| 第九类 | 纯能量食物 | 包括动物油、食物油、食用糖、淀粉（如粉条等）和酒类等 | 主要提供能量。植物油还可提供维生素 E 和必需脂肪酸 |

除上述九大类食物外，还有一些食物如坚果类（如花生、瓜子、腰果等）、调味品（如食盐、酱油、醋、味精、鸡精等）、饮料类（如矿泉水、碳酸饮料等）、嗜好品（如茶、咖啡、巧克力、小零食等）也比较常见。但除坚果外，一般不是重要的营养素来源。坚果主要提供多不饱和脂肪酸、蛋白质、淀粉、膳食纤维、B 族维生素、维生素 E、钾、钙、植物化学物质等，通常作为零食食用。

## 2. 平衡膳食的基本要求

平衡膳食要求食谱中包括上述所有类别的食物（少数已经被确认对健康有害的食物，如酒类等除外）。如果缺少某一类或某几类食物，又不从其他食物类别中注意补充，就很难达到理想的平衡。缺少的食物类别越多则越偏离平衡膳食的原则。

假如某人从不饮奶或其制品，那么他的饮食就有可能存在钙摄入量不

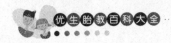

足的问题，但仍有机会从豆制品、坚果和蔬菜中获得弥补；假如他既不饮奶也不吃豆制品，又很少吃青菜和坚果，那么他的钙缺乏问题就难以解决了。所以，平衡膳食首先不能缺"类"，要吃够九大类。

同时，平衡膳食还要求在每一类食物中尽量选择多个品种（酒、糖等除外）。比如在肉类中，只吃猪肉1种就不够理想，应该吃牛肉、羊肉、鸡肉和鸭肉等多种肉类；在谷类中，只吃大米、白面就不够理想，应该粗细搭配，增加玉米、小米、燕麦、荞麦等粗粮；在植物油中，如果只吃豆油或花生油就不够理想，应该交替或混合食用豆油、花生油、橄榄油、玉米油、亚麻油等多种植物油。

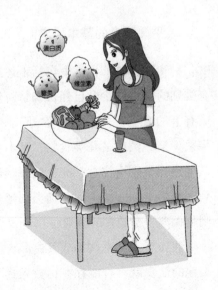

### 3. 膳食指南与膳食宝塔

食物要多样化，即"多类别，多品种"，是平衡膳食的基础。在此基础上，卫生部以2008年1号公告的形式发布了《中国居民膳食指南2007》。该膳食指南给出了平衡膳食结构的10个要点，分别是：

- 食物多样，谷类为主，粗细搭配。
- 多吃蔬菜、水果和薯类。
- 每天吃奶类、大豆或其制品。
- 常吃适量的鱼、禽、蛋和瘦肉。
- 减少烹调油用量，吃清淡少盐膳食。
- 食不过量，天天运动，保持健康体重。
- 三餐分配要合理，零食要适当。
- 每天足量饮水，合理选择饮料。
- 如饮酒应限量。
- 吃新鲜、卫生的食物。

为了使这些合理饮食原则进一步量化，《中国居民膳食指南2007》还给出了上述九大类食物每天的大致食用量：

- 谷类250克～400克（干重）；

- 蔬菜类 300 克 ~ 500 克；
- 水果类 200 克 ~ 400 克；
- 畜禽肉类 50 克 ~ 75 克；
- 鱼虾类 75 克 ~ 100 克；
- 蛋类 25 克 ~ 50 克；
- 奶类及奶制品 300 克；
- 大豆及豆制品 30 克 ~ 50 克（干重）；
- 油脂类 25 克 ~ 30 克。

从数字上看，各类食物重量的变动范围是比较大的，这是因为每个人的情况有较大差别，身高不同、性别不同、年龄不同、劳动强度不同，营养需要（各类食物数量）也不同。一般来说，普通成年女性（未怀孕，从事轻体力劳动，按 1800 千卡计算）每天各类食物的推荐数量为谷类 250 克（干重）、蔬菜 300 克、水果 200 克、畜禽肉类 50 克、水产品 75 克、蛋类 25 克、乳类 300 克（或毫升）、大豆类 40 克（干重）、油脂类 25 克。男性一般应高于女性。

## 不要迷信保健品

接受孕前咨询的女性朋友，经常带着一堆保健品向医生咨询，这些保健品有国内的、有国外的、有药片、有奶粉，五花八门，品种繁多，这就主次颠倒、过度依赖保健品了。现代科学饮食的理念是天然的、绿色的、新鲜的，只有我们每日的三餐才可能做到以上几点。新鲜的蔬菜，新鲜的水果，各种鲜美口味食物既清洁营养又经济实惠，是调理营养的首选。

## 不偏食，不挑食

对于体重已经达标的女性，如果你曾有过节食或药物减肥、限制脂肪和动物性食物摄入、不食或限制主食的经历；或者曾有贫血症状；或者即便体重合格，但体内脂肪堆积过多、橘皮组织丰富等现象，都说明营养失调了，需要及时纠正一些错误的饮食习惯，否则会造成某些营养素的短缺或超标，使优生计划夭折。

首先，作为营养金字塔根基的粮谷类食物，特别是各种杂粮（玉米、黑米、大麦、燕麦、莜麦、薏米等）、杂豆（大豆、黑豆、绿豆等）是每顿正餐中不可缺少的，因为能量、糖分和维生素 $B_1$、维生素 $B_2$ 摄入少会导致精力不足，是无法孕育出聪明宝宝的。玉米、小米、土豆等所含的维生素和蛋白质比大米、白面高，同时还含有微量元素，是胎宝宝发育的必要原料。

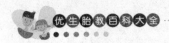
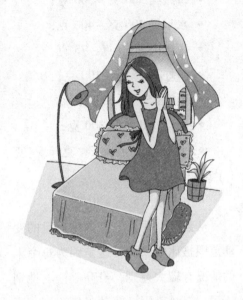

其次，备孕的夫妻双方都应适量增加鱼虾、瘦肉、肝、奶类、大豆制品、核桃、杏仁、芝麻等食物的摄入，因为足够的优质蛋白质、钙、铁、锌、硒是保障精子和卵子质量和活力的重要营养素。此外，植物固醇和多不饱和脂肪酸可降低体内过氧化物的浓度，减少环境压力对胚胎的损害。

餐桌上还要有各种蔬菜、菌藻类食物，特别是一些含硫、维生素C、胡萝卜素的食物，如胡萝卜、韭菜、蒜薹、油菜、西兰花、洋葱、南瓜、山药、海带、黑白木耳等；富含维生素C及番茄红素的水果，如西瓜、橙子、木瓜等，有足够的抗氧化、清除毒素和杀菌能力，还能促进精子和卵子的形成并保障其质量。

食物再有营养也不能无节制地吃，补充的方法科学、合理、平衡、适量才好。有人说维生素有营养，那我就买来各种各样的维生素一样吃一片；有人说绿豆有营养，那就天天吃绿豆，顿顿吃绿豆。科学已经证明，人体所需的任何一种营养素的量都是有限的，吃得过多不是吸收不了，就是对人体反而产生不良反应，水喝多了还可能导致水中毒呢。维生素A的过量服用会造成胎儿的严重畸形。

## 有些食物不利于怀孕

有些食物会影响人们的怀孕能力，如人工甜味剂，尤其是糖精；富含饱和脂肪酸的棕榈油、椰油也应当避免，因为这类油脂会刺激某些生殖系统疾病，如使子宫内膜异位症的程度加剧。

咖啡对受孕也有直接影响。每天喝一杯以上咖啡含 5 毫克咖啡因的女性，怀孕的可能性是不喝咖啡者的一半。因为咖啡因会影响下丘脑的功能，进而造成排卵的问题。因此，女性如果打算怀孕就应该少喝咖啡。除了咖啡、茶、巧克力外，某些止痛剂、减肥药、抗过敏药，甚至咳嗽糖浆都含有咖啡因。

胡萝卜含有丰富的胡萝卜素、多种维生素以及对人体有益的其他营养成分，但美国新泽西州罗特吉斯医学院的妇科专家研究发现，女性过多吃胡萝卜后，摄入的大量胡萝卜素会引起闭经和抑制卵巢的正常排卵功能。因此，欲生育女性不宜多吃。

葵花子的蛋白质部分含有抑制睾丸成分，能引起睾丸萎缩，影响正常生育功能，备孕男性不宜多食。多食大蒜克伐人的正气，还有明显的杀灭精子的作用，备孕男性不宜多食。

长期食用毛棉籽油可对生殖系统造成损害。实验证明：成年男子服用毛棉籽油的提取物棉酚 40 天，每天 60 毫克 ~ 70 毫克，短期内精子全部被杀死，并逐渐从精液中消失；女性则可导致闭经或子宫萎缩。

膨化食品、油炸食品、辛辣食

品、盐腌食品、罐装食品、霉变食品、不新鲜的鱼虾和果蔬……这些都是越少越好！

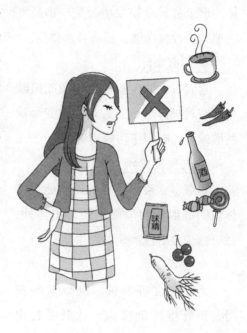

## 清除体内毒素

人体每天都会通过呼吸、饮食及皮肤接触等方式从外界吸收毒素，天长日久它们在机体内蓄积，就会对健康造成危害。特别对于准备要宝宝的夫妇来说，这种危害更为明显。因此，备孕夫妻至少应在计划怀孕前半年戒烟、戒酒、远离各种烟尘及有害物质。

实践证明，日常生活中的某些食物有帮助人体排出体内毒素的作用。

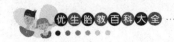

### ✻ 动物血

猪、鸭、鸡、鹅等动物血液中的血红蛋白被胃液分解后，可与侵入人体的烟尘和重金属发生反应，提高淋巴细胞的吞噬功能，还有补血作用。

### ✻ 鲜蔬果汁

它们所含的生物活性物质能阻断亚硝胺对机体的危害，还能改变血液的酸碱度，有利于防病排毒。

### ✻ 海藻类食物

海带、紫菜等所含的胶质能促使体内的放射性物质随大便排出体外，故可减少放射性疾病的发生。

### ✻ 韭菜

韭菜富含挥发油、纤维素等成分，粗纤维可助吸烟、饮酒者排出毒物。

### ✻ 豆芽

豆芽含多种维生素，能清除体内致畸物质，促进性激素生成。

## 中医食疗提高生育能力

### 1. 肾阴亏食疗方

无论男方还是女方出现肾阴亏（症见：腰痛，耳鸣，口干；同房时男方精液少，女方阴道分泌物少）均可用滋阴补肾法。

- 黑大豆 30 克，黑芝麻 30 克，新鲜猪腰一双（或猪尾骨 60 克），同煲食。可用少许食盐调味。每日 1 剂或 3 日 1 剂，连服 1 个月。

- 杜仲 15 克，桑寄生 15 克，女贞子 10 克，山药 10 克，山萸肉 10 克，枸杞子 10 克，核桃肉 10 克，炙甘草 6 克。水煎服，每日 1 剂。或用六味地黄丸每日 3 次，每次 1 丸，连服 1 个月。

### 2. 肾阳不足食疗方

如果出现肾阳不足（男方症见：腰痛，小便多，性欲减退，阳事勃起无力或阳痿；女方症见：腰痛，小便多，性欲减退），可以下方疗之：

- 猪鞭（狗、牛亦可）1 条，羊肉 30 克。煲熟后加入 30 毫升~40 毫升三花酒冲服。每日 1 剂，连服 1 个月。

- 鲤鱼卵 30 克煲熟后加入少许三花酒冲服。

- 鸡睾丸 30 克煲熟后加入少许三花酒冲服，每日 1 次，服 1 个月。

## 把体重控制在正常范围

孕前体重适当是健康生殖的一个基础，控制体重的概念是要把体重保持在适中的水平，既不能过胖也不能过瘦。适宜的体重对承受妊娠的过程很必要，既不会因体重过重患妊娠合并症，又不会因体重过低而营养供给不足，产后身体的复原也很必要。女性正常的体重指数为 18～23；男性正常体重指数为 23～26。

体重指数的计算方法为：体重指数（BMI）＝体重（公斤）÷身高（米）$^2$。

## 1. 肥胖对生育的影响

女性体重指数 BMI 大于 23 时，就是体重超标，而 BMI 达到 30 以上才算是肥胖。肥胖与疾病是有因果关系的，有因疾病导致的肥胖，如先天性代谢异常、药物的作用及先天遗传因素；也有因肥胖引起的疾病，如高血压、糖尿病，心血管疾病等。无论何种原因，肥胖都会影响生育。

### ✳ 肥胖会造成受孕困难

肥胖者往往卵巢功能失调，体内堆积的过多脂肪会将女性正常的雄性激素转变为雌性激素，使雌性激素生成过多。这种雌性激素并不具有正常的生理功能，反而干扰排卵，使月经稀少，并造成排卵障碍。所以，医生常常告诉因肥胖引起的不孕症女性先减肥。有相当一部分肥胖者减肥后不

用吃药月经就会自动恢复正常，怀孕很快就随之而来。

### ✳ 肥胖会影响胎儿发育

因肥胖者体内会有脂肪的堆积，常患有糖尿病和高血压病。当母亲患了糖尿病并妊娠后，胎儿就会暴露在高血糖环境中，高浓度血糖则对胎儿产生毒性作用，可引起胎儿神经管畸形、心血管、泌尿系统的发育畸形，还可造成巨大胎儿而导致难产。糖尿病孕妇胎儿畸形发病率可达 6%～13%，高于正常人群 2～4 倍。

### ✳ 肥胖易导致妊娠并发症

肥胖孕妇进入妊娠中晚期后容易发生妊娠期高血压疾病，会出现血压升高、全身水肿、尿中出现蛋白、头痛头晕、视物不清等症状，影响心血管系统并加重肾脏负担，严重时还会发生子痫，危及孕妇生命，甚至胎死宫内。

## 2. 控制体重的科学方法

肥胖者一定要控制体重，采用科学方法减肥。我们知道身体的肥胖主要是体内脂肪的存积过多所致，减肥减掉的主要是脂肪。脂肪的堆积过多不外乎摄入量过多和代谢过少。

### ✳ 减少脂肪和糖的摄入量

糖类食物进入体内过多时，多余

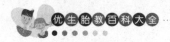

的部分便以脂肪的形式储存在内脏周围和皮下，所以应该严格控制糖类和脂肪的摄入量，如不吃高脂肪食物和油炸食品；不吃甜食，如糖果、糕点、巧克力。可少食谷类主食，一个中等身高的女性，每日主食摄入量应该在 200 克左右，相当于 2 个馒头或 2 碗米饭。饥饿时可吃些豆制品、干果或生的蔬菜等，这样持之以恒，必有效果。

### ✳ 加速脂肪的代谢和燃烧

当进食量少而运动量大时，身体需要大量能量，就必须把脂肪换成热能，动用多余的脂肪了。加大每日的运动量，脂肪就会在不知不觉中渐渐减少。

要注意的是，除了脂肪以外的任何营养物质一样都不能控制，如蛋白质、维生素、蔬菜、水果、膳食纤维和微量元素等，不仅不能减少，还需要加大这些营养素的补充。因为在运动的同时，其他营养物的消耗也会增大，应该避免"拆东墙补西墙""聋子治成哑巴"的后果。

### 3. 瘦弱者对生育的影响

对于瘦弱者来说，体重指数 BMI 小于 18 时，营养状况一定不良。有些年轻女性朋友为了保持身材，刻意

控制体重，通过血液化验是能够看出她们是缺乏必要营养素的。还有一些人的瘦弱是由疾病造成的，如月经过多导致的贫血、肠胃疾患导致的营养吸收不良、甲状腺疾病导致代谢过高或过低等。

妊娠是一个消耗身体营养的过程，营养不足常常导致孕妇自身缺钙、贫血、心脏负担加重，同时也会导致胎儿营养先天不足和体重过低。

### 4. 增加体重的科学方法

准备怀孕的瘦弱女性要增加体重，增加进食总量，补充营养，可适量食入高糖、高脂类食物；保障每日蛋白质的摄入量不少于 250 克，蛋白质的种类要丰富；多食新鲜的水果和蔬菜。可以通过增加进食次数和增加运动量来增加食欲。必要时可以口服多种维生素，帮助补充营养。对于慢性疾病，孕前最好治愈，以减少消耗。

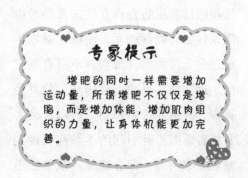

**专家提示**

增肥的同时一样需要增加运动量，所谓增肥不仅仅是增脂，而是增加体能，增加肌肉组织的力量，让身体机能更加完善。

# 怀孕时机与优生

## 选择最佳怀孕季节

人生活在自然环境中，必然受其影响。虽然我国各地区的气候、地理条件不尽相同，但一般说来，受孕月份以春末夏初较为理想。因为这时怀孕，孕后正处于瓜果、蔬菜生产和销售的旺季，适合妊娠早期孕妇饮食和营养的多方面需要。同时，妊娠前3个月是胎儿致畸敏感期，如果选在寒冷季节，孕妇容易受到流行性感冒、风疹等病毒的感染，造成胎儿畸形。到了妊娠中期，胎儿正值发育旺盛时期，对营养的品种和数量的需求与日俱增。恰好这时气候已从炎热的夏季步入凉爽的秋季，孕妇的妊娠反应逐渐消失，食欲增加，胎儿需要的各种营养都能从母体中得到充分供给。经过一冬较好的休息，到第二年临产之时，正是春暖花开之际。此时孕妇分娩和新生儿降临人世，对母子健康都有益。这个季节出生的婴儿，随着天气越来越暖和，穿衣盖被少，身体活动不受限制，且户外活动机会多，利于婴儿早期智能的发育。

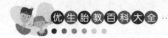

# 提前停止避孕措施

## 提前3个月停服避孕药

有些年轻夫妻不想过早地生育孩子，多采取避孕措施，最常见的就是口服避孕药。但是通过服用避孕药进行避孕的女性，如果刚刚停用避孕药后马上就怀孕，是很不明智的。这主要是因为口服避孕药大都含有孕激素

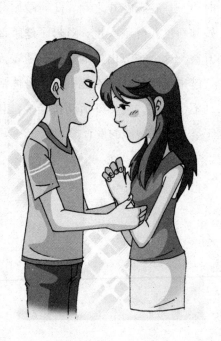

和少量雌激素，具有抑制排卵、干扰受精卵在子宫内膜着床的作用，同时对胎儿性器官的发育会产生不良影响，甚至可能影响到下一代的女性婴儿，使其阴道癌的发病率有所上升。因此，一般来说，不要在停用避孕药后立即受孕。长期口服避孕药的女性至少在停药3个月以后才可受孕，最好是停药3~6个月后再计划怀孕，这样可以使子宫内膜和排卵功能有一个恢复适应的过程，有利于受精卵生长发育及宝宝的健康。

## 提前3~6个月取出宫内节育环

宫内节育环作为一种异物，可导致子宫腔的无菌性炎症，干扰孕卵的种植而达到避孕的目的。

无论上环时间长短，节育环作为异物都对子宫黏膜有一定的影响。子宫是孕育胎儿的场所，子宫内膜在受精卵着床后发生改变，迅速发生蜕膜变，成为胎儿发育和成长不可缺少的部分。如内膜有损伤、炎症或既往有

炎症，则犹如贫瘠的土壤，受精卵不能在其上种植或不能正常发育；如子宫内膜发生蜕膜变不完全，使胎盘形成障碍或缺损，胎儿与母体的物质交换无法正常进行，可能产生胎儿发育不良、畸形，甚至出现死胎、流产等情况。如果子宫底部内膜有损伤、炎症，受精卵着床位置和胎盘发育不正常，有可能形成前置胎盘或分娩时胎盘早剥，威胁母婴的生命。

另外，子宫内膜和胎盘有重要的内分泌功能，分泌大量的蛋白质激素、肽类激素和类固醇激素，以适应妊娠的需要和促进胎儿的生长发育。例如，在胚泡着床的子宫内膜发现多种肽或蛋白质物质，可抑制母体对胚泡的排斥反应，维持胚胎的生长发育；胎盘分泌的人绒毛膜生长素可调节母体与胎儿的糖、脂肪与蛋白质代谢，促进胎儿生长等。

使用宫内节育环避孕的女性取出宫内节育器后必须让子宫内膜有一个恢复期，应在月经恢复正常 3~6 次，即 3~6 个月后再怀孕。取出宫内节育器期间可采取其他避孕措施，如使用避孕套等。

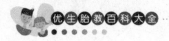

 有些情况不宜怀孕

## 乙肝发作期不宜怀孕

乙肝是一种传染性疾病，感染乙肝病毒后可造成肝脏功能损伤，出现肝脏肿大。体内的代谢废物不能被排出体外，积存于体内造成人体中毒，日久逐渐会发展成肝硬化甚至肝癌。我国是一个乙肝感染大国，慢性乙肝病毒携带者超过 1.2 亿，乙肝病毒感染人体后极难被清除。乙肝患者在发病期不能妊娠，必须经过治疗，在病情基本稳定的情况下才可以在医生的严密观察下妊娠。

妊娠合并乙肝对孕妇威胁较大。妊娠后肝脏的负担明显加重，而且肝脏得到的营养物质明显降低，使受损的肝细胞不能修复，同时妊娠还会加速肝细胞的坏死，导致肝炎加重，引起重症肝炎甚至急性肝萎缩，危及孕妇生命。乙肝孕妇由于肝脏功能异常，出现黄疸、腹水和凝血功能下降，在分娩时还会发生因凝血障碍导致的产妇大出血。

需要指出的是，乙肝病毒的携带者与乙肝患者是不一样的。携带者仅为病毒携带，本人的肝脏并没有受到损害。携带者作为病毒的传播者，对其他人群存在潜在的传染性，女性携带者危害的是自己的后代。那么我们应该怎样防范呢？

乙肝病毒的传播方式其实与艾滋病病毒的传播方式是一样的，但艾滋病病毒的传播大多数是由性传播造成的，而很多人乙肝病毒则是由母婴传播。据调查资料显示，约 50% 的乙肝病毒携带者是由母婴传播而来的。

乙肝病毒的母婴传播有 3 种方式，一是产前经胎盘传播而来，二是分娩时经产道与母亲带毒血液、分泌物接触而传染，三是产后母亲哺乳传染。后两者是传播的主要方式，胎儿的吞咽、母亲乳汁的分泌、脐带血的污染以及羊水感染都可以使宝宝感染乙肝病毒。

根据乙肝的母婴传播方式，医生们设法从不同的渠道来设法阻断传播途径，防止胎儿感染。

目前采取的方法多是对人群普遍进行乙肝疫苗接种，提高人群抵抗乙肝病毒感染的能力；在孕前筛出乙肝病毒携带者，也就是平时我们常说的乙肝感染大三阳和小三阳，并检测携带者体内乙肝病毒的含量；针对携带者的带毒状况进行孕中期的多次免疫阻断治疗，并在婴儿一出生就注射乙肝疫苗，经过这种阻断治疗后，一般阻断率可达85%～95%；出生后还需定期检测婴儿血清抗乙肝病毒抗体水平，及时补种乙肝疫苗，保持抵抗力。

## 梅毒感染期不宜怀孕

梅毒是一种性传播疾病，一旦感染不仅对自身器官伤害很大，也会严重影响后代，造成先天出生缺陷。近年来梅毒的发病又有抬头的趋势，但是人们对梅毒的认识却远远不够。有些人则是明知可能感染，却因某种原因而不敢面对，自欺欺人，宁肯信其无，甚至有些人都不知道自己已经患了性病，无任何防护地让宝宝暴露于性病感染之中，以至于宝宝一出生就是原发性梅毒感染者，造成不明原因的出生缺陷。

现已有明确的结论，梅毒病患者感染期妊娠可对胎儿造成严重影响，所以在感染期间不能妊娠。梅毒螺旋体是引起梅毒的致病菌，在妊娠早期，母体血液中的梅毒螺旋体就可以通过胎盘传染给胎儿，使胎儿中毒故而导致自然流产和胚胎停育；妊娠中晚期的感染可造成胎儿宫内发育迟缓或早产，胎儿出生后表现为瘦小、面如老人，还会出现低热、口周、肛周及手足的红肿及浸润，婴儿的淋巴结和脾脏肿大，血清梅毒反应呈阳性。

对于梅毒感染者来说，应该加强妊娠的防护。我们知道梅毒的感染是有潜伏期的，而潜伏期的感染多无症状，所以常常有些人是在根本不知道自己已经感染了梅毒的情况下妊娠的。

孕前做性病筛查是一种很好的防护方法，特别对潜伏期的梅毒感染筛查极为有利。快速血浆反应试验，即RPR，可用于初步筛查；梅毒螺旋体血凝试验，即TPHA，可作为确诊检查。我们国家现已推行的孕前检查和孕期筛查，都包括了对性传播疾病的筛查，这一措施可以十分有效地防止性传播疾病对下一代的伤害。

就现代医学水平而言，梅毒是完全可以治疗的，传统的药物青霉素对梅毒螺旋体有特效。治疗时要注意，

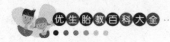

用药量要足够，治疗要彻底，治愈的标准为血清检测 TPHA 转阴。

## 阴道炎治疗期间不宜怀孕

阴道炎说起来不是什么大病，一般用药后疗效都很显著，但常常反复发作。阴道炎大多只出现阴道奇痒难忍、白带异常的症状，很多人认为只要没有明显不适就不用主动治疗。其实不然，阴道炎不仅是许多严重的妇科炎症的导火索，还会成为胚胎杀手。

多种微生物的感染都可以引起阴道炎，不同的微生物引起的阴道炎会有不同的表现。由念珠菌即霉菌引起的感染称霉菌性阴道炎；由滴虫引起的感染称滴虫性阴道炎；细菌性阴道炎是最常见的阴道炎症，又称非特异性阴道炎，在妊娠女性中细菌性阴道炎发病率为 6.8% ~ 12.5%。对想要怀孕的女性来说，阴道炎的孕前诊查

很有必要。因为阴道的炎症有时是生殖道炎症的一种表象，往往阴道发生炎症时，整个生殖道都可能处于带菌状态，阴道黏膜、子宫颈表面以及子宫的内膜会带有多种致病细菌。阴道的分泌物中也会混杂有致病菌，这样进入阴道的精子也会受到细菌的感染，致病细菌就会伤害受精卵。另外，当出现炎症时，生殖道会产生大量的杀灭细菌、病毒的白细胞，这些人体自我产生的白细胞对进入人体的异类如细菌会毫不留情地杀灭吞噬，起到保护人体的作用。不幸的是受精卵对于白细胞来说有时也是一种异类，它们也可能会向受精卵发起进攻。上行到内生殖器官的感染可造成输卵管堵塞，妊娠后造成绒毛膜炎会引起胎膜早破和早产。

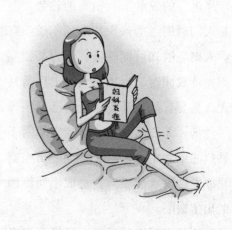

各种阴道炎治疗用药不一样，中药和西药都有良好的作用。诊疗中常见的是阴道炎反复发作，其原因大多是治疗未彻底或再次感染细菌造成的，特别是霉菌性阴道炎，经常困惑着许多女性朋友。给大家几条建议：

● 防止反复感染，如性生活、洗浴、游泳时注意清洁和隔离。

● 患了阴道炎要彻底治疗，避免用药见好就收。用药量要足够，治疗时间要够长。

● 用药期间要避孕，停止用药后再妊娠。

**专家提示**

在阴道用药期间，精子进入阴道直接与药物接触，或与药物相混合，此时的精子难免要受伤害。同时，在药物的作用下还可能死掉很多精子。所以，阴道炎治疗期间必须采取避孕措施，夫妻同房最好使用安全套，不能让精子进入子宫内，用物理方法阻隔精子与卵子相遇。如果希望近期妊娠，一定要经过一次月经期，让经血彻底冲刷干净阴道中的残留药物，而且月经后不再用药，这样对精子才是安全的。

## 宫颈感染 HPV 病毒应暂缓怀孕

医学研究证明，宫颈癌的发生与 HPV 的感染有着密切的关系。一旦发现宫颈 HPV 感染，特别是高危型病毒感染时，医生必然要高度重视。

医生进行 HPV 病毒的筛查是在宫颈的外口刷取少许宫颈细胞，并不说明 HPV 病毒只生存在子宫颈口。HPV 病毒可以存在于女性的阴道、宫颈管，甚至子宫内膜等，它不仅会引起宫颈糜烂和宫颈癌，女性所患的生殖道疱疹及尖锐湿疣都是 HPV 的感染所致，HPV 时常在影响着女性健康。

对于妊娠前的女性朋友，如果宫颈感染了 HPV 病毒，首先应该积极治疗并暂缓妊娠。因为 HPV 病毒不仅威胁女性健康，而且影响胚胎。宫颈是精子进入女性生殖道的必经之路，存在于宫颈上皮细胞的 HPV 病毒有机会与精子密切接触，并伤害到精子。特别是在受精卵形成的最初阶段，对病毒感染十分敏感。伤害严重的受精卵就会停止发育，导致不孕和早期自然流产。而且，病毒本身就是一种核糖

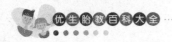

核酸，有可能影响到生殖细胞核的核糖核酸，即DNA，从而引起基因突变。

目前药物治疗宫颈HPV还没有十分肯定的方法，大多是通过使用药物提高局部抵抗力，从而抑制病毒生长、繁殖，但疗效还不很确定。人体感染病毒后多数可以自己恢复，使病毒消失。为了加快病毒消失的速度、缩短感染时间，增强身体抵抗力，再配合抗病毒药物治疗也是可行的。身体的抵抗力越强，感染后的恢复就越快，这也体现出科学的生活方式和提高机体抗病能力的重要性。

## 甲状腺功能异常不宜怀孕

甲状腺功能异常有亢进与减退之分。甲状腺分泌的甲状腺素可以调节我们身体新陈代谢的速度，甲状腺素分泌过多或过少都是身体的一种功能障碍，对于女性可以引起生殖功能紊乱，造成不孕和不育。

甲状腺素分泌过多会使人体新陈代谢加速，人就会吃得很多但身体消瘦、脾气急躁、心慌，就是俗称的"甲亢"。血液测定甲状腺激素T3和T4值出现异常增高，促甲状腺素TSH值下降。过多分泌的甲状腺素对人体

还可产生其他毒性作用，如可影响女性激素的正常分泌，患者会出现闭经、月经失调，引起不孕或妊娠困难，一旦甲亢患者妊娠还会出现流产、早产、子痫、胎盘早剥等情况。

甲亢尽管不属于遗传性疾病，但考虑到甲亢病本身对妊娠的不利影响，以及甲亢的治疗用药可能对胚胎的致畸作用，故甲亢患者在病情未得到很好控制时是不宜妊娠的。妊娠前不仅甲状腺素水平要调整到正常，还需要维持半年后才可以妊娠。

一些甲亢患者因病情控制不稳定而长时间不能停药，建议尽量选择最小的有效药量维持，还要选择毒性相对较小的抗甲状腺素药物。尽管药物毒性相对较小，但对胎儿仍然不是百分之百的安全。

对于甲状腺功能来说，有亢进就一定会有减退。甲状腺功能减退就是俗称的"甲减"。甲状腺素分泌过少，人体的新陈代谢速度减慢，就会出现黏液性水肿，神情淡漠。近年，甲减的发病率有所升高。由于很多人症状轻微，常常是体格检查时才发现，有的则是甲状腺炎所致。临床多无明显症状，有时可有倦怠、情绪低沉等表现。甲减的甲状腺激素值与甲亢恰好相反，甲状腺素T3和T4值降低，促

甲状腺素 TSH 值则升高。孕前发现甲减可适当服用药物，改善身体代谢状况。最好是甲状腺激素水平稳定后再妊娠，如必须孕期服药，可在孕期定时检测甲状腺激素水平，随时调整药物用量。

## 因病服药期间不宜怀孕

生育期患上慢性病，需要长期用药治疗，遇到这种情况有时比较纠结，给朋友们几条建议：

- 如处于治疗的末期，建议待治疗结束后再妊娠，因为孕期能不吃药最好不吃药。

- 不能停止用药的慢性病患者，视病情尽量减少用药量或用最小有效量，因药物对胎儿的伤害与用药量和用药时间成正比。

- 必须用药治疗时，最好选择对胎儿毒性相对最小的药物。

- 疾病较重则以治疗慢性病为主，暂缓妊娠，治疗必须使用的药物如毒性较大也要暂缓怀孕。

至于停药以后多久可以怀孕，专家建议：

- 常见的感冒、发烧、嗓子痛，一般用药不会超 7 天，停止用药后 1 个月就可以妊娠了，或者来一次月经后就可以妊娠。

- 常见的妇科病，如阴道炎用药时间不定，但多是阴道局部用药，可以停药后来一次月经，月经血可以起到冲刷阴道的作用，经后再妊娠较好。急性盆腔炎的治疗多采用中西结合的方法，治疗结束后最好等一两个月经周期再妊娠了。

- 慢性病的治疗，如结核、癫痫、精神病等，停止用药后需要较长的时间才可以妊娠。因为长期的用药体内会有药物的蓄积，为安全性考虑，建议停止用药半年后再妊娠。

### 专家提示

并不是所有的药物妊娠前一律都要停止服用，必须根据病情需要，在保证母婴都健康的前提下可以继续治疗，如甲状腺功能低下需要补充甲状腺素、患有高血压病需要降压、患有糖尿病需要使用胰岛素等。

## 流产、早产后不宜立即怀孕

怀孕是一个需要多方面、多系统协调配合的复杂、精密的生理过程，无论哪一方面准备得不充分都会影响妊娠的过程及质量。流产、早产会造成机体的一些器官，如子宫、阴道等

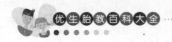

的平衡被打破，出现功能紊乱，子宫等器官一时不能恢复正常，尤其是经过刮宫产的女性身体更是受损不小。

在机体，尤其是在卵巢功能、子宫内膜、激素和内分泌调整好之前发生的妊娠，卵子质量、受精卵着床和胚胎的发育都有可能得不到很好的保障。如果流产、早产后又立即怀孕，由于子宫等器官的功能没有恢复，功能不健全，对胎儿十分不利，也不利于女性的身体健康，特别是子宫的恢复。

人工流产或早产后子宫的恢复最少约需 3 个月时间，而有些器官的完全恢复时间还要更长一些。因此，为了稳妥，流产、早产的女性不可急于再孕，最好半年以后再怀孕，这样有利于自身和胎儿的健康。

剖宫产会给女性的子宫造成创伤、损害。子宫被切开后，子宫壁留下疤痕组织。不仅子宫内膜的功能恢复、疤痕组织修复需要较长时间，而且其弹性、韧性和厚度都与正常子宫肌肉有很大的差别。在子宫疤痕还没完全修复时怀孕，由于以上差别的存在使得子宫正常的收缩节律性失调，在子宫扩大和（或）收缩的过程中肌纤维容易发生断裂，有子宫破裂的危险。

另外，手术后的子宫功能及内膜的修复如不彻底，将不能为受精卵的着床和胎儿的发育提供良好的生长环境。如果术后过早怀孕、分娩，极容易发生不协调性宫缩、子宫破裂、胎儿死亡等一系列严重并发症，可威胁母婴生命。原则上讲，女性第一胎进行了剖宫产，不要急于再怀第二胎。接受剖宫产手术的女性如想再生第二胎，最好过 2 年之后再怀孕，给子宫一个充分愈合的时间。

## 工作繁忙时不宜怀孕

准备要孩子还须考虑工作状况，不要选在工作太忙、太紧张或压力太大的时间段受孕。不少工作在春季很忙，新年伊始，一切从头开始，一年的基础全靠此时，工作强度、压力都会过度；有的则是在年末忙，许多指标要完成，还要应付年终各类报表，又要准备过年应酬，压力也很大；处于某些项目的攻关阶段，作者写作的最紧张阶段，或者工作要求加班熬夜时期，家中正值婚丧等大喜大悲事件，或有许多客人要接待，或正建造、装修房子时，人也会很疲劳，抵抗力会下降。所以这些时候最好都不要考虑怀孕。农村农忙时节也不宜怀孕，过度劳累，饮食不规律，体力消耗过多，此时怀孕对优生不利。

## 轻度宫颈炎不影响怀孕

目前，在一些女性朋友中存在着一个认识误区，即体检时发现有宫颈炎，便产生心理负担。特别是妊娠前，都在忙着治疗宫颈炎，又吃药、又打针、又上药，还总是治不好，又不敢怀孕，非常纠结。其实，轻度宫颈炎是不影响妊娠的。

产生宫颈炎的原因有很多种，大多数宫颈炎与女性激素的水平有关。处于生育期的女性，女性激素水平较高，故宫颈表面可出现糜烂样改变，当进行细胞学检查时往往无异常。许多中老年女性当激素水平降低，特别是绝经后宫颈表面就变得光滑了。

另有一些宫颈炎的确是细菌或病毒感染造成的，如经检查发现并确认是病毒和细菌所致，应该积极进行治疗，可以阴道和宫颈局部用药结合口服用药。对于病毒感染，还需要加强体质锻炼，待病毒消除后再妊娠。

所以，多数妊娠前的轻度宫颈炎可以不做物理治疗，但应积极药物治疗，且坚持每年做一次宫颈防癌检查。当检查结果仅为轻度宫颈炎，没有病毒感染时就可以放心妊娠了。对有明显的盆腔炎合并宫颈炎时要消炎治疗。对重度宫颈炎可以适当做宫颈的物理治疗，配合宫颈局部用药，因为有时重度宫颈炎会影响妊娠的成功率。

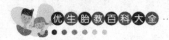

#  成功受孕的关键环节

许多年轻朋友有一个认识误区，认为一旦有了性生活，只要不避孕，当月一定能怀孕，而一旦妊娠不成功，就会怀疑自己一定有病。对于一对健康的夫妇来说，成功妊娠的必备条件较多，哪个环节出现闪失都不能受孕。

## 同房频率

受孕的第一个因素是同房间隔不宜过频或过疏，以保证有足够量的活力十足的精子进入女性生殖道。同房过于频繁，会造成精子的过度消耗，使精子的总量不足而使受孕率下降；同房过疏，老化的精子和死精子比例过高，也影响受孕。备孕期的性生活频率建议每3～4天一次，同房次数过多会影响精子的数量，过少会影响精子的质量。和谐甜蜜的性生活可以促进性激素分泌，对受孕十分有益。

## 健康精子的数量

受孕的第二个因素是还要有足够量的健康精子在女性生殖道内生存数日。如果是不健康或亚健康精子，当进入女性生殖道后会很快死亡，就没有足够的机会与卵子相遇。正常健康精子是应该能在女性生殖道存活5～7天的，但有时因为男性饮酒、吸烟、用药、营养不良及过度劳累等因素，都可能使精子短时间内质量下降而影响受孕。对健康人来说，经过一段时间的休息、调整，精子的总体质量是可以自行恢复的。

## 有正常排卵

受孕的第三个因素是卵子要按时从卵巢排出。处于正常生育期的女性有时会有排卵障碍，如在做妇科检查时，医生告之有生理性卵巢囊肿。不要紧张，下个月就会好的。这种生理性卵巢囊肿就是一个未正常排出的大卵泡。卵子未排出当然也就不可能受孕啦。偶然出现的不排卵多与精神紧张和劳累有关。另外，有时由于精神因素的作用，还会出现额外排卵。

排卵正常与否既受内分泌系统调节，也受中枢神经支配，二者缺一不可。经常有些女性在同房受孕这件事上，操作起来照本宣科，严格按照程序去做，严丝合缝，把本应幸福美好的夫妻生活弄得像科学育种一样，严阵以待，吓得卵子都不敢排出来了，这是神经中枢的过度作用影响了激素的分泌。激素分泌异常，卵子不能按时排出，降低了受孕概率。所以夫妻同房最好跟着感觉走，大体算算排卵期就可以了。

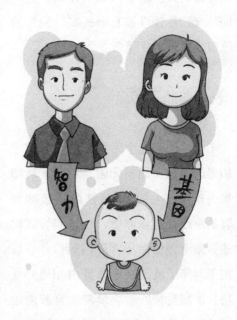

## 同房时间

受孕的第四个因素是同房的时机要选择正确。因为卵子一旦排出后只能在体内存活 24 小时，在这短短的 24 小时内，如果没有精子出现也是不会受孕的。常有一些朋友买来排卵试纸找排卵日，当试纸出现反应后才同房，但此时同房为时已晚。

有相当多的女性月经周期不是 30 天，长则 40 多天，短则 25 天，排卵期该如何算呢？我们说只要有一个规律的月经周期，那么下一次月经的日期是应该可以预知的。排卵时间应该在下次月经前的 14 天。举一个例子：月经周期如果是 37 天，末次月经的时间是 1 月 1 号，下次应该在 2 月 6 号来月经，那么排卵期大概就是 1 月 22 号。夫妇尽量选择在排卵前后几天内同房，就像我们常说的精子对卵子要围追堵截，让精子在生殖道中守候卵子的到来。

除了计算日期以外，排卵前是有一些迹象的，也就是身体会告诉你同房受孕的时机。首先排卵前阴道的分泌物会变得稀薄，且量多，我们常常形容有如鸡蛋清一样，并且还会有拉

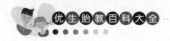 

丝现象；其次由于激素的作用，此时期的女性往往性欲有所提高，同房的欲望变得较以往强烈。

## 精子与卵子相遇

受孕的第五个因素是精子与卵子相遇的通道要通畅无阻。当卵子从卵巢一排出，大约 10 分钟内就被输卵管的伞端抓进输卵管，在输卵管蠕动的帮助下慢慢向子宫腔内运行。一般精子与卵子就是在输卵管内相遇并受精，形成受精卵后继续向子宫腔内运动，经过 7～8 天的时间，受精卵种植于子宫内膜了，我们称为"着床"。输卵管要能够正常地蠕动、运动，能够让卵子顺利地向子宫方向前进，如果这一个环节失调也会造成受孕失败。

总之，一个月经周期受孕的成功率不是 100% 的，在正常健康状态下的成功率大体是 20%。当然这个问题也是因人而异的。所以说，在有正常性生活且双方身体完全正常的情况下也不会保证每个月经周期在卵子生存的 24 小时内准确无误与精子相遇，而精子一旦错过这短短的 24 小时，这个周期就会宣告受孕失败。从我们临床经验来看，正常的有性生活的夫妇在一年内能够受孕都是正常现象，大可不必过度担忧。

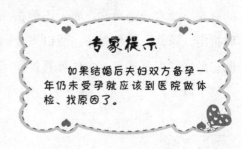

**专家提示**

如果结婚后夫妇双方备孕一年仍未受孕就应该到医院做体检、找原因了。

優生篇

#  怎样判断是否怀孕了

判断是否怀孕，只要能够注意以下几个方面，自我诊断并不困难。当然，在医生详细询问病史和检查后就更可确诊了。

## 怀孕的前期症状

### 1. 月经停止

正常情况下女性是每个月来一次月经，在有性生活后伴有月经不来潮，怀孕的可能性就很大了。但是有些女性的月经周期不准，或者是因为劳累，或者是健康不佳，或是过度紧张，也会使月经不准时来潮甚至短期闭经。所以也不可以认为月经不来就肯定是怀孕了。

### 2. 基础体温不下降

最简单而可靠的自我诊断方法是基础体温的测定。特别是新婚夫妇，根据自己的计划选择怀孕日期的时候就可以测量基础体温，帮助自己较早地诊断是否怀孕了。基础体温的测量

方法很简单，每天早上刚睡醒之后不起床，也不进行任何活动，首先把体温表放在自己的舌头下面，3分钟后取出，看温度是多少，把每天的测量结果记录下来。正常情况下，在没有怀孕的时候，体温上升12～14天就该来月经了。如果这个月的体温升高已经17～18天月经还没有来潮就可能是怀孕了。

### 3. 恶心、呕吐或偏食

妊娠早期，尤其是在妊娠40多天到两个多月这一阶段，因为身体内的绒毛膜促性腺激素增加，可以使孕妇有恶心或呕吐及口水增多和不愿进

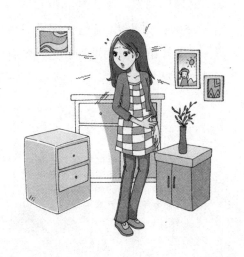

107

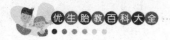

食等现象。一般早晨的症状比较明显，也叫做"晨吐"或"妊娠恶阻"。这些变化一般在妊娠3个月以后逐渐好转。当然，如果症状非常严重，一定要及早去请医生诊治。但是也有一些孕妇，虽然已怀孕，但并没有出现这些症状。

### 4. 阴道的变化

怀孕以后，身体的内分泌激素增多，可以使色素沉着，特别是外阴部的颜色会加深，甚至发黑。又因为孕激素增多，使得血管扩张、充血，所以阴道可呈红色或暗红色，并且更柔软和润滑。

### 5. 乳房的变化

很多女性在月经来潮前几天感到乳房胀痛或乳房发硬，而在怀孕初期也有这样的现象。乳头和乳晕会因为内分泌的关系而出现色素沉着、发黑。随着怀孕月份的增加，这种特征会更加明显。

**专家提示**

月经过期、呕吐等症状一般是怀孕的征兆，但并不是怀孕的诊断标准，妊娠的确定需要进行专门的医学检查才能确诊。

## 怀孕的诊断方法

### 1. 早孕试纸检测

早孕试纸的问世给诊断早孕带来了很大的便利。怀孕的第7天尿液中就能测出一种特异性的激素—人绒毛膜促性腺激素（简称HCG），它的作用是有利于维持妊娠。在一般情况下，将尿液滴在试纸上的检测孔中，如在试纸的对照区出现一条有色带（有的试纸显红色，有的试纸显蓝色），表示未受孕；反之，如在检测区出现明显的色带，则表示阳性，说明发生妊娠。这种检测具有快速、方便、灵敏、特异性高的优点，可避免与HCG有类似结构的其他糖蛋白激素引起交叉反应。

**专家提示**

育龄女性出现停经不能仅仅依靠一次早孕纸自测来判断自己是否妊娠，最可靠的还是及时到医院进行全面检查，尤其是弱阳性者，以便尽早采取措施。

### 2. 妊娠试验

尿妊娠试验由医院检验科专业检验师利用检测仪器对患者的尿样标本进行检测，尿中检查出绒毛膜促性腺激素的，正常情况下是妊娠。尿样的采集一定要采用晨尿，因为晨尿浓缩，激素水平较高。为了提高试验的阳性率，在前一夜还应尽量减少饮水量。最好事先从医院化验室取容器，因其中有防腐剂，尿液不易变质。无条件者可用任何广口瓶，但需洗净，并煮沸灭菌或用沸水冲洗。收集晨尿约10毫升后迅速送医院化验，如时间耽搁过久，可影响化验的正确性，尤其是夏天，更应注意这一点。

### 3. B型超声波检查

用B超诊断早孕是最正确可靠的方法。最早在妊娠第5周，也就是月经过期1周，在B型超声波屏上就可显示出子宫内有圆形的光环，又称妊娠环，环内的暗区为羊水，其中还可见有节律的胎心搏动。

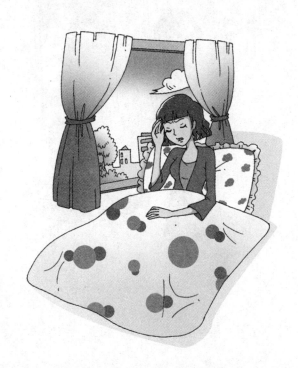

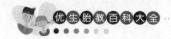 

### 4. 基础体温测定

这是最简单易行的方法。每天早晨醒后卧床测量体温，这时的体温称为基础体温。一般排卵前体温在36。5度以下，排卵后孕激素升高，作用于体温中枢，使体温上升0.3度~0.5度。如卵子未能受精，则约1周后孕激素下降，体温恢复正常；若已妊娠，则孕激素保持高水平不变，使体温亦保持高水平。基础体温中的高温曲线现象持续18天以上，一般可以肯定早期妊娠。另外需要提醒的是，X线摄片不能用于诊断早孕。因为只有在妊娠18~20周以后，X线摄片才可见到胎儿骨骼阴影，而且早孕时X线可以损伤胎儿。

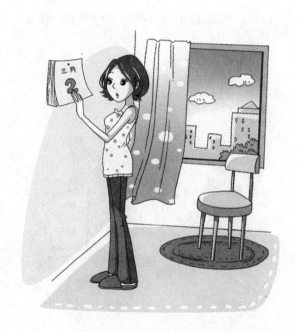

#  意外妊娠怎么办

在没做孕前身体检查，并且没有物质和精神准备情况下的妊娠被认为是意外妊娠。前往优生咨询门诊的咨询者多数是因意外妊娠而来寻求帮助的，他们所担心的问题涉及优生的方方面面。有些人本不准备生育，但一旦妊娠便改变想法，愿意继续妊娠，甚至有的人前一个月还在服用避孕药防止妊娠，妊娠后马上就心态改变，想保留腹中的宝宝。

## 主要担心的问题

意外妊娠后夫妻双方常常会感到紧张、无所适从和担心，担心的问题大体有这样几个：

● 没做准备的妊娠对宝宝有害吗？

● 近期服用了避孕药有影响吗？

● 没服叶酸怎么办？

● 近期因患病吃了很多药，对胎儿有影响吗？

● 周围环境可能存在致畸性污染，对胎儿有影响吗？

发现意外妊娠后，首先应该到医院检查确认，其次不要轻易放弃妊娠，可以就担心的问题咨询医生，权衡利弊之后再做决定。

## 专家提示

做优生咨询前要做一些准备工作，提供的信息要尽量全面，特别是与妊娠有关的时间信息，如末次月经的时间、个人的月经周期时间、不良因素接触的开始和结束时间、不良因素接触的具体内容及方式、同房时间等，只有这样，医生才可能根据各项内容之间的关系正确判断出胎儿是否受到伤害。

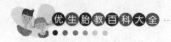

## 药物对胎儿的影响

有三方面的因素影响药物对胎儿的作用。

### 1. 用药的时间

用药时间越长，体内蓄积的残余药量就越多，对胚胎的影响就越大。

### 2. 药物所含化学成分

通常将药物对胚胎的风险等级分成 A、B、C、D、X 级，一般的药品说明书都有标明。用了 A 类和 B 类药基本没有影响，用了 C 级药物需要权衡利弊，用了 D 类和 X 类可能需要放弃妊娠。

### 3. 用药与月经的时间

排卵就是卵子成熟后从卵巢排出，进入输卵管准备受精的过程。排卵期大约为 3~4 天，处于两次月经的中间。因为排卵是瞬间的事情，这个瞬间通过自我感觉或者间断性做 B 超监测很难被发现，通常只知道大约会在 3~4 天内。

卵子在排出后的几天内是处于游离状态的，好比水中的小鱼，独自游向子宫。即使中途遇到精子、受了精

也会继续向子宫腔移动。在这几天里受精卵是独立的，接触不到母亲的血液。生命是如此神奇，这一独自的过程对小小的受精卵本身就是一种保护，它完全游离在世外桃源之中，除了辐射，一般不会受到其他物质的伤害。

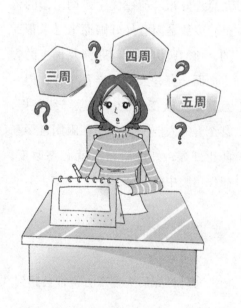

### 4. 服用避孕药后怀孕有风险

排卵期最常用的药是避孕药，服药目的是为了避孕，但有时由于药物使用不当而怀孕了。小小生殖细胞和受精卵的生存能力强大无比。受精卵细胞是多功能的细胞，每个细胞都是全能性的，一个细胞死掉了，其他细胞可以取而代之，继续完成分裂、分

化功能。如果这个胚胎受伤严重，整个胚胎也就死亡了，这就是临床上常常见到的胚胎停止发育。这时，这个胚胎是不需要保的。

在排卵期服用避孕药，不仅要考虑到可能对胚胎的影响，还要考虑到对女性内分泌的整体影响。另外，有的事后避孕药的剂量较大，从体内完全排出需要较长的时间，所以从安全性考虑，排卵期用避孕药后妊娠还是有风险的，需要慎重处理。

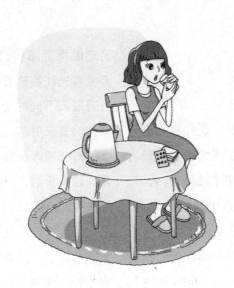

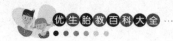

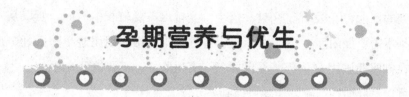

# 孕期营养与优生

## 孕期营养总原则

### 平衡膳食以日计

怀孕后吃什么好？吃什么最有营养？大多数人以为，准妈妈多吃最有营养的食物就可以获得最好的营养。因此，在很多准妈妈中流传着海参、鲍鱼、燕窝、鱼翅之类的"大补"食品。其实，这种认识是错误的，根本就不存在什么"最有营养的食物"。每种食物在营养方面都不完美，既有优点也有缺陷。营养学专家一直强调，要获得良好的营养不能依靠某种或某几种食物，而是应该依靠不同种类食物的合理搭配。营养的好坏不取决于某一单品种的食物，而取决于整体的膳食结构，或者说首先取决于膳食结构。因此，在营养学中有一句著名的话："没有不好的食物，只有不

合理的膳食结构。"孕期饮食安排也必须首先注重膳食结构的合理性。但与普通人不同的是，孕期对平衡膳食结构的要求更高。

对普通人而言，平衡膳食的要求是比较宽松的，只要在一段时间（比如 1~2 周）内各种食物搭配合理，平均摄入符合上述膳食指南中的推荐量就可以了，并非每天都要吃这些食物才行。假如今天吃肉多了一点儿，那明天就少吃或不吃肉；昨晚有应酬，吃了较多高蛋白的美食，那么今天的早餐就别吃鸡蛋和牛奶了，只吃一些粮食和蔬菜。

然而，孕期的情况有所不同。准妈妈膳食平衡的要求更为严格。因为胎儿的发育速度是非常快的，日新月异。胎儿每天都需要全面的营养，这些营养都必须通过母亲的血液提供。

尽管母亲体内或血液中有一定的营养储备，以供胎儿不时之需，但我们仍希望母亲的饮食每天都能提供胎儿所需全部的营养。所以，准妈妈每天的饮食都应达到平衡膳食的要求。换言之，孕期的膳食平衡应该按"一日"来建立，而不是按"一段时间"来建立。尤其是怀孕中期和晚期，更要如此。

每天都达到平衡膳食的要求，各类食物都完成膳食指南推荐的数量，这并非易事。尤其是很多女性在未怀孕时饮食习惯与平衡膳食的原则相去甚远，在孕期必须对原有的饮食进行大幅度的修正，这无疑增加了孕期实现膳食结构平衡的难度。比如，有些女性平时几乎是不喝奶的，怀孕后每天要喝奶2次，这是很

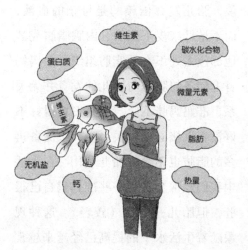

难做到的；而有些女性平时就有天天喝奶的习惯，怀孕后每天再多喝1次，这就比较容易做到了。说到底，孕期饮食不过是平时饮食的继续和提升。所以，平时即有良好的饮食习惯始终是非常重要的。不论怀孕之前的饮食习惯如何，在怀孕之后，为了自身及胎儿的健康，都应该达到膳食结构平衡，而且是按日建立的膳食平衡。

## 让体重合理增长

体形变化、体重增加是怀孕带给女性最显著的外观改变之一。准妈妈增加的体重包括胎儿、胎盘、羊水、增加的血容量、增大的乳腺和子宫、贮备的脂肪等。它们显然都是为胎儿准备的。除贮备的脂肪之外，其他部分的增长都是胎儿发育所必需的。所以，孕期体重增长是正常的，应该达到标准值；但并不是增长越多越好，过多的脂肪堆积对准妈妈和胎宝宝都有不利影响。孕期体重增长是否适宜是判定营养不良或营养过剩的重要指标，控制孕期体重适宜增长是非常重要的。

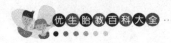

### 1. 孕期体重增长标准

衡量准妈妈体重增长有两方面的参数：一个是增长总量，即到妊娠末体重增长的总重量；另一个是增长速度，即在孕期中每周体重增长的数量。显然，在整个妊娠过程中，不但体重增长的总量要合理，而且体重增长的速度也要合适。

一般认为，孕前体重正常的准妈妈，整个孕期体重增长11.5千克～16千克（平均为12.5千克）是比较合理的。孕前体重超标的准妈妈体重增长应少一些，5千克～11.5千克（取决于体重偏胖的程度）较为适宜；孕前偏瘦的准妈妈体重增长应多一些，12.5千克～18千克（取决于体重偏瘦的程度）较为适宜。

一般认为，孕前体重正常的准妈妈在怀孕的前10周体重增长不明显，10周内共增加0.65千克左右；10～20周，体重增长加快，每周增长0.335千克；20～30周，每周增长0.45千克；30～40周，每周增长0.335千克。或可简化为，怀孕第10周时增长0.65千克，怀孕第20周时增长4千克，怀孕第30周时增长8.5千克，怀孕第40周时增长12.5千克。

上述增长速度数值仅适用于孕前体重正常的准妈妈，孕前体重超标或不足的准妈妈，其体重增长速度更为复杂。每位准妈妈可根据自己的具体情况（主要是对孕前体重的评价），制订按周计算的体重增长计划，并通过饮食和身体活动进行调整，使合理的体重增长计划得以落实。

准妈妈应从孕中期开始每周称量和记录体重，关注并管理体重的增长。

### 2. 妈妈长得胖 ≠ 宝宝长得好

有人认为，母亲吃得胖胖的，胎儿的营养才充足。这是一种误解。因为胎儿所需要的全部营养物质都是通过胎盘从母体血液中摄取的，也就是说，胎儿发育依赖的是母亲的血液，而不是母亲皮下脂肪、内脏脂肪或其他部位无处不在的脂肪组织。准妈妈身上储备的脂肪与胎儿的发育并无关系，准妈妈胖不胖与胎儿发育得好不好没有直接必然的关系。母亲储备再多的脂肪也不会被胎儿利用。在生活中我们经常会看到一些准妈妈自己很胖，但胎儿并不大（较轻）。这种现象随着生活水平的提高已经越来越常见了。

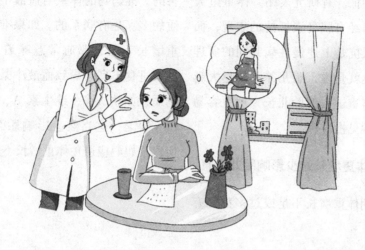

卫生部于 2010 年 8 月在孕期健康教育项目启动会上发布的数据表明，我国 73% 的准妈妈体重增长超过了世界卫生组织（WHO）的标准。27.3% 的准妈妈认为，为满足胎儿的营养，孕期体重可以无节制增长；还有 87.1% 的准妈妈认为营养好就是要吃得多、吃得贵、吃得精、吃得细；还有相当部分的准妈妈受"孕期不宜锻炼"观念的影响，产前产后（月子）都不出门活动。

这些准妈妈贮备了太多的脂肪，使自身的代谢负担加重，增加了患病风险。报道称体重增加超过平均值 50% 的准妈妈易诱发妊娠高血压、妊娠期糖尿病、生殖和泌尿系统感染。孕期体重增加过多还会影响产后体形恢复，产后体重潴留（肥胖）已经成为重要的公共卫生问题。

准妈妈体重增长过多过快，所怀的宝宝往往过大，容易出现宫内缺氧、胎位不正、早破水、难产等问题，导致准妈妈产道损伤、伤口愈合不良、新生儿产伤等情况，胎宝宝和新生儿的死亡率也明显增加。有调查表明，孕期体重过重会使早产发生风险增加 60%，难产率增加 110%，新生儿畸形发生率增加 35% ~ 80%。

在临床上，新生儿出生体重超过 4 千克即可诊断为"巨大儿"，不但增加难产和剖宫产的机会，还会影响孩子长大后的健康状况。一般认为，常见慢性病如 2 型糖尿病、高血压、冠心病、动脉粥样硬化等都具有胎儿

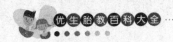

起源的特征。有研究表明，体重过大的胎儿已经有胰岛素抵抗的表现，而胰岛素抵抗是上述慢性病共同的病理基础。也就是说，胎儿并不是越大越健康，体重过大的胎儿长大后更容易患上述常见慢性病。

### 3. 体重增长过少影响胎儿发育

孕期体重增长不足或过多都是有害的。准妈妈的体重与血液中营养物质的多寡是有联系的。如果准妈妈体重增长不足，那通常意味着进食不良。进食不良会导致血液中某些营养物质，如铁、锌、维生素 A、维生素 C 等缺乏，这当然会影响胎儿发育，所以准妈妈应避免体重增长不足。

# 孕早期营养要点

孕早期胚胎生长速度较缓慢，所需营养与孕前没有太大的差别。比如蛋白质需要量，孕早期每天仅比孕前增加 5 克，这大概相当于 1 个鸡蛋所含的蛋白质。其他的重要营养素如钙、铁、锌、维生素 C、维生素 A、维生素 B 等的需要量与孕前基本相同。然而，这并不意味着孕早期不必对原来的膳食结构进行调整，因为相当多的女性孕前的膳食结构不够合理。

## 继续补充叶酸和碘

孕早期，胎儿从一个受精卵细胞开始发育成一个初具人形的胎儿，四肢、五官俱全，主要内脏器官都各就各位，胚胎发育每时每刻都在变化着。如果遇到问题，胚胎发育就会出现阻碍，导致畸形。实践表明，绝大部分胎儿畸形都是在孕早期形成的。孕早期发生的畸形与很多因素有关，如染色体遗传病、电磁辐射、吸烟或被动吸烟、酒精、农药污染、某些药物、某些病毒感染、弓形虫感染等。其中，与饮食营养有密切关系的致畸因素是叶酸缺乏和碘缺乏。所以，孕早期要注意补充或有针对性地摄入这些营养素。

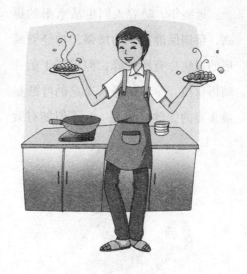

### 1. 叶酸

叶酸是与胎儿大脑发育息息相关的营养素之一，胎儿发育需要大量叶酸以保障细胞的快速增殖。叶酸缺乏是导致胎儿神经管畸形（"无脑儿"和"脊柱裂"等）、先天性心脏病和唇腭裂等出生缺陷发生的主要原因。

孕期缺乏叶酸，还可引起先兆子痫、胎盘早剥、胎儿宫内发育迟缓、早产、出生低体重儿、巨幼红细胞性贫血等。近年有很多研究表明，孕早期缺乏叶酸，哪怕是轻度缺乏，可能不会造成"无脑儿"或"脊柱裂"那样严重的畸形，但仍会损害胎儿的大脑发育，影响胎儿出生后的智力水平。因此，叶酸对于孕早期的重要性怎样强调都不过分。

近些年，随着人们生活水平的提高，孕期保健意识的增强，神经管畸形的发病率有所下降，但仍居于胎儿畸形首位。孕早期摄入充足的叶酸是最重要的保健措施之一，不但能有效

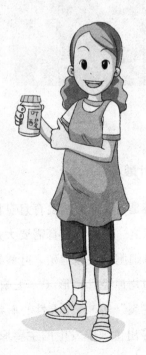

预防神经管畸形，还可以降低其他畸形发生率，并促进胎儿大脑发育。

根据中国营养学会 2000 年《中国居民膳食营养素参考摄入量》，孕期叶酸摄入量只要不超过每天 1000 微克就是安全的。每天服用 400 微克叶酸补充剂，再加上从食物中获得少量叶酸，极少会超过 1000 微克。所以，每天服用 400 微克叶酸补充剂是安全、有效的做法。

## 2. 碘

碘是一种重要的微量元素，是甲状腺合成甲状腺激素的关键原料。甲状腺激素是人体内主管代谢的主要激素之一。甲状腺激素合成减少，降低母体的新陈代谢，并因此减少对胎儿的营养素供应。

在孕 20 周之前，胎儿需要的甲状腺激素是由母体来提供的；20 周之后则是由胎儿自己的甲状腺合成。不论如何，碘都是必需的。碘缺乏导致胎儿体格发育障碍和智力发育障碍，会造成严重后果，如侏儒、智力低下、聋哑等。即便轻度碘缺乏不至于造成这些可怕后果，研究发现，也会降低胎儿出生后的智力评分，因为碘也是一种与胎儿大脑发育息息相关的营养素。

摄入碘 200 微克，这大致相当于六七克加碘盐中的碘含量。必须指出，在食用加碘盐的前提下，准妈妈碘摄入是非常充足的。所以，准妈妈没有必要再特意多吃海带、紫菜、裙带菜等含大量碘的食物。近年，有研究指出，过多的碘摄入会给健康带来负面影响。

**专家提示**

世界卫生组织估计，全世界有 2000 万人因孕期妈妈碘缺乏而使大脑受到损害。

孕期所需的碘可以通过现在普遍食用的加碘盐来提供。孕早期每天应

## 补碘美食举例

### ✽ 海带炖肉

原料：猪肋条肉（五花肉）500 克，海带（鲜）250 克，酱油 40 克，白砂糖 5 克，大葱 15 克，姜 10 克，花椒 5 克，八角 2 克，盐 5 克，味精 3 克，花生油 30 克。

做法：将五花肉刮洗干净，切成块；海带切成与肉块大小相同的片；葱切段，姜切片。锅内加底油少许烧热，放入肉块煸至变色，然后放入调料和鲜汤烧沸，撇去浮沫，转用小火炖至八成熟时，再放入海带，炖 20 分钟左右，拣去葱、姜、花椒、八角即可。

### ✽ 紫菜饭卷

原料：米饭 100 克，紫菜 50 克，黄瓜、胡萝卜各 30 克。

做法：米饭熟后凉凉，放一点白醋和糖搅拌均匀。将黄瓜、胡萝卜分别洗净，切条，备用。紫菜剪成 6 厘米见方的块，放上米饭，铺平，把黄瓜、胡萝卜平放在米饭上，卷成条形，压紧，吃时切适口大小。

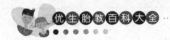
## 不要忽视蛋白质的摄入

蛋白质是保证准妈妈乳腺发育和胎宝宝健康最重要的原材料，还是脑细胞的主要成分之一，占脑比重的30%～35%，在促进语言中枢发育方面起着极其重要的作用。如果准妈妈蛋白质摄入不足，不仅会使胎宝宝脑发育出现障碍，还会影响到乳汁蛋白质含量及氨基酸组成，导致乳汁减少。

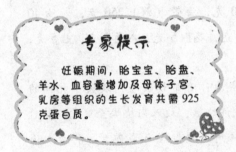

**专家提示**

妊娠期间，胎宝宝、胎盘、羊水、血容量增加及母体子宫、乳房等组织的生长发育共需925克蛋白质。

虽然孕早期胎宝宝还很小，但大脑和神经系统已经开始发育。而且早期胚胎自己不能合成氨基酸，全部需由准妈妈供给。这时如果某些氨基酸摄入不足，可引起胎宝宝生长缓慢，有的甚至会引起胚胎畸变。因此，从孕早期开始就应注意增加蛋白质的摄入。未孕前女性每天每千克体重大约需要0.8克蛋白质，如果体重是60千克，每天应该摄入蛋白质48克，孕

早期应在原有基础上多摄入5克。

蛋白质不必一次摄入过多，因为人体没有为蛋白质设立储存仓库，如果一次食用过量无法吸收利用，势必造成浪费。应该把一天所需的蛋白质平均分配在三餐中，每餐中都有一定质和量的蛋白质。而且，食用蛋白质要以足够的热量供应为前提。因为如果热量供应不足，机体就会消耗食物中的蛋白质来做能源，影响蛋白质的其他功能。

## 维生素 A 摄入要充足

维生素 A 是一种很重要的脂溶性维生素，能维护胎宝宝视觉、皮肤、胃肠道和肺部的健康发育，胎宝宝发育的整个过程都需要维生素 A。孕期母体缺乏维生素 A 可致胎宝宝上呼吸道上皮细胞形成不良，出生后易患呼吸道感染。另外，维生素 A 还能促进胎宝宝骨骼及牙齿釉质的发育。怀孕的头 3 个月，胎宝宝自己并不储存维生素 A，因此一定要供应充足。

维生素 A 的吸收需要脂肪的帮助，因此，富含维生素 A 的食物应同含油脂的食物同时进食，以利于维生素 A 的吸收。

## 早孕反应强烈应注意补锌

锌是体内100多种酶的组成成分之一，机体一旦缺锌，很多酶都不能发挥作用，易造成生命代谢障碍。大脑中的神经细胞是决定智力高低的主要物质，而锌在促进脑神经细胞核酸的复制与蛋白质的合成中扮演着重要角色，因此，锌对促进智力发育也有非常重要的作用。大脑神经细胞从孕10～18周开始快速发育，到怀孕8个月时神经细胞增殖基本结束，宝宝出生时脑神经细胞的数目已与成人大致相等。孕期缺锌不仅会影响胎宝宝脑

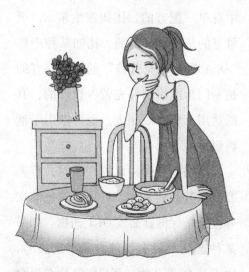

细胞的分裂与数量，还会对胎宝宝的视觉、性器官的发育有不利影响。孕早期缺锌会影响胎宝宝四肢的发育，增加胎宝宝发生畸形的概率。如果补锌不及时还会使胎宝宝在宫内生长迟缓，严重缺锌时甚至会引起缺锌性侏儒症。所以，准妈妈，特别是孕吐严重的准妈妈，要注意补锌。孕早期每天应该摄入11.5毫克锌。

本阶段准妈妈补锌以食补为佳。多吃含锌丰富的食物，如贝壳类海产品（如牡蛎、蛏子、扇贝、海螺、海蚌）、红色肉类、动物内脏等，带皮壳的坚果类食物栗子、核桃、花生、瓜子、蛋类、乳类等也是锌的良好来源。精细的粮食加工过程可导致锌的大量丢失，故准妈妈应少吃经过精细加工的米、面。

### 专家提示

铁剂补充量每日超过30毫克时可能会干扰锌的吸收，所以，如果准妈妈贫血，正在进行药物治疗，每日应该增加锌的摄入量（每日摄入15毫克）。如果严重缺锌则应在医生指导下以药剂补充。

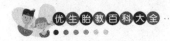
## 理性选择营养补充剂

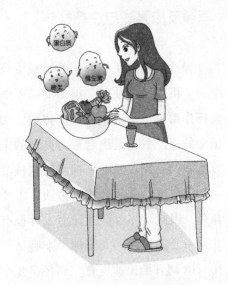

### 1. 有没有必要服用营养补充剂

所谓"营养补充剂",是指那些以补充营养素如各种维生素、微量元素、蛋白质等为主要目的的保健食品。有时候,以各种维生素和矿物质为主要成分的 OTC 药物("药准字"产品)也可以作为营养补充剂应用。它们都不是天然食物,而是各种营养素的配方。

理论上,只要准妈妈把日常饮食搭配平衡,就可以获得全面的营养素,满足胎儿生长发育的一切营养需要。然而,在现实中,受到种种条件的制约,准妈妈饮食常常难以达到较好的平衡,比如工作节奏太快,饮食不规律;孕前饮食习惯不佳,怀孕后也没有改进;早孕反应影响进食;地域性风俗习惯影响进食等。在这种情况下,积极采取措施,不论这种措施是吃特定的食物(如猪肝补铁,牛奶补钙等),还是口服营养补充剂(如维生素 C 促进铁吸收、维生素 D 促进钙吸收等),都是有益的,只要能保证安全、有效就没必要厚此薄彼。

### 2. 怎样选择营养补充剂

市面上营养补充剂种类很多。其中有单一配方的,比如维生素 C,更常见的是复合配方的,比如某种声称"从 A 到 Z 补充营养"的产品。有的是专门为准妈妈补充营养设计的,有的适用于所有成年人,也可以用于准妈妈。

准妈妈在选用此类产品时,首先要确保其品质真实、可信,其批准文号应该是保健食品或 OCT 药物。如果某种产品既没有保健食品批准文号,也不是 OCT 药物,那只能算作普通食品。按照国家有关规定,普通食品不能宣称保健功能或作为营养补充。这些以营养补充剂名义出现的"普通食品"，因为缺乏监管，其整体质量不及带有保健食品或 OCT 药物批准文号的产品。

其次，要确保营养补充剂的剂量安全可靠。服用营养补充剂时，某种营养素如果剂量太低，则是无效的；但如果剂量太高，则容易因过量而有害。所以，营养补充剂中的各种营养素剂量一定要合适，以恰好满足准妈妈营养需要为最佳。

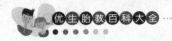

# 孕早期饮食宜忌

## 每日各类食物推荐量

处于孕早期的准妈妈大多受妊娠反应困扰，胃口不佳，日常饮食要注意清淡、易消化，可少食多餐。不用刻意强迫自己吃鸡鸭鱼肉，选择自己喜欢的食物，想吃多少就吃多少。在维持体重正常（略有增长）的前提下，孕早期每日各类食物推荐量见下表。

| 食物类别 | 推荐数量（克） | 相关说明 |
|---|---|---|
| 谷类 | 200～300 | 粗粮应占20%以上，包括薯类和杂豆类 |
| 蔬菜 | 300～500 | 其中绿叶菜不少于150克 |
| 水果 | 100～200 | 大致相当于1个苹果的重量 |
| 鱼类和海鲜 | 75 | 摄入不足时可用畜禽肉类或蛋类代替 |
| 畜禽肉类 | 50 | 选择脂肪较少的品种，如瘦肉 |
| 蛋类 | 50 | 大致相当于1个鸡蛋的重量 |
| 大豆和坚果 | 40 | 大豆主要指黄豆，不包括绿豆、红豆等杂豆 |
| 奶类 | 300 | |
| 油脂 | 25 | 选择包括亚麻油、橄榄油或茶子油在内的多种植物油 |
| 食盐 | 6 | 包括酱油、咸菜、酱等调味品中的盐 |

准妈妈可以多吃一些鱼和其他水产品，因为鱼与人脑营养的关系非常密切。鱼体内有很多营养物质是人脑发育所需要的，尤其是属于冷血动物的深海鱼类，在接近冰点的温度下活动，其体内的牛磺酸有促进大脑发育的作用，还可促进微量元素及其他氨基酸类营养物质的吸收。鱼肉脂肪主要是不饱和脂肪酸，吃鱼还可以补钙。

盐作为调味品，准妈妈是可以吃的，但不可过多食用。一般来说，每天食盐不得超过 1.5 克 ~2.0 克，其中 1/3 由主食提供，1/3 来自烹调用盐，另外 1/3 来自其他食物。

## 专家提示

专家提示：孕吐不是疾病，是一种人体能够忍受的生理状况。为了自己也为了胎宝宝，准妈妈要尽量多补充营养，能吃多少尽量吃多少，不要因为孕吐就什么都不吃。

有些准妈妈在怀孕前就有睡懒觉的习惯，很多时候都是早餐、午餐合为一餐。怀孕以后这种习惯必须改掉，因为早餐对准妈妈及胎宝宝来说都十分重要。早餐摄取的营养素及能量对血糖的调控有重要的意义，如果

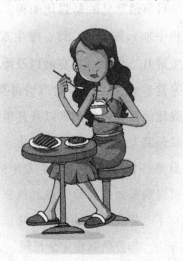

不吃早餐极易产生血糖波动。准妈妈的血糖产生波动同时也会影响胎宝宝的血糖值，进而影响胎宝宝的生长速度。而且，如果准妈妈不吃早餐，午餐就会吃得比较多，也会给胃造成很大的负担。所以，专家建议有这一习惯的准妈妈，从此时起就要改变生活习惯，做到早睡早起，早、中、晚三餐按时进食。

## 主食是营养的主力军

主食，顾名思义，它是我们的主要食物，当然对我们的营养和健康也会有主要影响。吃好主食，不论对准妈妈还是普通人都是非常重要的。

### 1. 主食应该粗细搭配

常见的主食有馒头、花卷、烙饼、面包、饼干、面条、方便面、油条、米粉等。这些谷类食物的共同特点是碾磨加工比较精细，可称为"细粮"。精细碾磨加工造成谷粒原有营养素的大量损失，所以细粮的营养价值普遍不及粗粮。粗粮主要指没有经过精细碾磨的谷类，有 3 层含义：首先是小米、玉米、高粱、黑米、荞麦、燕麦等所谓粗杂粮，是中国人餐桌上最常见的粗粮；其次是没有经过

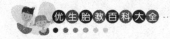

精细碾磨的面粉和大米，即全麦粉和糙米，以及用它们制作的全麦馒头、全麦面包、全麦饼干、全麦面条、糙米粥等；最后，绿豆、红豆、芸豆、饭豆等杂豆类，虽然不是谷类，但其营养特点与谷类相似，也可以归入粗粮的范畴。

与普通人一样，准妈妈的食谱中应该有一定比例的粗粮，粗细搭配。按照中国卫生部《中国居民膳食指南2007》的建议，每天要吃粗粮50克~100克。按照美国农业部《美国居民膳食指南2010》的建议，粗粮占谷类的一半。

**专家提示**

建议孕期食谱中粗粮应该占主食的30%以上。对于血糖异常、体重增长过快或便秘的准妈妈，粗粮的比例还要更多，可占全天主食的50%或更多。

要想每天都达到100克~200克的粗粮推荐量，仅仅是喝小米粥、麦片粥或吃玉米饼等，恐怕是远远不够的。首先要改造白米饭，在米饭中加入小米、糯米、黑米、玉米、糙米（需提前浸泡）、大麦等做成"二米饭"、"三米饭"、"黑米饭"等；还可以在米饭中加入红豆、扁豆、绿豆、芸豆等各种杂豆类，做成各色豆饭。其次，在制作馒头、面条、饺子和包子等面食的时候都可以掺入一定比例的全麦粉、荞麦粉、大麦粉等粗粮。最后，在购买馒头、花卷、面包、面条、饼干等面食时，有意识地选择黑面馒头（全麦粉）、全麦面包、全麦饼干、全麦面条、玉米饼等。总之，关键是在餐桌上尽量少地见到纯白米饭、纯白面食等。

**2. 选择强化谷类**

强化谷类主要指强化面粉或强化大米。所谓强化面粉或强化大米，是指在面粉和大米的生产过程中，有目的地、有针对性地加入一种或多种维生素和矿物质，以提高面粉或大米中这些营养素的含量。

目前最常见的是强化面粉，即在面粉中加入铁、钙、锌、维生素 $B_1$、维生素 $B_2$、叶酸、尼克酸以及维生素A等营养素，在很多超市均可买到。在强化面粉、强化大米以及其他强化食品包装上，印有专门的标志。消费者只要在包装上找到这个专用标志，就可以购买强化面粉（或其他强化食品）了。强化面粉的外观、味道与食用方法，与普通面粉完全相同。

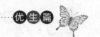

### 3. 多样化不是"花样化"

粗杂粮也好，杂豆类也好，根本上讲都是为了食物多样化，这是平衡膳食的关键所在。食物越多样，就越符合健康原则。每天主食都是"白米、白面当家"，不是白米饭就是白馒头，这显然是有违营养原则的，应下力气使主食品种多起来。而且，这里所说的多样化不是"花样化"。比如馒头、花卷、挂面、切面、烙饼、面包、饼干等，看起来花样很多，但其实是一种食物——它们基本都是用精白面粉加工制作的。

要真正做到主食多样化，除了前面讲的3类粗粮外，一些富含淀粉的坚果和种子，如莲子、薏米、栗子、芡实等，也应当纳入主食的总量当中。此外，薯类（如马铃薯、甘薯、木薯、芋头、山药等）的营养特点与谷类比较相似，所以也可作为主食食用。

常见各类、杂豆类食物中主要营养素含量（以100克可食部计）

| 名　　称 | 水分（克） | 能量（千卡） | 蛋白质（克） | 脂肪（克） | 糖类（克） | 膳食纤维（克） | 维生素 $B_1$（毫克） | 钠（毫克） |
|---|---|---|---|---|---|---|---|---|
| 面粉（标准粉） | 12.7 | 344 | 11.2 | 1.5 | 73.6 | 2.1 | 0.28 | 3.1 |
| 面粉（富强粉） | 12.7 | 350 | 10.3 | 1.1 | 75.2 | 0.6 | 0.17 | 2.7 |
| 稻米（平均） | 13.3 | 346 | 7.4 | 0.8 | 77.9 | 0.7 | 0.11 | 3.8 |
| 粳米（特等） | 16.2 | 334 | 7.3 | 0.4 | 75.5 | 0.4 | 0.08 | 6.2 |
| 挂面（平均） | 12.3 | 346 | 10.3 | 0.6 | 75.6 | 0.7 | 0.19 | 184.5 |
| 馒头（平均） | 43.9 | 221 | 7.0 | 1.1 | 47.0 | 1.3 | 0.04 | 165.1 |
| 面包（平均） | 27.4 | 312 | 8.3 | 5.1 | 58.6 | 0.5 | 0.03 | 230.4 |
| 饼干（平均） | 5.7 | 433 | 9.0 | 12.7 | 71.7 | 1.1 | 0.08 | 204.1 |
| 玉米面（黄） | 12.1 | 341 | 8.1 | 3.3 | 75.2 | 5.6 | 0.26 | 2.3 |
| 小米 | 11.6 | 358 | 9.0 | 3.1 | 75.1 | 1.6 | 0.33 | 4.3 |
| 荞麦 | 13.0 | 324 | 9.3 | 2.3 | 73.0 | 6.5 | 0.28 | 4.7 |
| 燕麦片 | 9.2 | 367 | 15.0 | 6.7 | 66.9 | 5.3 | 0.30 | 3.7 |
| 绿豆 | 12.3 | 316 | 21.6 | 0.8 | 62.0 | 6.4 | 0.25 | 3.2 |
| 赤豆 | 12.6 | 309 | 20.2 | 0.6 | 63.4 | 7.7 | 0.16 | 2.2 |
| 蚕豆 | 13.2 | 335 | 21.6 | 1.0 | 61.5 | 1.7 | 0.09 | 86.0 |

数据来源：数据引自《中国食物成分表2004》（中国疾病预防控制中心营养与食品安全所编著，杨月欣主编，北京大学医学出版社2005年出版）。

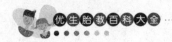

## 吃肉首选低脂肪肉类

广义地讲，肉类包括畜肉类（如猪肉、牛肉、羊肉等）、禽肉类（如鸡肉、鸭肉等）、鱼类、海鲜以及动物内脏。肉类是优质蛋白质、脂类、维生素A、维生素D、维生素E、维生素$B_1$、维生素$B_2$、维生素$B_6$、维生素$B_{12}$、铁、锌、钾、磷、镁等营养素的良好来源，因而也是准妈妈平衡膳食的重要组成部分。

但肉类，尤其是人们平时喜欢的牛排、猪排骨、肥牛、肥羊、嫩猪肉等，普遍含有比较多的饱和脂肪酸和胆固醇。例如人们爱吃排骨，它看起来是瘦肉，但脂肪含量高达25%；人们爱吃烤鸭，因为它不是普通的低脂

肪的鸭子，而是肥鸭的肉，脂肪含量高达40%；人们爱吃鸡翅，口感嫩嫩的，脂肪含量高达20%；吃涮肉，人们很难接受低脂肪的纯瘦牛肉或瘦羊肉，而是喜欢高脂肪的肥牛和肥羊。这就难怪吃肉往往会造成脂肪，特别是饱和脂肪摄入量超标，继而导致肥胖、心脏或血管疾病、某些癌症等。

孕期肉类的推荐摄入量是比较大的，为了避免摄入过多的脂肪，应注意选择低脂肪的肉类。低脂肪肉类主要指精瘦肉、里脊肉、瘦牛肉、瘦羊肉、鸡胸肉、兔子肉等。此外，在烹调肉类的时候，把肉眼可见的脂肪剔除掉，如肥肉、肉皮、鸡皮、鱼子等，也是减少脂肪摄入的有效方法。

### 常见畜禽肉类主要营养素含量（以100克可食部计）

| 名　称 | 水分（克） | 能量（千卡） | 蛋白质（克） | 脂肪（克） | 胆固醇（毫克） | 维生素A（微克） | 铁（毫克） | 锌（毫克） |
|---|---|---|---|---|---|---|---|---|
| 猪肉（肥瘦） | 46.8 | 395 | 13.2 | 37.0 | 80 | 18 | 1.6 | 2.06 |
| 猪肉（肥） | 8.8 | 807 | 2.4 | 88.6 | 109 | 29 | 1.0 | 0.69 |
| 猪肉（瘦） | 71.0 | 143 | 20.3 | 6.2 | 81 | 44 | 3.0 | 2.99 |
| 猪小排 | 58.1 | 278 | 16.7 | 23.1 | 146 | 5 | 1.4 | 3.36 |
| 猪肝 | 70.7 | 129 | 19.3 | 3.5 | 288 | 4972 | 22.6 | 5.78 |
| 牛肉（肥瘦） | 72.8 | 125 | 19.9 | 4.2 | 84 | 7 | 3.3 | 4.73 |

续表

| 名　　称 | 水分（克） | 能量（千卡） | 蛋白质（克） | 脂肪（克） | 胆固醇（毫克） | 维生素A（微克） | 铁（毫克） | 锌（毫克） |
|---|---|---|---|---|---|---|---|---|
| 羊肉（肥瘦） | 65.7 | 203 | 19.0 | 14.1 | 92 | 22 | 2.3 | 3.22 |
| 鸡翅 | 65.4 | 194 | 17.4 | 11.8 | 113 | 68 | 1.3 | 1.12 |
| 鸡腿 | 70.2 | 181 | 16.0 | 13.0 | 162 | 44 | 1.5 | 1.12 |
| 鸭（平均） | 63.9 | 240 | 15.5 | 19.7 | 94 | 52 | 2.2 | 1.33 |
| 鹅 | 61.4 | 251 | 17.9 | 19.9 | 74 | 42 | 3.8 | 1.36 |

数据来源：数据引自《中国食物成分表 2004》（中国疾病预防控制中心营养与食品安全所编著，杨月欣主编，北京大学医学出版社 2005 年出版）。

## 每天吃一个鸡蛋

### 1. 蛋类营养价值极高

蛋类是优质蛋白质、磷脂、B 族维生素、维生素 A、维生素 D、维生素 E、维生素 K、铁、锌、硒等营养素的重要来源，不仅营养素含量齐全、丰富，而且易于消化吸收，具有极高的营养价值。尤为难得的是，蛋类（主要是蛋黄）中含有较多的磷脂，主要是卵磷脂和脑磷脂，这两种磷脂是胎儿大脑发育所需要的重要物质。蛋黄中还含有少量的 DHA 和 EPA，这两种特殊的多不饱和脂肪酸对胎儿大脑发育亦非常重要。蛋黄还是维生素 D 的良好来源，维生素 D 促进钙的吸收和利用，而且在其他食物

中含量甚微。总而言之，蛋类是孕期膳食结构中必要的组成部分。推荐准妈妈每天吃 1 个鸡蛋（大约 50 克），或重量大致相当的其他蛋类，鸭蛋、鹅蛋、鹌鹑蛋等均可。当膳食结构中鱼类、肉类或奶类不足时，还可以增加蛋类（如每天 2～3 个鸡蛋）来弥补。

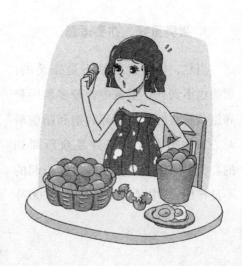

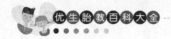

### 2. 蛋黄营养价值更高

可能很多人并不知道，虽然同在一个蛋壳中，但蛋清和蛋黄几乎是两种完全不同的食物，营养价值亦有很大不同。以鸡蛋为例，鸡蛋清中除了水（占84.4%）之外，主要就是蛋白质（占 11.6%），脂类极少（占0.1%），矿物质也较少（占0.8%），其余为碳水化合物（占3.1%）。而鸡蛋黄中水分占 51.5%，蛋白质占15.2%，脂类占 28.2%，矿物质占1.7%，其余3.4%为碳水化合物。蛋黄还含有叶黄素和玉米黄素等植物化学物质，具有一定的保健作用，这些物质在蛋清中是没有的。可见，整体而言，蛋黄的营养价值要超过蛋清。虽然蛋黄含有不少胆固醇，但瑕不掩瑜，它仍然是不可多得的营养佳品。

### 3. 蛋类虽好，亦要适量

当然，任何食物都不是完美的，蛋类也不例外。蛋黄中含较多胆固醇和饱和脂肪酸，胆固醇和饱和脂肪酸对心脑血管系统的害处是众所周知的。为了防止膳食胆固醇过多引起的不良作用，《中国居民膳食指南2007》建议，每日膳食摄入的胆固醇不宜超过300毫克。这一数字与美国心脏病协会（AHA）和世界卫生组织（WHO）的建议完全相同。

那么，蛋类含多少胆固醇呢？鸡蛋黄每100克含1510毫克胆固醇，一个蛋黄（按18克估算）含272毫克胆固醇。这一数值已经很接近胆固醇摄入限量了。所以，除非是在肉类、鱼类和奶类缺乏的情况下，否则准妈妈不应盲目增加蛋类摄入量。在平衡膳食结构中，没有哪一种食物是多多益善的。

### 4. 鸡蛋宜煮不宜煎

吃鸡蛋的方法有很多，煮鸡蛋、蒸蛋羹、炒鸡蛋、煎鸡蛋、荷包蛋、茶蛋等都可以。鸡蛋还可以和面、做馅、做蛋花汤等。偶尔也有生吃鸡蛋的。这些吃法中煎鸡蛋最不可取，破坏营养，增加脂肪。生吃鸡蛋也不科学，既不卫生，又不利于营养素吸收。煮鸡蛋是较好的吃法，但煮的时间不要太长，最佳状态是蛋清已经凝固而蛋黄半凝固的状态，此时营养吸收最好。一般用专门的煮蛋器很容易做到这一点。

常见蛋类主要营养素含量（以 100 克可食部计）

| 名　称 | 水分（克） | 能量（千卡） | 蛋白质（克） | 脂肪（克） | 碳水化合物（克） | 胆固醇（毫克） | 维生素 A（毫克） |
|---|---|---|---|---|---|---|---|
| 鸡蛋（白皮） | 75.8 | 138 | 12.7 | 9.0 | 1.5 | 585 | 310 |
| 鸡蛋（红皮） | 73.8 | 156 | 12.8 | 11.1 | 1.3 | 585 | 194 |
| 鸭蛋 | 70.3 | 180 | 12.6 | 13.0 | 3.1 | 565 | 261 |
| 鹌鹑蛋 | 73.0 | 160 | 12.8 | 11.1 | 2.1 | 515 | 337 |
| 鹅蛋 | 69.3 | 196 | 11.1 | 15.6 | 2.8 | 704 | 192 |
| 鸡蛋黄 | 51.5 | 328 | 15.2 | 28.2 | 3.4 | 1510 | 438 |
| 鸭蛋黄 | 44.9 | 378 | 14.5 | 33.8 | 4.0 | 1576 | 1980 |
| 松花蛋 | 68.4 | 171 | 14.2 | 10.7 | 4.5 | 608 | 215 |

数据来源：数据引自《中国食物成分表 2004》（中国疾病预防控制中心营养与食品安全所编著，杨月欣主编，北京大学医学出版社 2005 年出版）。

## 选择适合自己的奶制品

怀胎十月，营养为先。奶类是热量、优质蛋白质质（包括免疫球蛋白）、脂肪、钙、磷、镁、维生素 B₂ 等营养素的重要来源。其中，乳钙是最佳钙源，乳糖可改善肠道菌群、缓解便秘，部分特殊脂肪还可预防乳腺癌、卵巢癌和直肠癌。

### 1. 鲜奶 VS 孕妇奶粉，哪个更有营养

孕妇奶粉中强化添加了钙、铁、锌、碘、维生素 A、维生素 D、维生素 E、维生素 K、维生素 C、叶酸等 B 族维生素、胆碱、牛磺酸、DHA、EPA 和膳食纤维等，甚至加入了益生菌成分，可谓营养全面。其含钙量是鲜牛奶的 3.5 倍左右，更利于补钙。而市售鲜奶大多只强化了维生素 A 和维生素 D，一部分品种添加了钙、铁、锌，但其他微量营养素无论质与量都明显不敌孕妇奶粉。

但孕妇奶粉也有不足之处，比如加工程度复杂、添加剂较多；添加了蔗糖、葡萄糖等精制糖类，易造成热量超标并影响血糖水平；在正常均衡饮食的前提下过量饮用易导致某些营养素过量，影响母儿健康；口味不如鲜奶香浓，味道偏甜，并非人人都能接受。

鲜奶虽然营养相对简单，但有特别的优势：最接近原奶，富含包括免疫球蛋白、细胞因子在内的生物活性

物质，添加剂少；各种营养成分（如脂肪、维生素 $B_2$）等受破坏程度低；由于不必担心某些营养素（如脂溶性维生素和一些矿物质）摄入过量，饮用量可多于孕妇奶粉，可摄入更多的热量和蛋白质；口味香浓，更易接受；不含精制糖类，对体重和血糖的影响相对较小。

**2. 孕妇奶粉和鲜奶，适合怎样的准妈妈**

有以下情况的准妈妈适合喝孕妇奶粉：

• 妊娠反应明显，因恶心、呕吐、偏食、厌食等问题而造成饮食失调，使得包括热量在内的营养素摄入不足或不均衡；

• 怀孕前体重较轻，总体营养状况不理想或某些营养素不足或缺乏；

• 孕期体重增加不足；

• 因为工作等原因无法保证营养均衡的三餐或体能消耗过大。

有以下情况的准妈妈不适合喝孕妇奶粉：

• 妊娠糖尿病或糖耐量异常，或体重超重，或体重增加过快；

• 饮食合理、食欲很好的准妈妈不宜大量饮用，最好控制在每日300毫升左右，再搭配适量鲜奶、酸奶等其他奶制品。

有以下情况的准妈妈适合喝鲜奶：

• 饮食全面均衡、种类丰富，营养状况好；

• 孕前体质好、体重达标，孕期体重增加量正常且已经补充了多种营养素制剂；

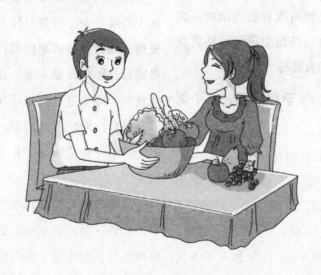

- 不习惯偏甜口味；
- 存在妊娠糖尿病或糖耐量异常等问题。

## 每天都应吃些豆制品

大豆是优质蛋白质、磷脂、多不饱和脂肪酸、钙、锌、B族维生素、维生素E、膳食纤维等营养素的重要来源。大豆还含有低聚糖、异黄酮、皂苷、甾醇等具有保健作用的成分。正是因为大豆及其制品具有良好的营养价值和保健作用，它也在世界范围内受到广泛的推荐。

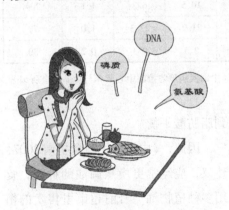

《中国居民膳食指南2007》建议，每人每天摄入30克~50克大豆或相当量的豆制品。准妈妈每天宜摄入40克~60克大豆或相当量的豆制品。当鱼类、肉类、蛋类或奶类等高蛋白食物摄入不足时，应该增加大豆制品的摄入量，以满足孕期的蛋白质需要。相当于40克大豆的大豆制品有豆腐200克、豆腐干80克、腐竹30克、豆腐脑700克、豆浆800克等。这些食物数量都较大，很难在一餐内吃完（因为还要搭配其他食物）。所以，准妈妈每天吃2次，或者2天吃3次大豆制品，才能达到推荐量。

素鸡、黄豆罐头、豆汁、豆酱、腐乳等大豆制品亦可选用。黄豆芽虽然也属于大豆制品，但其主要营养成分与大豆相比已经发生很大改变。黄豆芽营养价值属于蔬菜的范畴，是维生素C的良好来源之一。

### 专家提示

大豆包括最常见的黄大豆（黄豆），以及不太常见的黑大豆和青大豆，并不包括绿豆、红豆、扁豆、芸豆等杂豆类。杂豆类的营养特点与谷类接近，可以作为粗粮食用。

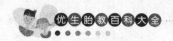

大豆中含有胰蛋白酶抑制剂、植物红细胞凝集素等有毒物质，必须在彻底加热后才能被消灭。比较容易引起食物中毒的大豆制品是豆浆，豆浆必须经过彻底加热（100℃，8分钟）后方可食用。

常见大豆制品主要营养素含量（以100克可食部计）

| 名　　称 | 水分（克） | 能量（千卡） | 蛋白质（克） | 脂肪（克） | 糖类（克） | 膳食纤维（克） | 钙（毫克） |
|---|---|---|---|---|---|---|---|
| 黄豆 | 10.2 | 359 | 35.0 | 16.0 | 34.2 | 15.5 | 191 |
| 豆浆 | 96.4 | 14 | 1.8 | 0.7 | 1.1 | 1.1 | 10 |
| 豆腐（均值） | 82.8 | 81 | 8.1 | 3.7 | 4.2 | 0.4 | 164 |
| 豆腐（北） | 80.0 | 98 | 12.2 | 4.8 | 2 | 0.5 | 138 |
| 豆腐（南） | 87.9 | 57 | 6.2 | 2.5 | 2.6 | 0.2 | 116 |
| 豆腐（内酯） | 89.2 | 49 | 5.0 | 1.9 | 3.3 | 0.4 | 17 |
| 豆腐干（均值） | 65.2 | 140 | 16.2 | 3.6 | 11.5 | 0.8 | 308 |
| 素鸡 | 64.3 | 192 | 16.5 | 12.5 | 4.2 | 0.9 | 319 |
| 豆腐丝 | 58.4 | 201 | 21.5 | 10.5 | 6.2 | 1.1 | 204 |
| 腐竹 | 7.9 | 459 | 44.6 | 21.7 | 22.3 | 1.0 | 77 |
| 烤麸 | 68.6 | 121 | 20.4 | 0.3 | 9.3 | 0.2 | 30 |

数据来源：数据引自《中国食物成分表2004》（中国疾病预防控制中心营养与食品安全所编著，杨月欣主编，北京大学医学出版社2005年出版）。

## 烹调用油要多样化

调查显示，我国大部分家庭不但烹调油用量太大，而且品种过于单一，不是大豆油，就是花生油，要不就是菜子油。这种做法很不科学，因为不同来源的植物油各种脂肪酸含量不同，任何单一品种的植物油都满足不了人体对各种脂肪酸的均衡需要，必须靠多种植物油搭配食用，才能做到脂肪酸平衡。

因此，《中国居民膳食指南2007》建议，应经常更换烹调油的种类，食用多种植物油。目前超市里售卖的植物油种类繁多，根据营养特点，它们大致可分为4类：

• 第一类：大豆油、花生油、菜子油、玉米油、葵花子油等产量较大的烹调油。它们以含亚油酸（$\omega-6$型多不饱和脂肪酸）为主，亚油酸占50%～70%，油酸和亚麻酸含量较少。

● 第二类：油茶子油（山茶油）和橄榄油。它们以含油酸（单不饱和脂肪酸）为主，油酸含量为70%～80%，亚油酸和亚麻酸含量很少。

● 第三类：亚麻子油（亚麻油）和紫苏油。它们以含亚麻酸（ω-3型多不饱和脂肪酸）为主，亚麻酸含量占50%～60%，亚油酸和油酸含量很少。

● 第四类：不怎么常见的芝麻油、核桃油、南瓜子油、红花油、月见草油等。它们在脂肪酸构成方面并无特殊，多与第一类植物油相仿，但突出特点是维生素、矿物质或植物化学物质含量丰富，营养价值很高。

孕期膳食结构中应包括以上4类烹调油，以实现烹调油多样化。在烹调油多样化的基础上，适当增加橄榄油、油茶子油（山茶油）、亚麻子油（亚麻油）、紫苏油、芝麻油和核桃油的摄入比例。

在日常生活中，烹调油多样化可以通过两种途径实现：一是交替食用各种烹调油，即用完一瓶A种植物油后，换用B种植物油，之后再换为C种植物油，也可以早餐用A种植物油，午餐用B种植物油，晚餐用C种植物油；二是混合食用各种烹调油，即在大瓶（或塑料桶）装的A、B、C种植物油中各取少量（其比例可以根据各种植物油的脂肪酸构成、价格、口感等自行拟订），混合在一个小油壶中，摇匀后烹调使用。

动物油脂如猪肉、奶油等含有较多饱和脂肪和胆固醇，营养价值远不及植物油，所以孕期不要用动物油烹调食物。有人主张"素油（植物油）和荤油（如猪油）搭配食用"，不论其搭配比例是多少，其实都是错误的，都不符合《中国居民膳食指南2007》的推荐。

### 专家提示

市场上有所谓"食用调和油"，是把多种植物油混合在一起制造的。但因为这种调和油目前还没有出台国家标准，因此各厂家的产品质量参差不齐。例如某种产品名为"橄榄调和油"，但橄榄油比例很低，大部分是菜子油，还有相当比例的棕榈油。所以，我们建议孕期自行"调和"多种高品质的烹调油。

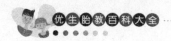

## 控制食盐的摄入量

### 1. 每天摄入量不要超过 6 克

食盐是人体所需钠的最主要来源。成年人每天钠的适宜摄入量为2200毫克。但调查表明，中国居民钠摄入量过高，每天平均摄入量在7000毫克~7200毫克。换言之，我们日常饮食中食盐的摄入量都超出需要。过多摄入食盐对血压有害，高盐饮食是高血压病最重要的发病诱因之一。

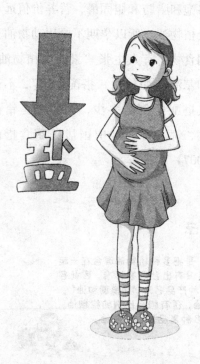

控制食盐摄入量具有重要的健康意义。为此，《中国居民膳食指南2007》建议，成年人每天食盐摄入量不超过 6 克。孕期食盐摄入限量与此相同。对那些血压偏高或患有妊娠高血压疾病的准妈妈，食盐摄入量还要更少一些。

### 2. 控制用盐量的好方法

因为我国大部分地区尤其是北方地区，居民食盐摄入量远不止 6 克，平均在 10 克以上。所以，控制食盐摄入说起来容易做起来难。我们推荐家庭烹调时使用专门的盐勺，一盐勺大致是 2 克食盐。现在很多超市都有售这样的盐勺。

烹调菜肴时不是根据咸淡口味，而是根据每餐的就餐人数决定盐的总使用量。如两口之家晚餐的用盐量大约是 4 克（平均每人每餐 2 克盐），也就是 2 盐勺。这些盐要制作晚餐所有的菜肴，所以要统筹安排，合理使用。用这种方法控制食盐摄入最为可靠。如果仅仅根据咸淡口味来控制食盐，即使每个菜品都比较"淡"（食盐的浓度较低），只要菜品的个数或总量比较多，那么食盐摄入量仍然是比较多的。

控制食盐摄入量的另一个好办法是选用低钠盐，即用一部分氯化钾代替氯化钠的盐（参见第八章）。这是中国疾病预防控制中心（CDC）在 2009 年全国高血压日发出的倡议。

### 3. 用盐量太少也不行

千万不要误认为清淡饮食就是不吃盐，这样对人体健康也没有好处。因为盐进入人体即分离成钠离子和氯离子，氯离子保持细胞及周围水的平衡，这对生命至关重要。钠离子帮助控制血的含量及血压，对于心脏和肌肉的收缩时非常重要的。如果准妈妈体内缺盐，甚至几乎没有盐，准妈妈就会发生肌肉痉挛、恶心、

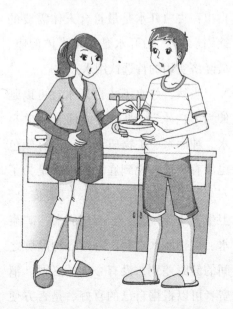

抵抗力降低等情况，腹中的胎宝宝也将深受其害。对准妈妈来说，只要饮食稍淡些，每日食盐不超过 6 克即可。

而且，食盐（加碘盐）是碘的主要来源。十余年来，中国实行食盐强制加碘的政策，这是因为中国大部分地区都属于缺碘地区。加碘盐的普及使全国绝大部分地区都基本消除了碘缺乏病。准妈妈每天食用五六克加碘盐足以满足碘需要。

## 喝水也要讲究方法

水也是人体中含量最多的成分。对生命生存而言，水比食物更重要。断水比断食对生命的威胁更为严重，如果断食只饮水，人尚可生存数周；但如果断水，则只能生存数日。

### 1. 不要感到口渴再喝水

水对身体健康亦有重要影响。水摄入不足或水丢失过多，可引起体内缺水，亦称"脱水"。缺水将危害胎儿健康。脱水最早出现的症状是口渴，口渴也是人们喝水的主要驱动力。不过，要是非等到口渴再喝水，却已经迟了。因为口渴的感觉一出现，说明身体内已经有一定程度的缺

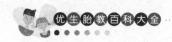

水，而且还有其他因素影响口渴感的正常出现。所以，要主动喝水，不要等口渴再喝。《中国居民膳食指南2007》明确指出："切莫感到口渴时再喝水。"

### 2. 每天应该喝多少水

这个问题讨论很多，但只有大致的结论。《中国居民膳食指南2007》建议，普通成年人每天最少饮水1200毫升（6杯）。1200毫升水只是一个最低下限，实际饮水量可以比这个数值多。孕妇就要适当多喝一些水，尤其是在天气比较热、出汗、户外工作、户外活动时间长、运动量大等情况下，更应加大饮水量，每天2000毫升或更多都是可以的。当然，如果孕中期或孕晚期有水肿出现时，就要限制饮水量，每天1000毫升或者更少。严重时，要遵从医嘱。此外，孕妇饮用的牛奶、豆浆等液体食物中的水，也可以算作饮水量。

### 3. 喝水的时间和方法

除每日喝水总量外，喝水的时间和方法也很重要。《中国居民膳食指南2007》建议："饮水时间应分配在一天中的任何时刻，喝水应该少量多次，每次200毫升左右（1杯）。"少

量多次喝水的具体做法是：早晨起床一大杯（200毫升~400毫升，以不影响早餐为前提），晚上睡前1~2小时一杯水（200毫升），其余的水（4~6杯）在一天内尽可能均匀地或适时地饮用。

清晨（晨起）的第一杯水尤其重要。经过数小时的睡眠，未进食也未饮水之后，血液处于比较黏稠的状态，此时喝一大杯水，有助于稀释血液。

### 4. 喝什么水更好

对于这个问题众说纷纭，但大多数说辞只是广告或变相广告而已，不用太当真。实际上，简单的就是最好的。《中国居民膳食指南2007》明确指出："白开水是最符合人体需要的饮用水"、"白开水是满足人体健康、最经济实用的首选饮用水"。

当然，好水不止白开水，可以延伸为"白水"，即瓶装或桶装的矿泉水、纯净水、矿物质水等，没有颜色也没有味道。说到底，饮水就是为了安全、方便地补充水分，只要安全、卫生就是好水。至于纯净水、矿泉水、矿物质水之间，以及各种品牌之间的健康差别，没有夸大的必要。消费者可以根据自己的喜好、是否方便

和性价比灵活地选择。

现在有很多家庭用净水设备，至少在理论上，它们可以使自来水水质进一步提升，比较可取。有条件的家庭可以使用净水设备。但在购买具体产品时，需要考虑它的实际效果，以及是否会带来新的安全隐患，比如滤芯不能按期更换、藏污纳垢等，当然，性价比也要考量。

有些水产品可能本身水质并不差，但广告宣传过了头，什么"磁化水""六角水""碱性水""还原水""小分子团水""活性水""电解水"等，每种水产品都声称可以带来莫大的健康益处，这就有点儿言过其实了，完全不用当真。

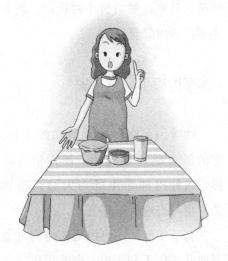

## 不要用饮料代替水

饮料的种类非常多，不同品种的饮料成分不同，即使同一种饮料，不同厂商的产品也有差异。但饮料的基本成分还是比较相似的，主要有水（80%以上）、糖（0～15%）和各种食品添加剂（主要是防腐剂、甜味剂、色素、香料、稳定剂、增稠剂等）。有些还含有很少量的营养成分，如蛋白质、维生素和矿物质等。总体而言，饮料营养价值很低，是典型的高能量低营养食品。孕期应该少喝饮料，尤其不能用饮料代替喝水。

有些饮料特别差劲儿，比如可乐、雪碧等碳酸饮料，不但毫无营养价值可言，还含有大量的糖、磷以及多种食品添加剂。1听（335毫升）可乐含有38克白糖、150千卡的能量、30～55毫克咖啡因、30～40毫克磷，还有焦糖色素、防腐剂等。所有这些不但对健康都是毫无益处的，而且还会抑制肠道吸收钙、铁、锌、铜等营养元素。而且咖啡因还容易让人上瘾，欲罢不能，建议准妈妈不要喝。

有些饮料看上去很美，但实际上却一样差，比如那些添加维生素C并

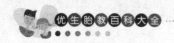

以此为卖点的饮料，有些产品甚至宣传喝一瓶饮料相当于吃几个水果的营养价值，简直是胡说八道。又比如茶饮料，是用茶汁、茶叶提取物或茶多酚加上糖、焦糖色素、香精、磷酸盐等配制而成。

有些饮料如果汁饮料、蔬菜汁饮料和乳饮料等，容易让人误以为它们富于营养，其实它们的营养价值与水果、蔬菜和奶类完全不可同日而语，还常常含有多种食品添加剂。属于此类的还有所谓"植物蛋白饮料"，即豆奶、椰子汁、杏仁露、花生乳等。当然，如果准妈妈非喝不可的话，这些饮料比其他的要好一些。

有些配方较为特殊的饮料，如运动饮料、功能性饮料等，适合特定的人群饮用，不太适合普通准妈妈饮用。

## 准妈妈应少喝或不喝茶

茶通常被视为健康的饮品，但对准妈妈而言，情况有所不同。一般不提倡准妈妈喝茶。当然，也没有迹象表明，准妈妈每天喝一杯茶会带来危害。但至少在理论上，准妈妈喝茶的确不如不喝。

首先，喝茶不能给准妈妈提供营养素。茶水中必需的营养物质如蛋白质、维生素、矿物质等都微乎其微。茶的好处主要含有茶多酚。茶多酚有很多保健作用，如抗衰老、降血脂、抗动脉硬化、抗癌等，但它并不是母体或胎儿必需的营养物质。

其次，喝茶对准妈妈和胎儿有不利影响。一方面，茶多酚、茶碱等物质会抑制人体对铁和蛋白质的吸收；另一方面，茶叶含有咖啡因，咖啡因对母体和胎儿均有兴奋作用，母亲可能会因长期喝茶已经耐受咖啡因的刺激性，但胎儿对咖啡因的刺激性非常敏感，直接能观察到的反应是胎动增加，人们由此担心咖啡因会危害胎儿的生长发育。因此，准妈妈最好不要喝茶。如果喝茶的话，也要喝淡淡的绿茶，且要在餐后数小时饮用，把上述不良作用降至最低。

## 咖啡也应少喝或不喝

咖啡因是咖啡主要的功效成分，它的最大益处是提神，使人精力旺盛。这种提神作用既与大脑兴奋有关，也与心理依赖有关。

与茶相似，准妈妈喝咖啡有可能对胎儿造成不利影响。咖啡因可以通过胎盘，有收缩血管的作用，可使胎盘绒毛膜血流显著减少，影响胎儿发育。据研究，咖啡因可降低胎儿出生体重，且咖啡因摄入量越多，胎儿出生体重减少克数越多。美国食品药物管理局（FDA）曾发表声明，建议已经怀孕或可能怀孕的女性减少咖啡因的摄取。

这是因为：首先，咖啡因在肠道内会干扰钙、铁、锌等矿物质的吸收；其次，咖啡因通过胎盘进入胎儿体内，也会出现胎儿兴奋现象；最后，现在十分流行的速溶咖啡含有植脂末（或称"咖啡伴侣"），植脂末中含有较多反式脂肪酸及较多食品添加剂。

总之，准妈妈应尽量少喝或不喝咖啡。除咖啡和茶外，可可、巧克力、可乐饮料和某些功能饮料中也含有少量的咖啡因。当然，与香烟和酒精不同，咖啡或含咖啡因的饮料（如可乐等）对妊娠的不良作用要轻微得多，每天一杯咖啡或者偶尔来一瓶可乐应该没什么影响。

## 吃对水果更健康

水果主要提供维生素 C、β-胡萝卜素、B 族维生素、钾、钙、镁、膳食纤维和植物化学成分，多吃水果对

准妈妈和胎宝宝都有好处。但你可知道，准妈妈吃水果是很有讲究的，有些水果可以多吃，有些水果尽量不要吃。虽然没有某种水果是绝对禁忌的，但如果吃得不当也有造成不良反应的可能。

### 1. 不能用水果代替正餐

孕早期，很多准妈妈都会有不同程度的早孕反应，吃不下什么东西，想用水果代替正餐。这种做法是不正确的。水果虽然含有丰富的维生素和矿物质，但是它所含的蛋白质和脂肪却远远不能满足准妈妈子宫、胎盘及乳房发育的需要。长期以水果代替正

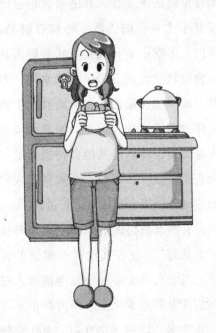

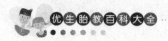

餐，会导致能量和蛋白质摄入不足，影响胎宝宝的生长发育和准妈妈的身体健康。

### 2. 水果要吃，蔬菜也要吃

尽管水果和蔬菜在营养成分和健康效应方面有很多相似之处，但它们是两种不同的食物，其营养价值有所不同，故《中国居民膳食指南2007》指出，水果与蔬菜不能互相替换。孕妇每日膳食中既要有蔬菜，也要有水果，不可偏废。

### 3. 吃水果不可贪多

同等重量或者体积时，水果中糖类含量要低于主食，其能量含量也明显低于主食、肉、蛋、奶和豆制品。所以，多吃水果（通常意味着摄入其他食物减少）尤其是餐前吃水果，有助于减少总能量摄入，从而有利于防止体重增长过快。但是，如果水果摄入量太大，特别是其他食物摄入量并没有明显减少，那么，总能量摄入只增不减，结果会使体重增长过快。

有些准妈妈迷信"多吃水果对孩子皮肤好"，或者其他没有根据的说法，因吃水果太多而导致能量摄入过多的现象并不少见。水果再好也不可一味贪多，以每天200克~400克较

为合适。毕竟水果只是膳食结构的一部分，大量食用势必会影响其他食物摄入，破坏膳食平衡。

**专家提示**

妊娠期糖代谢异常或是患有妊娠糖尿病的准妈妈水果摄入量应减半，最好等血糖控制平稳后再吃水果。吃水果的时间最好选在两餐之间，这样既不会使血糖太高，又能防止低血糖的发生。

### 4. 水果选择范围要广

吃水果的一个基本原则是多样化，不必拘泥于所谓高营养的水果。有些水果如柑橘、苹果、猕猴桃因其有机酸（比如柠檬酸、苹果酸和酒石酸等）含量较多之故，酸味较重，能刺激人体消化腺分泌，增进食欲，有助于食物消化，保护并促进维生素C、铁等营养素的吸收。

对于体重增长正常、血糖正常的准妈妈来说，吃水果并不存在"最佳"时间和"不宜"时间。空腹吃，餐后吃，餐中途吃，早上吃，中午吃，晚上吃……其实都是可以的。只要胃肠没什么不适，任何时间吃水果都并无不可。

### 5. 果汁不能代替新鲜水果

值得注意的是各种果汁。果汁往往给人"更有营养"的错觉。市售的果汁产品，在压榨、捣碎和加热消毒过程中使部分维生素（如维生素C）被破坏；过滤则使几乎全部膳食纤维流失；还要添加甜味剂、防腐剂、色素和香料等。因此，即使是纯果汁，其营养价值也与新鲜水果有很大差距。何况市场上大量的果汁类产品并不是纯果汁，只是果汁饮料而已！

果汁是不能代替新鲜水果的。当然，在不方便吃水果时，如旅行途中或者工作中，喝果汁可作为权宜之计。除果汁外，水果罐头、果脯、果干等水果制品也同样不能代替新鲜水果。《中国居民膳食指南2007》建议，不要用加工的水果制品代替新鲜水果。

### 6. 吃完水果最好漱漱口

准妈妈在吃水果后要记得漱口，因为水果一般都含有发酵类能量物质，对牙齿有较强的腐蚀作用。因此吃完水果后最好漱口。不然残留在口腔中的水果残渣会造成龋齿。

### 7. 有些水果准妈妈最好少吃

● 山楂可活血、化淤、通经，对子宫有一定的收缩作用，所以在怀孕早期应该少吃。有流产史或者有流产征兆的准妈妈更应该忌吃，即使是山楂制品也不例外。

● 从中医角度来说，女性怀孕之后体质一般偏热，阴血往往不足，此时一些热性的水果，比如荔枝、桂圆等应该适量食用，否则容易产生便秘、口舌生疮等上火症状。尤其是有先兆性流产的准妈妈更要谨慎，因为热性水果容易引起胎动不安。

● 适量吃西瓜可以利尿，但吃太多容易造成脱水等症状，特别是胎动不安和胎漏下血（有早产症状者）的准妈妈更要忌吃。

● 过量食用柑橘容易引起燥热、上火，发生口腔炎、牙周炎、咽喉炎等。准妈妈每天吃柑橘不宜超过3个，总重量应该控制在250克以内。

● 柿子有涩味，吃多了会感到口涩舌麻，收敛作用很强，容易引起大便干燥；遇酸则容易凝集成块，与蛋白质结合后产生沉淀。因此，吃柿子应该适可而止，最好一次只吃1个，不可以多吃。

● 猕猴桃性寒，所以脾胃虚寒的

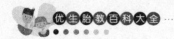

准妈妈要慎食，经常性腹泻和尿频的准妈妈也不宜吃。饭后 1～3 小时吃较为合适，不宜空腹吃。有先兆性流产现象的准妈妈千万别吃猕猴桃。

**常见水果主要营养素含量（以 100 克可食部计）**

| 名　　称 | 水分（克） | 蛋白质（克） | 糖类（克） | 膳食纤维（克） | 维生素（毫克） | β-胡萝卜素（微克） | 钾（毫克） |
|---|---|---|---|---|---|---|---|
| 柑橘（平均） | 86.9 | 0.7 | 11.9 | 0.4 | 28 | 890 | 154 |
| 苹果（平均） | 85.5 | 0.2 | 13.5 | 1.2 | 4 | 20 | 119 |
| 梨（平均） | 85.5 | 0.4 | 13.3 | 3.1 | 6 | 33 | 92 |
| 桃（平均） | 86.4 | 0.9 | 12.2 | 1.3 | 7 | 20 | 166 |
| 杏 | 89.4 | 0.9 | 9.1 | 1.3 | 4 | 450 | 226 |
| 枣（鲜） | 67.4 | 1.1 | 30.5 | 1.9 | 243 | 240 | 375 |
| 樱桃 | 88.0 | 1.1 | 10.2 | 0.3 | 10 | 210 | 232 |
| 葡萄（平均） | 88.7 | 0.5 | 10.3 | 0.4 | 25 | 50 | 104 |
| 草莓 | 91.3 | 1.0 | 7.1 | 1.1 | 47 | 30 | 131 |
| 猕猴桃 | 83.3 | 0.8 | 14.5 | 2.6 | 67 | 130 | 144 |
| 香蕉 | 75.8 | 1.4 | 22.0 | 1.2 | 8 | 60 | 256 |
| 芒果 | 90.6 | 0.6 | 8.3 | 1.3 | 23 | 897 | 138 |
| 西瓜（平均） | 93.3 | 0.6 | 5.8 | 0.3 | 6 | 450 | 87 |
| 香瓜 | 92.9 | 0.4 | 6.2 | 0.4 | 15 | 30 | 139 |

数据来源：数据引自《中国食物成分表 2004》（中国疾病预防控制中心营养与食品安全所编著，杨月欣主编，北京大学医学出版社 2005 年出版）。

## 坚果类食物不可少

坚果种类较多，大致可分成两类：一类是高脂肪、高蛋白、很少碳水化合物的坚果，如花生、西瓜子、葵花子、南瓜子、腰果、松子、杏仁、核桃、开心果、松仁、榛子等；另一类是高碳水化合物、低蛋白、很少脂肪的坚果，如板栗、莲子、白果等。

坚果风味独特，深受人们的喜爱，是最常见的零食之一。坚果的营养价值较高，含丰富的蛋白质、维生素 E、B 族维生素、叶酸、钾、镁、锌、铜和膳食纤维。对准妈妈而言，坚果也是值得推荐的零食。

然而，坚果也绝非多多益善，因为多数坚果含有大量脂肪。比如，100 克炒花生仁含有 44.4 克脂肪，大概相当于 45 克花生油或豆油。葵花子、杏仁、榛子、西瓜子、南瓜子、松子、核桃、腰果等坚果中的脂肪含量与花生相比，也有过之而无不及。其中，葵花子含 50% 的脂肪，核桃含 60% 的脂肪，松子则含 70% 的脂肪。过多摄入高脂肪的坚果易致肥胖。

因此，《中国居民膳食指南 2007》建议，每周吃 50 克坚果是适宜的。50 克坚果（以可食部计）相当于大小适中花生仁 66 粒，或大杏仁 37 粒，或开心果 76 粒，或葵花子 5 把，或西瓜子 5 把（成年女性手掌）。

孕期坚果食用量可适当增加，如每天 10 克～20 克（每周 75 克～150克）。不过，此时要减少同等重量的大豆（或与之相当的大豆制品）。尤其是那些孕前即肥胖或者体重增长过快的准妈妈，更应如此。

## 常见坚果主要营养素含量（以 100 克可食部计）

| 名　称 | 水分（克） | 蛋白质（克） | 脂肪（克） | 糖类（克） | 膳食纤维（克） | 维生素 E（毫克） | 维生素 $B_1$（毫克） | 锌（毫克） |
|---|---|---|---|---|---|---|---|---|
| 花生仁（炒） | 1.8 | 23.9 | 44.4 | 25.1 | 4.3 | 14.97 | 0.12 | 2.82 |
| 西瓜子（炒） | 4.3 | 32.7 | 44.8 | 14.2 | 4.5 | 1.23 | 0.04 | 6.76 |
| 葵花子（炒） | 2.0 | 22.6 | 52.8 | 17.3 | 4.8 | 26.46 | 0.43 | 5.91 |
| 核桃（干） | 5.2 | 14.9 | 58.8 | 19.1 | 9.5 | 43.21 | 0.15 | 2.17 |
| 腰果 | 2.4 | 17.3 | 36.7 | 41.6 | 3.6 | 3.17 | 0.27 | 4.3 |
| 松子（炒） | 3.6 | 14.1 | 58.6 | 21.4 | 12.4 | 25.20 | — | 5.49 |
| 杏仁（大） | 6.2 | 19.9 | 42.9 | 27.8 | 18.5 | — | 0.02 | 4.06 |
| 板栗（鲜） | 46.6 | 4.8 | 1.5 | 46.0 | 1.2 | 4.56 | 0.14 | 0.57 |
| 莲子（干） | 9.5 | 17.2 | 2.0 | 67.2 | 3.0 | 2.71 | 0.16 | 2.78 |

数据来源：数据引自《中国食物成分表 2004》（中国疾病预防控制中心营养与食品安全所编著，杨月欣主编，北京大学医学出版社 2005 年出版）。

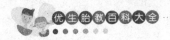

## 准妈妈挑食要不得

有些准妈妈在孕前就有偏食的习惯，怀孕后变本加厉，往往只吃自己喜欢的食物，认为只要多吃就有营养。殊不知，偏食往往导致营养摄入单调，体内长期缺乏某些营养素，会造成营养不良，使妊娠合并症发生率增高，如贫血或骨质软化症等，也会影响胎宝宝正常的生长发育。

### 1. 主食不能不吃

一些准妈妈在孕前就为了保持体形而很少摄入主食，认为主食是体形发胖的主要原因。大米、面粉等主食是人体热能的主要来源，放弃或减少主食将使母体严重缺乏能量而使胎宝宝发育缓慢。而且，怀孕后准妈妈对热能的需要大大增加，如果热量摄入不足，为了满足胎宝宝的需要，就会动员体内的脂肪大量氧化释放热量，而把节约下来的葡萄糖优先供给胎宝宝，这个过程会产生过多的酮体，酮体能够进入胎宝宝体内，影响胎宝宝的大脑和智力发育。

### 2. 动物性食物要限量

也有些准妈妈为了保障宝宝的营养而拼命摄入大量的动物性食物，每天每餐都有超量的鸡鸭鱼肉，同时炒菜用很多油脂，大大超过身体的需要而转化为脂肪积存于体内，结果自己体重猛长，宝宝却营养不良。

### 3. 完全吃素危害多

还有些准妈妈日日与蔬菜、水果为伴，不吃其他食物。这些素食虽然含有丰富的维生素及矿物质，但蛋白质与脂肪的含量较低，热能摄入量严重不足，使得胎宝宝生长缓慢。而且，素食中普遍缺少一种被称为牛磺酸的营养成分，牛磺酸对儿童的智力发育有着至关重要的影响。因此吃素的准妈妈应该注意饮食搭配合理，多食用含有蛋白质、脂肪的食物，如奶类、蛋类、豆类、坚果、海藻等。

### 4. 坚果类食物要适量

还有一些准妈妈每天吃大量的坚果类食物，希望补充必需脂肪酸和优质蛋白质质，有助于胎宝宝大脑的发育。甚至说核桃的形状像大脑，多吃些能够补脑。其实，孕期对必需脂肪酸的需要只比正常人略高，而普通的烹调用植物油就能满足这一需要。坚果类食物含有极高的热能和较多的脂肪，摄入过多将影响其他营养素的吸收。

孕早期特色食谱

## 富含叶酸的营养食谱

**1. 三花汤**

原料：腰子100克，净鱼片100克，菜花200克，鸡蛋1个。

调料：盐，姜，葱，鸡汤，菱粉。

做法：

● 将腰子剔去腰腹、横切数刀、竖切数刀成花状，再切成1寸长、0.5寸宽，洗净。

● 鱼肉洗净，如前切成花状，分别放在碗内，加入蛋清、盐、菱粉，拌和上浆待用。

● 锅中放油少许，烧至八成热。

● 放姜、葱炒出香味，再放菜花快炒。

● 放盐少许，待菜花八成熟时放入鸡汤烧开，再放入鱼、腰花，用勺划开。

● 烧开后撇去浮沫，倒入汤碗中即成。

特点：此菜清淡可口，营养丰富。特别是腰子中含有较丰富的叶酸和锌，孕早期可经常食用。

**2. 软炸鸭肝**

原料：鸭肝250克，鸡蛋清2个，面包渣100克。

调料：植物油，盐，水淀粉。

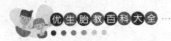
做法：

● 将鸭肝洗净，切成薄片，放在碗里，加盐腌渍15分钟。

● 蛋清打碎成蛋糊，将鸭肝一片片地挂匀蛋糊，底部沾上一层面包渣。

● 炒锅上火，放油烧至六七成熟。

● 将挂糊沾面包渣的鸭肝下入油锅（面包渣一面朝下），用小火炸3分钟。

● 炸至底部发黄变脆、上部嫩熟乳白时捞出沥油，放在盘内即可。

特点：此菜香脆软嫩，清鲜不腻，也可将鸭肝换成其他动物肝脏调剂食用。

### 3. 什锦蛋羹

原料：鸡蛋2个，莴笋叶50克，海米5克。

调料：盐，西红柿酱（或鲜西红柿丁），淀粉，香油少许。

做法：

● 鸡蛋打碎加盐，加上多半杯凉开水搅匀，蒸8分钟左右。

● 炒锅上火，加油少许烧热，锅内放一杯清水，水开后放海米末、莴笋叶末、盐、番茄酱或西红柿丁，再勾芡成什锦汁。

● 将什锦汁倒在蛋羹上即可。

特点：此菜做法简单，色彩鲜艳，味道鲜美，营养丰富。鸡蛋和绿色蔬菜的叶酸含量均较丰富。

### 4. 炒木须肉

原料：猪肉250克，鸡蛋2个，木耳25克，黄花菜25克，油菜150克。

调料：酱油、糖、葱、盐各适量，淀粉10克。

做法：

● 将猪肉切成细丝，用淀粉、酱油拌匀，锅上火，放油少许烧热，放入肉丝炒熟，出锅备用。

● 热油锅内鸡蛋加盐炒熟，出锅备用。

● 将发好的木耳和黄花切小，用热油锅炒片刻后，加酱油、糖、油菜和炒好的肉、蛋共同煸炒，最后加葱花，勾薄芡，搅匀即可出锅。

特点：这是道家常菜，做法简单，但有肉、有蔬菜。特别是木耳含铁丰富，鸡蛋和绿叶蔬菜含叶酸丰富。

## 增进食欲的开胃美食

怀孕初期最难过的就是早孕反应，消化系统总是不舒服，不想吃东西。有时胃里翻江倒海，吃进去的东西都被吐了出来……这一阶段不少准妈妈体重不仅没增长，反而瘦了。以下两款酸甜适口、操作简单的佳肴既能让你躲开油烟的侵扰，又能让你享受清新爽口的开胃美食！

### 1. 西红柿牛腩

原料：牛腩300克，土豆200克，西红柿200克，洋葱50克，花生油10克，精盐5克，白砂糖5克，姜10克，葱10克，八角3克，桂皮3克，香叶3克。

做法：

● 牛腩洗净后切成3厘米左右的块。

● 将牛腩块放入热水锅中，烧沸后去除浮沫，再用清水洗净牛腩。

● 牛腩放入沙锅，加葱、姜、八角、桂皮、香叶，待大火烧开后再用小火慢炖。

● 土豆削皮后切块，洋葱切片，西红柿切成小块。

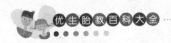

● 向炒锅中倒入油，烧至六七成热，放入西红柿不断煸炒，直至熟烂呈西红柿酱状。

● 牛腩慢炖1.5小时左右，然后放入煸好的西红柿，加入土豆块、洋葱、精盐、白砂糖，中火烧至牛肉软烂入味。

**专家提示**

西红柿中的番茄红素是脂溶性营养素，适合炒食或者与脂肪类食物同吃。牛肉不易煮烂，煮牛肉时可以将少量茶叶用布袋包好，放入锅里；或者放几个山楂、几片萝卜，不仅能使牛肉很快煮烂，而且味道清香；加少量的醋也有同等功效。

特点：西红柿富含维生素C、维生素A和尼克酸，其特有的番茄红素是强抗氧化剂，可以减少自由基对机体的损害、提高免疫力。牛肉蛋白质含量丰富，脂肪含量较低，能够提供丰富的钙、铁、锌等微量元素。色泽鲜艳、味道酸甜的西红柿汤汁搭配美味可口的牛腩肉不仅能为准妈妈们提供丰富的营养，还可以有效促进准妈妈的食欲。

## 2. 凉拌菠菜

原料：嫩菠菜250克，花生仁50克，香油10克，姜5克，醋5克，精盐3克，白砂糖3克。

做法：

● 将菠菜择洗干净，放入滚水中汆烫；捞出后用清水过一遍，沥干水分。

● 姜切末，花生仁用小火炒熟。

● 将菠菜放入盘中，倒上姜末，调入盐糖、醋、香油，撒上花生仁，拌匀即可。

特点：菠菜中的蛋白质含量较高，200克菠菜中的蛋白质含量与1个鸡蛋相等。菠菜中还含有丰富的叶酸、花生蛋白质、不饱和脂肪酸、维生素E、尼克酸等准妈妈必需的营养物质，并因此被誉为"长生果"。

### 3. 什锦粥

原料：鸡腿肉 100 克，火腿 20 克，胡萝卜 20 克，香菇 5 克，黄瓜 10 克，米饭 200 克，葱花、盐等各适量。

做法：

● 将香菇用温水泡开，洗净去蒂，对切成两块；鸡肉洗净切成小块，火腿切成小片，胡萝卜洗净切成小片，黄瓜洗净切成小片。

● 锅内放水烧开，放入鸡腿肉、火腿、香菇、胡萝卜煮熟成汤。

● 把米饭加入汤内，用勺子将饭粒搅拌开，煮开后加入黄瓜片、葱花和盐，即可食用。

特点：此粥色泽鲜艳，口味清淡，风味独特，操作简单，营养丰富，含有蛋白质、脂肪、碳水化合物、无机盐、维生素等营养素，主副食俱全。

### 4. 出水芙蓉

原料：黄瓜 1 根，约 300 克，西红柿 2 个，白糖、水淀粉、桂花等各适量。

做法：

● 取黄瓜一根，洗净，切下蒂部，再纵向剖开，切成扁形（20 片左右），余下的黄瓜去皮，切成长条在盘内沿码成花边。

● 将西红柿洗净，挖去蒂部，一个切成 8 瓣码在盘中，围成一圈；另一个西红柿从顶部交叉切 3 刀，不要切断，分成 6 瓣，呈荷花形，放在盘中间；将切的黄瓜蒂切面朝上，镶在荷衣的中间，做成花中的小莲蓬。

● 将少量白糖放入锅内加水，加桂花少许，待煮开后，用水淀粉勾成薄芡，凉凉后将汁浇在小莲蓬周围作花心，即能食用。

特点：此菜是凉菜，形态美观，色泽鲜艳，酸甜爽口，清淡不腻，含有多种维生素。孕妇出现早孕反应时食用较好。此菜味道酸甜，嫩滑可口。酸味能增加胃液分泌，且助消化，增加食欲，孕早期孕妇经常调剂食用可补充各种营养。

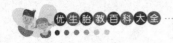
### 5. 红枣烧兔肉

原料：鲜兔肉200克，胡萝卜50克，红枣10克，生姜5克，清汤300克，盐8克，味精3克，绍酒5克，胡椒粉少许。

做法：

● 将兔肉斩成小块，胡萝卜去皮切块，红枣泡洗干净，生姜去皮切片。

● 烧锅加水，待水开时，投入兔肉、胡萝卜块，用中火煮去血水及腥味，倒出洗净。

● 把兔肉、胡萝卜块、生姜片投入炖盅，放入味精、胡椒粉、绍酒，注入清汤，加上盖，隔水炖约2小时即可食用。

特点：此菜含多种维生素及人体所需的微量元素和胡萝卜素。对初孕妇女烦躁不安、胸部胀痛有较好的疗效。

### 6. 珍珠三鲜

原料：生鸡脯肉50克，蛋清1个，豌豆25克，西红柿50克，牛奶25克，盐、鸡油、淀粉、肉汤等各适量。

做法：

● 将鸡蛋清、淀粉、牛奶调成白汁，鸡肉剁成泥，与白汁混合在一起调匀成鸡肉细泥，放在碗里待用。

● 将西红柿洗净，去皮去子，切成小丁。

● 在锅里放肉汤煮开，放豌豆煮熟，再加入西红柿丁，等汤再开时，锅离开火，用一支筷子把鸡肉细泥从碗边一点一点地搋进锅里，搋出的鸡泥疙瘩同豌豆大小。

● 等把鸡泥都搋完之后，再放锅上火烧开，放入食盐、鸡油煮开即可。

特点：此菜细嫩色美，味香清淡，维生素含量丰富。此菜软嫩香醇，味美不腻。鸡肉营养丰富，含有多种营养素，尤其是蛋白质含量很高。

### 7. 糖醋排骨

原料：猪排骨 400 克，鸡蛋 2 个，盐、淀粉、白糖、植物油、酱油、醋、葱、姜各适量。

做法：

● 将排骨洗净，去皮膜，切成条块放入容器中，加盐、酱油拌匀腌渍 5 分钟。

● 排骨腌好后，放入蛋黄、干淀粉，加水少许，拌至每块排骨上均匀地粘牢厚糊。

● 炒锅上火，放油烧至八成热，将粘上厚糊的排骨散放下锅，用漏勺翻炸至排骨浮起，熟后捞出。

● 把锅里油再烧至八成热，再把捞出的排骨放入，用漏勺翻炸至金黄色，外表松脆，捞出待用。

● 炒锅底留油上火，放葱段、姜片煸锅，放水、酱油、盐、白糖烧开，水淀粉调成半厚芡，加入八成热的热油，用手勺推拌均匀，即放入炸好的排骨稍拌，让汁包裹上排骨，再放入少量熟油，推拌至排骨色泽光亮即可装盘食用。

特点：此菜色泽油亮，酸甜可口。操作时要掌握好火候，不要炸过火，糖不要太多。孕妇不宜多吃糖，但孕早期孕妇有呕吐症状，食用酸甜食品可防治呕吐，增进食欲，可适量调剂食用。

### 8. 鱼香小滑肉

原料：瘦猪肉 200 克，青笋 100 克，水发木耳 50 克，泡辣椒末 40 克，酱油 10 克，白糖 10 克，醋 10 克，精盐 3 克，料酒 15 克，味精 1 克，姜末 10 克，葱花 15 克，蒜末 10 克，水淀粉 50 克，清汤、清油各适量。

做法：

● 将猪肉切成大小厚薄均匀的薄片，装碗用料酒、盐腌至入味，用水淀粉拌匀（要掌握好水量，做到不干不稀）。

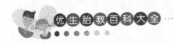

● 碗内倒入酱油、白糖、醋、味精、清汤、水淀粉，调成鱼香汁。调味原料用量要准，以免走味。

● 将青笋去皮，切成薄片，木耳择洗干净，也切成大小相当的片。

● 锅内油烧到六成热，放肉片炒散，下泡辣椒炒出红色，下姜、蒜、葱炒香，放青笋片、木耳片炒匀，烹入鱼香汁翻炒，起锅装盘即成。炒的过程中要掌握好火候，翻炒要快，烹汁后起锅也要快，才能做到肉质松软嫩滑。

特点：成菜色泽红亮，肉片细嫩，味甜酸辣，营养丰富。此菜属民间的一种"小锅小炒"。

## 9. 姜醋焖蚶

原料：花蚶300克，生姜10克，葱10克，花生油10克，盐5克，味精2克，白糖1克，胡椒粉少许，水淀粉适量，麻油1克，红醋2克。

做法：

● 将花蚶杀洗干净，生姜去皮切条，葱洗净切段。

● 烧锅下油，待油热时，下入姜条、花蚶，用旺火爆炒片刻，注入清汤，用中火焖。

● 待焖至花蚶出味时，调入盐、味精、白糖、胡椒粉、红醋、葱段，加盖再焖1分钟，然后用水淀粉勾芡，淋入麻油即成。

特点：花蚶含丰富的蛋白质，清淡开胃，营养丰富，可增进食欲，对强烈的妊娠反应有较好的抑制作用。

#  孕中期营养要点

孕中期，胎儿生长比较迅速，需要更多的营养物质才能保障其正常生长。与此同时，母体子宫、胎盘、乳房等也逐渐增大。再加上早孕反应导致的营养摄入不足也要在孕中期弥补，所以孕妇必须增加营养物质摄入，并使体重有较快增长。在保证体重正常增长的前提下，孕中期应格外重视下列几种重要营养素的摄取。

## 适当增加能量的摄入

孕中期，每日对能量的需求大约比未孕前增加 5%～10%，约增加 200 千卡，即一天需要摄入 2300 千卡能量。

影响能量需要的因素很多，如孕前体重、孕期体重增加的情况和准妈妈的活动量等，不可能有一个确切的能量需要量适用于所有的准妈妈。一般可根据准妈妈体重的增长来评价和判断能量的摄入是否适宜，孕中、晚期每周增重应不少于 0.3 千克、不多于 0.5 千克。

碳水化合物、脂类和蛋白质经体内代谢可释放能量，统称为"三大产能营养素"。其中，碳水化合物是人体最重要的能量来源，人体所需的能量 50% 是由食物中的碳水化合物提供的。粮谷类食物是碳水化合物的主要来源，中国营养学会建议孕中期每日应摄入 350 克～450 克粮谷类食物。

脂类是人类膳食能量最经济的来源，1 克脂肪在体内分解成二氧化碳和水并产生 9 千卡能量，比 1 克蛋白质或 1 克碳水化合物高 1 倍多。2000 年《中国居民膳食营养素参考摄入量》推荐准妈妈膳食脂肪供能比为 20%～30%，即一天需要从脂类食物中摄入 460 千卡～690 千卡能量（约合 51 克～76 克脂肪）。

在一般情况下，人体主要依靠碳水化合物和脂肪供应能量，但如果这两者供能不足，如长期不能进食或消耗量太大时，体内的糖原和贮存脂肪已大量消耗之后，将依靠组织蛋白质分解产生氨基酸来获得能量，以维持必要的生理功能。

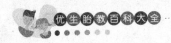

## 保证优质蛋白质的摄入

怀孕期间，胎宝宝、胎盘、羊水、血容量的增加及准妈妈子宫、乳房等组织的生长发育约需 925 克蛋白质，其中胎宝宝体内约 440 克，胎盘 100 克，羊水 3 克，子宫 166 克，乳腺 81 克，血液 135 克。胎宝宝早期肝脏尚未发育成熟，缺乏合成氨基酸的酶，所有的氨基酸都是必要氨基酸，需要由母体提供。

孕中期要注意摄入足量的蛋白质，特别是优质蛋白质。2000 年《中国居民膳食营养素参考摄入量》建议，孕中期准妈妈每日应摄入 15 克蛋白质。绝大多数孕妇膳食蛋白质的摄入量应达到 80 克以上。

食物中蛋白质含量的大致规律是：鱼、禽类、畜肉、蛋类、奶类、海鲜、内脏等动物性食物以及大豆制品含较多的蛋白质，谷类（主食）中的蛋白质也不少，而蔬菜和水果中的蛋白质通常很少。动物性食物以及大豆制品所含蛋白质不仅含量比谷类高，而且其营养价值也超过谷类，故而是优质蛋白质的良好来源。另外，坚果类如花生、瓜子、核桃、腰果、杏仁等也还有较多蛋白质，其含量与大豆相当。

因此，孕中期膳食结构中要增加动物性食物以及大豆制品的摄入量。其中，奶类每天至少 250 克（或毫升），鸡蛋每天 1 个，肉类（包括禽类、畜肉、鱼和海鲜等）每天 150 克，大豆 40 克（相当于豆腐 200 克、豆腐干 80 克、腐竹 30 克、豆浆 800 克、豆腐脑 700 克）。

## 要特别注意补铁

铁是人体需要量最大的微量元素。孕中期和孕晚期，铁的需要量大增，每天应摄入 25 毫克和 35 毫克。孕早期每天摄入 15 毫克铁即可。因为孕中期和孕晚期对铁的需要量较大，而与此同时，大多数日常饮食铁含量不高，吸收率也低，所以，铁缺乏导致的缺铁性贫血是孕妇最常见的营养缺乏病之一。中国孕妇贫血率为 30% 左右，平均每 3 个孕妇中至少有 1 个患有贫血。

孕妇血液中的铁同时被母体骨髓和胎儿利用，两者之间是互相竞争关系。在竞争中，胎儿占有优势。铁一旦通过胎盘由母体运至胎儿，就不可能逆转回母体血液中。而母体骨髓中的铁却没那么"自私"，如有必要，还可以回到血液中供母体及胎儿双方利用。所以，孕妇膳食轻度缺铁时，首先危及母体而不是胎儿。当然，如果孕妇膳食缺铁严重，胎儿发育亦会受累。

饮食补铁是防治缺铁性贫血的有效方法。防治孕期缺铁性贫血首先要多选择富含铁的食物。含铁丰富的动物性食物有猪肝、猪血、瘦肉、牛肉、羊肉、鱼类等；含铁丰富的蔬菜有菠菜、芹菜、小白菜、鲜豆角、荠菜、芋头、豆芽、紫菜、海带、蘑菇、黑木耳等；含铁丰富的水果有大枣、葡萄、山楂、杏、桃等。蔬菜、水果还含有促进铁吸收的维生素C。粗粮和豆类的含铁量也较高。

不过，实践证明，防治缺铁性贫血仅仅关注食物铁含量是远远不够的，食物中铁的吸收率更为关键。不同食物中铁的吸收率有很大差别。肉类（如瘦猪肉、牛羊肉等）、动物血液（如血豆腐等）和动物肝脏（如猪肝、羊肝等）铁吸收率最高，约为20%～25%；鱼类铁吸收率尚可，为11%；其他类别的食物铁吸收率就较低了，蛋类（蛋黄）为3%，谷类和蔬菜中铁的吸收率一般低于5%，如大米仅为1%，菠菜仅为1.3%，豆类铁吸收率多在7%以下。值得一提的

是奶类，不仅铁含量低，而且铁的吸收率也不高，为10%，故被称为"贫铁食物"。

由此可见，要保证铁的有效供给，肉类、动物血液、动物肝脏和鱼类是最佳的选择。这些食物含铁多，吸收率高，而且很少被其他膳食因素干扰，是铁的良好来源。尤为难得的是，肉类和鱼类与其他食物如蔬菜和谷类搭配食用时，还可以提高这些食物中铁的吸收率。因此，孕妇膳食结构中保有一定数量的肉类和鱼类是非常重要的，它们对防治缺铁性贫血的作用几乎是无可替代的。为此，素食者更容易出现较为严重的贫血现象，要积极尽早补充铁剂。

除摄入富含铁的食物外，选择添加了铁的强化食品（如加铁酱油、加铁牛奶或奶粉、强化面粉等），也是防治孕期缺铁性贫血的重要手段。此外，大部分复合型营养补充剂中也含

**专家提示**

鉴于准妈妈贫血发生率较高，中国营养学会将孕妇铁的推荐摄入量定为正常成年人的1.25（孕中期）～1.75（孕晚期）倍。不要在饭后喝茶，更不要喝浓茶，因为茶叶中的鞣酸可妨碍铁的吸收。

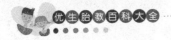

有铁。一些学者主张自孕中期起通过补铁剂来改善准妈妈的贫血症状，常见的补铁剂有硫酸亚铁（剂量为150毫克/日）、富马酸亚铁（剂量为100毫克/日）等。

## 继续补充钙和维生素D

钙是人体内含量最大的矿物质。成年人体内钙总量约为1.2千克，占体重的2%。钙是构成人体骨骼和牙齿的主要成分之一，人体内绝大部分（超过99%）钙都在骨骼和牙齿中。

孕期对钙的需要量大增，显然是与胎儿骨骼发育直接有关的。在孕早期，因为胎儿的骨骼发育尚未开始，准妈妈需要钙的量与未孕时相比，并没有增加，大致是每天800毫克。进入孕中期后，胎儿骨骼系统快速发育，钙的适宜摄入量增加至每天1000毫克，孕晚期则为1200毫克，与未孕时相比增加了50%。

孕中期和孕晚期对钙的需要量增加，主要是为了满足胎儿的骨骼发育。然而，如果此时准妈妈膳食中钙供应不足，首先受害的却不是胎儿，而是准妈妈自己。胎盘对钙的转运是主动式的，它像吸盘一样"吸"走准妈妈身体里的钙。当膳食缺钙时，准

妈妈骨骼中"储存"的钙将被胎儿优先使用。这种"牺牲"准妈妈"保护"胎儿的现象，在孕期营养中十分普遍。有研究表明，孕期摄入钙较少的女性，骨密度降至同龄非孕女性的85%。因此，孕期摄入充足的钙，与其说是为了胎儿的正常发育，不如说是对准妈妈健康更重要。孕期钙摄入不足，不但会影响产后恢复，还是导致女性骨量减少、体质下降的重要原因之一。当然，在缺钙更为严重时，胎儿的发育也会受累。

奶类是钙的最好食物来源，不仅钙的含量高，而且吸收率也较其他食物高。所以，准妈妈膳食结构中一定要有奶类。一般的液态奶，其钙的含量大致是100毫克/100毫升（或克），

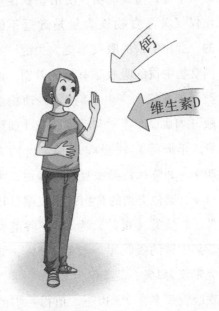

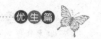

或可简单地记为1毫升（或1克）液态奶含有1毫克钙。如果准妈妈每天喝奶300毫升（300克）或相当的其他奶制品，即可摄入300毫克的钙，这一数值约占准妈妈每天钙适宜摄入量的30%（孕中期）~25%（孕晚期）。如果准妈妈每天喝奶500毫升（500克），则可摄入500毫克的钙，这一数值约占准妈妈每天钙适宜摄入量的50%（孕中期）~40%（孕晚期）。

因为奶类是钙的最好来源，我们希望准妈妈能通过奶类摄入较多的钙，所以主张准妈妈特别是孕中期或孕晚期的准妈妈，每天至少喝奶300毫升，最好喝奶500毫升。如果准妈妈根本不喝奶的话，那么她的钙需要很难通过其他食物得以全部满足。

除奶类外，大豆和大豆食品如豆腐、豆腐干、豆腐皮、素鸡、豆腐花等含钙量也比较高，是膳食钙的较好来源。不过，豆制品中的钙含量很大程度上是与加工过程中添加的凝固剂如石膏（硫酸钙）、卤水（含氯化钙）等有关。比如40克黄豆含钙76毫克，但用它做成豆腐（约为200克）后，含钙328毫克，增加了3倍多。也就是说，凡是使用了含钙凝固剂的豆制品，如豆腐、豆腐干、豆腐花等，钙的含量就比较高。而且添加凝固剂越多的豆制品，钙含量越多，比如老豆腐的钙含量就高于嫩豆腐。但没有使用含钙凝固剂的豆制品，如内酯豆腐、豆浆等，钙的含量就比较低。比如豆浆中的钙含量，仅为牛奶的1/20，这也是豆浆无法代替牛奶的主要原因。因此，一般建议准妈妈每天摄入相当于40克大豆的豆制品，且选择含量较高的品种，如豆腐（200克）、豆腐干（80克）、腐竹（30克）、豆腐脑（700克）等。这些大豆制品大约可提供200~300毫克的钙。如果准妈妈膳食中奶类摄入量不足的话，应增加大豆制品的摄入量，以补充钙。

除奶制品和大豆制品外，虾皮、芝麻酱、紫菜、某些蔬菜等也还有较多的钙，亦可作为孕期膳食钙的来源。不过，需要指出的是，奶类和大豆制品是膳食钙的主要提供者，其他食物很难替代。如果准妈妈膳食结构中奶类和大豆制品摄入量都不足的话，其他食物是很难满足每日钙需要的。此时，服用钙补充剂（如碳酸钙片剂）每天补充600毫克钙是非常必要的，而且不必担心补钙过量造成副作用。

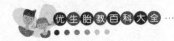

**常见食物钙含量（以 100 克可食部计）**

| 食物名称 | 含钙量（毫克） | 食物名称 | 含钙量（毫克） | 食物名称 | 含钙量（毫克） |
|---|---|---|---|---|---|
| 芝麻酱 | 1170 | 虾皮 | 991 | 奶酪（干酪） | 799 |
| 全脂牛奶粉 | 676 | 素鸡 | 319 | 豆腐干 | 308 |
| 紫菜（干） | 264 | 甜炼乳 | 242 | 海带（水浸） | 241 |
| 海蟹 | 208 | 豆腐丝 | 204 | 黄豆 | 191 |
| 苋菜（红） | 178 | 豆腐（平均） | 164 | 豆腐卷 | 156 |
| 芸豆（虎皮） | 156 | 海虾 | 146 | 豆腐（北） | 138 |
| 扁豆 | 137 | 酸奶 | 118 | 豆腐皮 | 116 |
| 豆腐（南） | 116 | 油菜 | 108 | 牛奶 | 104 |
| 豆浆粉 | 101 | 空心菜 | 99 | 豌豆 | 97 |
| 香菇（干） | 83 | 鲜羊奶 | 82 | 绿豆 | 81 |
| 芹菜茎 | 80 | 腐竹 | 77 | 红小豆 | 74 |

数据来源：数据引自《中国食物成分表 2004》（中国疾病预防控制中心营养与食品安全所编著，杨月欣主编，北京大学医学出版社 2005 年出版）。

对于钙营养而言，还有一点是非常重要的，那就是维生素 D。维生素 D 能提高食物中钙的吸收率，并促进钙在体内的利用和代谢。实际上，维生素 D 是调节钙代谢的关键所在。在维生素 D 缺乏的情况下，膳食摄入的钙将不会被好好地吸收、正确地利用。

维生素 D 主要来源于自身皮肤的合成。皮肤在阳光中紫外线的照射下，以 7-脱氢胆固醇为原料，自动合成维生素 D。所以，对孕妇而言，多晒太阳或多进行户外活动是非常必要的。绝大多数食物中维生素 D 含量都很少，不能满足人体需要。只有鱼肝油中含有大量的维生素 D，常被加工成营养补充剂应用，每日补充 400IU 维生素 D。

## 维生素 C 帮助铁吸收

维生素 C 是人体需要最多的维生素，孕中期每天应摄入 130 毫克维生素 C。维生素 C 促进铁吸收的作用对孕妇尤其重要。人体肠道只能吸收二价铁（$Fe^{2+}$），而维生素 C 可以促使三价铁（$Fe^{3+}$）还原为二价铁而利于吸收。研究表明，在膳食中添加维生素 C 可使铁的吸收率提高 5～10 倍。临床实践表明，轻度到中度的缺铁性贫血仅靠口服维生素 C 即可治愈。

一般而言，蔬菜中维生素含量一般比水果更高一些，但蔬菜通常需加热烹调后食用，有相当一部分维生素 C 会被破坏。而水果一般都是生吃，无须加热，所含维生素 C 不会被破坏。两者各有所长，都是孕妇膳食结构中重要的组成部分。一般建议，孕妇每天应摄入蔬菜 500 克（其中绿叶菜 300 克）、水果 200 克。

在吃蔬菜和水果较少的情况下，或者出现缺铁性贫血时，在医生指导下额外服用维生素 C 制剂是比较可取的做法。

## 为大脑发育提供营养

### 1. 大脑发育的 3 个阶段

人的大脑是一种在结构上极其复杂的组织，最基本的构造单位是脑细胞，即神经元。在胚胎发育过程中，神经元的发育与胎宝宝机体任何器官的增长一样，都意味着是细胞数量的增殖和细胞体积的增长，或者两者同时进行。任何器官的发育和所有生物体的生长一样，可分为 3 个或多或少相连续的细胞发育期：第一阶段称为增殖阶段，即细胞数量的增加；第二阶段称为增殖和增肥阶段，即细胞的数量和体积的大小都在增加；第三阶段称为增肥阶段，即细胞停止增殖（数量不再继续增加），而体积继续增肥、增大，这意味着质的增加。这些连续的过程呈相互重叠状态。

人脑在胎宝宝 3 个月时开始迅速发育，妊娠 3～6 个月是大脑细胞迅速增殖的第一阶段，称为"brain growth spurt"（意即大脑猛长期），这时脑细胞的体积和神经纤维的增长会使脑的重量不断增加；第二阶段是妊娠 7～9

**专家提示**

怀孕第 3～6 个月和第 7～9 个月是胎宝宝大脑增长发育特别快的时期，在这期间准妈妈的营养摄入非常重要。第二阶段是神经细胞的树突增加和形成突触（一个神经细胞的轴突的末梢与另一神经细胞的树突彼此接近，从而保证前一个神经细胞的兴奋冲动，可顺利地传递给后一个神经细胞）的时期，对人的智力来说，要远比神经细胞数目的增加更为重要。

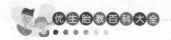
个月期间，在这3个月中，主要是神经系统细胞的增殖及树突分支的增加，使已经建立起来的神经细胞发展成神经细胞与细胞之间的突触接合，以便传导神经细胞中的兴奋冲动。神经细胞的增殖与神经细胞树突分支的增加这两个发展阶段是重叠的，许多细胞一直生长到胎宝宝出生后1岁半~2岁才停止。

**2. DHA：大脑发育的黄金营养素**

DHA是一种脂肪酸的简称，其学名为"二十二碳六烯酸"（结构简式C22：6，ω－3）。DHA是人体内发现的碳链最长、双键最多的脂肪酸。在人体内或食物中，DHA常常与EPA共存。EPA学名为"二十碳五烯酸"（结构简式C20：5，ω－3）。

婴儿大脑含60%脂肪，其中20%是ω－3脂肪酸（主要是DHA＋EPA）。也就是说，DHA和EPA是构成胎儿脑组织的重要成分之一。在孕中期和孕晚期，胎儿脑细胞的分裂增殖速度是非常快的，每分钟达25万个。所以不难理解，DHA对胎儿的智能发育至关重要。

研究表明，孕期和哺乳期摄入充足的DHA对宝宝精神、视力和免疫系统发育以及长期的认知能力都有作用。还有研究表明，DHA还可以减少产后抑郁的发生率。因此，孕中期开始即应注意摄入DHA。

根据世界卫生组织（WHO）和联合国粮农组织（FAO）联合脂肪专家委员会2008年的建议，孕妇每天DHA＋EPA的摄入量为300毫克，其中DHA至少200毫克。一份来自中国疾病预防控制中心的调查显示，目前中国成年人的DHA＋EPA的平均摄入量每天只有37.6毫克，远低于上述推荐量。

鱼类、海鲜、蛋黄、海藻等食物中含有DHA，其他食物几乎不含DHA。因此，孕中期膳食结构中要有一定量的鱼类、海鲜、蛋黄和海藻等。一般建议，孕中期每天摄入100克鱼类和海鲜、1个蛋黄（1个鸡蛋）和适量的海藻类（如海带、紫菜、裙带菜等）。

在身体内，DHA还可以由亚麻酸经过复杂的代谢过程转化而来。亚麻酸（C18：3，ω－3）也是一种ω－3型多不饱和脂肪酸，人体不能合成它，必须由食物供应。在日常食用的油脂如菜子油、花生油、大豆油、橄榄油等中，亚麻酸的含量都很低，约在1%~8%范围内。而在亚麻子油、紫苏油中亚麻酸含量很高，可达50%

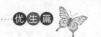

以上。所以，孕中期膳食结构的油脂中，应该包括一部分亚麻子油和（或）紫苏油。

正是因为 DHA 对胎儿发育具有巨大益处，现在市面上有多种专门补充 DHA 的保健食品或强化食品。前者有各色鱼油或海藻油（其特点和用法见本书后续营养补充剂部分）等，后者有添加了 DHA 的孕妇奶粉或添加了 DHA 的食用油（烹调油）等。

### 3. 营养不良的严重后果

胎儿期如果营养不良，胎宝宝大脑细胞的总数只有正常细胞数的82%。如果在出生前和出生后均有营养不良，则大脑细胞总数仅为正常细胞数的40%，并且脑的各部位的脱氧核糖核酸的数量与重量，在出生后也会相应地与月龄成比例地下降。如果胎宝宝长期营养不良，则脱氧核糖核酸的数量与重量，无论是大脑、小脑还是脑干的都会远远落后于正常宝宝，相当于正常宝宝的1/2～3/4。早期营养不良能使脑细胞分裂期缩短，晚期营养不良能使每个脑细胞的体积减小，但不影响细胞的数量。

以上这些情况，用智力测验的方法也可得到证实。如果宝宝出生后早期营养良好，只是稍长大后或断奶后营养状况不良，只要继续补充营养，智力仍可以恢复。如果早期特别是胎儿期营养不良，虽然出生以后营养得到改善，智力恢复仍会较慢或难以恢复。所以，准妈妈应特别注意胎宝宝生长发育时期的营养供给。这里，首要条件是在妊娠 3～6 个月期间，在按准妈妈的工作条件所决定的体力消耗适当、准妈妈本人的体重所决定的热量供给充分的情况下，注意增加蛋白质、俗称脑黄金的二十二碳六烯酸（DHA）和铁、铜、碘、锌等微量元素，及多种维生素的及时补给。

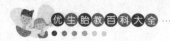

## 孕中期饮食宜忌

孕中期每天大致的推荐摄入数量

见下表。除这九大类食物外，食盐摄入量对孕妇健康也有重要影响。一般建议，孕妇每天食盐摄入量为6克。

### 孕中期每日合理膳食结构的组成

| 食物类别 | 推荐数量（克） | 相关说明 |
| --- | --- | --- |
| 谷类 | 250～450 | 粗粮应占30%以上，包括薯类和杂豆类 |
| 蔬菜 | 300～500 | 绿叶菜等深色蔬菜占50%以上 |
| 水果 | 200～400 | 大致相当于1～2个苹果的重量 |
| 鱼类和海鲜 | 100 | 摄入不足时，可用畜禽肉类或蛋类代替 |
| 畜禽肉类 | 50～100 | 选择脂肪较少的品种，如瘦肉 |
| 蛋类 | 50 | 大致相当于1个鸡蛋的重量 |
| 大豆和坚果 | 40～60 | 大豆主要指黄豆，不包括绿豆、红豆、扁豆等杂豆 |
| 奶类 | 300～500 | 当摄入量为500克时，宜选用低脂牛奶 |
| 油脂 | 25 | 选择包括亚麻油、橄榄油或油茶子油在内的多种植物油 |
| 食盐 | 6 | 包括酱油、咸菜、酱等调味品中的盐 |

表格中各类食物的推荐摄入量是针对体重增长正常的孕妇设计的。当孕前即肥胖或孕期体重增长过快时，应首先减少谷类、油脂类、大豆和坚果类，大致可减少1/3～1/2。效果不理想时，可继续减少肉类和蛋类摄入量（约50克～100克）。而奶类、大豆、鱼类和海鲜、蔬菜和水果则尽量不减少。

当体重增长不足时，应首先增加谷类、奶类、蛋类、鱼类和肉类的摄入量。增加大豆和坚果摄入量，亦能加快体重增长。而增加蔬菜和水果摄入量，则不利于加快体重增长。油脂类几乎是 100% 纯脂肪，像糖一样，营养价值不高，不宜用来增加体重。

对患有妊娠糖尿病、妊娠高血压疾病和妊娠贫血的孕妇，膳食结构也要做相应的调整。

有时候，即使孕妇基本按照上述平衡膳食的大原则来安排饮食，也还会出现一些与营养素缺乏有关的问题，如腰腿痛、腿抽筋、贫血、口腔溃疡等，这可能与食物品种选择和（或）烹调方法不当有关。此时，在医生指导下有针对性地服用营养补充剂是必要的。

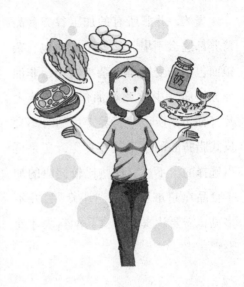

## 主食不要加油脂

孕期应尽量少吃添加了很多油脂的主食，如油条、麻花、油饼、葱油饼、抛饼、方便面、饼干、某些面包、蛋黄派及巧克力派等小零食。

加入油脂后，食物所含的能量大增。同样是 100 克面粉，若是制成馒头（160 克），能提供 360 千卡能量；若是炸成油条（162 克），提供的能量高达 626 千卡。加之添加油脂后（有时还加糖），食物变得香甜可口，进食量随之增加，故而特别不利于体重控制。

添加油脂的谷类食品，如饼干、油条、麻花、面包、小零食等，为了降低成本、延长保质期或者达到起酥的目的，目前广泛使用氢化植物油，而不是普通的植物油。所谓"氢化"，简单地说，就是把植物油中不饱和脂肪酸分子的双键打开并加上氢原子，使双键成为单键，亦即使部分不饱和脂肪酸变成饱和脂肪酸。经过这般处理的油脂，性质更稳定，不容易被氧化（出哈喇味），具有起酥的特性，口感更好。但糟糕的是，氢化植物油中含有较多的（10%～30%）反式脂肪酸。每天摄入量只要超过 1～2 克就会损害健康，既危害孕妇的心脏、血管系统，也有研究发现对胎儿

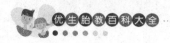

不利。

当然，并非所有的加工谷类食品营养都这么不堪。比如全麦面包、杂粮面包、全麦饼干、杂粮饼干、非油炸方便面（少放调料油包）、纯燕麦片（而不是所谓"营养麦片"）、不含反式脂肪酸的饼干或零食等，还是可以选择的。不过，这些比较健康的加工食品在超市里属于"小众"，并不多见，需要认真查看食品配料表才能发现。

## 鱼和海鲜营养多

比较而言，鱼类和海鲜中所含脂肪和胆固醇要少一些，尤其是饱和脂肪酸更少，主要是不饱和脂肪酸。而且，鱼类和海鲜的脂肪中还含有在其他食物中难得一见的"ω-3型长链多不饱和脂肪酸"，即 DHA 和 EPA。这些特别的脂肪酸不但对血脂和防治心脑血管疾病有利，还会促进胎儿大脑和视神经的发育。很多权威机构给出的膳食指南，包括我国卫生部发布的《中国居民膳食指南2007》，都建议人们"首选鱼类和海鲜"。普通成年人鱼类和海鲜的每日推荐量为75

克～100克。考虑到孕期需要更多的营养，特别是 DHA 和 EPA，一般建议孕中期和孕晚期鱼类和海鲜的每日摄入量为100克和150克。

不单鱼类和海鲜，鸡、火鸡、鸭、鹅等禽肉类在理论上也要比畜肉类好一些，其饱和脂肪酸和胆固醇的含量更低。但就国内目前的情况来看，鸡肉、鸭肉的安全性不及猪肉，滥用激素、抗生素等药物的问题在禽类养殖业尤其严重。有鉴于此，一般将禽肉类和畜肉类合并推荐，孕中期每天摄入50克～100克，孕晚期每天100克。当然，这一推荐量还要有较大的灵活性。假如准妈妈的膳食中缺少鱼类和海鲜，那么畜禽肉类的摄入量必须增加（增加的重量大致与鱼类和海鲜缺少的重量相当），才能满足孕期对优质蛋白质的需要。

### 专家提示

其实，鱼类和海鲜也可能存在较大的安全隐患，如重金属污染、养殖用药残留等。甚至美国FDA和香港卫生署都曾经发出过"孕妇不要吃太多海鲜"的警告。

常见鱼类、海鲜主要营养素含量（以 100 克可食部计）

| 食物名称 | 水分（克） | 能量（千卡） | 蛋白质（克） | 脂肪（克） | 胆固醇（毫克） | 维生素 A（微克） | 铁（毫克） | 锌（毫克） |
|---|---|---|---|---|---|---|---|---|
| 草鱼 | 77.3 | 113 | 16.6 | 5.2 | 86 | 11 | 0.8 | 0.87 |
| 鲤鱼 | 76.6 | 109 | 17.6 | 4.1 | 84 | 25 | 1.0 | 2.08 |
| 鲫鱼 | 75.4 | 108 | 17.1 | 2.7 | 130 | 17 | 1.3 | 1.94 |
| 带鱼 | 73.3 | 127 | 17.7 | 4.9 | 76 | 29 | 1.2 | 0.70 |
| 黄鱼（小） | 77.9 | 99 | 17.9 | 3.0 | 74 | — | 1.2 | 0.70 |
| 鲅鱼 | 72.5 | 121 | 21.2 | 3.1 | 75 | 19 | 0.8 | 1.39 |
| 比目鱼（片口） | 75.9 | 112 | 20.8 | 3.2 | 81 | — | 1.0 | 0.53 |
| 海虾 | 79.3 | 79 | 16.8 | 0.6 | 117 | | 3.0 | 1.44 |
| 海米 | 37.4 | 198 | 43.7 | 2.6 | 525 | 21 | 11 | 3.82 |
| 海蟹 | 77.1 | 95 | 13.8 | 2.3 | 125 | 30 | 1.6 | 3.32 |
| 鲍鱼（杂色鲍） | 77.5 | 84 | 12.6 | 0.8 | 242 | 24 | 22.6 | 1.5 |
| 海参（水发） | 93.5 | 25 | 6.0 | 0.1 | 50 | 11 | 0.6 | 0.27 |

数据来源：数据引自《中国食物成分表 2004》（中国疾病预防控制中心营养与食品安全所编制，北京大学医学出版社出版 2005 年出版）。

## 增加奶类的摄入量

奶类是优质蛋白质、维生素 A、维生素 $B_2$ 和钙的重要来源。尤其是奶类对人体所需钙的贡献，几乎是其他食物无法替代的。

### 1. 每天食用 2 次奶制品

调查表明，中国居民钙摄入量普遍偏低。所以《中国居民膳食指南 2007》中加大了对奶类的推荐量，建议每人每天饮奶 300 克或相当的奶制品。考虑孕中期和孕晚期钙的需要量远超过普通人，建议准妈妈每天摄入 300 克~500 克牛奶或相当的奶制品，这意味着每天要食用 2 次奶类。

奶类的营养缺点是含有较多的饱和脂肪酸。当准妈妈每日饮奶量达到 500 克时，为避免摄入过多的饱和脂肪，宜全部或部分选择低脂牛奶或奶粉。尤其是那些孕前即肥胖或孕期体

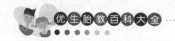

重增长过快的准妈妈，更应如此。

### 2. 乳糖不耐受的人也可以喝奶

有相当一部分人喝奶之后出现腹胀、腹部不适、腹泻、排气增多等症状，此种现象称为"乳糖不耐受"，是因为这些人肠道中乳糖酶活力不足，无法消化牛奶中的乳糖所致。很多人因此放弃了喝奶，这是非常错误的。

其实，乳糖不耐受的人仍然可以喝奶，只要注意选择那些不含乳糖或乳糖含量极少的奶制品就可以了。最常见的是酸奶。鲜奶经乳酸菌发酵成酸奶后，大部分乳糖被转化成乳酸了，可以明显减轻或消除乳糖不耐受者的症状，而且酸奶的营养价值要高于鲜奶。

另一个选择是低乳糖牛奶。这种牛奶中的乳糖大部分（90%）已经被提前分解，基本可以避免乳糖不耐受问题。目前市场上有多种此类牛奶产品，如舒化奶等。此外，少量多次地饮奶，避免空腹喝奶，把牛奶或奶粉和其他食物混合烹调（如制作牛奶鸡蛋饼、牛奶花卷、牛奶小窝头、奶蛋羹等）等措施，也可以解决乳糖不耐受问题。

### 3. 要牛奶不要"牛奶饮料"

除液态牛奶、酸奶外，奶粉、奶酪、淡炼乳（而不是甜炼乳）以及羊奶等奶制品都可以纳入孕期食谱。特别有一些专门为准妈妈设计的"准妈妈奶粉"，更适合孕期营养需要。

不过，有两种"奶制品"貌似牛奶但实非牛奶，它们的营养价值与牛奶不可同日而语。一种是牛奶饮料或酸奶饮料，它们的蛋白质含量通常只有1%左右，而牛奶的蛋白质含量是≥2.9%（调味酸牛奶蛋白质含量标准略低，为≥2.3%）；另一种是奶油，奶油也称"黄油"，或"白脱"（butter），其主要成分就是奶中的脂肪。这两种产品都不在膳食指南的推荐之列，不能用来代替奶制品。

## 防止烹调油被氧化

植物油的主要成分是不饱和脂肪酸。在一定条件下，不饱和脂肪酸比较容易被氧化（酸败），而一旦被氧化破坏，不但营养价值受损，而且会产生不利于健康的物质。所以在购买、储存和使用植物油时要注意对不饱和脂肪酸加以保护，避免被氧化破坏。

## 1. 购买技巧

在购买植物油产品时，普通家庭宜尽量选择小包装的，以便在较短时间内用完。当包装打开以后，植物油与空气中的氧接触，氧化进程会加快。此外，不要购买散装植物油。散装植物油通常是三四级产品，本身品质就不如一二级植物油，普遍来讲氧化程度较高。而且散装油难以鉴别生产日期，产品质量难以保证。

## 2. 储存技巧

储存植物油要注意密封、避光、干燥和阴凉处。因为空气、阳光、水汽和高温都会加速不饱和脂肪酸氧化变质。

## 3. 使用技巧

炒菜时油温不要太高。很多人的习惯做法是等油锅冒烟再加入原料煸炒，这是一个普遍的误区。现在市面上最常见的是各种植物油的一二级产品，它们精炼程度很高，杂质很少，酸度很低，所以不容易发烟，发烟点多在200℃以上。如果真的加热到油发烟，200℃的高温对不饱和脂肪酸和维生素的破坏是很严重的，而且会生成大量有害成分，如过氧化物、苯并（a）芘、低级醛类以及反式脂肪酸等。

因此，炒菜时油温不要超过200℃，更不要等到植物油发烟再投入原料。一般认为，炒菜合适的油温是180℃左右。180℃是什么样的温度呢？只需往油锅里扔一片葱皮，如果葱皮四周冒出大量泡泡，却不会很快变色，就是合适的炒菜温度（180℃）。如果葱皮很快变黄，说明温度过高。另外，当油面出现滚翻或呈波纹状态时，温度就超过190℃了。

控制炒菜油温的另一个窍门是"热锅凉油"，即先把锅烧到很热，再倒油，直接就可以炒菜了。这时油温升得快，但受热时间短，可以在一定程度上保护植物油。

当然，如果干脆不放油炒菜，而是煮菜之后再加点儿凉油，也是可以的。尤其是初榨橄榄油、亚麻油、芝麻油、核桃油等，更适合这种吃法。

另外，对减少油烟而言，锅具也是非常重要的。近年兴起的"无油烟锅"导热性能和蓄热性能好，消除了局部过热现象，使烹调油受热均匀，油烟明显减少。

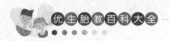

## 最好选择铁强化酱油

酱油主要分为酿造酱油和配制酱油两大类。酿造酱油是以大豆或脱脂大豆、小麦或麸皮为原料，经微生物发酵制成的液体调味品。配制酱油是在酿造酱油的基础上，加入酸水解植物蛋白调味液、食品添加剂等配制而成的液态调味品。

无论营养价值还是安全性，酿造酱油都好于配制酱油。目前市场上较为多见的也是酿造酱油（在酱油标签上写有"酿造"两个字）。酿造酱油的鲜味主要来自微生物发酵产生的低分子含氮浸出物——氨基酸、核苷酸等，香味成分的主体是发酵产生的多种酯类物质。酿造酱油含少量氨基酸、B族维生素和矿物质，有一定的营养价值。比较而言，配制酱油营养价值要差一些，还含有来自"植物蛋白水解液"的可疑致癌物质——氯丙醇。

氨基酸态氮含量是衡量酱油品质的关键指标，且必须在酱油产品标签上注明。合格酱油最低不得低于0.4克/100毫升。氨基酸态氮含量越高，则酱油鲜味越浓，如"特级"酱油的氨基酸态氮能达到0.8克/100毫升，某些"一品鲜"酱油甚至达到1.2克/100毫升。选购酱油应选择氨基酸态氮含量高的。

有一种酱油很值得推荐给孕妇，那就是"加铁酱油"，即按照国家标准和相关管理部门的要求加入了"EDTA铁钠"（乙二胺四乙酸铁钠）的优质酱油。加铁酱油含铁丰富，有助于防治缺铁性贫血，特别适合孕妇食用。

### 专家提示

绝大部分酱油含有较多食盐，一般15毫升～20毫升酱油中约含3克食盐。为控制食盐摄入量，酱油不宜多用。如果菜肴需要用酱油，应按比例减少其中的食盐用量。

## 尽量少吃动物内脏

单就营养价值而言，动物肝脏如猪肝、羊肝等是非常高的。猪肝的营养价值比猪肉要高出一大截，其蛋白质、维生素A、B族维生素以及铁、锌、硒等微量元素的含量都超过猪肉。猪肝甚至还含有维生素C，且含量比苹果还多！

然而，猪肝的缺点更严重。姑且

不说其胆固醇含量很高，安全隐患足以让人忧心，生猪养殖时随饲料、饮水和空气摄入猪体内的污染物（如重金属、残留农药）、抗生素、激素、饲料添加剂、非法使用的物质（如"瘦肉精"——盐酸克伦特罗和莱克多巴胺等）等在肝脏（以及其他内脏）内积聚较多，远多于肌肉。

因此，吃猪肝（或其他动物内脏）现在是不安全的。这让营养师也很无奈。过去营养师会推荐准妈妈每周吃 1 ~ 2 次猪肝，以补充营养并预防缺铁性贫血。但现在看来，这个推荐应该放弃了。准妈妈最好不要吃猪肝，更不要定期吃猪肝。

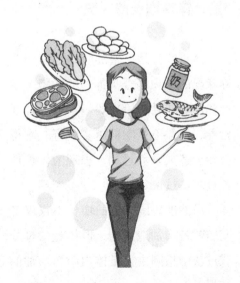

事实上，只要保证肉类、鱼类、海鲜以及新鲜蔬菜和水果的摄入量，即使不吃猪肝，准妈妈也没那么容易发生缺铁性贫血。当然，如果有条件确保猪肝是安全的，比如自家养的猪，猪肝完全是可以吃的。此外，在缺铁性贫血迟迟难以纠正的情况下，吃猪肝的确是有效的食物之一，这时，可以在确保安全的前提下吃一些猪肝。

## 多吃纤维素缓解便秘

准妈妈由于胃酸减少，体力活动减少，胃肠蠕动缓慢，加之胎宝宝挤压肠部，肠肌肉乏力，常出现便秘，严重时可发生痔疮。如果准妈妈进食大量高蛋白、高脂肪的食物，而忽视蔬菜的摄入，就会使胃肠道内纤维素含量不够，不利于食糜和大便的下滑。而粗纤维有刺激消化液分泌、促进肠蠕动、缩短食物在消化道通过的时间等作用。粗纤维在肠道内吸收水分，使粪便松软、容易排出。

健康的膳食模式应该是谷类食物、水果和蔬菜兼顾。全谷类食物是获取膳食纤维的重要途径，但不是唯一途径，蔬菜、水果、坚果和植物种子中也含有丰富的纤维。膳食纤维在

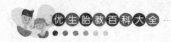

这些食物中的含量因食物种类不同而存在差异，比如豆类、梅子、李子、无花果中纤维含量较高，而莴苣、芹菜、菜花中的含量很低。

购买食物时应该选择成分标签上注明是全谷类的食物，标有"100%全谷类"的食物是最好的。需要提醒大家的是，不要被一些标签上的"多种谷类""6种谷类""用无漂白面粉制造"等字样所误导，这些食品大多是精制谷类食物。另外，没有标明"全谷类"字样的黑麦和小麦面包同样也是使用精制面粉为原料的。

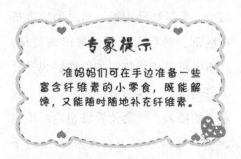

**专家提示**

准妈妈们可在手边准备一些富含纤维素的小零食，既能解馋，又能随时随地补充纤维素。

## 体质不同，饮食不同

如果准妈妈较胖、怕热、性子急躁，说明属于阳性体质，饮食上就要注意适当多补充一些阴性物质，比如多吃些西瓜、黄瓜、青菜、梨、西红柿等凉性或平和性的蔬菜瓜果，适当喝些绿茶，少吃桂圆、红枣等热性干

果和过量的肉食。如果自己觉得有上火的症状，能学会用多吃凉性食物、少吃热性食物的方法来调理。

如果准妈妈脸色较苍白、嘴唇不红，说明有些贫血，饮食上就要注意多吃些红枣、桂圆、黑木耳、菠菜及肉蛋类含铁丰富的食物。

如果准妈妈较瘦弱但嘴唇很红，说明不是血虚而是气虚类体质，就要适当多吃些牛羊肉，以及加香料烹调的其他红烧类肉食，这样可以补气强身。

怕冷、容易腹泻说明体质为阴性阳虚，就要适当多吃些羊肉、桂圆、红枣、阿胶等热性壮阳的食物。

## 别让体重增长得太快

体重增长是反映准妈妈健康与营养状况的一项综合指标。虽然整个孕期和产后哺乳阶段准妈妈都需要加强营养，但并不是吃得越多越好。吃得太多会造成营养过剩，表现为体重增长过多、过快。

虽然准妈妈体重的增长不仅仅是脂肪贮备增加造成的，但体重的过分或过快增长则主要是体内脂肪增加的结果。

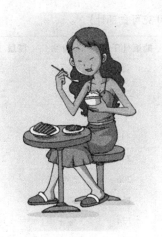

除脂肪贮备过多外，准妈妈体重过多或过快增长有时候还可能与异常情况或疾病有关。一个常见的问题是妊娠水肿。妊娠水肿可使体重显著增加。正常妊娠约60%的准妈妈会有不同程度的水肿，是由于增大的子宫阻碍下肢血液循环而产生水肿，但一般不会太严重，且经过侧卧位休息后可逐渐减轻。如果体重突然显著增长（每周超过0.5千克）或出现下肢水肿、全身凹陷性水肿等，应及时就医诊治。

还有一个不太常见的问题——羊水过多，也会导致准妈妈体重增长异常。在子宫里，胎儿实际上是在羊膜囊的"水晶宫"内生长，有一定量的羊水保护着胎儿。如羊水量达到2000毫升或更多，则称"羊水过多"。羊水过多的原因还没有完全搞清楚，但已经发现与血糖偏高、胎儿畸形、双

胎、多胎等因素有关，亦应引起高度重视，需及时就医诊治。

## 太胖应减少能量摄入

体重超标的准妈妈不能通过药物减肥，可在医生的指导下通过调节饮食和增加运动量来减轻体重。调节饮食最主要的是减少高能量食物的摄入。

### 1. 高能量食物和低能量食物

除纯水外，各种食物都含有一定的能量。那么，哪些食物中能量较多，哪些食物中能量较少呢？日常食物所含能量见下表。

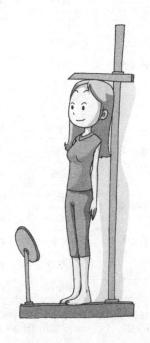

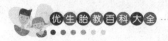

## 日常食物的热量含量（以100克可食部计）

| 食物类别 | 食物 | 能量（千卡） | 食物 | 能量（千卡） | 食物 | 能量（千卡） |
|---|---|---|---|---|---|---|
| 主食类 | 燕麦片 | 367 | 大米 | 346 | 面粉 | 344 |
| | 面包 | 312 | 面条 | 284 | 馒头 | 221 |
| | 米饭 | 116 | | | | |
| 禽肉类 | 肥猪肉 | 807 | 肥瘦猪肉 | 395 | 肥肉鸡 | 389 |
| | 炸鸡 | 279 | 鸭 | 240 | 猪小排 | 278 |
| | 叉烧肉 | 270 | 酱牛肉 | 246 | 肥瘦羊肉 | 203 |
| | 卤猪肝 | 203 | 猪里脊 | 155 | 瘦猪肉 | 143 |
| | 肥瘦牛肉 | 125 | 土鸡 | 124 | 瘦羊肉 | 118 |
| | 瘦牛肉 | 106 | 兔肉 | 84 | | |
| 鱼及海鲜类 | 带鱼 | 127 | 草鱼 | 113 | 鲤鱼 | 109 |
| | 黄鱼 | 97 | 海虾 | 87 | 海蟹 | 95 |
| | 鲍鱼 | 84 | 海蜇皮 | 33 | | |
| 蛋类 | 鸡蛋黄 | 328 | 鸡蛋 | 144 | 鸡蛋白 | 60 |
| 乳及乳制品 | 奶油 | 879 | 酸奶 | 72 | 牛奶 | 54 |
| 豆类及制品 | 绿豆 | 316 | 油豆腐 | 244 | 豆腐卷 | 201 |
| | 豆腐 | 81 | 豆浆 | 14 | | |
| 蔬菜类 | 马铃薯 | 76 | 洋葱 | 39 | 西蓝花 | 33 |
| | 荷兰豆 | 27 | 芸豆 | 25 | 菠菜 | 24 |
| | 青椒 | 22 | 南瓜 | 22 | 西红柿 | 19 |
| | 萝卜 | 21 | 茄子 | 21 | 大白菜 | 17 |
| | 芹菜 | 14 | | | | |
| 水果类 | 枣 | 122 | 香蕉 | 91 | 苹果 | 52 |
| | 柑橘 | 51 | 桃 | 48 | 梨 | 44 |
| | 葡萄 | 43 | 西瓜 | 25 | | |
| 坚果类 | 葵花子 | 616 | 榛子 | 594 | 花生 | 589 |
| | 西瓜子 | 556 | 腰果 | 552 | | |
| 糕点类 | 饼干 | 433 | 蛋糕 | 347 | | |
| 其他 | 植物油 | 900 | 芝麻酱 | 613 | 炸薯片 | 612 |
| | 方便面 | 472 | | | | |

数据来源：数据引自《中国食物成分表2004》（中国疾病预防控制中心营养与食品安全所编著，杨月欣主编，北京大学医学出版社2005年出版）。

从上表中的数据可以看出，坚果类含油脂能量较高。在同一类别的食物中，有的能量高，有的能量低。如果想减少能量的摄入，可以在同类别的食物中寻找低能量的食物替代高能量的食物。

需要注意的是，食物所含能量的多少要在同等重量的前提下才能对比，但在实际生活中，我们摄入各种食物时往往并不是摄入同等重量。比如，我们每天也许会吃 500 克葡萄，但只吃 150 克黄鱼，此时能量孰多孰少呢？这就得通过简单的计算来找出答案了。

吃某种食物摄入的能量 = 该食物的重量 × 100 克该食物所含能量 ÷ 100。

查上表可知，100 克葡萄含有能量 43 千卡，100 克黄鱼含有能量 97 千卡。那么，吃 500 克葡萄摄入能量 215 千卡（500 × 43 ÷ 100 = 215），吃 150 克黄鱼摄入能量 145.5 千卡（150 × 97 ÷ 100 = 145.5）。如此一来，吃葡萄（500 克）摄入的能量反倒比吃黄鱼要多一些。

另外，食物所含能量的多少主要受水分含量、脂肪含量和膳食纤维含量等因素的影响。一般来说，在同等重量的前提下，水分含量多的食物能量少，如粥比米饭能量少，蔬菜、水果比粮食能量少。脂肪含量多的食物能量多，如面包比馒头能量多，肥肉比瘦肉能量多，普通牛奶比脱脂牛奶能量多，烹调油比糖能量多。

## 2. 如何减少能量摄入

以下一些建议有助于减少能量摄入：

● 每餐只吃七八分饱。所谓七八分饱，是指胃口还留有一些余地，没吃饱，本来还可以再吃，远没有吃到"撑"的程度。

● 控制主食摄入量，减少富含脂肪的主食类食物，如面包、饼干、油条、油饼、麻花、方便面、蛋糕、点心等。此外，在同等重量或能量的前提下，吃粗粮比细粮更具有饱腹感，"顶饿"。

● 减少烹调油的摄入。烹调时少放油，避免任何油炸或过油食品。在饭店就餐时，不要吃油比较多（特别香或比较腻）的菜肴。

● 要注意隐藏在零食（如薯条、薯片、小点心、膨化食品、麦片、蛋黄派、饼干等）、坚果类、面条汤料、冰激凌、咖啡伴侣等食物中的脂肪。实际上，几乎所有"香喷喷"的食物都含有较多的脂肪和能量。这是因为在天然食物成分中，除酒类中的少量

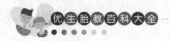

酯类略有香味外，几乎只有脂肪是有香味的，别的营养成分都没有香味。

• 选择脂肪含量少的肉类，如瘦猪肉、瘦牛肉、鸡翅、鱼肉等，尽量避免脂肪含量多的品种，如肥瘦猪肉、五花肉、肥牛、肥羊等。在家庭烹调时，可以把肉品中白花花的脂肪剔除掉。

• 不要喝甜饮料。饮料中的糖含有较多能量，且摄入后，人不会产生饱的感觉，很容易过量摄入。

• 不要大量吃水果。水果的含糖量比蔬菜高，是能量的重要来源之一。准妈妈大量摄入水果会导致能量摄入过多。所以，准妈妈每天摄入水果以200～400克为宜，不要超过500克。每餐进食之前，先吃1个（或一些）水果，可以减少其他高能量食物的摄入，从而有助于控制能量摄入。

• 尽量使用容量较小的餐具、容器盛装食物，避免产生必须吃完的暗示。

**专家提示**

巧克力是容易使人发胖的食物，准妈妈常吃会令体重快速增加，不利于分娩。另外，巧克力还会使人产生饱腹感，准妈妈常吃会阻碍对其他营养成分的摄取。

• 尽量避免去餐馆吃饭。如果一定要去的话，尽量点一些清淡、低脂肪的菜肴，如白灼、清蒸、凉拌、绿叶蔬菜等。

## 运动有利于控制体重

### 1. 适度运动好处多

中国传统的观念是准妈妈不宜锻炼，不宜从事较多的身体活动。老辈人似乎认为准妈妈举手投足之间都得小心，否则就可能导致流产。其实根据现代医学的研究，流产大多时候与准妈妈的身体活动无关。怀孕初期流产的主要原因并不在准妈妈方面，而是胎儿不正常的缘故，如胎儿染色体异常等。

当然，有少数准妈妈比较易于流产，这类准妈妈就必须格外小心，避免过多的身体活动。还有极少数子宫颈松弛的准妈妈，不仅不能过分活动，最后几个月可能还得完全卧床休息，才能保住胎儿不早产。但这些都是特殊情况，绝非普遍问题。

大多数正常的准妈妈不是那么容易就流产的。所以，西方妇产科医生会鼓励准妈妈继续游泳、跳舞、打网球等较为剧烈的运动。当然，西方人对身体活动（运动）的态度与中国人有明显的差别。即使不是准妈妈，西方女性（男性也一样）的身体活动量也要大得多。

欧美妇产科医师通常不会对准妈妈的身体活动做太多限制，只要不做危险、易于跌倒的动作，不尝试新的运动项目，不抬重东西、搬家具即可。实际上，欧美妇产科医师不仅不限制准妈妈的身体活动，还十分鼓励准妈妈运动，尤其是户外运动。

事实证明，准妈妈进行体育锻炼（或身体活动）不仅有利于自身的身体健康，而且有利于胎儿的生长发育：

● 身体活动或锻炼能增加能量消耗，有助于控制孕期体重的异常增长；

● 适度的身体活动能解除准妈妈的疲劳、改善睡眠、缓解紧张的情绪、减轻下肢水肿、静脉曲张、便秘等症状，有效地调节神经系统的平衡，保持精神饱满、心情舒畅；

● 适当的身体活动能够促进准妈妈的血液循环，增加氧的吸入量，提高血氧含量，加速羊水的循环，从而有助于胎儿大脑、感觉器官以及循环、呼吸系统的发育，增强胎儿的免疫功能，使腹中的胎儿处于最佳的状态；

● 身体活动能增进体力，增强耐力，训练分娩时要使用的肌肉，会使得生产过程快而顺利。

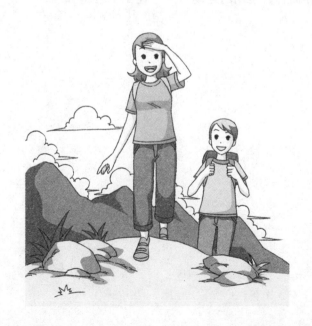

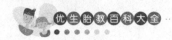

### 2. 每天运动 30 分钟

在 2010 年 8 月举行的卫生部孕期健康教育项目启动会上，专家们建议，除少数因为医学原因不能运动的准妈妈之外，准妈妈每天应进行 30 分钟或更长时间的中等强度运动。推荐的常见运动类型主要包括步行、游泳、固定自行车和有氧健身操等。对于出行不便的孕产妇而言，日常活动或简单家务也可以达到怀孕期间适量运动的目的。

所谓"中等强度"是指活动时会感到心跳和呼吸加快，用力，但不吃力，可以随着呼吸的节奏连续说话，但不能唱歌（《中国居民膳食指南 2007》）。整体而言，孕期的运动方式可以遵循自己的习惯进行，只要不是太剧烈的运动都可以。尤其是那些孕前即有良好运动习惯的女性，更不必对运动多加限制，只要避免动作较剧烈的跑、跳、仰卧起坐之类的动作即可。

对于孕前没有养成规律运动习惯的女性，一般也不鼓励在孕期开展或尝试专门的、需要一定技巧并具有一定风险的运动项目。这时，日常活动和家务劳动也可以达到控制体重的目的，因为它们也是消耗能量的有效方式。日常活动和家务劳动虽然强度不大，但可以因地制宜、随时随地地进行，反倒容易消耗较多的能量。各种身体活动的能量消耗见下表。

### 一些日常活动的能量消耗数值

| 日常活动项目 | 能量消耗<br>（千卡/小时·千克体重） | 60 千克体重者活动<br>30 分钟的能量消耗（千卡） |
| --- | --- | --- |
| 打扫、整理房间 | 2.4 | 72 |
| 洗盘子 | 2.1 | 63 |
| 烹调食物 | 2.4 | 72 |
| 采购食品（不推车） | 3.6 | 108 |
| 熨烫衣物 | 2.1 | 63 |
| 收拾整理衣服（有步行） | 2.1 | 63 |
| 织毛衣、缝纫 | 1.5 | 45 |
| 洗衣服（洗衣机） | 1.9 | 57 |
| 在工作中走动（中速） | 3.6 | 108 |
| 下楼 | 3.1 | 93 |
| 推拉童车 | 2.4 | 72 |
| 散步（3 千米/小时） | 2.4 | 72 |

　　数据来源：基础数据引自《运动营养》（英国罗纳德·J. 莫恩主编，国家体育总局科学与技术资助出版项目，人民体育出版社 2005 年出版）。

### 一些运动项目的能量消耗数值

| 日常活动项目 | 能量消耗<br>（千卡/小时·千克体重） | 60 千克体重者活动<br>30 分钟的能量消耗（千卡） |
| --- | --- | --- |
| 健身俱乐部运动（一般强度） | 5.5 | 165 |
| 健身操（健身房，低强度） | 4.7 | 141 |
| 蹬踏机（健身房，一般） | 5.9 | 177 |
| 瑜伽 | 4.0 | 120 |
| 慢跑（一般速度） | 6.9 | 207 |
| 高尔夫球（一般） | 3.6 | 108 |
| 游泳（休闲，一般速度） | 5.9 | 177 |
| 乒乓球 | 4.0 | 120 |
| 羽毛球（非比赛） | 4.5 | 135 |
| 太极 | 4.0 | 120 |

　　数据来源：基础数据引自《运动营养》（英国罗纳德·J. 莫恩主编，国家体育总局科学与技术资助出版项目，人民体育出版社 2005 年出版）。

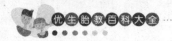

##  孕中期特色食谱

### 每周吃一次排毒餐

怀孕时的首要任务莫过于补充营养了,但你可知道,大量摄入蛋白质和脂肪会产生各种生理垃圾,食物中的农药残留、激素滥用、空气污染、电脑辐射等也会造成体内的毒素堆积。毒素会通过胎盘进入胎宝宝体内,这恐怕是准妈妈最害怕的事情了。别担心,隔三差五吃一顿排毒餐,准保能缓解。

#### 1. 鲜韭虾仁蛋

原料:韭菜150克,鸡蛋100克,鲜虾仁30克,色拉油20克,精盐3克。

做法:

● 韭菜洗净,切成3厘米长的段;虾仁用清水洗净,去掉虾肠线,鸡蛋打散。

● 将锅用旺火加热,倒入色拉油,将打散的鸡蛋炒至八分熟后盛出。

● 炒锅中倒入少量色拉油,烧制八成热后放入虾仁,用中火炒熟,然后放入韭菜翻炒片刻。

● 最后放入鸡蛋炒熟,加一点盐调味。

营养成分:能量407千卡,蛋白质25.1克,脂肪30.6克,碳水化合物9.7克,维生素A 2033国际单位,维生素C 36毫克,维生素E 10.75毫克,钙286毫克,铁6.7毫克,锌2.93毫克。

特点:韭菜中的粗纤维能促进胃肠蠕动,可预防习惯性便秘。

> **专家提示**
>
> 韭菜根部容易遭虫害,所以多采用灌根的方式除虫,但这样会导致农药残留较多。因此,选择韭菜时建议不要选择特别油绿、特别粗壮、叶片特别厚实的。买回韭菜后可以多次反复浸泡冲洗,切除根部再食用。

### 2. 海带牛肉

原料：牛肉300克，水发海带200克，胡萝卜200克，大豆油50克，酱油10克，料酒10克，白糖5克，盐3克，花椒、八角、葱、姜、蒜各少许。

做法：

● 牛肉切成5厘米见方的小块，入锅焯水后捞出待用。

● 海带洗净，放入水中浸泡至柔软，剪成6~8厘米宽、10厘米长的小段，打一个"海带结"。

● 胡萝卜切成小块，葱姜切丝，蒜切片。

● 锅里倒少许大豆油，烧至七成热，用葱丝、蒜片、花椒炝锅，再放入切好的牛肉翻炒，待其变色后加入适量水。

● 大火烧开后加入盐、白糖、酱油、料酒、姜、八角等，再用小火慢炖。

● 待牛肉炖至八分熟时放入海带结，煮30~40分钟后再加入胡萝卜，继续用小火炖熟即可。

营养成分：能量2368.6千卡，蛋白质64.7克，脂肪63.2克，碳水化合物35.6克，维生素A 1501微克视黄醇当量、尼克酸20.1毫克，维生素E 49.5毫克，钙634毫克，磷642毫克，镁230毫克，铁20.5毫克，锌16.7毫克。

特点：海带是理想的排毒养颜食物，其中所含的碘可以促进有害物质的排泄，硫酸多糖可以促进胆固醇的排出，甘露醇具有良好的利尿作用，可以治疗药物中毒、水肿等症。

### 专家提示

牛肉要横切，不能顺着纤维组织切，否则难以咀嚼，而且口感不佳。

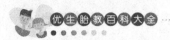

### 3. 绿豆浆

原料：绿豆80克，花生仁15克，核桃仁10克，薏仁5克，黑芝麻5克，冰糖适量。

做法：

- 将绿豆洗净，浸泡6~16小时，花生、核桃仁、黑芝麻洗净。

- 将泡好的绿豆、花生仁、核桃仁、黑芝麻、冰糖放入豆浆机中，加入适量清水，启动机器，十几分钟后豆浆就煮熟了。

也可以发挥想象力，添加糙米、黄豆、黑米甚至水果等成分，做出各种营养丰富的豆浆来满足身体需求。

营养成分：能量445千卡，蛋白质24.1克，脂肪15.6克，碳水化合物59.6克，维生素E 18.41毫克，尼克酸4.8毫克，维生素C 40毫克，钙118毫克，铁7.1毫克，锌2.73毫克。

特点：绿豆有清热、解毒、祛火之功效，中医用之解毒，对重金属、农药以及各种食物中毒均有一定防治作用；绿豆还具有消暑止渴、利水消肿之功效，是孕妇补锌及防治妊娠水肿的食疗佳品。

**专家提示**

也可以发挥想象力，添加糙米、黄豆、黑米甚至水果等成分，做出各种营养丰富的豆浆来满足身体需求。

### 4. 酸奶水果沙拉

原料：苹果100克，西瓜100克，香蕉100克，猕猴桃100克，草莓6个，原味酸奶200毫升，蜂蜜5克，松子仁20克。

做法：

● 将各种水果洗净。

● 苹果削皮去核、切丁，猕猴桃、香蕉去皮切丁，西瓜去子切丁，保持各种水果小丁大小均匀一致，一起放入沙拉碗中。

● 将蜂蜜与酸奶搅拌均匀，倒在水果丁上；在搅拌好的沙拉上撒上松子仁；草莓切半，点缀于沙拉碗边。

营养成分：能量539千卡，蛋白质11.2克，脂肪20.8克，碳水化合物84.1克，维生素A 547国际单位，维生素C 106毫克，维生素E 12.04毫克，铁5.2毫克，钙307毫克，锌3.11毫克。

特点：苹果中的膳食纤维能够吸收胃肠道代谢废物，促进肠道蠕动，预防便秘；草莓、猕猴桃富含强抗氧化剂——维生素C，可有效清除体内自由基，增强免疫力；香蕉润肠通便、清热解毒；西瓜利尿、助消化；酸奶中的乳酸菌能够平衡和改善胃肠功能，促进机体排毒。

## 专家提示

将一些水果放置1～3天后再吃可以减少部分农药残留的毒性。清洗水果时先用清水洗净，然后用盐水浸泡15分钟，再以流水多次反复冲洗，尽可能减少农药残留。

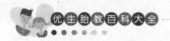

## 补血益气食谱举例

据资料显示，女性孕期患病率可高达 30%～40%。介绍以下几款益气补血营养佳肴，给任重道远的准妈妈们加油打气，为将来更好地照顾宝宝打下良好基础。

### 1. 羊肉胡萝卜汤

原料：羊肉 200 克，胡萝卜 150 克，葱 15 克，姜 10 克，料酒 5 克，盐 5 克，糖 2 克。

做法：

● 胡萝卜洗净切块，葱姜洗净分别切成葱段和姜片。

● 羊肉洗净切成小块，入热水锅中汆煮约 5 分钟，捞出用温水洗净沥干。

● 将羊肉块、葱段、姜片放入沸水沙锅中，加入黄酒和糖，大火烧开后小火炖煮 40 分钟左右。

● 加入胡萝卜块继续炖煮约半小时。出锅前根据个人口味调入食盐。

营养成分：能量 295 千卡，蛋白质 41 克，脂肪 7.2 克，碳水化合物 17.8 克，维生素 A 3510 国际单位，维生素 $B_2$ 0.43 毫克，维生素 C 22 毫克，尼克酸 13.1 毫克，维生素 E 1.33 毫克，钙 70 毫克，铁 7.2 毫克，锌 4.83 毫克，硒 10.2 微克。

特点：羊肉肉质细嫩，易消化，蛋白质含量高而胆固醇含量低，脂肪含量低而有益于宝宝大脑发育的磷脂高，微量元素如锌、硒、铁等含量均较丰富。中医认为羊肉性质温热，益气补虚，暖中滋阴，是冬令进补的首选。胡萝卜中富含脂溶性的维生素 A，与羊肉搭配可促进维生素 A 的吸收。

### 2. 黄芪炖鸡

原料：乌鸡400克，干香菇30克，红枣20克，葱15克，姜10克，枸杞10克，黄芪5克，料酒5克，盐5克。

做法：

- 乌鸡去除内脏和头尾，洗净；干香菇用清水泡发，泡香菇的水留取备用；黄芪、红枣、枸杞用清水洗净。

- 把乌鸡放入沙锅中，一次性倒入足量清水，大火烧开后撇去浮沫。

- 锅中加入香菇、香菇水、黄芪、红枣、枸杞、姜、葱、料酒，大火煮开后，改小火慢炖1.5小时左右。

- 出锅前根据个人口味调入食盐。

营养成分：能量597千卡，蛋白质97.7克，脂肪9.9克，碳水化合物41.7克，维生素A 560国际单位，维生素$B_2$ 1.27毫克，维生素C 12毫克，尼克酸35.4毫克，维生素E 8.12毫克，钙122毫克，铁13.6毫克，锌9.38毫克，硒34.61微克。

特点：乌鸡不仅肉质较为细嫩，其蛋白质、烟酸、维生素E、磷、铁、钾、钠的含量均高于普通鸡肉，而胆固醇和脂肪含量则较少，富含多种人体必需的氨基酸和维生素，是药食两用佳品。中医认为乌鸡性平味甘，滋阴清热，益气补血，非常适合女性使用。黄芪素以"补气诸药之最"著称，性温味甘，有补气固表、利尿退肿之功效。

### 3. 鸭血粉丝汤

原料：鸭血100克，内酯豆腐100克，高汤100克，粉丝30克，香菜5克，香葱5克，姜5克，食盐3克，白胡椒粉3克，醋3克。

做法：

- 鸭血用清水反复冲洗后切成1厘米见方的小丁，略焯；姜切薄片，香葱、香菜切末，粉丝用温水泡软备用。

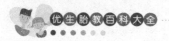

- 汤锅中加水、高汤和姜片，烧开后依次放入粉丝、豆腐、鸭血、食盐，中火煮至再次沸腾。

- 关火加入白醋、白胡椒粉调味；出锅前撒一点香葱末和香菜末。

营养成分：能量283千卡，蛋白质20.8克，脂肪2.7克，碳水化合物45克，维生素C 4毫克，维生素$B_2$ 0.11毫克，维生素E 3.66毫克，钙48毫克，铁34毫克，锌1.28毫克，硒2.27微克。

### 专家提示

贫血尤其是缺铁性贫血是孕期高发病，对胎宝宝危害甚大，严重的贫血会导致胎宝宝缺氧，引起胎宝宝宫内发育迟缓、早产甚至死胎。因此，孕妇一定要提防贫血的发生。孕前就要开始补充叶酸，怀孕后定期检测血红蛋白含量，注意补充铁含量丰富的食物，如瘦肉、动物血、肝脏、芝麻酱、蛏子等，必要时可遵医嘱补充铁剂。

特点：鸭血中铁含量非常高，每100克鸭血中含有高达30.5毫克的血红素铁，而且吸收率很高，适合用于补血。此外，鸭血还有净化肠道、促进有毒物质排出的作用。

### 4. 桂圆红枣鸡蛋糖水

原料：干桂圆50克，鸡蛋1个，红枣30克，红糖10克，银耳10克。

做法：

- 干桂圆去壳去核，留取桂圆肉备用；红枣去核洗净，银耳洗净泡发。

- 桂圆肉、红枣、银耳、红糖入炖锅，煮沸后转小火炖煮约1个半小时。

- 熄火前将鸡蛋打入汤羹，待鸡蛋煮熟后即可食用。

营养成分：能量332千卡，蛋白质9.9克，脂肪3.8克，碳水化合物70.2克，维生素A 320国际单位，维生素$B_2$ 0.39毫克，维生素C 10毫克，钙80毫克，铁2.4毫克，锌1.26毫克，硒12.96微克。

特点：桂圆性温味甘，具有补血安神、益气健脾的作用，是卫生部认定的药食两用食物，维生素C、尼克酸、钙、铁、硒等含量均较丰富；红枣同样具有补中益气、养血安神的作用；鸡蛋可为机体提供丰富的蛋白质；红糖矿物质含量较高。本汤水非常适合作为准妈妈甜点。

# 补钙食谱举例

## 1. 豆腐吞拿鱼

原料：豆腐1盒，吞拿鱼1罐，圣女果5个，白醋1匙，味噌2匙。

做法：

● 豆腐切成小块放在盘中；将白醋和味噌充分拌匀，淋在切好的豆腐块上。

● 吞拿鱼沥去油，放在豆腐上，盘边摆上切好的圣女果即可。

## 2. 吞拿鱼饭团

原料：吞拿鱼1罐，米饭2碗，沙拉酱2匙，豌豆适量，玉米粒适量。

做法：

● 豌豆、玉米粒焯熟并放凉，蒸好的米饭放凉备用。

● 将豌豆、玉米、吞拿鱼、沙拉酱与米饭拌匀；用保鲜膜包成小饭团即可。

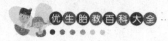

### 3. 蔬菜奶酪沙拉

原料：圣女果5个，生菜叶2片，黄瓜1/2根，樱桃萝卜5个，罐头玉米粒20克，稀奶酪100克。

做法：

- 将生菜叶、黄瓜切片，圣女果、樱桃萝卜切成适口的块与玉米粒共同放入碗中备用。
- 将稀奶酪调入切好的原料中即可。

## 美味奶制品DIY

中国营养学会2007年发布的《中国居民膳食指南》中指出，奶类营养成分齐全，组成比例适宜，除含有丰富的优质蛋白质和维生素外，含钙量也较高，容易消化吸收，建议各年龄段人群多喝奶，每人每天300毫升左右为宜。准妈妈对能量与营养素的需要高于一般个体，更需要增加奶制品的摄入。

### 1. 牛奶麦片

原料：鲜牛奶300克，鸡蛋100克，核桃100克，麦片50克，膨化谷物50克，葡萄干20克。

做法：

- 将鸡蛋打散、搅匀，摊成蛋饼。
- 将蛋饼、麦片和膨化谷物放入常温的鲜牛奶中。
- 撒上葡萄干，拌匀即可。

营养成分：能量1345千卡，蛋白质48.2克，脂肪82.9克，碳水化合物118.9克，维生素A 1063国际单位，维生素$B_1$ 0.57毫克，维生素$B_2$ 0.93毫克，尼克酸4.8毫克，维生素E 48.35毫克，钙445毫克，磷940毫克，镁285毫克，铁10.7毫克，锌6.49毫克。

特点：牛奶含有8种人体必需氨基酸，可为机体提供生长发育所需的全部营养物质。牛奶是维生素A和B族维生素的良好来源，矿物质种类也非常丰富，还具有镇静安神的作用，对于准妈妈的营养补充和静养很有帮助。

### 2. 自制酸奶

原料：鲜牛奶500克，原味酸奶125克，蜂蜜20克。

做法：

- 将盛放酸奶的容器清洗净，备用。
- 鲜牛奶500克煮开，放凉到40℃左右（用手摸容器壁温热），倒入干净容器中。
- 按照4:1的比例加入125克原味酸奶，充分搅拌均匀，盖上保鲜膜。
- 在40℃条件下静置6~8小时，至酸奶呈半凝固状，闻起来有奶香，但没有淡黄色透明状液体析出时即可；加入蜂蜜就可以吃了。

营养成分：每100克酸奶可提供能量72千卡，蛋白质2.5克，脂肪2.7克，碳水化合物9.3克，维生素A 87国际单位，维生素$B_1$ 0.03毫克，维生素$B_2$ 0.15毫克，尼克酸0.2毫克，维生素C 1毫克，维生素E 0.12毫克，钙118毫克，磷85毫克，镁12毫克，铁0.4毫克，锌0.53毫克。

### 专家提示

自制酸奶耗时长，但并不麻烦。自制酸奶中没有增稠剂和稳定剂，乳酸杆菌含量高，非常营养健康。需要注意的是，做酸奶时使用的器皿必须干净、无油、无水，最好用瓷碗或玻璃容器盛放，有盖子最好，因为乳酸菌是厌氧菌，无氧环境更有利于其发酵。自制酸奶最好现做现吃，不然必须放入冰箱冷藏保存，保质期为2~3天。40℃的条件可用酸奶机、烤箱、电饭煲控制，北方冬天放在暖气片上进行发酵也是个很好的选择。

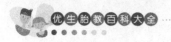

特点：酸奶是牛奶经过微生物发酵而成的，保留了牛奶的大部分营养，但比牛奶更容易消化吸收。牛奶发酵后乳糖转化为乳酸，牛奶不耐受的人也能食用，不会发生胃肠胀气的现象。酸奶钙磷含量丰富，还能改善肠道功能，预防便秘。这些对于准妈妈来说都有极大帮助。

### 3. 奶油蘑菇浓汤

原料：牛奶250克，淡奶油20克，橄榄油50克，面粉20克，口蘑50克，洋葱10克，糖5克，盐5克，胡椒粉5克。

做法：

● 将口蘑切片，洋葱切成细小的粒；少量橄榄油下锅，放洋葱炒到透明，放蘑菇片炒熟，盛出备用。

● 小火将橄榄油加至5分热，放适量面粉炒至发黄有香味，注意不能炒。

● 分次加入牛奶，边加边搅拌；加入炒好的蘑菇、糖、盐、胡椒粉，继续搅拌。

● 根据自己的口味加淡奶油，继续煮开即可出锅。

营养成分：能量906千卡，蛋白质30.3克，脂肪69.7克，碳水化合物48.7克，维生素A 200国际单位，维生素B$_1$ 0.18毫克，维生素B$_2$ 0.44毫克，尼克酸22.8毫克，维生素C 3毫克，维生素E 5.19毫克，钙394毫克，铁12.3毫克，锌6.05毫克。

特点：奶油含有较多的脂溶性维生素，如维生素A、维生素D以及人体必需的脂肪酸和卵磷脂。但奶油的脂肪含量较高，淡奶油含脂率为25%左右，比鲜牛奶的脂肪多5倍，因此不宜多吃，每日摄入量以不超过20克为宜。

### 4. 意式奶酪面

原料：意大利面150克，火腿50克，奶酪50克，鲜奶油20克，橄榄油10克，洋葱10克，蒜10克，盐5克，黑胡椒粉5克。

做法：

● 将奶酪擦成细丝，洋葱切圈，蒜做成蒜蓉；将意大利面放入加少许盐的水中，煮熟备用。

● 在锅中放入橄榄油，将洋葱圈、蒜蓉和火腿炒香，备用。

● 炒锅加热，放入少许黄油溶化，然后加入鲜奶油、奶酪，充分搅拌成黏稠状，再放入盐和黑胡椒，继续搅拌片刻后关火备用。

● 将意大利面捞出放入碗中，将酱汁和煸好的火腿丁倒入锅内，搅拌均匀，即可食用。

营养成分：能量969千卡，蛋白质34.9克，脂肪46.4克，碳水化合物104.6克，维生素A 330国际单位，维生素$B_1$ 0.51毫克，维生素$B_2$ 0.65毫克，尼克酸6.9毫克，维生素C 2毫克，维生素E 1.71毫克，钙465毫克，铁8.7毫克，锌6.95毫克。

特点：奶酪中含有丰富的蛋白质、钙、脂肪、磷和维生素等营养成分，很多营养物质数倍于牛奶。其中的乳酸菌和其代谢产物对人体有一定保健作用，有利于维持人体肠道内正常菌群的稳定与平衡，能够防治便秘和腹泻。

### 专家提示

奶油主要可分为动物奶油和植物奶油。动物奶油是从牛奶脂肪中分离获得的，是天然食品，而植物奶油是植物油经过氢化反应制成的，是人工食品。经加工的人工奶油含有反式脂肪酸，可诱发多种疾病，不宜多吃。准妈妈们购买时需小心识别，凡标注有"氢化植物油""植物奶油""起酥油""人工黄油（奶油）""麦淇淋""植物末"的食物均需谨慎购买。

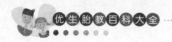
 **孕晚期营养要点**

孕晚期，胎宝宝的生长发育速度加快，表现为体重迅速增加，大脑增长达到高峰。同时，准妈妈子宫增大、乳腺发育增快，对蛋白质、能量以及维生素和矿物质的需要明显增加。这时，准妈妈的营养摄取非常重要。在保证体重正常增长的前提下，应加大营养素的供应量。

### 铁的需求量达到高峰

胎宝宝的肝脏在孕晚期以每天5毫克的速度贮存铁，直至出生时达到300毫克~400毫克的铁质。孕30~34周对铁的需求量达到高峰，准妈妈每日应保证摄入35毫克的铁。动物肝脏、动物血、瘦肉是铁的良好来源，含量丰富、吸收好。此外，蛋黄、豆类、某些蔬菜，如油菜、芥菜、雪里红、菠菜、莴笋叶等也提供部分铁。水果和蔬菜不仅能够补铁，所含的维生素C还可以促进铁在肠道的吸收。因此，在吃富铁食物的同时，最好一同多吃一些水果和蔬菜，也有很好的补铁作用。例如，鸡蛋和肉同时食用，可提高鸡蛋中铁的利用率；或者鸡蛋和番茄同时食用，番茄中的维生素C可以提高铁的吸收率。

### 注意补充水溶性维生素

孕晚期需要充足的水溶性维生素，尤其是维生素$B_1$，如果缺乏则容易引起呕吐、倦怠，并在分娩时子宫收缩乏力，导致产程延缓。

在妊娠后期，准妈妈应注意食用富含维生素K的食物，以预防产后新生宝宝因维生素缺乏而引起颅内出血、消化道出血等症状。维生素K有"止血功臣"的美称，经肠道吸收，在肝脏能产生凝血酶原及一些凝血因子。若维生素K吸收不足，血液中凝血酶原减少，易引起凝血障碍，发生出血症。预产期前1个月左右的准妈妈，尤其应注意每天多摄入些富含维生素K的食物，如菜花、白菜等，必要时可每天口服维生素K1毫克。

## 增加蛋白质摄入量

胎宝宝从怀孕 28～40 周，体重要从 1000 克增加到 3000 克左右，胎盘、子宫和乳房也要增大，需要增大蛋白质摄取量，特别是在孕期的最后 10 周，是蛋白质储存最多的时期。2000 年《中国居民膳食营养素参考摄入量》建议孕晚期每日应增加 20 克蛋白质。

## 增加能量摄入

除了母体代谢加快、组织增大和胎宝宝快速生长发育外，胎宝宝开始在皮下和肝脏储存糖原和脂肪。因此，准妈妈需要增加热量的摄入应该在非孕基础上每日增加 836 千焦（200 千卡）热量。

## 对钙的需求量明显增加

虽然准妈妈在怀孕的整个过程中都需要补钙，但怀孕晚期的准妈妈对钙质的需求量明显增加。同时，胎宝宝的牙齿和骨骼的钙化速度也在加速。胎宝宝体内一半的钙质都是在怀孕的最后两个月储存的。这一时期，胎宝宝骨、牙齿的钙化速度明显加快，至出生时，全部乳牙均在牙床内形成，第一恒磨牙也已钙化。胎儿时期钙、磷的摄入量对其一生牙齿的整齐、坚固起着很大的决定作用。如果孕晚期钙、磷供给不足，胎宝宝就会从母体的骨、牙齿中争夺大量的钙、磷以满足自身的需要，很可能导致准妈妈产生骨质软化症。同时，胎宝宝也可能产生先天性佝偻病或缺钙抽搐。中国营养学会建议孕晚期准妈妈每日应该摄入钙 1500 毫克。而且，补充钙质有助于预防准妈妈发生妊娠高血压综合征。

### 专家提示

维生素 D 缺乏会引起血钙下降，不仅准妈妈发生骨质软化，胎宝宝也可发生骨骼钙化障碍和牙齿发育缺陷，甚至引起先天性佝偻病。

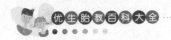

 孕晚期饮食宜忌

## 每日各类食物推荐量

实践表明，孕晚期是最容易发生体重增长过多过快的阶段，也是妊娠并发症容易发生或加重的时期。坚持合理的膳食结构，保证体重正常增速，并对高血压、高血糖、贫血等常见问题采取针对性措施，是非常重要的。

### 孕晚期每日合理膳食结构的组成

| 食物类别 | 推荐数量（克） | 相关说明 |
| --- | --- | --- |
| 谷类 | 300～450 | 粗粮应占30%以上，包括薯类和杂豆类 |
| 蔬菜 | 300～500 | 绿叶菜等深色蔬菜占50%以上 |
| 水果 | 200～400 | 大致相当于1～2个苹果的重量 |
| 鱼类和海鲜 | 100～150 | 摄入不足时，可用畜禽肉类或蛋类代替 |
| 畜禽肉类 | 100 | 选择脂肪较少的品种，如瘦肉 |
| 蛋类 | 50 | 大致相当于1个鸡蛋的重量 |
| 大豆和坚果 | 40～60 | 大豆主要指黄豆，不包括绿豆、红豆、扁豆等杂豆 |
| 奶类 | 500 | 宜选用低脂或脱脂牛奶 |
| 油脂 | 30 | 选择包括亚麻油、橄榄油或油茶子油在内的多种植物油 |
| 食盐 | 6 | 包括酱油、咸菜、酱等调味品中的盐 |

## 一日三餐都应有蔬菜

蔬菜是人体所需维生素 C、β-胡萝卜素、叶酸、钾和膳食纤维的良好来源，是维生素 B_2、铁、钙、镁等营养素的较好来源。研究表明，多吃蔬菜具有防癌作用，可以降低心血管疾病的发病风险，可以降低发生 Ⅱ 型糖尿病的危险性，有助于控制体重，促进排便，缓解便秘。这些作用使蔬菜（还有水果）成为膳食结构中的佼佼者，备受推崇，孕期膳食也不例外。

### 1. 蔬菜要吃够量

《中国居民膳食指南 2007》建议，成年人每天吃蔬菜 300 克~500 克（6 两~1 斤），孕妇的蔬菜推荐摄入量与此相同。孕妇一日三餐食谱都要有蔬菜。当孕妇出现体重增长过快或血糖异常时，控制谷类、油脂和肉类摄入的同时，要加大蔬菜摄入量，每天 500 克~750 克以上。

### 2. 增加绿叶蔬菜

不同种类的蔬菜，营养价值有差异。其中，深色蔬菜营养价值比浅色的更高，所以《中国居民膳食指南 2007》建议，每天蔬菜要有一半是深色蔬菜。深色蔬菜主要包括：绿色蔬菜如菠菜、油菜、绿苋菜、茼蒿、芹菜叶、空心菜、菜心、莴笋叶、芥菜、西蓝花、西洋菜、生菜、小葱、韭菜、萝卜缨、青椒、蒜薹、荷兰豆、四季豆、豇豆、苦瓜等；红黄色蔬菜如西红柿、胡萝卜、南瓜、红辣椒等；紫色蔬菜如茄子、紫甘蓝等。

在深色蔬菜中又以绿色叶菜营养价值最高。这是因为绿色叶菜富含叶绿素，叶绿素是植物进行光合作用的所在。光合作用是植物一切养分合成的基础。植物中绝大多数营养成分都在叶片中合成，叶片是植物生命中最具活力的部分，它富含养分是一点儿也不奇怪的。在孕期膳食结构中，绿色叶菜应该占 50%，达到每天 250 克。

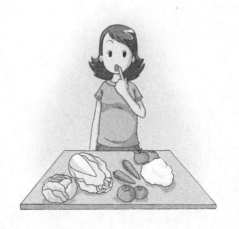

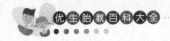
### 3. 增加菌藻类和薯芋类

除深色蔬菜，尤其是绿色叶菜之外，菌藻类蔬菜（如蘑菇、香菇、木耳、银耳、海带、紫菜、裙带菜等）、十字花科蔬菜（如甘蓝、西蓝花、油菜、大白菜、萝卜等）也因营养价值较高和（或）有特殊保健价值而被《中国居民膳食指南2007》推荐。

还有一类蔬菜值得强调——薯芋类。薯芋类主要包括马铃薯（土豆、洋芋）、红薯（甘薯、地瓜）、芋头、山药、莲藕、荸荠等。它们具有蔬菜的一般特点，但又与其他类蔬菜明显不同——含较多淀粉，其含量在10%～25%。淀粉含量高，这是谷类食物的特点。所以薯芋类兼具蔬菜类和粮食类食物的特点，既是粮食，又是蔬菜。对那些面临体重增长过快压力的孕妇而言，薯芋类应该作为主食，代替谷类来食用。当然，对那些体重增长正常的孕妇，薯芋类完全可以作为蔬菜食用。此时，大致的推荐数量是每周250克～500克。

## 常见蔬菜主要营养素含量（以100克可食部计）

| 食物名称 | 水分（克） | 蛋白质（克） | 碳水化合物（克） | 膳食纤维（克） | β-胡萝卜素（毫克） | 维生素C（毫克） | 维生素B₂（毫克） | 钾（毫克） |
|---|---|---|---|---|---|---|---|---|
| 大白菜 | 94.6 | 1.5 | 3.3 | 0.8 | 120 | 31 | 0.05 | — |
| 菠菜 | 91.2 | 2.6 | 4.5 | 1.7 | 2992 | 32 | 0.11 | 311 |
| 芹菜茎 | 93.1 | 1.2 | 4.5 | 1.2 | 340 | 8 | 0.06 | 206 |
| 油菜 | 96.0 | 1.8 | 3.8 | 1.1 | 620 | 36 | 0.11 | 210 |
| 菜花 | 92.4 | 2.1 | 4.6 | 1.2 | 30 | 61 | 0.08 | 200 |
| 西蓝花 | 90.3 | 4.1 | 4.3 | 1.6 | 7210 | 51 | 0.13 | 17 |
| 苋菜（绿） | 90.2 | 2.8 | 5.0 | 2.2 | 2110 | 47 | 0.12 | 207 |
| 胡萝卜 | 87.4 | 1.4 | 10.2 | 1.3 | 4010 | 16 | 0.04 | 193 |
| 白萝卜 | 93.4 | 0.9 | 5.0 | 1.0 | 20 | 21 | 0.03 | 173 |
| 黄瓜 | 95.8 | 0.8 | 2.9 | 0.5 | 90 | 9 | 0.03 | 102 |
| 冬瓜 | 96.6 | 0.4 | 2.6 | 0.7 | 80 | 18 | 0.01 | 78 |
| 南瓜 | 93.5 | 0.7 | 5.3 | 0.8 | 890 | 8 | 0.04 | 145 |
| 茄子 | 93.4 | 1.1 | 4.9 | 1.3 | 50 | 5 | 0.04 | 142 |
| 番茄 | 94.4 | 0.9 | 4.0 | 0.5 | 550 | 19 | 0.03 | 163 |
| 甜椒 | 93.0 | 1.0 | 5.4 | 1.4 | 340 | 72 | 0.03 | 142 |
| 四季豆 | 91.3 | 2.0 | 5.7 | 1.5 | 210 | 6 | 0.07 | 123 |
| 洋葱 | 89.2 | 1.1 | 9.0 | 0.9 | 20 | 8 | 0.03 | 147 |
| 韭菜 | 91.8 | 2.4 | 4.6 | 1.4 | 1410 | 24 | 0.09 | 247 |
| 马铃薯 | 79.8 | 2.0 | 17.2 | 0.7 | 30 | 27 | 0.04 | 342 |
| 木耳（水发） | 91.8 | 1.5 | 6.0 | 2.6 | 20 | 1 | 0.05 | 52 |
| 香菇 | 91.7 | 2.2 | 5.2 | 3.3 | — | 1 | 0.08 | 20 |

数据来源：数据引自《中国食物成分表2004》（中国疾病预防控制中心营养与食品安全所编制，北京大学医学出版社2005年出版）。

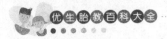

## 防止蔬菜营养的流失

选好蔬菜品种后，在烹调食用的过程中还要注意下列问题，以确保蔬菜安全、营养。

### 1. 去除农药残留

烹调前蔬菜要用流水冲洗，以去除其表面可能存在的农药残留。所谓农药残留是指施用农药后，在食品表面及食品内部残存的农药及其代谢产物、降解物或衍生物。食入残留农药对准妈妈和胎儿有双重危害。

除流水冲洗外，去皮或去壳，简单清洗后再浸泡20分钟左右，烫漂或焯水，用专门的果蔬洗涤剂清洗等，也是去除农药残留的有效方法。

### 2. 保护蔬菜中的营养成分

● 蔬菜所含维生素、矿物质大部分是水溶性的，有些还对热不稳定，很容易在烹调过程中流失或破坏。所以在烹调蔬菜的过程中，采取措施以保护它们是非常重要的。

● 蔬菜要先洗后切（改刀），以避免水溶性物质从"伤口"大量流失。

● 急火快炒，缩短加热时间，有助于减少维生素的破坏。勾芡，即在炒菜出锅前调入少量水淀粉，对营养素有保护作用。

● 加醋可以提高维生素 C、维生素 B 的稳定性，减少其破坏。

● 不要加碱（小苏打），因为碱会破坏多种维生素。

● 现做现吃，少吃剩菜，剩菜随放置时间延长，营养破坏增加。在确保安全、卫生的前提下，生吃蔬菜能获得更多营养。

### 3. 避免加入过多油脂和食盐

首先要尽量避免油炸。据测定，一个中等大小的不放油的烤土豆仅含约90千卡热量，而同一个土豆做成炸薯条后所含的热能达200千卡以上，增加的能量全部来自吸收的油脂。近年还确认，炸薯条、炸薯片中含有较多的致癌物质——丙烯酰胺。

即使不油炸或"过油"（也称为"划油"），在炒、炖、焖、做馅等烹调方法中也要注意控制油脂添加量。多吃蔬菜本来是有利于健康的普遍原则，但如果伴随蔬菜摄入大量的油脂和盐，就适得其反、得不偿失了。比如，蔬菜沙拉是人们通常认为的清淡

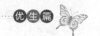

菜品，但因为要加入较多沙拉酱（脂肪含量80%），结果就变成高脂肪食品了。

做一大碗紫甘蓝沙拉，大概需紫甘蓝100克，但通常要加入两大汤匙（约30~40克）的沙拉酱。这些沙拉酱大致含有25克~30克脂肪，基本相当于准妈妈全天油脂的推荐摄入量。这样的烹调方式，与其说是吃蔬菜，不如说是吃油脂。

### 4. 蔬菜要保持新鲜

不新鲜的蔬菜主要包括：腌制的咸菜、酸菜、酱菜等，长时间储存的蔬菜，以及剩菜（指未吃完的蔬菜类菜肴）等。这些不新鲜的蔬菜不但营养价值降低，而且还有较多亚硝酸盐生成。亚硝酸盐是从天然含有的硝酸盐转化而来的。亚硝酸盐摄入较多时，具有一定的急性毒性和慢性毒性。因此，蔬菜贵在新鲜。准妈妈应该少吃或不吃不新鲜的蔬菜。

## 少吃火腿肠和烤肉

各种各样的火腿肠类制品因其外形漂亮、口感好、食用方便深受人们的喜爱，但其营养价值实在不敢恭维。大部分火腿肠并不是用纯鲜肉加

工的，肠衣里塞满了猪皮、内脏、下水、鸡皮、鸡胸肉、鸭肉、植物蛋白、动物脂肪等廉价原料，以及肉类本身并不含的淀粉。为了具有良好的弹性和鲜嫩口感，就加入"增稠剂"（如卡拉胶之类）和"水分保持剂"（如三聚磷酸钠）。为了保持鲜艳的红色，就添加发色剂亚硝酸钠、D－异抗坏血酸钠等。为了颜色更漂亮，就添加色素，如红曲红、苋菜红、诱惑红、辣椒红和胭脂虫红等。为了延长保质期，就加入防腐剂，如乳酸链球菌素、丙酸钠、山梨酸钾等。为了具有鲜美滋味，就添加盐、糖、香辛料以及"增味剂"（如味精、核苷酸等）。这样一来，火腿肠类肉制品不但营养素含量较低，还是食品添加剂之集大成者。准妈妈应该少吃此类食品，尤其是不要用火腿肠类肉制品代替鲜肉。其他肉类制品如肉罐头、肉松、肉干等也有类似问题，均不可代替鲜肉。

烧烤或熏烤肉类，如烤羊肉串、烤牛排、烤鸡翅、烤肠等，会产生多种有害物质，主要有多环芳香烃和杂环胺等。多环芳香烃是最早被认识的，至今也是最重要的、数量最多的化学致癌物，一共包括400多种具有致癌作用的化合物，其代表成分是苯

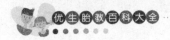

并（a）芘。在动物实验中，苯并（a）芘不但会致癌，还会毒害胚胎，造成畸形。杂环胺也具有类似的致癌性和致畸作用。

烧烤肉类有时加热不均匀，内部没熟透，细菌或寄生虫没有全部杀死，有导致食源性疾病的可能。很多烧烤店不但卫生状况堪忧，而且用硝酸盐和亚硝酸盐浸泡肉类，以使肉色鲜艳、口感良好。因吃烤肉而发生亚硝酸盐中毒的事件时有发生。有些商家以次充好，大量添加所谓"羊肉香精"、"牛肉香精"、"牛肉膏"、"羊肉膏"之类的添加剂（调味料）。总之，吃烧烤会给准妈妈带来较大的食品安全隐患。

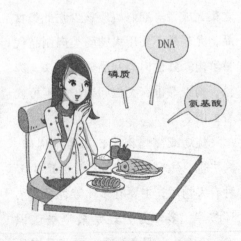

## 控制烹调油的用量

食用油脂在日常生活中，多用于烹调食物，故又称"烹调油"。烹调油既是能量的主要来源之一，又对健康有重要影响，因而是一类完全不容忽视的食物。

调查表明，中国城市居民烹调油的用量太大，这是中国城市居民膳食结构失衡的主要原因之一。根据《2002年中国居民营养与健康状况调查报告》，城市居民膳食中脂肪供能比例高达35.0%（大城市更是高达38.4%），超出了世界卫生组织（WHO）建议的30%合理上限，其主要原因是烹调油摄入太多。该调查同时显示，城市居民平均每人每天摄入44克烹调油，远超出中国营养学会的推荐量（每天25克～30克）。

与普通人一样，准妈妈也要注意控制烹调油用量，避免摄入过多脂肪。尤其是孕前即肥胖或孕期体重增长过快的准妈妈，更要减少烹调油摄入。普通准妈妈每天宜摄入25克～30克烹调油，孕前即肥胖或孕期体重增长过快的准妈妈每天摄入20克烹调油。

为了改变食用烹调油太多的习

惯，真正控制住烹调油的食用量，建议每个家庭都使用带刻度的油壶（各大超市有售），并按每人每日 25 克的标准简单计算一日烹调油用量，坚持家庭定量用油，严格控制烹调油总量。如两口之家，三餐全部在家就餐，每日用油量为 50 克，每周为 350 克。而如果仅在家吃早餐和晚餐，用油量就要减少 1/3。如果有时晚餐还在外就餐，那家庭用油量还要进一步减少。

除使用刻度油壶外，尽量少吃或不吃油炸食品，烹调菜肴时尽量少放油，在外就餐时少点"过油"的菜肴，都是避免烹调油过量的有效措施。

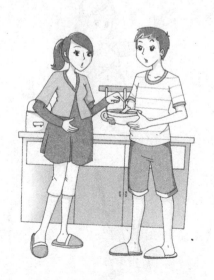

## "浓汤宝"最好不用

"浓汤宝"根本不是从牛肉或海鲜的汤中提取的天然成分。浓汤宝产品标签的配料表里写有增味剂、食用香精、增稠剂、酸度调节剂等，这些成分都是食品添加剂，用来形成浓汤宝的鲜香味道，并区别为不同的口味。不论是海鲜口味还是牛肉口味的浓汤宝，其中基本不含海鲜或牛肉成分，只是用各种食品添加剂模拟海鲜或牛肉的味道，并模拟浓汤的外观而已。其营养品质不高，与用天然食物熬制的鸡汤、骨头汤、牛肉汤、海鲜汤等不可同日而语。

而且，根据浓汤宝的营养成分列表可以看出，它含有较多的钠（盐）。每 100 克猪骨浓汤宝含有 7.3 克的钠，每 100 克浓滑鱼汤和老母鸡汤浓汤宝则分别含有 6.5 克和 5.9 克钠。所以，使用浓汤宝时，最好不要加盐或少加盐，否则容易造成钠摄入超标，对血压不利。

如果不是为了省时省力，孕期最好不用浓汤宝之类的产品。喜欢浓汤味道的话，可自行熬制高汤。熬制方法十分简单，根据个人喜好和条件选取猪精肉、脊骨、鸡肉、鸭肉、猪蹄

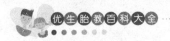

子、鸡爪、火腿、桂圆等，大火煮开后小火慢熬一两个小时，将煲好的汤分装在若干小袋或小盒中，再放入冰箱中冷藏，一般可以保存1周到10天左右，烹调时随用随取。

## 理性对待糖和甜食

人对甜味的偏好与生俱来。在天然食物中，有不少因含糖量高而具有甜甜的口感，如各种水果、蜂蜜、甘蔗、甜菜等。这些食物中的糖完全是健康的，孕妇可以放心地、随意地选用。

随着食品加工业的发展，各种提纯或制取的糖如蔗糖（白糖）、果糖、麦芽糖、果葡糖浆、麦芽糖浆等大量涌现，并广泛用于包装食品，以制造出甜味。饼干、面包、糖包、豆沙包、汤圆、麻团、八宝粥、蛋卷、派、米饼、米花糖、爆米花、果冻、果脯、蜜饯、果酱、麦片、芝麻糊、豆浆粉、核桃糊、早餐奶、风味奶以及各种饮料等，都含有添加的糖。在适量（例如每天不超过30克）食用的情况下，这些添加的糖并无害处。但对于孕前即肥胖或体重增长过快的孕妇，这些加糖甜食须加以限制，尽量少吃。

也许，加糖甜食对健康的不利影响还不限于糖本身。实践表明，那些特别喜欢吃甜食的人通常都有糟糕的膳食结构。所以，孕妇选择甜食并无不可，但一定要保持膳食结构平衡合理。

吃很多糖当然是不好的，但"吃糖有害"的说法却"别有用心"，这种流行观念的最大受益者不是消费者，而是各种人工甜味剂，如糖精、甜蜜素、安赛蜜、甜菊糖、阿斯巴甜等。这些人工合成的、带有强烈甜味的化学物质，效率高，成本低，深受食品加工业的欢迎，故而迅速普及推广，出现在上述所有种类的甜食中。

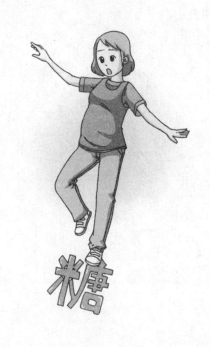

最讽刺的是，各种"无糖食品"、"低糖食品"以健康的名义兜售这些比糖更不健康的食品添加剂。

虽然，只要按照国家标准规定的范围和剂量使用，这些人工甜味剂都是"无害"的，但是，孕期膳食仅仅"无害"是不够的，还必须"有益"才行。所以，建议孕期尽量少吃或不吃含有人工甜味剂的各色甜食。

## 不要暴饮暴食

在怀孕的最后 3 个月，胎宝宝发育非常迅速，准妈妈常常会有一种肠胃被胎宝宝挤压的感觉。矛盾的是，营养师特别强调胎宝宝在这个阶段所需要的营养却是直线增加的。因此，我们采取的对策是少食多餐。

每日可以安排 6～8 餐，这是非常有必要的。虽然进食步骤变得很琐碎，但是各种营养素却是都不能缺，除增加一定的蛋白质、碳水化合物和必要的脂肪摄入外，还应在食谱中补充各类维生素和矿物质等营养成分，以及富含强健胎宝宝骨骼的钙和促进胎宝宝智力发展的多种营养食物。

在菜单中加入足够避免贫血发生的血红素铁成分是这个阶段的营养调理重点，如肝、蛋、蔬菜等。其实每一个准妈妈在这个阶段都会有一定的铁质缺乏问题，所以，足够营养摄入是非常重要的。当然适量饮食也非常必要，无节制的进食会给自己和宝宝在健康和身材上都带来极大伤害。

此外，一定要在这个时候控制糖分、盐分和饱和脂肪的摄入。调味要尽量清淡，少吃盐和酱油。如果味道太淡造成实在难以下咽，可用果酱、醋来调味。

孕晚期特色食谱

## 含铁美食推荐

### 1. 胡萝卜牛腩饭

原料：胡萝卜，南瓜，牛肉。

做法：

● 胡萝卜洗净，切块；南瓜洗净，去皮，切块待用；将牛肉洗净，切块，焯水。

● 倒入高汤，加入牛肉，烧至牛肉八分熟时，下胡萝卜块和南瓜块，调味，至南瓜和胡萝卜酥烂即可。

● 饭装盆打底，浇上炒好的牛肉即可。

特点：牛肉含铁丰富，是准妈妈补铁的良好选择。

### 2. 木耳枣豆羹

原料：黑木耳，黄豆，红枣。

做法：

将黑木耳、黄豆、红枣分别洗净，加水泡胀，然后一同置于锅内，加水适量，小火炖至熟烂，加精盐调味即成。

特点：木耳中铁的含量极为丰富，故常吃木耳能养血驻颜，令人肌肤红润，容光焕发，并可防治缺铁性贫血。枣中富含钙和铁，它们对防治贫血有重要作用，其效果通常是药物不能比拟的。此食谱可提供铁21毫克。

**专家提示**

做菜时尽量使用铁锅、铁铲，这些传统的炊具在烹制食物时会产生一些小碎铁屑溶解于食物中，形成可溶性铁盐，容易让肠道吸收铁。

### 3. 咖喱牛肉土豆丝

原料：牛肉，土豆，葱，姜，淀粉，酱油，料酒，盐，咖喱粉。

做法：

● 将牛肉自横断面切成丝，将淀粉、酱油、料酒调汁浸泡牛肉丝；土豆洗净去皮，切成丝。

● 将油热好，先干炒葱、姜，再将牛肉丝下锅干炒后，将土豆丝放入，再加入酱油、盐及咖喱粉，用旺火炒几下即成。

特点：富含铁、维生素 $B_2$、烟酸等，适合准妈妈食用。

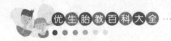

#  关注孕期饮食安全

## 吃得安全最重要

随着一系列食品安全事件被曝光，食品安全问题成为公众关注的敏感话题。食品安全的确是一个大问题，大到什么程度呢？比营养问题严重得多。随着人们生活水平的提高，食物越来越丰盛，营养素缺乏的问题逐渐被营养失衡所取代。但若与食品安全问题相比，营养素缺乏也好，营养失衡也罢，或许都只能算是小问题。现在，假如一位孕妇随意地凭感觉进食，那么，最令我们担心的将不是营养缺乏或失衡，而是食品安全问题。

目前，人们不得不面对这样的现实：要想找到一种绝对安全，一点儿有害成分也没有的食品是很难很难的。所以，也许我们能做的就只有尽量把膳食中的有害因素降至最低。对孕妇而言，我们尤其希望如此。因为只有这样，我们才能保护好腹中的胎儿。

当饮食营养不足时，母亲甚至可以动用自己的身体成分，如骨骼中的钙质等，供给胎儿以弥补饮食之不足。但是，当我们随食品摄入有害物质的时候，胎儿将与母亲一起或者同时面对伤害。所以，孕妇高度关注食品安全问题是非常必要的。

食品安全问题常常是隐匿的，较难发现。这与营养问题有很大不同。一种食品有哪些营养特点，通常是一目了然的，查一查食物成分表，就可以很容易地看到它的优点和缺点。但是，一种食品有哪些安全问题却不容易被发现，等到被媒体曝光出来，为时已晚。

因此，我们总是用"风险"或"隐患"这样的词来描述食品安全问题，它们表示的是不确定性或可能性。有些食品具有高度的食品安全风险或隐患，比如街头烧烤，没有卫生许可证，没有上下水，没有固定经营者，监管不力，吃这样的食品安全风险很高；又如"三无食品"，无生产日期、无保质期、无生产厂家，买这

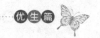

样的食品安全隐患很大。而经过绿色食品或有机产品认证的食品则相对可靠，安全风险很小；大企业、知名品牌的食品安全隐患相对较小。

解决食品安全问题绝对是一个大的系统工程，政府、企业、公众都有责任。对孕妇来说，在日常生活中养成注意食品安全的习惯，与讲究饮食营养的习惯一样重要，比如购买安全风险比较低或者已经被证明很安全的食品，尽量避免消费那些安全隐患比较大或者已经被曝光的食品，"避重就轻"，理性消费。

## 剧毒致癌物质：亚硝酸盐

### 1. 亚硝酸盐是剧毒致癌物质

亚硝酸盐俗称"硝盐"或"工业用盐"，形似食盐，也有咸味，是剧毒致癌物质。在血液中，亚硝酸盐可以改变血红蛋白的功能，使之失去运输氧气的能力，从而造成人体缺氧，主要表现是头晕、头疼、乏力、心跳加速、烦躁、呼吸困难等，严重者可窒息而死。所以，一旦准妈妈发生亚硝酸盐食物中毒，将对胎儿造成灾难性后果。

除急性毒性外，亚硝酸盐还具有慢性毒性，特别是具有致癌作用，与食道癌、胃癌、肝癌等消化道癌症的发生有关，这些都是被写进肿瘤教科书的常识。

### 2. 亚硝酸盐普遍用于肉制品烹调、加工

实际上，亚硝酸盐是一种允许使用的食品添加剂。按照国家标准，它可以用于肉制品加工，但要严格限制用量。早期用于猪、牛、羊肉当中，现在已经逐步发展到所有肉类都添加，甚至连鸡鸭肉、水产品也不放过。烹调、加工肉类制品为何要加亚硝酸盐呢？它的作用是保持肉色鲜艳、粉嫩，卖相更好，口感亦佳，并具有防腐作用。如果我们在家里炒牛肉或炖排骨，熟透的肉是暗色、发白或者变褐，就不漂亮了。但在大部分餐馆、饭店、烤肉店等吃到的肉类菜肴，如铁板牛柳、红烧肉、孜然羊肉、烤肉串等，都是粉嫩的颜色，这就是亚硝酸盐的作用。在餐饮业，亚硝酸盐以"嫩肉粉"、"增色剂"、"硝"、"硝盐"等各种名义被厨师们用于肉类烹调，很多时候，他们自己都不知道所用何物，秘而不宣。

在超市熟食柜台或加工点所买的

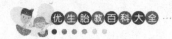

酱牛肉、酱驴肉、酱排骨、猪蹄子、猪耳朵等熟食肉类，也常常是漂亮的粉嫩颜色，不用说，这也是加"硝"（亚硝酸盐）的结果。现在，在超市的熟食柜台想买不加硝（亚硝酸盐）的肉制品是很难的。当然，比饭店、超市应用亚硝酸盐更多、更普遍的就是各种肉制品加工厂，特别是各色火腿肠，几乎100%地添加亚硝酸盐。

现在的问题是，超范围（不应该用的产品在应用）、超量（添加量超过国家标准）使用亚硝酸盐的现象非常严重。比如餐馆、饭店、超市使用亚硝酸盐时，根本就是根据厨师或加工者的经验随意添加，何谈定量？

### 3. 不要选择粉嫩的肉类制品

因此，准妈妈在食用肉类及其制品时，一定要注意肉质颜色。如果熟透的肉制品仍然保持鲜艳的红色（粉嫩），就要高度怀疑添加了亚硝酸盐。保险起见，准妈妈最好吃自家烹制的肉类菜肴或肉类加工制品，尽量少在外面吃肉或购买火腿肠类肉制品。

除肉类外，腌制的蔬菜如酸菜、咸菜等也含有比较多的亚硝酸盐，尤其是腌制时间较短（如10天之内）的蔬菜。腌菜中的亚硝酸盐不是人为添加进来的，蔬菜从土壤中吸收较多

硝酸盐，在细菌的作用下生成亚硝酸盐。

甚至连存放较长时间的剩菜，尤其是小白菜、青菜、韭菜、菠菜等绿色叶菜，也会产生一些亚硝酸盐。不过，与肉制品中明目张胆添加的亚硝酸盐相比，细菌生产的这点儿亚硝酸盐就微不足道了。

## 反式脂肪酸

### 1. 什么是反式脂肪酸

"反式"是相对"顺式"而言的。所谓反式脂肪酸是指按分子空间结构，氢（H）在双键的两侧的脂肪酸。与之相对的则是"顺式脂肪酸"，即氢（H）在双键的同侧的脂肪酸。在天然食物中，绝大部分脂肪酸都是顺式脂肪酸，反式脂肪酸少之又少。但在氢化植物油中，反式脂肪酸占10%~60%（氢化程度不同，反式脂肪酸含量变化很大）。

氢化植物油具有卓越的加工性能。它不容易被氧化，保质期长；呈固体或半固体状态，适合造型；会起酥，口感更香滑，故又称"起酥油"；性质稳定，特别适合反复油炸食品，不至于被氧化破坏，所以受到食品加

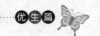

工业的热烈追捧，目前已广泛应用于各种需要添加油脂或油炸的食品中。除上述食品外，薯条、薯片、沙拉酱、巧克力、咖啡伴侣（奶精、植脂末）、速溶咖啡、奶茶等都是氢化植物油的"忠实拥趸"。

氢化植物油一般是以廉价的植物油如棕榈油、棉籽油、菜子油等为原料，通过氢化反应制得。所谓氢化反应是指在植物油中不饱和脂肪酸的双键处加上氢原子（H），使双键变成单键，使一部分不饱和脂肪酸变成饱和脂肪酸。在氢化过程中，产生了一种含量较多的副产品——反式脂肪酸。

## 2. 反式脂肪酸是有害的

目前已经非常明确的害处是造成血脂异常，增加冠心病的危险性。还有研究发现，反式脂肪酸能通过胎盘以及母乳转运给胎儿和婴儿，并影响其生长发育。另有报告说，反式脂肪酸增高乳腺癌、糖尿病的发病率。

世界卫生组织（WHO）建议限制反式脂肪酸摄入，每日不超过 1% 总能量。1% 总能量是什么概念呢？大致就是 2 克。孕妇更应减少反式脂肪酸摄入，比 2 克还要少。《中国居民膳食指南2007》建议："远离反式

脂肪酸，尽可能少吃富含氢化油脂的食物。"卫生部于 2010 年 4 月发布的与婴幼儿食品有关的国家标准（ GB10765、 GB10767、 GB10769、GB10770）规定，婴幼儿食品"不应使用氢化油脂"。

## 3. 学会发现反式脂肪酸

目前，国内相关食品均没有标示反式脂肪酸的含量，但消费者仍然可以从食品的配料表上发现反式脂肪酸。如果含有"起酥油"、"植物起酥油"、"液态酥油"、"氢化植物油"、"部分氢化植物油"、 "人造奶油"、"奶精"、"植脂末"等成分，那么该食品就含有反式脂肪酸，在购买时应尽量避免。

根据卫生部《预包装食品标签通则》（GB7718－2011）的规定，如果某食品中添加了氢化植物油，就必须在标签配料表中注明"氢化"或"部分氢化"字样。但有很多企业并不遵守上述规定，不标注氢化油，而是用"食用植物油"、"精炼植物油"或"植物油"等名称，让消费者难以辨别。所以，如果某添加油脂的食品在标签配料表中没有注明是豆油、花生油、菜子油或者某一种具体的植物油，而是笼统地标注"食用植物油"、

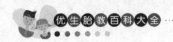
"精炼植物油"或"植物油"等都应该小心一点。

## 抗生素、激素和瘦肉精

### 1. 滥用抗生素、激素和瘦肉精

为了避免猪、鸡、鱼等动物在养殖过程中生病或死亡造成减产，预防性使用抗生素非常普遍。也就是说，在动物还没有生病的时候就给它们吃抗生素，尤其是鱼类和禽类，密集养殖，污染重，抗病能力低，很容易生病和死亡，特别"依赖"抗生素。

现在，禽畜及水产养殖业滥用抗生素的问题是比较严重的。据估计，全国每年有近10万吨抗生素药品被动物食用，大致是全国抗生素年产量的一半。另一半被人类使用治疗疾病。吃抗生素的动物，其肉类中会有相当多的抗生素残留，抗生素已经成为主要的污染物之一。

养殖业滥用抗生素，除导致病菌耐药性增强，增加治疗疾病的难度外，还有可能直接危害人体健康，例如破坏人体肠道正常菌群、损害肝肾等脏器等。特别是氯霉素、链霉素、磺胺类、呋喃类、四环素类抗生素，不良作用较大，对胎儿的有害作用尤其令人担忧。

除抗生素外，有些动物养殖还应用激素等加快生长速度的药物。有时候，养殖业主还非法使用一些国家明令禁止的化学药物，如瘦肉精（主要有克伦特罗、莱克多巴胺和沙丁胺醇等数种）等，它们因为能增加瘦肉、减少肥肉而得名。

因食用含有瘦肉精的肉类尤其是内脏，而造成食物中毒的事件近年时有发生。更多的时候，虽然没有造成急性中毒，但慢性毒作用也是可怕的。

### 2. 精挑细选远离有害物质

准妈妈对肉类的消费量比较大，安全问题尤其值得注意。准妈妈购买肉类应该注意以下问题：

• 尽量购买大企业、知名品牌的肉类产品。

• 有条件时，最好购买经过绿色

食品、有机食品认证的肉类产品。

● 不要过于"挑瘦减肥"，对脂肪层（白色）太薄而肌肉层（红色）又特别厚的肉品要特别当心。

● 吃猪肝等动物内脏一定要注意，要选择大企业、有信誉的企业生产的猪肝产品，不要购买来源不明或不可靠的猪肝产品。事实表明，猪肝是造成瘦肉精中毒事件最常见、最主要的食物。内脏中抗生素、激素、瘦肉精等有害物质的浓度明显高于肌肉。

● 除内脏外，有害物质还容易堆积在脂肪组织中，所以脂肪含量很高的肥肉、肥牛、五花肉等，不如瘦肉、里脊肉等脂肪含量少的肉类安全。

● 近海养殖鱼类，特别是生活在近海岸底层的黄花鱼、比目鱼、扁口鱼等，污染一般较重。远洋捕捞鱼类如鲅鱼、金枪鱼、沙丁鱼、三文鱼等一般污染较轻。淡水鱼中，黑鱼、鲤鱼、鲫鱼受污染的程度较大，而草鱼、鲢鱼等主要吃水生植物，相对安全。

● 禽类用抗生素和激素比畜类严重，而且在大多数城市，鸡肉、鸭肉等没有列入政府"放心肉"工程，监管水平远低于猪肉。

## 人们深恶痛绝的餐馆地沟油

地沟油存在已是餐饮业内公开的秘密。所谓地沟油，又被业内人士称为"毛油"，或者俗称为"泔水油"、"潲水油"等。其来源较为复杂，包括将宾馆、酒楼的剩饭、剩菜经过简单加工、提炼出的油；下水道中的油腻漂浮物；反复多次用于油炸食品已经无法使用的油；劣质猪肉、猪内脏、猪皮加工以及提炼后产出的油等。

人们对地沟油深恶痛绝，不仅是因为心理上觉得很肮脏、很恶心，还因为它的确会危害健康。地沟油的最大危害来自植物油的反复加热。反复高温加热（煎炸）的废弃油中含有醛、酮、醇、酸、环氧化物、反式脂肪酸等成分复杂的有害物质，以及霉菌毒素、苯并（a）芘、二英、多氯联苯、杂环胺、丙烯酰胺等致癌物质。

虽然地沟油刚"提炼"出来的时候或许是黏糊糊的，有点儿像家里抽油烟机油盒里面接到的废油，但是经过简单的处理之后，就会变得黄黄的，并无异味。再与新鲜食用油混合后，外观就变得"正常"了，人们几

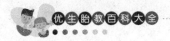

乎吃不出什么异常来，只会觉得稍有些腻口，或者难以刷洗。最糟糕的是，除非在黑加工点"抓现行"，否则用现有的检测方法几乎很难鉴别哪些是地沟油。

虽然有关部门加强了监管，2010年甚至还专门开展了整治地沟油的运动，但地沟油的问题仍然存在。目前我国餐饮业废弃油脂的处理回收还缺乏系统完善的管理机制，何况地沟油是绝对的暴利行当，总会有人铤而走险。

因此，人们在酒楼、饭店、小吃摊、食堂进餐时，一定要关心其所用烹调油质量，不能只图便宜、廉价和"色香味"俱全。首先，要对油炸食品、过油菜肴以及加油主食（如各种饼类）提高警惕，不要"一吃为快"；其次，菜肴上亮晶晶、流动性差（发黏）的油脂基本等同于地沟油，不要吃这样的菜肴。实际上，凡是黏腻、难涮掉的都不是好油。

当然，对准妈妈而言，最可靠的做法是回家吃饭，尽量避免在外就餐。不得已在外就餐时，尽量选择清淡少油的菜肴。家庭购买食用油时不要购买散装油，要到大超市购买大企业或知名品牌的食用油。有条件的准妈妈，应该选择带有绿色食品或有机食品认证的食用油产品。

## 到处泛滥的食品添加剂

### 1. 食品添加剂大多对健康无益

现在我们每天都能轻松地吃到各种各样、五花八门的食品添加剂——防腐剂、色素、香精、甜味剂、乳化剂、增稠剂、稳定剂、抗氧化剂、营养强化剂、发色剂、酸味剂、膨松剂、漂白剂、增味剂、面粉处理剂、被膜剂、水分保持剂、抗结剂、消泡剂等。这还只是类别，每一类食品添加剂还有很多种。只要在超市购买加工食品，一天吃四五十种食品添加剂很平常，吃七八十种也不难。一块小小的口香糖会含16种添加剂，一块蛋糕也能含50种添加剂。这些食品添加剂中除营养强化剂对健康有益外，其他绝大多数都对健康无益，而且用得过量势必是有害的。

有很多食品添加剂加在食品中并无实际用途，只是为了颜色漂亮、卖相更好而已，因而根本是不必要的。面粉增白剂——过氧化苯甲酰是其中的典型代表。首先，面粉根本无须增白，白面粉不一定是好面粉。实际上，面粉越白，加工越精细，则营养价值越低。其次，增白剂给无德企业提供了合法的造假手段——用增白剂来掩盖面粉的品质缺陷或落后的加工工艺。所以，2011年3月，卫生部、国家工商总局、国家质检总局等相关部门痛下决心，全面禁止使用面粉增白剂。

### 2. 避免摄入太多的食品添加剂

实际上，现行食品添加剂中，还有很多像面粉增白剂一样，没有必要，只有隐患。要一一弄清楚每种常见食品添加剂对准妈妈的危害是很困难的，但如何避免摄入太多食品添加剂却一点儿不难。

最有效的方法是购买包装食品时仔细查看配料表。配料表也称为"配料"、"原料"或"原料与辅料"等，标注于食品标签的主要版面，在食品标签上很容易看到。按照国家标准的规定，食品中使用的食品添加剂（有时候是代码）必须一一如实写在配料表中。

小小的配料表是我们了解某种包装食品营养品质的重要窗口。国家标准要求，食品配料一般按加入量比例由大到小（递减顺序）排列。也就是说，排在第一位的加入量最多，排在第二位的加入量第二多，依此类推。

食品添加剂基本都排在配料表的最后面，且排名不分先后（按国家标准规定，加入量小于2%的配料——主要就是食品添加剂——不用遵从递减顺序）。

先看某品牌蛋黄派的配料表：小麦粉、白砂糖、鸡蛋、精炼植物油、奶粉、代可可脂、可可粉、乳清粉、低聚糖、葡萄糖浆、山梨糖醇、食用盐、食用碳酸钙、大豆磷脂（由转基因大豆加工制成）、膨松剂、乳化剂、增稠剂、脱氢醋酸钠、山梨酸钾、朗姆酒、食用香精、核黄素、焦亚硫酸钠、胭脂红、紫草红、β-胡萝卜素、丙酸钙、抗氧化剂。

该蛋黄派除前5种基本成分外，其余23种原料均为食品添加剂！有氢化油（含反式脂肪酸）、甜味剂、防腐剂、乳化剂、膨松剂、香精、色素、增稠剂、抗氧化剂——简直就是食品添加剂的大杂烩。实际上，这种零食正是靠各种食品添加剂来兑制出诱人口感的。它是专门用来诱骗我们舌头的东西，对身体健康毫无益处，充满风险。

再看某品牌圆火腿的配料表：猪肉、鸡肉、水、淀粉（≤6%）、植物蛋白、饴糖、食用盐、白砂糖、香辛料、增稠剂、水分保持剂、增味剂、

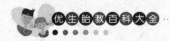

食用香精、D-异抗坏血酸钠、着色剂、亚硝酸钠、乳酸链球菌素。除前4种基本成分外，其余13种均为食品添加剂。由此可知，火腿肠类肉制品营养品质比鲜肉差得很多，其可口味道、漂亮色泽、良好弹性全部来自食品添加剂。某饼干的配料表：小麦粉、巧克力颗粒（白砂糖、氢化植物油、可可粉、葡萄糖、乳化剂、香兰素）、植物起酥油、白砂糖、食用盐、乳清粉、膨松剂、食用香精、柠檬酸、焦糖色。小小一块饼干，其原料何其复杂，大量添加非天然成分是其一大特色。

某品牌果珍的配料表：白砂糖、酸度调节剂、磷酸钙、增调剂、橙味食用香料、着色剂（柠檬黄、落地黄）、维生素C等。这里面几乎全都是食品添加剂，居然与水果毫无关系！但果珍的包装上无一例外地带有各种水果的诱人图片。

某话梅肉的配料表：鲜杏肉、白砂糖、食盐、奶油、柠檬酸、甜菊糖苷、阿斯巴甜、甜蜜素、甘草、香兰素、乙基麦芽酚、山梨酸钾、糖精钠、安赛蜜、苯甲酸钠。这又是一个食品添加剂之集大成者。

综上所述，食品添加剂日益泛滥，更有非法添加剂混杂其中，形成巨大的食品安全隐患。准妈妈购买包装食品时，必须仔细阅读其配料表。对配料表中含有大量食品添加剂的食品，要敬而远之。

## 有安全隐患的烹调方法

中餐烹调方法众多，能烹制出非常好吃的菜肴。但有些烹调方法已经被证明会产生较多有害物质。其中高温油炸、油煎和烧烤是被诟病最多的，安全隐患较大。

对这些有害物质的危害研究最多的是致癌作用。2005年卫生部发布的第4号公告指出，淀粉类食品在高温（＞120℃）烹调下容易产生丙烯酰胺。而动物试验结果显示，丙烯酰胺是一种可能致癌物。检测数据表明，炸薯条、炸薯片、方便面、油条等油炸食品都含有较多的丙烯酰胺。因此，卫生部建议，应尽可能用蒸、煮等不超过120℃的方法来烹饪淀粉类食品（主要是谷类和薯类等），改变喜吃油炸和高脂肪食品的饮食习惯。

不单油炸淀粉类食物，煎炸蛋白质类食物也会产生"对人类高可疑致癌物"（国际癌症研究中心给出的评语）——杂环胺。杂环胺还能引起基因突变。一般地，加热温度越高、时间越长、水分含量越少，产生的杂环胺越多。

烧烤肉类比煎炸肉类更"厉害"，不但会产生杂环胺，还会产生另外一种致癌物——多环芳香烃类化合物。多环芳香烃是最早被认识的，至今也是最重要的、数量最多的化学致癌物，一共包括400多种具有致癌作用的化合物，其代表成分是苯并（a）芘。在动物实验中，苯并（a）芘不但会致癌，还会毒害胚胎，造成畸形。

其实，除了淀粉类食物和蛋白质类食物外，油脂本身高温加热，尤其是反复油炸，也会产生致癌物质，包括多氯联苯、丙二醛、苯并（a）芘等。高温煎炸的油脂还能产生较多反式脂肪酸。

**专家提示**

高温煎炸和烧烤堪称不良烹调方式的集大成者。准妈妈最好避免食用油炸或烧烤食品，多采取清蒸、清炒、炖、熬、汆、溜、熘等方法烹制菜肴。

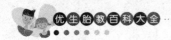

# 孕期保健与优生

## 孕早期保健要点

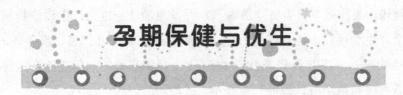

### 孕期检查好处多

妊娠期间的检查有两个目的：一是对孕母身体健康状况的动态监测，及时发现孕母由于妊娠而引起的病理变化，如妊娠贫血、妊娠高血压、妊娠糖尿病、妊娠合并心脏病及妊娠合并肾病。一些妊娠合并症可能威胁母子的生命安全。二是监测胚胎宫内的发育状况，胎儿发育是否存在异常，如发育畸形、停止发育、胎儿宫内缺氧、胎儿发育过小或过大、胎儿身体各部位比例是否合适等。

有一些准妈妈常常相隔很长时间才做检查，这样的准妈妈一旦出现问题往往造成不可挽回的后果。如果胎儿已经停止发育，并且停止发育的时间过久，会因胎体腐烂变性产生大量

**专家提示**

孕期检查是有步骤的，不同时期检查的重点也是不同的。孕早期着重于胎儿的发育观察，孕晚期着重于孕母的检查，各项检查必不可少。

毒物被母体吸收，造成母体肝肾功能的损害，造成子宫内膜感染或粘连，甚至造成终生不孕。如果错过筛查时机，胎儿的先天异常未能被检查出来，就会造成先天缺陷儿的出生。有的准妈妈来做孕期检查的时候面色苍白、心慌乏力，经检查才发现已经是重度贫血，心脏负担由于长时间加重而已经出现衰竭的迹象，同时胎儿出现营养不良情况，如不立即住院将有可能危及母子生命。还有妊娠合并心

脏病、肾病、糖尿病时都会造成严重的后果。

按时做产前检查，经常与医生沟通，日常孕期中的疑问或保健方法就都可以在与医生的互动中找到答案，产科医生就是孕妈妈的良师益友。

## 什么时候进行第一次产检

### 1. 产检医院的选择

孕期检查和分娩最好选择一家离家近、交通方便、设备先进、医务人员经验丰富的医院。对于准妈妈来说，医院离家近非常重要，孕期中的产前检查就可以节约不少时间，减少很多麻烦；而临产前会出现一些突发的紧急情况，如早破水、胎动过频或突然减少、剧烈腹痛、阴道出血等，如处理不及时会危及母婴安全。医院离得近可减少路途奔波，避免延误处理时间。可考虑首选专科医院，如妇产医院或妇幼保健院。这类医院大多技术力量雄厚，设备先进，有齐全的辅助科室，住院环境舒适，拥有设施优越、抢救设备齐全的产房、手术室、

婴儿室。综合医院，特别是三级甲等综合医院，也是值得信赖的选择。尤其是怀孕时伴有肺结核、病毒性肝炎、心脏病等严重疾病或出现严重并发症的，最好选择综合性医院产科做检查和分娩。

### 2. 什么时候查比较好

一般来说，最晚也要在停经 6~8 周时去医院就诊，以尽早确认是否怀孕，并准确推算预产期。有的心急的准妈妈在停经未满 6 周就到医院要求进行妊娠试验，以确定是否怀孕。这时在医院可进行血 HCG（人绒毛膜促性腺激素）测定，对判断是否怀孕是较准确的。

预产期的推算一般是根据准妈妈末次月经的时间，适用于月经周期规律、又能准确记忆末次月经来潮日期的准妈妈。按末次月经的第一天计算，只要年份减 1、月份减 3 或加 9、日期加 7 便可以推算出预产期。从末次月经的第一天到预产期，整个过程历时 280 天。如果月经周期不准，或记不清末次月经来潮日期的，可根据孕 6~8 周 B 超确定。

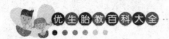
## 以末次月经推算预产期表

| 月份 | 1 | 2 | 3 | 4 | 5 | 6 | 7 | 8 | 9 | 10 | 11 | 12 | 13 | 14 | 15 | 16 | 17 | 18 | 19 | 20 | 21 | 22 | 23 | 24 | 25 | 26 | 27 | 28 | 29 | 30 | 31 |
|---|---|---|---|---|---|---|---|---|---|---|---|---|---|---|---|---|---|---|---|---|---|---|---|---|---|---|---|---|---|---|---|
| 1月 | 1 | 2 | 3 | 4 | 5 | 6 | 7 | 8 | 9 | 10 | 11 | 12 | 13 | 14 | 15 | 16 | 17 | 18 | 19 | 20 | 21 | 22 | 23 | 24 | 25 | 26 | 27 | 28 | 29 | 30 | 31 |
| 10月 | 8 | 9 | 10 | 11 | 12 | 13 | 14 | 15 | 16 | 17 | 18 | 19 | 20 | 21 | 22 | 23 | 24 | 25 | 26 | 27 | 28 | 29 | 30 | 31 | 1 | 2 | 3 | 4 | 5 | 6 | 7 |
| 2月 | 1 | 2 | 3 | 4 | 5 | 6 | 7 | 8 | 9 | 10 | 11 | 12 | 13 | 14 | 15 | 16 | 17 | 18 | 19 | 20 | 21 | 22 | 23 | 24 | 25 | 26 | 27 | 28 | | | |
| 11月 | 8 | 9 | 10 | 11 | 12 | 13 | 14 | 15 | 16 | 17 | 18 | 19 | 20 | 21 | 22 | 23 | 24 | 25 | 26 | 27 | 28 | 29 | 30 | 1 | 2 | 3 | 4 | 5 | | | |
| 3月 | 1 | 2 | 3 | 4 | 5 | 6 | 7 | 8 | 9 | 10 | 11 | 12 | 13 | 14 | 15 | 16 | 17 | 18 | 19 | 20 | 21 | 22 | 23 | 24 | 25 | 26 | 27 | 28 | 29 | 30 | 31 |
| 12月 | 6 | 7 | 8 | 9 | 10 | 11 | 12 | 13 | 14 | 15 | 16 | 17 | 18 | 19 | 20 | 21 | 22 | 23 | 24 | 25 | 26 | 27 | 28 | 29 | 30 | 31 | 1 | 2 | 3 | 4 | 5 |
| 4月 | 1 | 2 | 3 | 4 | 5 | 6 | 7 | 8 | 9 | 10 | 11 | 12 | 13 | 14 | 15 | 16 | 17 | 18 | 19 | 20 | 21 | 22 | 23 | 24 | 25 | 26 | 27 | 28 | 29 | 30 | |
| 1月 | 6 | 7 | 8 | 9 | 10 | 11 | 12 | 13 | 14 | 15 | 16 | 17 | 18 | 19 | 20 | 21 | 22 | 23 | 24 | 25 | 26 | 27 | 28 | 29 | 30 | 31 | 1 | 2 | 3 | 4 | |
| 5月 | 1 | 2 | 3 | 4 | 5 | 6 | 7 | 8 | 9 | 10 | 11 | 12 | 13 | 14 | 15 | 16 | 17 | 18 | 19 | 20 | 21 | 22 | 23 | 24 | 25 | 26 | 27 | 28 | 29 | 30 | 31 |
| 2月 | 5 | 6 | 7 | 8 | 9 | 10 | 11 | 12 | 13 | 14 | 15 | 16 | 17 | 18 | 19 | 20 | 21 | 22 | 23 | 24 | 25 | 26 | 27 | 28 | 1 | 2 | 3 | 4 | 5 | 6 | 7 |
| 6月 | 1 | 2 | 3 | 4 | 5 | 6 | 7 | 8 | 9 | 10 | 11 | 12 | 13 | 14 | 15 | 16 | 17 | 18 | 19 | 20 | 21 | 22 | 23 | 24 | 25 | 26 | 27 | 28 | 29 | 30 | |
| 3月 | 8 | 9 | 10 | 11 | 12 | 13 | 14 | 15 | 16 | 17 | 18 | 19 | 20 | 21 | 22 | 23 | 24 | 25 | 26 | 27 | 28 | 29 | 30 | 31 | 1 | 2 | 3 | 4 | 5 | 6 | |
| 7月 | 1 | 2 | 3 | 4 | 5 | 6 | 7 | 8 | 9 | 10 | 11 | 12 | 13 | 14 | 15 | 16 | 17 | 18 | 19 | 20 | 21 | 22 | 23 | 24 | 25 | 26 | 27 | 28 | 29 | 30 | 31 |
| 4月 | 7 | 8 | 9 | 10 | 11 | 12 | 13 | 14 | 15 | 16 | 17 | 18 | 19 | 20 | 21 | 22 | 23 | 24 | 25 | 26 | 27 | 28 | 29 | 30 | 1 | 2 | 3 | 4 | 5 | 6 | 7 |
| 8月 | 1 | 2 | 3 | 4 | 5 | 6 | 7 | 8 | 9 | 10 | 11 | 12 | 13 | 14 | 15 | 16 | 17 | 18 | 19 | 20 | 21 | 22 | 23 | 24 | 25 | 26 | 27 | 28 | 29 | 30 | 31 |
| 5月 | 8 | 9 | 10 | 11 | 12 | 13 | 14 | 15 | 16 | 17 | 18 | 19 | 20 | 21 | 22 | 23 | 24 | 25 | 26 | 27 | 28 | 29 | 30 | 31 | 1 | 2 | 3 | 4 | 5 | 6 | 7 |
| 9月 | 1 | 2 | 3 | 4 | 5 | 6 | 7 | 8 | 9 | 10 | 11 | 12 | 13 | 14 | 15 | 16 | 17 | 18 | 19 | 20 | 21 | 22 | 23 | 24 | 25 | 26 | 27 | 28 | 29 | 30 | |
| 6月 | 8 | 9 | 10 | 11 | 12 | 13 | 14 | 15 | 16 | 17 | 18 | 19 | 20 | 21 | 22 | 23 | 24 | 25 | 26 | 27 | 28 | 29 | 30 | 1 | 2 | 3 | 4 | 5 | 6 | 7 | |
| 10月 | 1 | 2 | 3 | 4 | 5 | 6 | 7 | 8 | 9 | 10 | 11 | 12 | 13 | 14 | 15 | 16 | 17 | 18 | 19 | 20 | 21 | 22 | 23 | 24 | 25 | 26 | 27 | 28 | 29 | 30 | 31 |
| 7月 | 8 | 9 | 10 | 11 | 12 | 13 | 14 | 15 | 16 | 17 | 18 | 19 | 20 | 21 | 22 | 23 | 24 | 25 | 26 | 27 | 28 | 29 | 30 | 31 | 1 | 2 | 3 | 4 | 5 | 6 | 7 |
| 11月 | 1 | 2 | 3 | 4 | 5 | 6 | 7 | 8 | 9 | 10 | 11 | 12 | 13 | 14 | 15 | 16 | 17 | 18 | 19 | 20 | 21 | 22 | 23 | 24 | 25 | 26 | 27 | 28 | 29 | 30 | |
| 8月 | 8 | 9 | 10 | 11 | 12 | 13 | 14 | 15 | 16 | 17 | 18 | 19 | 20 | 21 | 22 | 23 | 24 | 25 | 26 | 27 | 28 | 29 | 30 | 31 | 1 | 2 | 3 | 4 | 5 | 6 | |
| 12月 | 1 | 2 | 3 | 4 | 5 | 6 | 7 | 8 | 9 | 10 | 11 | 12 | 13 | 14 | 15 | 16 | 17 | 18 | 19 | 20 | 21 | 22 | 23 | 24 | 25 | 26 | 27 | 28 | 29 | 30 | 31 |
| 9月 | 7 | 8 | 9 | 10 | 11 | 12 | 13 | 14 | 15 | 16 | 17 | 18 | 19 | 20 | 21 | 22 | 23 | 24 | 25 | 26 | 27 | 28 | 29 | 30 | 1 | 2 | 3 | 4 | 5 | 6 | 7 |

### 3. 第一次产检查什么

不同的医院检查项目会有一些差异。一般来说，除了进行妊娠测试以确认是否怀孕外，还会包括完整的体格检查：身高、体重、血压测量，颈部触诊及甲状腺检查，心肺部听诊，乳房、腹部及四肢检查，阴道检查，等等。除了上述检查外，还有一些孕期的非常规检查项目，如微量元素检查、骨密度检测、甲胎蛋白检测（AFP）等，医生会根据每个人的具体情况给出合理的建议。

通常情况下，在妊娠 12 周左右，准妈妈去医院进行产检时医生会尝试测听胎心。一般是通过一个听筒将胎儿的心跳声音放大，然后通过了解初次听到胎心的时间、计算胎心跳动的次数来确定胎儿的孕周以及在妈妈子宫里的状态。正常胎心的跳动范围在120 次 ~160 次/分之间。如果孕周较早，160 次 ~170 次/分也属于可以接受的范围。

如果准妈妈年龄超过 35 岁，而且家庭有遗传病史，需要做羊膜腔穿刺，检查胎儿染色体，对胎儿的先天性及遗传性疾病作出特异性诊断。一般在18 ~23 周进行，但需要提前一个月预约和咨询。

### 4. 建立孕妇保健手册（卡）

有的医院可能会在第一次产检时提出关于建立孕妇保健手册（卡）的相关事宜，但一般情况是在妊娠 3 个月后，准妈妈确定了孕检和分娩医院再办理相关事宜。

准妈妈在办理保健手册（卡）时应带好户口本、准生证，在户口所在地妇幼保健院（社区医院）办理。在建立孕妇保健手册（卡）时应进行一次包括：血常规、尿常规、肝功能、肾功能、B 超、体格检查等项目的全面身体检查，有病史的准妈妈还要加查心电图等项目。在办理好孕妇保健手册（卡）后可到选定的医院建立病历。

**专家提示**

第一次到医院检查一定要空腹，以便采血。采血的目的是查血型、血色素、Rh 因子、肝功能、乙肝表面抗原、甲胎蛋白及梅毒血清，看看有无风疹病毒、血清巨细胞病毒等。

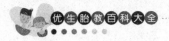

## 正确认识早孕反应

妊娠早期，尤其是在妊娠 40 多天到两个多月期间，准妈妈往往有食欲不振、厌食、轻度恶心、呕吐、口水增加、头晕及倦怠等症状，这些症状在清晨更易出现，是准妈妈特有的症状，也是一种正常的生理反应，称为"早孕反应"。早孕反应大多会在孕 3 个月后自行消失，一般对生活和工作影响不大，不用特殊治疗。

有关早孕反应产生的原因有各种各样的说法，有人认为早孕反应与人绒毛膜促性腺激素的作用有关，证据为早孕反应出现和消失的时间与准妈妈血中人绒毛膜促性腺激素出现和消失时间相吻合；也有人认为早孕反应与植物神经功能失调有关；还有人认为早孕反应是胎盘产生的毒素或精神方面的原因引起的。一般而言，精神敏感型的准妈妈早孕反应较重；另外，夫妻感情不和、不想要孩子而怀孕时也容易出现比较重的早孕反应。

## 缓解孕吐的好方法

早孕反应会影响准妈妈的饮食和对营养素的摄取，严重时还会损害准妈妈的健康和胎宝宝发育，所以要注意调理。

### 1. 减轻孕吐的小技巧

● 少食多餐，缩短进食间隔，避免因饥饿而加重恶心的感觉；

● 呕吐剧烈时、餐前及餐后 1 小时内要避免喝太多液体；

● 感觉恶心时吃一些清淡、易消化且较干的细粮类主食，比如烤面包片、米饭、面条、咸苏打饼干等；

● 避免油炸食物或者肉丸子、鸡翅、猪蹄等高脂肪食物，因为这会延缓胃排空而增加呕吐的可能；

● 避免太咸、太酸、太甜、太辣的食物或饮料（如酱豆腐、柠檬等），也不要接触味重（如鱼腥味、大蒜味、咖喱味等）的食物；

● 保持室内及厨房空气的流通。

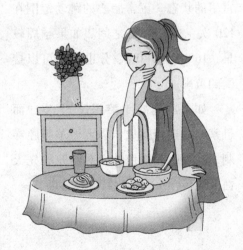

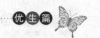

### 2. 缓解早孕反应的美味食谱

• 甘蔗姜汁：取甘蔗汁加少量生姜汁，频频缓饮。

• 柚子皮煎：取柚子皮用水煎服，连服数天。

• 生姜米汤：取生姜汁数滴，放入米汤内，频服。

• 橙子煎：取橙子用水泡去酸味，加蜂蜜煎汤频服。

• 姜汁牛奶：姜 1 大块，全脂纯牛奶 1 袋，砂糖适量。姜去皮洗净，把姜磨出姜汁 2～3 茶匙，并用纱布或小密筛筛过，倒入碗中备用。牛奶煮沸，加糖搅拌均匀。将牛奶搅动至 70℃～80℃，迅速地将牛奶倒入盛有姜汁的碗中，放置 30 分钟后即可。

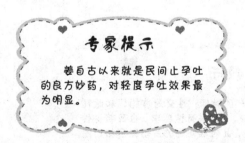

**专家提示**

姜自古以来就是民间止孕吐的良方妙药，对轻度孕吐效果最为明显。

• 奶香烤土豆：土豆中含有丰富的维生素 $B_6$，具有止吐作用。土豆 2～3 个，奶酪 6 片，菠萝、盐适量。将土豆洗净、煮熟后去皮，切成条状；将土豆条放在烤盘中，将切碎的

奶酪、菠萝及盐均匀地撒在土豆上；烤箱 200℃ 预热 10 分钟后放入土豆，烤约 5～6 分钟即可。

### 3. 孕吐严重时要注意防脱水

为了防止呕吐严重时引起脱水，准妈妈可选食一些含水分比较多的食品，如各种水果、新鲜蔬菜等，这些食品不仅含有大量水分，而且含有丰富的维生素 C 和钙、钾等矿物质。热食气味大，有些准妈妈会比较敏感，可以适当食用些冷食或将热食凉凉后再食用。可以多食用一些蛋白质丰富的食物，如奶酪、牛奶、藕粉、鸡蛋等。

### 4. 不能用药抑制孕吐

准妈妈产生孕吐状况的时期是胎儿器官形成的重要时期，也是最易流产的时期，此时的胎儿若是受到 X 光的照射、某种药物的刺激、滤过性病原体的感染可能会产生畸形。对抑制孕吐有效的镇静剂、安眠药、安定神经剂等都会影响胎儿。在抑制孕吐的镇吐剂或镇静剂中以抗组胺最具药效，经常用来治疗孕吐，但只能在必要时在医师指导下使用。

如果孕吐剧烈，身体非常虚弱，可以住院治疗，在医师的指导下，每

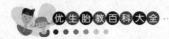

天可接受葡萄糖、盐水、氨基酸液等点滴注射，以减轻症状、恢复体能，一般的孕妇1~2周即可出院。

## 妊娠剧吐要立即住院

还有一种多见于第一胎准妈妈的、较为严重的情况，起初为一般的早孕反应，但逐日加重，一般于怀孕第8周时最为严重，表现为反复呕吐，除早上起床后恶心及呕吐外，甚至闻到做饭的味道、看到某种食物就呕吐，吃什么吐什么，以致连喝水都吐，呕吐物中出现胆汁或咖啡渣样物。由于严重呕吐导致食物摄取不足，机体便消耗自身脂肪，引起脱水和电解质紊乱，形成酸中毒和尿酮体阳性。准妈妈的皮肤发干、发皱，眼

窝凹陷，身体消瘦，严重影响身体健康，甚至威胁生命，这种严重的妊娠反应称为"妊娠剧吐"。出现这种情况应该立即住院治疗，通过静脉输液使准妈妈尿液中酮体由阳性转为阴性。

准妈妈完全不能进食时应静脉补充至少150克葡萄糖。住院期间一般要做B超检查，确定胎儿是否正常；做肝脏功能及乙型肝炎血清学化验，以排除外妊娠合并乙型肝炎等疾病。最初两三天可能需要禁食，主要通过静脉输液补充营养及纠正酸碱及水电解质平衡。一般经上述治疗后病情可迅速好转，呕吐停止，尿量增加，尿酮体由阳性转为阴性，食欲好转，此时可给予少量流食，并逐渐增加进食量或改进软食。

**专家提示**

这段时期是最容易发生流产的时期，性交对准妈妈和胎儿会产生刺激，最好是不进行性交。如果有性要求，也应减少性交次数和注意性交方法。另外，此时准妈妈的生殖器官相对脆弱，进行性生活时一定要注意卫生，防止准妈妈感染一些疾病。准妈妈由于心理和生理的原因，性要求不高，丈夫应克制自己，尽量不要违背妻子的意愿。

## 腹痛和出血要警惕

孕早期的有些腹痛是怀孕后的正常生理反应，比如子宫迅速增大引起的腹痛，但这种腹痛一般是隐隐的，不明显。如果出现小腹阵痛或腰痛，并伴有阴道出血，可能预示着流产等危险的发生，应及时到医院就诊。

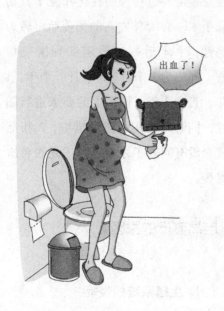

### 1. 自然流产

妊娠的前3个月自然流产多由胚胎原因引起，主要是染色体异常造成的。引起自然流产的另一个重要原因是淋病，有关统计资料表明，在自然流产的准妈妈中，淋病导致的流产约

占32%。育龄期女性的淋病几乎100%是通过性交感染的，从这一点来说，孕早期应避免性交。其他引起自然流产的原因将在下一节详细介绍。

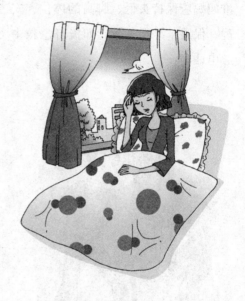

### 2. 宫外孕

腹痛和出血的另外两个危险的原因是宫外孕和葡萄胎。什么是宫外孕？在正常的妊娠中，精子和卵子相遇并完成受精，受精卵经过输卵管后在子宫内膜上着床。但是，也会出现受精卵不在子宫内部，而是在其他部位着床的情形，这就是宫外孕。90%的宫外孕属于受精卵在输卵管上着床的输卵管妊娠，如果这种状态持续下去，将导致输卵管破裂或流产，引起

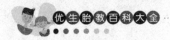

大出血，若不及时进行处理会危及准妈妈的生命。阴道流血、腹痛下坠是宫外孕的典型表现，如果准妈妈下腹疼痛加剧，伴有恶心，呕吐、头晕、出汗、面色苍白，是危险之兆。此时准妈妈应保持头低、脚高的体位，安静，保温，寻求急救，如拨打急救中心电话等。

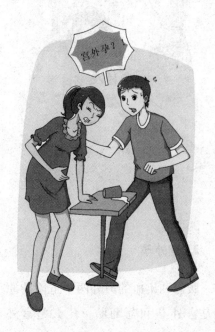

### 3. 葡萄胎

什么是葡萄胎？葡萄胎是指实际上没有胎儿，胎盘发育不正常的情形。因胎盘底部的微细绒毛产生异常，子宫内形成葡萄形状的水泡，并充满子宫。葡萄胎的发生概率为0.5%。如果不消除产生的葡萄胎，

有可能发展为癌症。葡萄胎患者在孕早期大多会出现间断性阴道出血、子宫异常增大、腹痛、恶心、呕吐症状重且持续时间长等现象。如果有上述现象，准妈妈一定要及时就医，以便明确诊断。

被确诊为葡萄胎后要及时住院吸宫，常需清宫2~3次。清除物一定要送病理检查，根据病理检查结果决定是否需要进行预防性化疗及子宫切除手术。有15%左右的葡萄胎可转为恶性，手术后一定要定期到医院检查，间隔为1个月、3个月、半年、1年，直到2年。按医生的要求进行随诊，同时严格实施避孕措施，2年后完全没有问题了才可以考虑是否再次妊娠。

## 自然流产的原因

### 1. 生殖系统的炎症

生殖道的炎症会造成子宫内膜发炎，于是人体就保护性地产生大量具有吞噬微生物作用的白细胞，这些白细胞同样也会对着床的受精卵进攻，如果子宫内膜出现异常，受精卵没有被很好地种植，再加上细菌或病毒对受精卵的杀伤力，流产当然是必然

的啦。

### 2. 遗传物质异常

由夫妇的染色体异常导致的早期自然流产可占反复自然流产的 15% ~ 20%，其中一方是染色体异常携带时，发生流产的概率少则 30%，多则 100%。

### 3. 环境因素

环境污染对生殖细胞的伤害在很多时候是在受精前，造成受精卵的异常，而发生流产只是人体的保护性的自然淘汰现象。

### 4. 女性生殖功能不良

绒毛膜促性腺激素和孕激素分泌不足，不能支持子宫的发育和绒毛的功能会导致自然流产。此外，免疫机能障碍，人体出现了对受精卵的排斥反应，生殖器官发育异常或疾病造成的子宫形态改变，同样也会导致自然流产。

### 5. 子宫不完全纵隔

子宫纵隔是女性生殖器在胚胎发育期发育不完全的一种表现。在正常情况下，女性生殖器在胚胎发育期由两根腔管逐渐完全融合，发育成一个

子宫。发育完全的子宫外形类似于倒立的鸭梨，是一个中空的腔性器官，当两根腔管融合不彻底时就会出现子宫形态的改变，如双子宫、双阴道、双宫颈、单角子宫、双角子宫、残角子宫等。双角子宫就是我们常说的子宫纵隔。

子宫的纵隔又根据程度分为完全纵隔和不完全纵隔。很多女性都会有不同程度的子宫不完全纵隔，B 超检查时子宫腔呈 Y 字形，女性人群中纵隔子宫的发生率约为 5%。

子宫不完全纵隔又被称为"弓形子宫"，此时子宫腔因纵隔的存在而变得不很平整，而受精卵的着床既需要土壤肥沃，又需要平整的土地。受精卵种植在子宫腔内的位置是随机的，它不会自己主动寻找合适的部位，当着床位置不适合受精卵生长时，自然流产就会发生。

现代医疗手段及诊疗技术的提高，使子宫纵隔的发生率似乎变得有所增高，许多人因此很担心自己的生育能力。其实，轻度子宫不完全纵隔大多可以正常生育，可能有人一生也不知道自己的子宫中间有一道纵隔。

如果自然流产的发生确实与纵隔有关，医生可以用手术的方法切除子宫的纵隔，使子宫腔变得光滑平整，

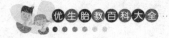

如经宫腔镜手术切除子宫腔内的一道嵴就可以很好地解决这个问题。子宫纵隔手术后的子宫需要一段时间修复，让子宫内膜有几次正常的脱落，也就是来几次月经之后就可以妊娠了。

### 6. 血型不合

夫妇二人血型不合也会发生自然流产。主要见于女方是 O 型血或 Rh 阴性血型者。血型不合可造成胚胎停止发育、胎儿溶血等。但夫妇血型不合引起的流产一般发生在多次流产的病人中，首次妊娠者相对概率较低。

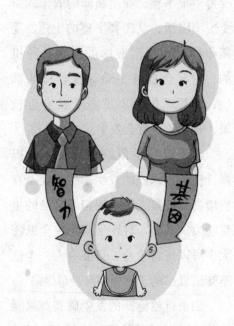

### 7. 心理异常和精神压力

由于生殖功能的实现也是由我们的大脑中枢神经发出指令来完成的，所以，在心理焦虑、紧张的状态下，大脑中枢的调节能力就会下降，造成生理机能的不协调，从而影响生殖功能。近年以来，越来越多在城市中生活和工作的知识女性发生自然流产的病例逐年上升，这也反映了工作压力和环境因素的确在影响着人类的生殖能力。

### 8. 综合体能下降

生活不规律、运动量不足、营养不平衡以及环境污染因素都会使我们的综合体能下降，或者说是人体的亚健康状态也会表现在生育方面，那就是生殖能力的下降，从而导致流产。

## 出现先兆流产怎么办

无论什么原因引起的早孕期先兆流产，所表现的症状大致是相同的，如阴道出血、下腹坠痛、妊娠激素水平下降、B超检查胚胎发育停止等。一旦出现先兆流产的征兆，多数人首先想到的就是要保胎。从生育健康的角度看，保胎要保护的是正常的胎

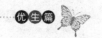

儿，如果胚胎先天存在缺陷，实在没有必要保胎。

那么，在什么情况下才要保胎呢？维持正常妊娠需要具备以下条件：胚胎本身是健康的，胚胎发育的环境是正常的，维持胚胎发育的激素水平正常以及孕妇身体健康。上述任何一方面出现异常，胚胎的发育都难以维持。所以一旦出现流产征兆，首先就要从这几方面分析原因，才能决定是否进行保胎治疗。导致流产的原因主要有以下3种：

### 1. 胚胎本身不健康

胎儿为什么会自己停止发育呢？是胚胎发育的指挥中心出现了问题，即胚胎细胞核内的基因组。在基因组的精密调控下，胚胎才得以一步步分裂成熟、生长发育。而当这些基因组遭到伤害或基因的载体染色体发生畸变时，胚胎发育就会失去调控，当然也就无法生长发育了。

流产胚胎的染色体异常的种类各异，包括各种各样的数目和结构异常。那么，又是什么原因造成胚胎染色体的畸变呢？可能的原因有：

● 人类对异常胚胎的自然淘汰。生物界中的所有物种都有自然淘汰现象，人类的生殖细胞也会优胜劣汰。

● 受精时受到环境致畸因子的作用，如化学的、物理的、药物的因素，造成胚胎染色体畸变。

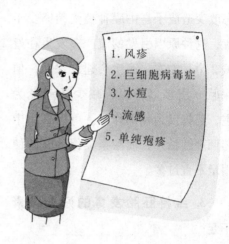

1. 风疹
2. 巨细胞病毒症
3. 水痘
4. 流感
5. 单纯疱疹

● 细菌和病毒感染，生殖道炎症或带菌状态，细菌病毒可以直接作用到胚胎细胞核中，导致胚胎染色体畸变。

● 夫妇一方为染色体平衡易位携带者，这种异常往往造成反复自然流产。

当发生了自然流产时应该对胚胎做染色体核型分析，以明确流产的原因，对再次妊娠预防流产是很有帮助的。另外，胚胎因细菌或病毒感染而受到伤害后，自然会停止发育或发育迟缓，出生的胎儿也可能存在潜在异常。

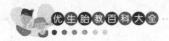

### 2. 胚胎发育环境不良

子宫本身形态不良导致的流产，如子宫肌瘤、子宫纵隔等。因子宫形态改变造成子宫内膜种植受精卵受干扰，这种原因引发的流产多发生在妊娠2个月左右。医生会建议保胎，但保胎方法多以休息、减少活动量为主，药物仅为辅助作用。可以采用中药调理性治疗，而激素类保胎药的使用量不宜过多。

### 3. 维持胚胎发育的妊娠激素不足

多见于卵巢功能不良治疗后的妊娠，或者孕妇年龄较大的妊娠。如果出现流产征兆，需要先测定妊娠激素水平是否低下，如检测血清人绒毛膜促性腺激素和血清孕酮值。如果有数值增高缓慢或者水平偏低表现，可以补充激素帮助保胎，同时还要观察妊娠激素水平变化情况，一般应该有不错的保胎效果。

另外，孕妇因全身性疾病引起的流产应该进行相应的特殊处理，如甲状腺功能异常；还有由于免疫系统异常导致的机体排斥性流产经，确诊后应进行特殊性的免疫治疗。

各种因素导致流产的临床表现往往是互为因果的，是妊娠激素水平不足引起的先兆流产，还是胚胎发育异常引起的激素水平不足而引发的先兆流产，还是子宫结构不良影响了胚胎着床而引发了激素水平下降，一时很难鉴别。先兆流产后应该向医生提供尽可能全面的病史资料，帮助医生进行鉴定。从优生的角度来看待保胎，还是顺其自然为好，发生先兆流产时以观察、了解病史为主，保胎是其次。

**专家提示**

任何一种药物都不是万能的，指望一种药就解决一切流产问题是不可能的。我们经常说，是好孩子怎么折腾也下不来，不是好孩子想保也保不住。在保胎这个问题上要能放就放，该舍就得舍。保胎要保留的是正常的胎儿。

## 常用的保胎方法有哪些

### 1. 一般性治疗

#### ✹ 卧床休息

这种方法是保胎的首选，它的好处是安全、方便，不吃药。早孕期一旦出现流产迹象，多数还不清楚病

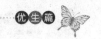

因，不宜随便使用药物时，以卧床最为安全，同时查找原因。

＊ 服用维生素E

孕早期多数人会出现下腹轻度不适，如轻度坠胀感，有如月经期的感觉，甚至会有微量浅色血性分泌物，类似于流产的早期症状，是属于正常的早孕表现。出现这种情况可以服用小剂量的维生素 E，以减轻下腹部的不适感，所用药量每日不超过 15 毫克～20 毫克。

＊ 补充孕激素

只有当检测血清妊娠激素值低于正常标准时才可以补充激素保胎。激素补充剂量不宜过大，时间不宜过久，一旦症状得到纠正即停止用药。药物最好选择对胚胎安全系数较高的天然激素，不要使用人工合成的孕激素，人工合成激素对胚胎毒性大，有致畸的可能性。

＊ 中药保胎

当准妈妈体质瘦弱、生殖功能欠佳时可以配合使用中药或食疗方法以辅助保胎。选药性温和的有扶正作用的中药保胎对胎儿是安全的，如紫苏、黄芩、白术、菟丝子、杜仲，还可以食物辅助，如竹茹、葡萄、柠檬、鸡肝、鲤鱼等。

## 2. 手术保胎

对于由子宫形态异常引起的流产，由于妊娠后暂无良好的保胎方法，所以建议孕前治疗，如切除子宫纵隔、剔除子宫肌瘤、清除宫腔粘连带等，使子宫形态恢复正常。由子宫口松弛引起的流产，可在妊娠 3 个月后做宫口环扎术。

## 3. 免疫治疗保胎

有 3 次以上自然流产史，并确诊因免疫功能异常引起的流产，可以根据各项免疫检查结果做相应的治疗。

## 激素保胎应慎重

有些人在早孕期有少量阴道出血的情况。正常的早孕阴道出血量很少，出血颜色呈淡褐色，出血时间较短，多为 2～3 天就自然消失了，同时依然伴有早孕反应，检测妊娠激素水平在正常范围。这种正常的妊娠早期出血在临床上十分常见，但容易与病理性流产相混淆，于是不少孕妇要求用药治疗，认为用了保胎药就是吃了定心丸了。其实，遇到这种情况首先采取的最好措施是先休息、观察，观察出血的趋势，有了明确诊断后再

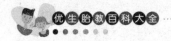

用药也不晚，而不要轻易使用保胎药。

目前临床上使用最多的保胎药是黄体酮，这是一种孕激素。当妊娠早期因孕酮水平不足引起流产时，合理补充黄体酮可以起到保胎作用。需要注意的是，可以起到保胎作用的黄体酮，服用过量同样会对胚胎产生毒副作用，造成胎儿生殖器官发育异常，如性别不清、外阴形态异常等，甚至可能埋下潜在的隐患，以致宝宝出生后会发生不明原因的疾病。

曾经有一个 10 岁的小姑娘，因为外生殖器异常就医。问其病史，她的母亲曾在妊娠早期大量使用了黄体酮保胎。很明显，小姑娘的异常与母亲妊娠期过度使用保胎药有直接关系。所以，在使用黄体酮保胎时应该注意，不是孕酮水平过低引起的流产不要服用。即使是因孕酮水平过低引起的，在服用时也要严格控制用药量及用药时间，随时观察血中孕酮水平，并且应该选择天然孕激素，不要用化学合成的孕激素。

## 患了感冒怎么办

感冒可以分为普通型感冒和流行性感冒。绝大多数妊娠期发生的感冒

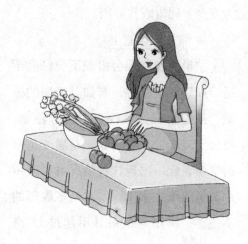

为普通型感冒，是上呼吸道的急性炎症，又称为"上呼吸道感染"。上呼吸道感染 90% 由病毒感染所致，少数为细菌性炎症，好发在冬春季节。人体着凉后抵抗力下降，就很容易发生感冒，常见症状有咳嗽、嗓子痛、流鼻涕、发热等。流行性感冒是一种由感冒病毒引起的呼吸道传染病，传染性强，往往症状较重，严重时可危及生命。例如我国近年发生的"甲流"，孕妇也多为易感染者。

早孕期患了感冒应该及时积极治疗，控制炎症扩散，在起病早期大量喝水，起到抑制病毒繁殖的作用。服用清热解毒药物，提高上呼吸道的抗病能力。如果出现高热应尽快做降温治疗，如服退热药。炎症厉害时可服

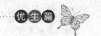

用头孢类抗菌药，头孢类抗菌素是孕期较安全的药物，但必须严格按医嘱服用。另外，保持上呼吸道清洁也很必要，可喝些淡盐水，吃清淡、易消化、刺激性小的饮食有利于治疗。经过短期治疗，感冒可以很快得到控制并痊愈。

很多人妊娠合并感冒后不敢用药，这样做其实非常错误。尽快控制感冒不但不伤害胎儿，还会对胎儿起到保护作用。一旦上呼吸道炎症治疗不及时，容易发展为气管炎或肺炎，不仅治疗时间长，用药量增大，病情不易控制时还必须加用更强劲的抗生素，而这些抗生素对胎儿的毒性是会增加的。另外，严重的炎症本身也可能伤害到胎儿。

由于流行性感冒具有高度的传染性，孕妇和儿童往往又是易受感染人群，所以更需加强自身防护。一旦有流感流行，药物要用在被传染之前，及时口服清热解毒预防感冒的中药，多喝水，保持上呼吸道清洁，提高自身防御能力。

## 感染病毒了怎么办

孕期感染病毒应采取以下措施：

• 病毒感染造成的胚胎伤害不是

100%，妊娠 3 个月后的感染可能性更小，一般不要轻易终止妊娠。

• 病毒的宫内感染不宜做治疗，因为抗病毒药物都具有一定程度的致畸性。用药治疗无疑是对胚胎的雪上加霜。

• 不要增加不必要的心理压力。一旦出现可疑感染情况，现阶段又无有效的处理方法，其结果只能是增添孕妇的心理负担。最好的预防方法是孕前消除隐患，即在孕前实施 TORCH 筛查。

有人说，既然是病毒感染，为什么不直接检查病毒是否存在呢？这主要还是受技术条件的限制。直接的病毒检查不仅检查周期很长，对设备要求很高，而且检查费用极高，是不适宜做广泛筛查的，只能用于少数高度怀疑感染的孕妇或对存在的疑难问题进行确诊。

## 远离霉菌，快乐怀孕

霉菌性阴道炎是由霉菌（也就是白色念珠菌）引起的阴道炎症。怀孕后阴道内酸碱环境改变，适合霉菌的生存，因此准妈妈得霉菌性阴道炎非常普遍。1/3 的准妈妈阴道带有霉菌，其中一半准妈妈没有症状，成了带霉

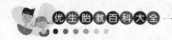

菌者，另一半有明显症状，就成了霉菌性阴道炎。

### 1. 霉菌性阴道炎有哪些症状

霉菌性阴道炎最主要的表现就是瘙痒、灼痛、豆腐渣样白带，常出现下列不适症状：

● 白带增多，白带呈豆腐渣样或凝乳状；

● 外阴部和阴道瘙痒并伴有烧灼痛感；

● 排尿不适，尿频，尿急。

### 2. 为何准妈妈容易患霉菌性阴道炎

● 怀孕后全身的抵抗力下降，是霉菌乘虚而入的好时机；

● 怀孕后阴道充血、分泌旺盛、外阴湿润，有利于霉菌生长；

● 准妈妈阴道 pH 值较怀孕前明显增高，适合霉菌繁殖。

### 3. 霉菌性阴道炎对宝宝有哪些影响

以下 4 点对宝宝的影响中前两点很常见，第三点较少见，第四点很少见，但却是最严重的。

● 新生儿鹅口疮；

● 新生儿肛门周围念珠菌性皮炎；

● 女婴可出现霉菌性阴道炎典型症状；

● 胎儿感染、早产：极少数准妈妈阴道的霉菌经宫颈上行，穿透胎膜感染胎儿，引起早产。

### 4. 怎样治疗霉菌性阴道炎

怀孕早期（12 周以内），症状较轻的准妈妈可以用 2% ~ 3% 的苏打水、洁尔阴清洗外阴，或选择中药洗剂改善瘙痒症状；感染情况严重的准妈妈可以在进行阴道擦洗后由专科医生决定是否使用阴道栓剂、使用何种栓剂，放置栓剂的过程必须由医院的妇产科护士完成，以免用药不慎给胎儿带来不良影响。

患有霉菌性阴道炎的准妈妈应该每天换内裤，用过的内裤、毛巾洗净后应该煮沸 5 分钟后再暴晒才能使用。

**专家提示**

霉菌可以寄生于男性生殖道内，再通过性交传染给女性。所以，让老公一起治疗是防止复发的关键。

### 5. 远离霉菌的好方法

治病不如防病，准妈妈想要远离霉菌性阴道炎应该从下面5个方面做好预防工作：

● 单独清洗内衣裤：特别是在家人有霉菌感染时，如香港脚、灰指甲等；

● 慎用女性清洁液：尤其不要做阴道冲洗，不然改变了阴道酸性环境可正中霉菌下怀；

● 避免长时间使用抗生素：杀灭了阴道正常细菌，霉菌当然乘虚而入了；

● 少吃甜食，控制血糖：准妈妈是糖尿病的高发人群，血糖升高会间接改变阴道的 pH 值；

● 保持外阴干燥，注意外阴清洁，穿宽松、透气性好的内裤。

## 对胎儿有危害的西药

每一位爸爸妈妈都希望拥有一个健康、聪明、活泼、漂亮的小宝宝，而孕期用药不当会对胎儿的健康成长有影响。准妈妈如果用药不当，往往会引起流产或使胎儿患有功能性疾病，甚至造成先天性畸形。因此，准妈妈在整个妊娠期间应慎重用药。

由药物引起的胎儿损害或畸形，一般都发生在妊娠期的头 3 个月内。因为孕期前 3 个月是胎儿器官生长、发育和分化的关键阶段，此时胎儿处于最易致畸的时期，顺利度过这个时期是保证胎儿健康的关键第一步。在这个重要阶段，如果准妈妈不小心使用了某些药物，一些组织和器官的细胞就会停止生长发育，从而导致胎儿身体残缺不全，出现畸形。药物导致胎儿畸形的原因主要有基因突变，染色体畸变，蛋白质合成障碍，干扰细胞的分裂、代谢等。药物对胎儿的影响程度主要取决于药物的性质、剂量、疗程长短、毒性强弱、胎盘的渗透性及胎儿个体对药物的敏感性等因素。

妊娠期用药，药物除部分被胎盘屏障隔离外，大多数经过胎盘进入胎儿体内，也有一些经羊膜进入羊水后被胎儿吞饮。此时胎儿的肝脏解毒功能低而有限，肾脏排泄药物的功能相对也差，这样就延长了药物在体内的停留时间，对胎儿的毒性危害可想而知。一般脂溶性化合物、药物离子等较易通过胎盘，扩散到循环系统。临床经验表明，准妈妈服用下列几种药物会影响胎儿发育：

● 抗生素类，如四环素，常规剂

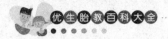
量就可导致胎儿牙齿、骨质发育不良、先天性白内障等，大剂量还可诱发致命的肝脂肪变性；链霉素及卡那霉素可导致胎儿先天性耳聋，对肾脏也有损害；氯霉素可使胎儿骨髓机能受抑制，磺胺可致新生儿黄疸。

• 解热镇痛药类，如阿司匹林和非那西丁，可能造成胎儿的骨骼畸形，神经系统或肾脏畸形，有的导致新生儿溶血，引起头部血肿等出血倾向。

• 镇静药，如安宁片可造成胎儿发育迟缓；巴比妥类可导致胎儿手指（脚趾）短小、鼻孔通连；而眠尔通不仅导致胎儿发育迟缓，还可能致先天性心脏病。

• 激素类，如雌激素会造成胎儿上肢短缺（海豹样），女婴阴道腺病，

男婴女性化；可的松可导致无脑儿、兔唇腭裂、低体重畸形等。

• 降糖类药，如优降糖、达美康、甲苯磺丁脲等可导致胎儿畸形或死亡。

• 维生素 A 可破坏胎儿软骨细胞，导致骨骼畸形、指趾畸形、腭裂、眼畸形、脑畸形；而孕期内大量服用维生素 C、B 族维生素也可导致畸胎；维生素 D 会使胎儿血钙增高，易导致胎儿智力发育低下。

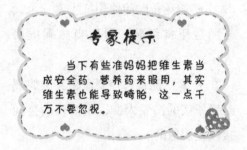

**专家提示**

当下有些准妈妈把维生素当成安全药、营养药来服用，其实维生素也能导致畸胎，这一点千万不要忽视。

## 中药使用不当也有危害

一般中药的作用较温和，不会造成人体的剧烈反应。所以普遍认为妊娠期服用中药相对是安全的。而且中医的治疗讲究的是辨证施治，可以适当调整药物成分，妊娠期的用药可以减去药物中的毒性成分。

妊娠期准妈妈一旦患病，在病情许可时，医生可以用中药进行治疗。比如，早孕期的感冒、发热，甚至炎

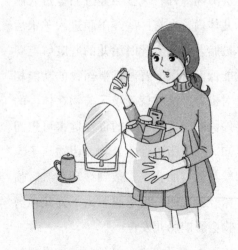

症都可以服用清热解毒的中成药等。有的保胎药也是中药，为防止夫妇血型不合而发生的新生儿溶血症也可用中药来降低免疫反应。

即使如此，中药也不能随便过多地服用。例如日常生活中常见的可以入中药的大蒜、生姜、人参等，当摄入量过多时可能影响到胎儿。如果孕妇吃入过量大蒜后，羊水中就会有大蒜的味道，说明大蒜是可以通过胎盘的，可能会对胎儿产生微小的不良影响。

生姜对人体也有药性，它可以制成祛风剂、强心剂和抗血栓的药物，还有抗感染作用。但动物实验显示，服用一定量的生姜后可使流产率增加。

人参对人体具有生理调节的作用，也是用来养生的良药，但妊娠期间不宜大量服用人参。有资料显示，孕期服用人参有可能引起胎儿多毛或体重超标。

有些中药的药性峻猛，可能会对妊娠及胎儿生长不利，甚至是孕期禁用的，如水银、砒霜、雄黄、斑蝥、蟾酥、麝香、牛黄、水蛭等；有的中药的药性是行气、攻下和活血的作用，使用后可以产生堕胎的作用；有的则可能对母体产生毒性作用。

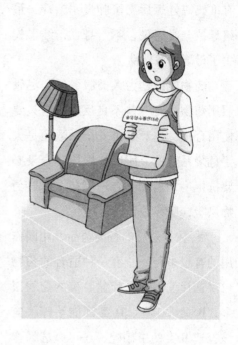

## 合理用药，躲避药物风险

目前，在对待妊娠期用药问题上人们普遍存在着两个极端：一种对吃药满不在乎，毫无顾忌，这种极端现在越来越少；另一个极端是恐药症，视一切药物为毒药，得了病不管多难受，就是一个字——忍，错误地认为只要是药就一定致畸。尽管我们人体自有抵抗力，有些小毛病可以抵抗过去，但有些感染性疾病是抗不过去的，搞不好还会引起感染蔓延到全身，到最后就不是保护胎儿的问题，

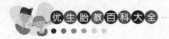

而是准妈妈保命的问题了。临床上曾有准妈妈妊娠后患了肺炎不治疗，最终导致全身感染，不治身亡，结果失去了母婴两条性命。

药物应该是为人类服务的，尽管服用药物会有一些不良反应，但只要使用合理，一般来讲安全系数还是大于危险系数的，所以妊娠期完全没必要抗拒一切药物。合理用药，躲避药物风险，应该做到以下几点：

• 林林总总的各类药品，相同作用的有很多种，总有一种适合的药物可供选择。例如治疗盆腔炎的药物很多，B类、C类、D类都能治疗，应该首选B类的甲硝唑，还可以选择作用温和的中成药。

• 根据药物安全等级选择药品。每种药物都会标明药物致畸风险等级，最好选择B类为首选，C类最好

经医生同意后再用。一般头孢类消炎药、青霉素类药、退烧药、清热解毒的中药都可以选用。大多数药物其实是较安全的。

• 使用药物的最小有效量，即达到治疗效果的最小用量；而且用药时间要尽量缩短，做到见好就收。

• 尽量使用外用药：如局部涂抹的外用药和滴眼药水等。大面积全身性的外用药除外。

• 用中药代替使用：中药多为植物，除少数含毒外，有清热解毒作用的消炎药可以服用。

• 药物使用权衡利弊，关键时候以保护准妈妈为主：医生为准妈妈选择用药，其实就是一个权衡利弊的过程，建议准妈妈患病后一定要及时咨询医生。

**专家提示**

安定是常用的抗焦虑药、镇静催眠药，用途比较广泛，但在怀孕早期是不能服用的。3个月以内的胎儿，各器官及系统尚未发育成熟，对安定的代谢能力很弱，再加上胎儿血浆蛋白含量少，游离型增多，安定对胎儿的选择性明显超过了母体血浆浓度，则更进一步加重肝脏的代谢能力，可引起胎儿畸形和女胎男性化。

## 怀孕后能注射疫苗吗

由于用于预防接种的疫苗是从相应的细菌和病毒中提取而来，有的疫苗直接注射的是减毒疫苗，有的是类毒素，于是有人担心接种疫苗会不会伤害胚胎而致畸。准妈妈到底能不能接种疫苗，临床医学始终保持着十分慎重的态度，一般轻易不会做孕期接种。近年来疫苗制作的科技化水平越来越高，疫苗的安全性有了很大保证，经过大量临床观察，许多疫苗开始逐渐应用于准妈妈了。

### 1. 准妈妈可以接种的疫苗

#### ❋ 乙型肝炎疫苗

对于体内没有抗乙肝病毒抗体的孕前女性，多采用基因工程制备的疫苗，这种疫苗安全性好，注射疫苗后不影响妊娠。

#### ❋ 甲型肝炎疫苗

由于甲型肝炎是消化道传染病，准妈妈感染甲型肝炎后一般不传染给胎儿。当妊娠后有甲型肝炎接触，并处于高危易感状态时，可以接种甲型肝炎疫苗。

#### ❋ 流行性感冒病毒疫苗

准妈妈是流行性感冒的高发人群，流感疫苗是一种经过灭活的疫苗，换句话说病毒疫苗的毒性很低，但免疫性依然存在。大量数据表明，流感病毒疫苗安全性尚好，准妈妈注射疫苗后产生的抗体可以经过胎盘进入胎儿体内。

#### ❋ 狂犬病血清疫苗

由于人一旦感染了狂犬病病毒后，死亡率可达 100%，此时保护准妈妈是最重要的，故准妈妈被疯狗咬伤后一定要注射狂犬病疫苗。接种疫苗的同时还需注射抗狂犬病的抗体，这样既保护准妈妈也可以保护胎儿。

#### ❋ 抗艾滋病球蛋白

HIV 通常是在妊娠期或分娩时由母亲血液传播给胎儿的，通过注射高效价抗 HIV 抗体可以达到保护胎儿的目的。

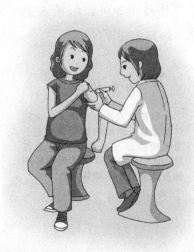

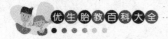

**＊ 破伤风类毒素**

准妈妈患了破伤风可严重威胁生命，新生儿的破伤风病死率达到60％。妊娠注射破伤风类毒素可使95％的胎儿得到保护。

### 2. 孕期不宜注射的疫苗

孕期不宜接种的疫苗主要是风疹减毒活疫苗。由于孕期感染风疹病毒后对胎儿致畸性很强，可引起新生儿先天耳聋、失明等严重畸形，所以一般孕前女性都常规进行风疹病毒抗体检测，如抗体检测为阴性可以在孕前3个月注射风疹疫苗，刺激身体免疫系统产生抵抗力。但妊娠早期注射风疹疫苗胎儿发生先天性风疹病毒综合征机会近5％，故对孕期感染风疹病毒的准妈妈采取的处理措施是终止妊娠。孕期意外接种了风疹疫苗，可以继续观察，而不必立即终止妊娠。

> **专家提示**
>
> 目前孕期还缺乏种类齐全的防病疫苗，如巨细胞病毒疫苗、弓形虫疫苗及单纯疱疹病毒疫苗，我们只能采取孕前病毒检测的方法来防止孕期感染。

## 避免不良生活追求

现在的准父母已基本都是看着电视长大的一代人，生活方式会受电视节目的很大影响。比如时尚一族，往往不愿听从老人的那套生活方式和怀孩子方式，只认时尚，电视上宣扬该过"痛快日子"，要"活出美丽"、活得"酷"，要"排毒养颜"，要吃补品、吃"一片顶5片"的补钙片，就一一跟着学，结果受到伤害的事时有发生。

有的人看了电视节目，追求"帅气""潇洒"，便将好好的一头乌发染成了黄色、红色等颜色。染发对普通人尚且有害，孕期危害更大。

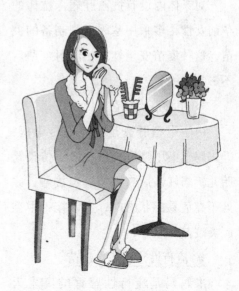

现在很多人涂口红，有的准妈妈觉得不涂口红显得苍白、没精神。其实唇膏里含铅，是有毒性的，时间长了会进入人体血液，对胎宝宝也有害，所以孕期最好不用口红。如果准妈妈因工作需要必须讲究外在形象，可适当用些玫瑰花瓣揉碎后和上一点动物油脂，即可成为无害的口红。

国外有些专家发现准妈妈用浓香水后，生出的孩子容易得抑郁症，准妈妈产后也容易由此而得抑郁症，所以最好不用或只用很淡的香水。

另外，有些去皱、去斑、去死皮、增加脸部皮肤亮度的美容品和摩丝等一些润发定型水剂，各种颜色的指甲油，口嚼胶母口香糖，一些瘦身

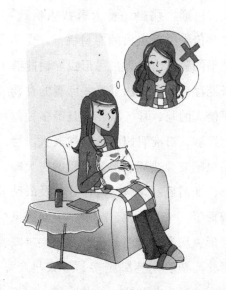

束身的紧身腹带或紧身裤、兜裆紧腹的牛仔裤或束腰束胸的紧身牛仔上衣、化学烫发、舞厅内强节奏的舞曲和令人眼花缭乱的旋转灯光、乌烟瘴气的麻将桌和纸牌桌前的长时间玩耍、寻找"蹦极"等刺激玩法、"死去活来"的爱情，还有为求家中时髦、阔气、漂亮、典雅而追求豪华室内装修，配备过多的家用电器等，结果造成过多的个人化学污染、光电污染和体能消耗，这些照中医和西医的眼光看都是有损于人的气血和健康，对胎儿有毒害作用的。

老人的话和一些传统的生活方式，大多是经过生活的长期考验、长期积累下来证明是有利无害的方式，年轻人不要轻易加以否定。

古人认为准妈妈自己的坐、站、躺如都能讲究端正，对胎儿气质的优化会有积极意义，这是很有道理的。也许准妈妈连续几天不经意间歪斜地躺了、坐了，可能就阻隔了胎儿气血的流通，形成了这个娇嫩小东西某个地方的小小伤害或变异。所以准妈妈最好也学一点古人，练一练"坐有坐相，站有站相，睡有睡相"。准妈妈自己生活起居有规律，也会有助于胎儿形成有规律的生物钟。这些事平时不算什么大事，但怀上孩子以后，这

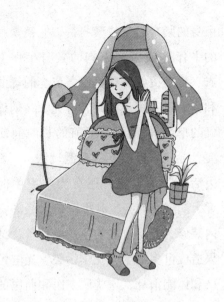

些方面就需要准妈妈多加注意或尽量避免了。

在光怪陆离的现代生活中，准父母千万要记住一条——顺应自然是最好的，不要刻意去追求外在的东西。好好保护自己，维持好大自然母亲给予自己的孕育后代的身体，给胎儿创造一个气血平衡的、健全的内部环境。

## 专家提示

从怀孕前3个月起一直到怀孕结束，准妈妈最好：

● 不要涂含铅的口红（可用玫瑰花瓣自做的天然口红替代），不使用含铅的化妆品。

● 尽可能不烫染头发。

● 远离声音嘈杂、强烈的地方，不去迪厅、舞厅、酒吧。

● 不参与惊险旅游活动和体育活动。

## 安排好家中的宠物

如今有不少女性喜欢饲养小动物，如小猫、小狗之类的宠物，甚至与宠物同睡一张床，常常将它们抱在怀中亲昵，这是很不卫生的习惯。猫、狗等会传播狂犬病这已经是众人皆知的了，猫、狗身上潜藏的病毒、细菌、弓形虫等感染准妈妈后可经血液循环到达胎盘，破坏胎盘的绒毛膜结构，造成母体与胎儿之间的物质交换障碍，使氧气及营养物质供应缺乏，胎儿的代谢产物不能及时经胎盘排泄，导致胚胎死亡而发生流产，或因慢性缺氧而导致胎儿宫内发育迟缓或死胎。

弓形虫病是一种人畜共患疾病，猫是传染弓形虫病的罪魁祸首，受到感染的猫排出的大量弓形虫卵囊能够长期存活，食用沾上这些卵囊的食物可使人的眼、耳、喉、内脏等多种器官发病，对准妈妈的危害尤其大。弓形虫感染会造成人类最严重的先天畸形，如弱智、癫痫、精神异常及眼睛畸形等。一般来说，孕早、中期感染弓形虫病多数会引起流产及胎宝宝畸形，而孕晚期感染则多易导致早产、死产或新生儿死亡。此外，猫、狗等宠物身上还易长跳蚤，跳蚤也是传播疾病的媒介，若与宠物过分亲近很容易被传染上疾病。因此，怀孕前应妥善安排家中所养的猫、狗等宠物，不要和猫、狗等宠物居住在一起，并彻底清除它们的排泄物。

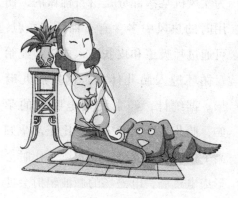

怀孕后一定不要吃半熟肉或生肉及被污染的家畜，如牛、羊、鸡的肉。准妈妈在怀孕的早、中、晚期要注意检测血清，看是否有弓形虫抗体。如果准妈妈感染了弓形虫，怀孕早期在积极治疗的同时应尽早终止妊娠；在怀孕中晚期，要在医生的指导下口服乙酰螺旋霉素。患有弓形虫病的准妈妈分娩的新生儿，即使外观正常也要口服乙酰螺旋霉素进行治疗。

## 注意日常生活细节

### 1. 选择适宜的衣服与鞋子

准妈妈应选择一些舒适、宽松的衣服，面料要透气、刺激性小、吸湿性好、轻柔、保暖，以棉织品为首选；避免紧身或吊带的衣物以免腹部和乳房受到挤压；内衣能够牢固承托乳房的同时，不压迫乳房和乳头；不能选择高跟和完全平跟的鞋子，要能够支撑体重，又感到舒适和方便。

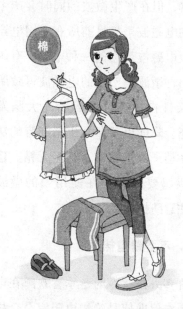

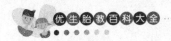
### 2. 尽量少用洗涤剂

日常用的洗涤剂含有直链烷基碘酸盐、酒精等化学成分，可破坏和导致受精卵变性和坏死，特别是在孕早期，若过多地接触各种洗涤剂，如洗衣粉、洗发水、洗洁精等，其中的化学成分就会被皮肤吸收，在体内积蓄，从而使受精卵外层细胞变性，导致流产。准妈妈在怀孕早期一定要少用洗涤剂，以免产生不良后果。

### 3. 尽量远离微波炉

微波炉是日常生活中的重要家用小电器，但在产生微波的同时会产生较强的电磁波，是目前所有家用电器中产生电磁波最强的一种电器。有研究指出，微波炉产生的电磁波可致胎儿先天性白内障，妨碍胎儿大脑发育，还会降低男子睾丸生精细胞的功能，使精子数量骤减，甚至无精。建议准妈妈要远离正在使用中的微波炉，注意防护。

### 4. 不要睡电热毯

许多人在寒冷的冬季喜欢睡在电热毯上，但即使是绝缘电阻完全合格的电热毯，也会有感应电压产生并作用于人体。人体与电热毯之间的感应电压可达40伏特~70伏特，且有15微安的电流，可产生足以危害胎儿健康的电磁波，可以引起流产等，建议准妈妈不要睡在电热毯上。

### 5. 避免用电吹风吹头发

准妈妈不要用电吹风吹头发，因为吹风机某些部分是由石棉做的，使用时的热风中多含有石棉纤维微粒，可通过呼吸道和皮肤进入血液，经胎盘循环进入胎儿体内，诱发胎儿畸形。据统计，经常使用电吹风的孕妇，胎儿畸形的发生率要比正常孕妇高1倍以上。此外，电吹风工作时会形成电磁场，电磁场的微波辐射会使人出现头痛、头晕、精神不振等，对孕妇及胎儿都不利。因此，准妈妈最好勿用电吹风。

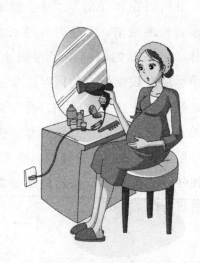

## 6. 养花要有所选择

在准妈妈的居室里不宜摆放新鲜的花草，因为有些花草可对孕妇产生不良反应，如茉莉花、丁香、水仙、木兰等花卉，其浓烈的香味会减退孕妇的食欲和嗅觉，甚至引起头痛、恶心和呕吐；又如万年青、仙人掌、五彩球、洋绣球、报春花等花卉，能引起皮肤过敏反应，不小心接触后会发生皮肤瘙痒、皮疹等过敏现象。此

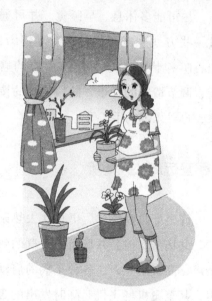

外，孕妇新陈代谢旺盛，居室需要充分的氧气，而有些花卉如夜来香、丁香等，吸进新鲜氧气，呼出二氧化碳，会夺走居室内的部分氧气，对孕妇及胎儿的健康十分不利。

## 7. 不宜使用清凉油和风油精

清凉油在日常生活中应用广泛，具有爽神止痒和轻度消炎退肿作用，可用于防治头痛、头昏、蚊子叮咬、毒虫咬、皮肤瘙痒和轻度的烧伤、烫伤等。中暑引起腹痛时，将清凉油用温开水内服可治腹痛；伤风感冒时，把清凉油涂在鼻腔内，可减轻鼻塞症状。清凉油中含有樟脑、薄荷、桉叶油等，主要成分之一的樟脑可经皮肤吸收，对人体产生某些影响。樟脑可穿过孕妇的胎盘屏障，影响胎儿的正常发育，严重的可以导致畸胎、死胎或流产。因此，准妈妈不宜涂用清凉油、风油精等，尤其是妊娠头 3 个月，应避免涂用清凉油、风油精。

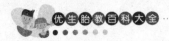
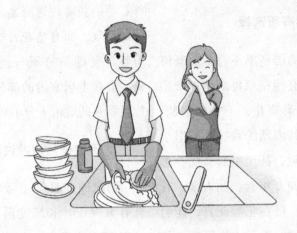

### 8. 早睡觉，多休息

妊娠使准妈妈的身体承受着额外的负担，准妈妈会变得特别容易疲倦，大白天就想睡觉，夜晚也要比平常睡得更长些，并经常感到头晕乏力，尤为在孕早期和晚期更为明显。

建议准妈妈想睡就睡，不要做太多事，尽可能多休息、早睡觉。并可通过一些方式来减轻疲倦，恢复精力，如心旷神怡的想象、轻松愉快的聊天、调节情绪的音乐、健脑养颜的按摩、自寻乐趣的手工等。

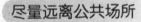

## 尽量远离公共场所

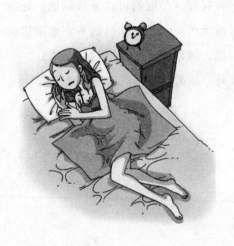

许多准妈妈怀孕后仍喜欢去热闹的公共场所，但公共场所的人群的嘈杂声、高音喇叭声、各种车辆的启动声，甚至飞机场飞机起降时发出的轰鸣声等都对胎儿中枢神经系统发育很不利。许多公共场所，如车站、影院、码头，人多拥挤、空气浑浊，人群呼吸排泄出的二氧化碳较多，有抽烟者的场所更是烟雾缭绕，释放出大量有害气体，使空气中氧气少而有害

气体多，准妈妈待在这种环境中，浑浊的空气、被动吸烟和缺氧对胎儿均有害处。公共场所中各种致病微生物密度远远高于其他场所，特别在传染病流行期间，准妈妈很容易被传染而导致病毒和细菌感染。因此，公共场所中存在许多对腹中胎儿不利的因素，准妈妈应尽量避免去人多、嘈杂、拥挤的公共场所。

## 家庭环境应整洁、安全

环境的美与洁对准妈妈心情、气血健康都会有影响，对胎儿身心的健康也会有影响。

### 1. 尽可能保持居室洁净、卫生

细心的人在生活中都可以发现，

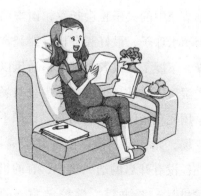

有些衣冠不整、家中凌乱肮脏、居室光线幽暗、由于很少开窗通风使屋内充满了长期积累的体味的家庭，很少会出现气质好、聪明健康、有出息的孩子，这样的家中容易出现体质不佳、精神委靡的孩子。事实证明，新鲜的空气、良好的自然光线、洁净以及雅致宜人的环境，是能激活人的生理细胞、强化它们的功能的。

### 2. 注意室内化学污染

新家具、新地板和瓷砖、刷墙时必须使用的涂料和胶水中往往会含有苯。这是一种易使人得癌症、白血病等疾病，易使胎儿畸形的有毒化学物质，一定要注意。最好装修完后将屋子空晾三五个月再住进去，怀孕前、怀孕期间最好不要装修屋子。另外，准妈妈的生活环境内千万不能堆放农药化肥、化纤和皮革制品、废电池、过多的塑料橡胶制品、油漆涂料、消毒剂等有一定污染性、会释放有害气体的物品。

### 3. 注意室内光、电、磁污染

条件好了，往往家中会买不少光电设备，现在大彩电、大冰箱、大立体声音响设备、电脑、电饭锅、微波炉等电器在一般家庭都已一应俱全，

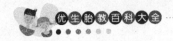

人们往往毫不在意地过着早上一起便开电视听新闻、开灯，上班路上一路都在听 MP3，在办公室里一天都使用电脑，晚上回家便坐在沙发上看电视、听音乐，然后又是坐到电脑前上网，直至深夜。这样的一天，接受的光电磁波辐射量实在不少，对准父母身体会有不利影响，对胎儿的伤害就更不会少。所以，已经怀了孩子的准妈妈一定要注意尽可能避开光电辐射，尽量少使用电器。微波炉前要少站，使用时人尽可能离远一点；看电视不要时间过长、距离过近，最好不超过 1 小时、保持 1 米以外的距离；电脑尽可能少用。

### 4. 整齐简洁就行

家庭环境不在于是否豪华漂亮，而在于是否洁净舒适、不易生长细菌，更在于准妈妈是否心情愉悦满足。房间小，只要整齐干净就行。适当放一瓶绢花或野花，贴一张好看的画，自做一个小装饰品，就可以使居室显得舒适宜人。如果光线不好，考虑一下是否有可能把窗户玻璃换换新或擦擦亮？如门外有树或东西挡住光线，是否能去掉一些树的小枝或拿开东西使光线更多地照进屋来？窗户如果打不开，是否能改装一下或换个插销使它能开启？屋内杂物过多显得拥挤凌乱的，是否能整理掉或搬开一些，使屋子变得简洁明快？另外，能保持床单经常更换、沙发罩适时清洗、衣服找地方挂好或叠好了放整齐，杂乱无用的东西及时处理，同样能创造一个宜人的天地。

### 5. 条件更差的可多利用室外环境

居室条件实在太差、无法获得较好的通风透气条件的可多到室外活动。只要天气许可就出去晒晒太阳，呼吸呼吸新鲜空气，或到附近的树林、小花园、田野散步，感受感受室外的美和阔明亮。

屋子或附近环境如果太潮湿，对准妈妈、胎儿不好，最好想法避免。因为环境过于潮湿，容易滋长细菌病毒，人容易得病。南方有些地方梅雨季节家中的桌子也会长毛，雨季墙壁会滴水珠子，最好买个抽湿器经常干燥一下屋子，或者经常开窗通风以驱走湿气。另外，现在有不少公共场所采用完全密闭形式的窗户，比如不少商场，尤其是一楼以上的几层商场，往往没有开启的通风窗户；有的机场候机厅、图书馆、学校教室、阅览室、豪华写字楼内的会议厅、办公室等也是只有没法开启的窗户，这使室内容易积聚人和物排出的废气，新鲜空气却没法流进来，对准妈妈、胎儿健康不利，所以最好避免去这样的场所。

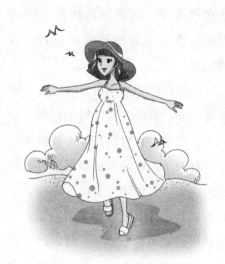

## 避免大气污染的危害

人从大气中直接摄取所需氧气，大气中的有害气体也不可避免地被吸入。孕期氧需求量增大，肺的通气量增加，吸入有害气体也就更多。所以，大气污染将直接影响孕妇与胎儿的健康。

现代医学的研究结果表明，人胚绒毛组织染色体数目和结构畸变率与空气污染严重程度有关，胎盘对环境不良因素作用敏感，大气污染对胎盘形态和功能会产生影响。当大气污染严重时，会导致自然流产、死产、死胎、新生儿死亡和出生缺陷等不良妊娠结局发生。

大气的主要污染物质有：铅、汞、磷、有机氯、二氧化硫、一氧化碳、氮氧化物、碳氢化合物、重金属以及各种病毒等。这些污染大气的污染物主要来自现代工业生产过程排放到大气中的有害气体和粉尘，以及生活中液化气及煤的燃烧、汽车尾气的排放、各种病毒等。目前，大气污染严重地区妊娠并发症发生率高，已经引起了广泛的重视，并提出环境污染是患妊娠并发症的重要指标。所以，妊娠期的女性要尽量避免去人口密集的地方，不要在工业区附近逗留，多到环境清幽的地方散散步，这对胎儿和母体都有很好的作用。

大部分农药均能被准妈妈吸收，并通过胎盘进入胎儿体内，甚至在胎儿体内的浓度会比母血中的浓度还高，从而导致胎儿生长迟缓、发育不全、畸形或功能障碍等，也是引起流产、早产和胎儿宫内死亡的原因之一。特别是怀孕早期，正是胚胎重要

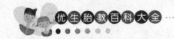

器官、组织分化发育的关键时期，对外界有害因素的干扰与损害特别敏感，如此期准妈妈接触农药将非常容易导致胎儿畸形。

现代交通工具大多以汽油为燃料，汽油很容易经呼吸道吸入或接触皮肤，对人体危害比较大。动力汽油为了防震防爆都加入了一定量的四乙基铅，成为乙基汽油。乙基汽油燃烧时四乙基铅即分解，放出的铅随废气排入大气中，被人吸入体内的铅会在血液中积累，进而对人体产生危害，准妈妈铅中毒会导致胎儿畸形。因此，准妈妈不宜继续从事生产、配制或保管四乙基铅、乙基溶液和乙基汽油的工作，平时也要注意远离汽油。

### 专家提示

水污染、墙壁油漆、工业废气和汽车尾气等都可以使准妈妈铅中毒，进而对胎儿非常不利的影响。另外，准妈妈被动吸烟、家庭成员接触铅、居室临近马路、居住环境周围有煤烟污染、以煤作为家用燃料、准妈妈喜欢吃松花蛋等，这些都是胎儿铅中毒的危险因素。

## 避免噪声对胎儿的危害

噪声是畸形的诱发因子。由于科技的进步带来工业和交通事业的迅速发展，噪声污染由此也就变得广泛和严重了。通过对动物的实验已证实，噪声会影响受精卵发育，造成畸形。

孕妇在怀孕初期可出现恶心、呕吐等反应，有些人反应特别剧烈，以至于影响进食，有的甚至需要输液治疗。有的孕妇在妊娠后期还会得一种叫做"妊娠高血压综合征"的病，主要表现是血压高、水肿和蛋白尿。在接触强烈噪声的女性中，妊娠剧吐的发生率和妊娠高血压综合征的发生率都比其他女性高。接触强烈噪声不仅会对孕妇的健康产生危害，也会对胎儿产生许多不良的影响。我国的学者对怀孕期间接触强烈噪声（95 分贝以上）的女性所生子女进行了测试，并把结果同其他条件相似的小儿作比较，发现前者的智商水平比后者低。造成这种情况的原因可能是，噪声经常引起子宫收缩，影响胎儿的血液供应，进而影响了胎儿神经系统的发育。长期接触噪声的女性，其所生婴儿的体重比其他新生儿的体重低，说

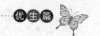

明强烈噪声很可能影响胎儿的发育。此外，母亲接触强烈噪声还可对胎儿的听觉发育产生不良后果。国外的一些研究表明，孕妇在怀孕期间接触强烈噪声（100分贝以上），婴儿听力下降的可能性增大。这可能是由于噪声对胎儿正在发育的听觉系统有直接的抑制作用。

由于噪声会对人体产生许多不良的影响，因此很多国家对生产车间或工作场所的工作地点的噪声做了明确规定。为了保护自身及胎儿的健康，女性在怀孕期间应该避免接触超过卫生标准（85分贝～90分贝）的噪声。

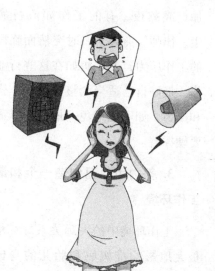

## 不要接受放射或CT检查

有些X射线对胎儿是有潜在危害的，比如准妈妈接受胃、肠、胆囊、肾或腰椎的X光检查；有些是无害的，比如对手脚、乳房、牙齿拍X光片。准妈妈最好不要做X光检查，更不能做放射性同位素检查。在孕早期接触放射线可能引起胎儿脑积水、小头畸形或造血系统缺陷、颅骨缺损等严重恶果。从事接触放射性辐射工作的准妈妈在怀孕期间应调离工作岗位。

CT是利用电子计算机技术和横断层投照方式，将X射线穿透人体每个轴层的组织，具有很高的密度分辨力，做一次CT检查所受到的X射线照射量比X光检查大得多，对人体的危害也大得多。如果准妈妈不是病情急需，还是不做CT检查为好。如果必须做CT检查需要在腹部放置防X射线的装置，以避免和减少胎儿发生畸形的可能性。

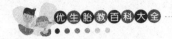

## 调离不适宜的工作岗位

准父母在工作环境中必须细心关注几个问题，就是工作场所有没有化学类的、光电类的、物理类的污染源，工作的节奏、性质、压力大小是否适合准妈妈的承受力，人际关系是否协调。不要对此毫不在意，结果稀里糊涂受了害，影响了胎儿的健康。

### 1. 要远离工作场所的有害物质

有一些职业对准爸爸、准妈妈会有伤害，从而也会对胎儿造成伤害，准父母一定要加以注意。如油漆厂、化工厂、皮件厂或印染厂、某些药厂、塑料制品厂、电镀厂等工厂中直接接触有毒物质的工作，以及长时间在复印机旁、电脑旁、微波炉旁、电磁类仪器旁、X光机器旁作业或者从事放射物研究等工作，这些场所产生的化学、光电、物理危害会引起男子不育、产生畸形精子或血液方面的疾病，会引起准妈妈身体不适或内分泌紊乱，有的会直接伤害胎儿的身体或神经。X光辐射会致癌致畸，这一点已得到医学确证。涂料油漆、胶水、复合木材及皮件物中所含的苯易引起白血病或再生障碍性贫血，也已得到

医学验证。高温、汽油、电磁辐射、噪声等会使男性的精子畸形，这也是得到专家认证的。准父母最好对此有清醒意识，注意自我防范。

### 2. 关注工作节奏、性质是否适合准妈妈

这一点准妈妈也要加以注意，如表演摇滚乐、表演节奏强烈的舞蹈和芭蕾等节目的专业演员，需经常参加竞技比赛的体育运动员，需爬高、举重或挑重物的特殊职业工作人员等，其职业对胎儿都会有伤害，最好怀孕后调离专业工作或暂休。

有些季节性的工作会在某个时间段内特别忙，有些工作需要长期加班加点或熬夜，有的工作如流行病医生、律师、商人会一时突然面临巨大的工作压力，准妈妈如在这些行业工作，最好自己适当调整一下工作强度和压力，如不能避免，最好暂休而不要硬撑着。

### 3. 努力为自己创造一个和谐的工作环境

工作环境中的人际关系好坏也会极大地影响准妈妈和胎儿的身体健康。有人的地方就会有矛盾，有明争暗斗，准妈妈如不小心已经卷入人际矛盾不可挣脱，唯一的办法是进行自

我调节，把一切想开。怀孕期间万事应该抛开，切不可因为一点小事就耿耿于怀、气急败坏、心胸狭窄，否则对胎儿的身心会十分不利。古人认为准妈妈郁火盛，孩子就会得胎毒、长痘疹、得癫痫，或变得"暴狠""诈为"。工作中人际关系的好与坏其实还是能靠自己来调理的，你遇事想得开、多让一步，吃点小亏不在意，就没什么大烦恼了。

## 工作、怀孕两不误

准妈妈不必对自己怀孕的特殊情况讳莫如深，及早让上级及同事知道，也是保护自己和胎儿的一个措施。除了一些有特殊疾病的准妈妈不适合上班外，大部分准妈妈都能继续工作，而且工作所获得的成果能让准妈妈更有成就感，不至于陷入自怨自艾的产前忧郁症中。但准妈妈的体力毕竟比不上没有怀孕的人，聪明的准妈妈可以将怀孕时的工作生涯变得轻松、舒适。

• 建议每工作约 1~2 个小时后，花 10~15 分钟休息一下，并起来活动活动或伸展四肢；

• 中午最好休息半个小时，如果是在办公室，可准备一个躺椅，侧躺休息，不要趴在桌上，以免压迫腹中的宝宝；若中午时间不在办公室内，可找个椅子稍微斜靠着休息 10~20 分钟，对恢复体力有很大的帮助；

• 如果必须长时间坐着工作，应该垫高双脚，偶尔双脚动一动，以促进下肢血液循环，避免足部水肿；

• 如果必须长时间站着工作，应穿着弹性袜，注意弹性袜的穿法是早晨起床前先穿好再下床，并尽量每小时找个空当小坐片刻，将双脚抬高；

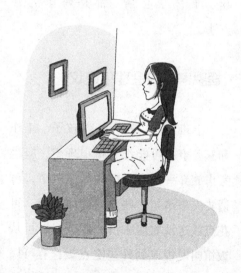

• 回家后务必抬腿半小时，可以躺在床上、双腿靠在墙壁上或臀部贴墙等，以预防静脉曲张、足部水肿，并解除双脚疲劳；

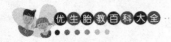
• 穿舒服、合适的衣服和鞋子，使活动、走路较为轻松；

• 注意饮食的规律和营养，并准备一些营养的小点心或水果，肚子饿了可以吃；

• 多喝水，可在办公桌上放个大杯子，一次装满，避免走动太频繁；

• 想上厕所时要马上去，千万不要憋尿；

• 注意坐姿，避免弯腰驼背；

• 尽量减少工作上的压力，工作之余听听音乐，练习生产时的呼吸法，让自己放松，或是找亲朋好友倾吐一下怀孕心情，都是解压的好方法。

## 摆脱家务的合理化建议

上班族准妈妈因怀着孩子，工作和家务事不可能都干得很理想，应当考虑放弃一些容易摆脱的家务事，可请丈夫来承担一些。大件的衣服，可花点钱送洗衣店去洗；疲劳时，可从饭馆叫便饭或到外边吃点饭；有可以利用的闲暇时间，再去做一些轻微的家务。准妈妈要保证充足、高质量的睡眠，避免工作或家务侵占休息时间和睡眠时间。同时要注意合理、全面的营养，必须每天坚持吃早餐；若考

虑营养的话，最好自带午餐；如只能在外面吃饭，对营养问题应考虑得周到一些，可在午餐后加食水果和牛奶。另外，一定要定期保健，不要因为工作繁忙而忘记接受产前检查，比起家务和工作，应优先考虑产前检查的问题。

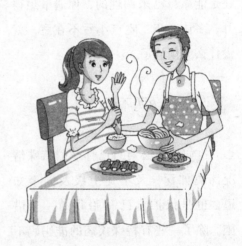

## 不要长时间用手机

手机本身所发射的高频电磁波对人体会产生危害。在通话过程中，有40%的高频电磁波会被手机的机体本身吸收到深部，从而使使用者的器官发热，但使用者却没有感觉。那么，准妈妈怎样远离手机辐射呢？

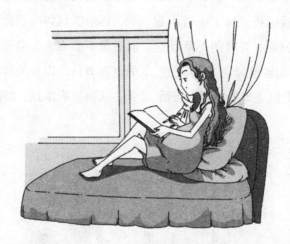

### 1. 尽量让手机离自己远一点

据说手机信号刚接通时，产生的辐射比通话时产生的辐射高 20 倍。因此，信号接通的瞬间最好把手机放在离自己远一点的地方，这样能减少绝大部分的辐射量。最好在手机接通时让手机离自己 15 厘米远。

### 2. 不要在胸前挂手机

手机挂在胸前会对心脏和内分泌系统产生一定的影响。即使在待机状态下，手机周围也存在电磁波辐射，虽然没有接通时危害大，但对胎宝宝来说也是非常不利的。

### 3. 充电器的辐射也很厉害

手机充电器是大家都比较容易忽略的。充电器在充电时，它周围会产生很强的电磁波，能杀死人体内的免疫细胞，所以准妈妈最好远离手机充电插座 30 厘米以上，另外也不要把充电器放在床边。

## 不要长时间看电视

许多准妈妈担心看电视、用电脑会受到辐射而影响胎宝宝的健康。其实，合格的电视机所产生的射线穿透力很弱，容易被物体吸收，一般不致对人体产生伤害。如果准妈妈使用的电视机符合安全检测标准，并且看电视时身体能离开电视机 1 米以上，从理论上说是安全的。但是，长时间看电视，除了射线辐射外还会受到电磁波辐射的影响，对胎宝宝及准妈妈的

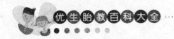

健康是会有一定影响的。所以，准妈妈不宜长时间看电视，每1小时应起立活动5～10分钟。长时间不活动会让准妈妈感到头昏脑涨、乏力疲惫。也不能吃完饭后就立即看电视，饭后立即看电视会造成供给胃肠的血液减少，影响准妈妈的消化吸收。看电视时音量不要太大，要避免看刺激性强的电视节目，以免身体疲劳、精神紧张，从而影响休息、睡眠。

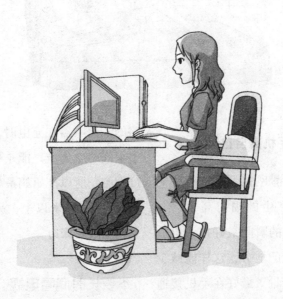

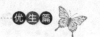

 孕中期保健要点

## 每4周做一次产检

定期检查可于妊娠 20 周左右开始，至妊娠 36 周，每 4 周查 1 次。孕中期需要多加关注血压、血红蛋白、血糖的变化，以排除或及早发现是否有合并妊高征、贫血、糖尿病的可能。

## 1. B超检查

B 超对胎儿影响不大，在孕期的不同阶段进行 B 超检查目的不同。一般在怀孕 6～8 周最好有一次 B 超检查，可确定孕周和是否多胎及是否宫外孕；在 11～13 周可以测胎儿 NT 值，作为唐氏筛查的指标之一；在 20～24 周时 B 超检查胎儿有无畸形，一般从

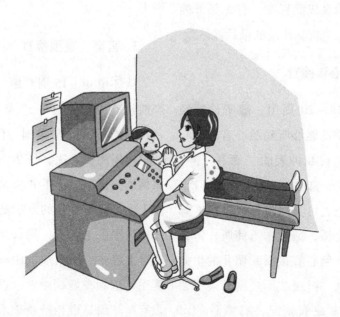

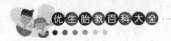
## 专家提示

唐氏筛查是唐氏综合征即21—三体综合征产前筛查的简称，目的是通过化验准妈妈的血液来判断胎儿患有唐氏综合征的危险程度。需要强调的是，该检查只是判断胎儿患有唐氏综合征的可能性有多大，而不能明确胎儿是否患上了唐氏综合征。因此，筛查结果为阳性的准妈妈不要过度惊慌，要积极配合医生做进一步检查。

头到脚、内脏都能看得清楚；28～30周时做B超的目的是了解胎儿发育情况，观察是否有体表畸形，同时还要对胎儿的位置及羊水量做进一步的了解；最后一次是在孕37～40周，此时做B超检查的目的是确定胎位、胎儿大小、胎盘成熟程度、有无脐带缠颈等问题，进行临产前的最后评估。

### 2. 胎心音检查

怀孕18～20周用一般听诊器经准妈妈腹壁就能够听到胎心音。胎心音呈双音，犹如钟表的"滴答"声，速度较快，正常时为120次～160次/分钟。准爸爸可直接将耳朵贴在准妈妈的腹壁上听，或用木听筒听，每日一至数次。胎心直接反映胎儿的生命情况，过快、过慢或不规则都说明胎儿在宫内有缺氧情况，有窒息的可能，可危及胎儿生命，应及时就医。

胎心音应与子宫动脉及胎盘杂音相区别。子宫动脉杂音是血流通过扩张的子宫动脉时所产生的吹风样的低音，胎盘杂音是血流通过胎盘时所产生，二者的快慢与母体脉搏相一致。胎盘杂音的范围较子宫动脉杂音的范围大。

### 3. 宫高、腹围检查

从怀孕14～15周开始，准妈妈做产前检查时增加了一个新的检查项目，即测量宫高及腹围。怀孕28周前每4周测量1次；怀孕28～35周，每两周测量1次；怀孕36周后每周测量1次。测量宫高的方法是让准妈妈排尿后平卧于床上，用软尺测量耻骨联合上缘中点至宫底的距离，然后将测量结果画在妊娠图上，以观察胎儿发育与孕周是否相符及羊水的多少等情况。

正常的准妈妈宫高和腹围的增长应该限制在一定范围内，超出该范围就要仔细考虑是否存在一些隐匿的问题。最为常见的是准妈妈吃得太多，体重增长超过了标准；另外，羊水过多或者双胎妊娠时都会在妊娠图上表现出来。

### 4. 糖尿病筛查

随着生活水平的不断提高，体重超标、营养过剩的准妈妈越来越多，妊娠期糖尿病的发生率也逐渐增加。因此，在怀孕 24～28 周后要进行糖尿病筛查，又叫"50 克糖筛"。如果糖筛血糖高，则通过喝 75 克葡萄糖水试验来帮助确定准妈妈是否患有妊娠期糖尿病。

### 5. 血压监测

孕中期血压正常值的标准和孕前一样，仍然是不能超过 140/90 毫米汞柱。从妊娠 20 周后开始，医生更加注意血压的变化，因为在 20 周之前发现血压升高的准妈妈属于原发高血压的范围，也就是说，该高血压是你在孕前就已经存在的疾病，不是妊娠所诱发的。而 20 周之后出现的高血压则提示准妈妈罹患了一种新的妊娠期并发症，即妊娠期高血压疾病。虽然单纯的妊娠期高血压症状不会给母儿带来太大的危害，但是妊娠期高血压症状带来的先兆子痫和子痫则完全不同。

先兆子痫是指准妈妈在妊娠 20 周到分娩后第一周之间发生的高血压、蛋白尿或水肿等一系列症状的总称。肥胖，高龄，患有高血压、肾病等慢性疾病的准妈妈更容易患上先兆子痫。疾病一旦发生会影响到准妈妈全身各个脏器，一旦机体器官先后出现问题，产妇就会有生命危险，严重的时候会并发胎盘早剥或引起子痫（由先兆子痫发展成的更为严重的症状），可引起孕产妇的抽搐或昏迷，甚至在很短时间内导致胎儿死亡。

轻度先兆子痫的准妈妈只需要在家卧床休息，但必须每周去医院检查，如果病情没有迅速改善应当住院治疗。若住院期间病情仍在继续发展，应尽快终止妊娠。严重先兆子痫

**专家提示**

先兆子痫和子痫不同于一般的高血压，治疗中不强调利尿剂及低盐饮食的作用。鼓励准妈妈正常摄入盐分，多饮水，多卧床休息。建议准妈妈在睡觉或卧床时采用左侧卧位，可减少下腔静脉的压力，增加回心血量，改善血液循环。

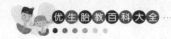

的准妈妈应住院治疗，卧床休息，静脉输液和硫酸镁可缓解症状，通常在用药后 4 ~ 6 小时血压能够得到控制。

### 6. 胎动监测

孕 18 周时，胎儿四肢运动范围更大，部分准妈妈可感觉到胎动。孕 20 周时，胎儿四肢活动明显增加，大多数准妈妈可感觉到胎动，特别是夜间更为明显。孕 29 ~ 38 周为胎动最频繁的时期。接近足月胎动略为减少，如妊娠过期胎动次数减少。

胎动的强弱和次数个体差别很大，一般每小时胎动 3 ~ 5 次，12 小时内胎动次数约为 30 ~ 40 次。在正常情况下，一昼夜胎动强弱及次数有一定的变化，一天之中以早晨次数最少，下午 6 点以后增多，晚上 8 ~ 11 点是胎动最活跃的时间，说明胎儿已有自己的睡眠—觉醒规律，即胎儿生物钟。胎动还与妈妈的性格、情绪、爱好以及外界环境的声音、光线和宫内压力有关，如巨大的声响、强光的刺激、触压准妈妈的腹壁等，均可使胎动次数增加。胎儿活动的方式有蠕动、踢撞、搅动和呃逆打嗝 4 种。怀孕 6 个月开始，胎儿有剧烈地踢脚或冲撞，产前 3 个月左右有缓慢地蠕动或扭动。

## 35 岁以上应进行产前筛查

一般年龄在 35 岁以上的准妈妈需要进行产前筛查（一般在孕 21 周之前进行），目的是在产前检查的基础上进一步对高危人群确诊，并提供终止妊娠的方法，预防和减少出生缺陷。目前产前筛查的两种主要疾病是唐氏综合征（又称 21 三体综合征）和先天性神经管畸形。

唐氏综合征是由于第 21 号染色体异常造成的，胎宝宝可能很快就会流产或是早产。如果侥幸存活，智商可能也会比同龄儿童低，容貌也和正常宝宝有很大不同，寿命也比较短。所以，一旦确诊，通常医生会建议准妈妈进行选择性流产，但是最终的选择还是由准妈妈自己决定。

神经管指的是胎宝宝的中枢神经系统。在胚胎形成的过程中神经管应该完全闭合，如果在闭合过程中出现任何异常，宝宝就会出现各种各样的先天畸形，如无脑儿、脑膨出、脑脊髓膜膨出、隐性脊柱裂、唇裂及腭裂等。

筛查不是诊断某一种疾病，而是筛选出患某一种疾病可能性较大的人。通过了解准妈妈的年龄、体重、

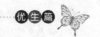

血液和激素水平，并结合其他的一些情况，如是否吸烟或酗酒等，计算出胎宝宝分别患有唐氏综合征和先天性神经管畸形的风险值，依据风险值的高低得到一个阳性（高危）或阴性（低危）的结果。

通常把区别唐氏综合征高危和低危的风险值设定为 1/270，如果唐氏综合征风险值低于该水平（如 1/1000），那么就是筛查低危，但是筛查低危并不能等同于零风险。如果准妈妈年龄较大（大于 35 岁），或者以前曾经有过分娩畸形儿的病史，往往医生会推荐进行羊水穿刺和染色体测定以进一步进行诊断。

## 有些情况应该做产前诊断

在遗传咨询的基础上，对有高风险的准妈妈应该进行产前诊断。如果确认为正常胎宝宝可以继续妊娠至足月生产，如果诊断为存在严重遗传病则应该尽早结束妊娠，这是降低有缺陷新生儿出生率的有效手段。下列准妈妈需要进行产前诊断：

● 性连锁遗传病携带者。在孕期应该确定胎宝宝性别：对有 X 连锁隐性遗传病，如血友病、红绿色盲、假性肥大型肌营养不良症等家族病的胎宝宝，及早确定胎宝宝性别，男胎应终止妊娠。

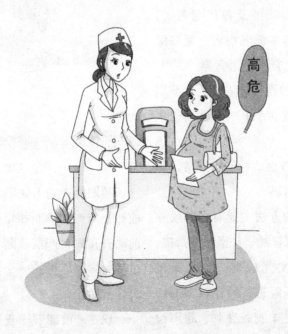

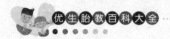
• 35 岁以上的高龄准妈妈。易发生胎宝宝染色体异常：主要指染色体（常染色体及性染色体）数目或结构异常，常染色体异常有先天愚型唐氏综合征；性染色体异常有先天性卵巢发育不全症等。

• 前胎为先天愚型或有家族病史者。从羊水细胞提取胎宝宝DNA，针对某一基因做直接或间接分析或检测，如诊断地中海贫血、苯丙酮尿症、进行性肌营养不良等。

• 准妈妈有常染色体异常、先天代谢障碍、酶系统障碍的家族史者。其基本病因是由于遗传密码发生突变而引起某种蛋白质或酶的异常或缺陷。遗传性代谢病涉及各代谢系统，如脂代谢病、粘多糖沉积病、氨基酸代谢病、碳水化合物代谢病等。

• 前胎为神经管缺陷或此次孕期血清甲胎蛋白值（AFP）明显高于正常妊娠者。

• 产前筛查血清标记物异常，属于高风险的准妈妈。

产前诊断的方法主要有：羊膜腔穿刺法、绒毛取样法、B型超声扫描、脐带血穿刺、X光检查、胎儿镜检查。现在各个医院进行的比较多的产前诊断的方法是羊膜腔穿刺、超声检查和脐带血穿刺检查。这3项检查中只有超声检查是无创的，其他两项都是有创检查。所谓"有创"指的是检查有可能对准妈妈或者胎儿造成损伤，因此需要在医生和准妈妈进行充分沟通并签订协议之后才能进行。如果准妈妈有疑虑检查就不会进行，直到准妈妈对检查的目的和内容以及可能出现的意外有了充分的了解之后，检查才会在资深医生的指导下进行。

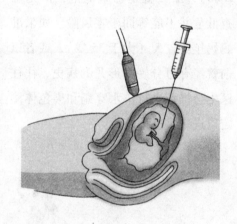

## 产前诊断 ≠ 产前筛查

孕期检查先天缺陷儿大多采用产前筛查与产前诊断相结合的方法，产前筛查在先，产前诊断在后。就好像过筛一样，尽可能一个不落地筛出先天异常胎儿。

现在产前能够筛查和诊断的畸形儿有21—三体即先天愚型、神经管畸

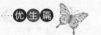

形、18—三体儿、13—三体儿和胎儿的各种明显的器官和组织结构畸形以及多种先天代谢异常和血液系统疾病。

第一步的筛查采用的是个人花钱不多而且无创伤的检查方法，这样做的好处是人人都易于接受，可以做到大范围人群的筛查。产前筛查和产前诊断各自的侧重点不同。

### 1. 服务范围不同

产前筛查是大范围的，筛查针对的是尽可能大的群体，也可以说是未知的，没有针对性的正常孕妇群体。

而产前诊断是小范围的，是经过产前筛查可能存在高危疑点的人，还有一些孕妇是原本就存在高危因素，如年龄大于 35 岁的高龄孕妇，或曾经生育过先天缺陷儿的孕妇，或本人为异常遗传携带者，或因其他任何原因而担心胎儿可能出现异常的孕妇。这类孕妇往往不到产前筛查孕妇的 5%。

### 2. 检查方法不同

产前筛查是用初级的、简单的、无创性的、花钱少的检查方法，筛出的是可能存在生育先天异常儿的相对高危的群体。例如多在妊娠的早些时候，采用静脉抽血、B 超探查进行筛查。通过筛查还可以获得某种先天异常的群体发病规律，逐步改进为更有效的产前检查方法。

产前可以筛查的疾病是一些已经明确了的先天异常疾病，疾病对胎儿的危害很大，并且可以进一步做产前诊断的先天异常疾病。

产前诊断采用的是更深入的方法，有时是有轻度创伤的方法，如羊膜腔穿刺、绒毛取样、脐带穿刺及羊膜腔镜等。

### 3. 检查结果不同

产前筛查得出的结果是经过统计学计算出的风险数字或者是影像学的可疑图像，如先天愚型的筛查结果只是提示每个孕妇的胎儿发生先天愚型的可能的概率，可信度不是 100%，可能有误差。根据结果选择是否进一步做产前诊断。

产前诊断得出的结果则是确定性的，是是与否的结果，如羊水染色体诊断先天愚型和各种染色体病。根据结果选择是否终止妊娠。

如果诊断结果是正常的，那么皆大欢喜。如果诊断结果确定异常，根据疾病的再发风险及疾病严重程度由患者家属作出保留或放弃的决定，并

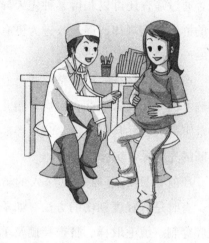

有多高，是否有必要做筛查以及筛查的费用等。

了解产前筛查和产前诊断过程，对于孕妇来说既是自己的一项权利，也是知识普及的过程。

知情同意权包括了解权、被告知权、选择权、拒绝权和同意权的权利，是患者充分行使自主权的前提和基础。患者对自己的疾病和健康状况、医务人员对自己健康状况作出的诊断和分析、将支付或已支付的医疗费用、即将接受的检查项目、实施药物治疗、物理治疗、手术治疗的目的和要求等，有了解和详细、真实被告知的权利，并在充分理解的基础上，有权作出同意或拒绝的决定。

帮助医生做好出生后的治疗准备。如确诊腹中胎儿是染色体异常携带者，与夫妇一方的染色体是相同的异常，只对胎儿将来生育有影响，孕妇完全可以自行选择胎儿的去留。如腹中胎儿确诊为先天愚型儿，只有选择放弃而引产了。应该说的是，大约有98%的产前诊断结果是正确的。

### 4. 知情同意书要先看明白再签字

产前筛查和产前诊断在实施检查之前都必须要取得孕妇及其家属的知情同意，这一过程真正的意义是，让孕妇及家属了解此项检查的目的，作为孕妇本人应该知道为什么要做筛查，筛查的方法如何，筛查的准确率

**专家提示**

有些病人到医院就医时就完全把自己的身体交给了医生，任凭医生处理。这不是现代医学的就医理念。医生为患者治疗疾病的过程其实是一个服务过程，医生有责任解释检查的相关事宜，并解答病人的疑问，同时起到了医学知识普及的作用。就产前筛查和诊断来说，孕妇在听取医生解释的同时，也学习了必须知道的妊娠生育常识，这样才能科学、理智地作出决定，才能更好地保障母婴的健康。

## 染色体异常能继续妊娠吗

产前诊断出胎儿染色体异常该如何处理，也就是说，染色体异常胎儿必须终止妊娠吗？这要根据染色体异常的不同类型具体分析。

### 1. 全身多个组织器官畸形或异常

患儿不能独立生存，无生活自理能力，如多发畸形儿、智力低下、先天心脏畸形等。这类异常严重影响了个体的生长发育，将会给家庭和社会带来很大负担。常见染色体异常类型有 21 三体儿、18 三体儿、猫叫综合征等。一旦确诊应该立即终止妊娠。

### 2. 性器官发育异常

影响的是患儿本身的性功能和生育功能。多生长到青春发育期才出现异常表现，如性器官不发育、先天性卵巢发育不良、女性无月经、男性先天性睾丸发育不良、无精子以及第二性征不发育等。这类异常染色体应该根据每个人的具体情况决定是否引产。如果孕妇高龄或久治不孕后的妊娠，以后基本没有生育的希望时，可以考虑保留胎儿，但同时应该告知这种染色体异常儿出生后的后果。但如果孕妇年轻，只是第一次妊娠的偶发情况，以后仍有生育正常胎儿的希望，则应该立即终止妊娠，争取再一次的生育机会。

### 3. 表型正常的染色体异常携带者

影响是以后正常生育的概率可能会很低。如染色体相互平衡易位携带异常，这种异常只是影响日后的生育概率，对本人身体生理功能基本没有妨碍。有些类型的染色体平衡易位，如罗伯逊易位，并非没有生育机会，只不过是会增加流产的概率罢了。这种类型染色体异常可以考虑继续妊娠而不做引产处理。

## 不要害怕 B 超检查

很多准妈妈对于做超声检查（尤其是在妊娠早期）存在很大的顾虑，因为有些资料认为过于频繁的应用超声检查在妊娠早期会增加流产和胎宝宝畸形的风险；而有些准妈妈则直观地把超声等同于一种声音，接下来产生的就是这种声音听多了会不会对胎宝宝听力造成影响的担忧。但是目前没有任何一项研究能够证明上面所提到的观点，仅有的关于超声对于妊娠早期影响的文献中所提到的，仅仅是

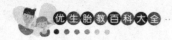

有可能引起胚囊的轻微水肿和变形，但是在很短的时间内就能够恢复正常形态，不会造成流产或是胎宝宝畸形。与这些推测的危害和风险相比，B超检查的优点显而易见，它能够在妊娠早期动态检测胚芽的生长，及时发现胚芽和孕囊的异常，除外胎宝宝的复杂畸形，如先天性心脏病、消化道或是泌尿系统畸形等，在怀孕晚期检测胎盘功能、胎盘位置、羊水量等。总之，孕期检查很大一部分依赖于超声检查的结果，所以遵从医生的指导，定期进行超声检查非常重要。在发达国家一般产前检查每次都用B超看胎宝宝大小。

在孕16周左右，通过超声检查能够清楚地看到胎宝宝的性器官，尤其是男宝宝的"小鸡鸡"。但是在我国，受到计划生育相关法律的限制，医生是不会告知你宝宝的性别的，只有在宝宝降生的那一刻谜底才会被最终揭晓。当然，一些特殊情况下，比如要对一些随性染色体遗传的特殊疾病进行产前筛查的时候，医生此时能够特别准确地告知准妈妈胎宝宝的性别，这也是产前筛查的目的——避免和减少出生缺陷的发生。

## 预防妊娠高血压综合征

妊娠高血压综合征是怀孕中晚期常见的疾病，发病率为5%～10%，仅次于产科出血，是威胁产妇生命安全的第二大疾病。妊高征大多发生在妊娠20周以及产后两周，主要症状为高血压、蛋白尿及水肿，并伴有头痛、眼花、恶心、呕吐等症状，严重的还会发生抽搐。全身肌肉抽搐时可引起子宫收缩，导致早产、胎宝宝窘迫甚至宫内死亡。患有妊高血征的准妈妈所怀的宝宝，宫内发育迟缓的发生率高，出生体重低于正常的标准，严重者可致胎儿死亡或新生儿死亡。

营养不良、贫血、肥胖、有高血压及糖尿病家族史的准妈妈是妊高征的高危人群。

### 1. 妊高征的诊断标准

根据症状的轻重，妊高征可分为急性妊高征和慢性妊高征，其诊断标准如下：

＊ 高血压

血压升高达≥140/90毫米汞柱，或血压较孕前或孕早期升高≥25/15毫米汞柱，至少2次，间隔6小时。

❋ 蛋白尿

单次尿蛋白检查≥30 毫克，至少 2 次，间隔 6 小时，或 24 小时尿蛋白定量≥0.3 克。

❋ 水肿

体重增加＞0.5 千克/周为隐性水肿。按水肿的严重程度可分为：局限踝部及小腿（＋）；水肿延及大腿（＋＋）；水肿延及会阴部及腹部（＋＋＋）。

❋ 妊娠期高血压疾病

仅有高血压，伴或不伴有水肿，不伴有蛋白尿。

❋ 先兆子痫

是多系统受累的情况，主要的是母体异常发生于肾、肝、脑及凝血系统，由于胎盘血流减少可引起胎儿生长迟缓或胎死宫内。

❋ 轻度先兆子痫

有高血压并伴有蛋白尿的存在。

❋ 重度先兆子痫

血压≥160/110 毫米汞柱；蛋白尿≥3 克/24 小时；伴有头痛，视物不清，恶心，呕吐，右上腹疼痛；眼底不仅有痉挛还有渗出或出血；肝、肾功能异常，或有凝血机制的异常；伴有心衰及肺水肿的存在。

## 2. 妊高征的发病原因

❋ 胎盘缺血

多胎妊娠、羊水过多、初产妇、子宫膨大过度、腹壁紧张等都会使宫腔压力增大，胎盘血流量减少或减慢，引起缺血缺氧，血管痉挛而致血压升高。也有人认为，胎盘或蜕膜组织缺血缺氧后可产生一种加压物质，引起血管痉挛，使血压升高。

❋ 免疫和遗传方面的原因

一般经产妇患妊高征比较少见，但是妊高征妈妈的女儿今后患妊高征者较多。所以有人认为与孕妇隐性基因或隐性免疫反应基因有关。

❋ 前列腺素缺乏

前列腺素类物质能使血管扩张，一般情况下人体内加压物质和减压物质处于平衡状态，使血压维持在一定水平。血管扩张物质前列腺素减少了，血管壁对加压物质的反应性增高，于是血压就升高了。

❋ 营养原因

妊娠高血压疾病与营养因素密切相关，动物脂肪、热能摄入太多，蛋白质、各种维生素、矿物质和微量元素摄入不足，水果、红糖、蜂蜜、冰糖等及其他含糖食品或饮料超量，钠盐摄入超量，都会诱发或加重妊娠高

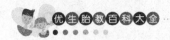

血压。为了增加营养而大补特补，往往会使准妈妈患上妊高征。因此，每周体重增加应控制在 500 克以内，整个孕期的最佳体重增加量为 12 千克 ~ 13 千克。此外，要保证充分休息，每天睡眠的时间至少在 8 小时，包括中午休息半小时到 1 小时。

> **专家提示**
>
> 患有妊高征的准妈妈大多存在低蛋白血症，饮食方面注意减少脂肪摄入，烹调选用植物油，增加优质蛋白质质的比例，如牛肉、脱脂牛奶、鸡蛋、豆腐、鱼、虾等。但蛋白质也是一把双刃剑，肾功能异常的准妈妈要控制摄入量，避免增加肾脏负担。

### 3. 按时产检，及时发现异常

按时进行产前检查是及早发现妊娠高血压疾病的最好方法。每一次检查时医生都会测量血压、验尿及称体重，并检查腿部水肿现象。

### 妊娠高血压综合征饮食原则

妊高征与营养密切相关，只要合理安排饮食就能够预防和控制妊高征的发生、发展。热能摄入太多，蛋白质、维生素 A、维生素 C、钙、铁、锌、钾摄入不足，钠摄入过量都会诱发或加重妊高征。因此，饮食方面要遵照"三高一低"原则，即高蛋白、高钙、高钾及低钠饮食，多吃鱼、肉、蛋、奶及新鲜蔬菜，适量补充铁和钙剂，减少钠盐摄入。

钙可以调节血管收缩和舒张能力，建议准妈妈每天吃 3 ~ 4 份奶制品，还有脆骨、带皮的小鱼和小虾、大豆之类，再加上适量补钙，从而保证每天钙元素的摄入量达 1000 毫克，同时每天晒 1 ~ 2 小时的太阳，以帮助钙的吸收。

除了钙和钠以外，微量元素钾、锌也与血压有密切关系。钾能够促进钠的排出，锌能够提高机体免疫力，适量补充钾和锌有助于调节血压。绝大部分新鲜水果和蔬菜中钾含量都较丰富，如香蕉、杧果、芦笋、青豆、坚果、奶制品等。锌含量丰富的食物有牡蛎、扇贝、肝脏、瘦肉、坚果等。

维生素，特别是抗氧化类维生素 A、维生素 C、维生素 E，有助于增加血管弹性、降低血压。

钠与高血压的关系众所周知，因此患有妊高征的准妈妈必须严格控制钠盐的摄入，每天吃盐不宜超过 3

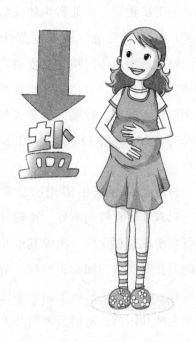

妊娠期发生或首次发现的不同程度的葡萄糖耐量异常，后者占妊娠合并糖尿病的80%~90%。妊娠早期合并糖尿病易发生泌尿道感染，并使孕吐加重，甚至会引起脱水及电解质紊乱。妊娠中期以后患糖尿病可引起巨大儿、羊水过多、早产、难产，还可能引起新生儿血糖过低及呼吸窘迫症候群。

患有妊娠合并糖尿病的孕妇要注意科学饮食。

### 1. 要调整总热能摄入量

糖尿病患者在妊娠期间代谢复杂，病情变化多，血糖、尿糖浓度虽然高，但机体对热能的利用率则较低，仍需要更多的热能，以弥补尿糖的损失，一般每日每千克体重应该供给30千卡~50千卡热能。

### 2. 增加蛋白质的摄入量，并适当控制碳水化合物的摄入

患糖尿病时蛋白质分解增加，氮丢失较多。因此，蛋白质供给量应较正常孕妇多，以每日100克~110克为宜，蛋白质供热应占总热能的15%~20%。控制碳水化合物的摄入包括摄入总量、摄入时间、每次摄入量以及组成。碳水化合物摄入总量不

克~5克。酱油摄入也不能过多，6毫升酱油约等于1克盐。同时，减少隐匿性高钠食品的摄入，如味精、调味汁、汤料、咸菜、火腿、酱菜、罐头制品等，更不宜吃用碱或苏打制作的食物。除此以外，口味较重的准妈妈，可以多做一些糖、醋较多的酸甜口味的菜，可以在一定程度上改善口味、满足食欲。

## 什么是妊娠合并糖尿病

妊娠合并糖尿病包括两种情况，一是妊娠前患有糖尿病者妊娠，二是

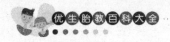

宜过高或过低，以每日摄入 200 克~300 克为宜，碳水化合物所供热能应占总热能的 60%。在碳水化合物总摄入量既定的情况下，增加餐次、减少每餐进食量，可将全天的食物量分为 4~6 次吃，临睡前进餐 1 次；严格限制单糖及双糖的摄入量，最好选用多糖，如米、面、玉米面等，同时加入一些土豆、芋头、山药等根茎类蔬菜混合食用，混合膳食可以使糖消化吸收缓慢，有利于病情的控制。

### 3. 要增加膳食纤维的摄入量

膳食纤维具有良好的降低血糖作用。多摄取高纤维食物，如以糙米或五谷米饭取代白米饭。蔬菜、水果、海藻和豆类富含膳食纤维，尤其果胶在各种水果中占食物纤维的 40%，其具有很强的吸水性，在肠道形成凝胶过滤系统，可减缓某些营养素排出，延长食物在胃肠道排空时间，减轻饥饿感，同时延缓葡萄糖的吸收，使饭后血糖及血清胰岛素水平下降。因此，糖尿病孕妇应多吃新鲜蔬菜、水果。

### 4. 注意补充维生素

尤其是维生素 $B_1$、维生素 $B_2$ 和尼克酸，在糖代谢中起重要作用；糖

尿病患者因排尿过多，易使钾、钠、钙、磷等矿物质丢失而影响体液酸碱平衡，应及时补充。微量元素中的锌、铬、镁参与体内胰岛素生物合成和体内能量代谢，动物性食物如畜禽鱼肉中含锌较高，牡蛎、蛋黄、啤酒酵母中铬的活性较强，可以多吃一些。

轻度的糖尿病不需用胰岛素治疗，只有在饮食控制不好、血糖异常或妊娠前就有糖尿病、出现其他并发症时需要及时采用胰岛素治疗。治疗时应在有经验的产科医生监护下按时检测血糖和尿糖，密切监测胎儿大小及有无畸形，定期查胎心及胎动，胎儿有危险信号出现应立即住院，由医生决定引产或剖宫产。

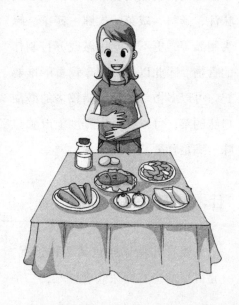

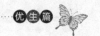

## 血糖高对胎儿的危害

孕妇的高血糖会使胎儿长时间处于高糖环境中。高浓度的血糖经胎盘达到胎儿体内，刺激胎儿的胰岛 β 细胞增生、肥大，胰岛素分泌增多。胎儿的胰岛素和血糖升高后，脂肪的蛋白合成也随之增加，使胎儿生长加速，机体耗氧增加，造成胎儿相对慢性缺氧，胎儿呈现出肥胖、圆脸似满月、全身皮下脂肪丰富、头发多、皮肤呈深红色等特征，被称为"糖尿病胎儿"。

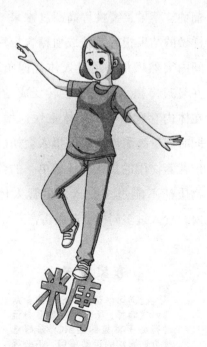

肥胖使胎儿肺成熟延迟，容易发生新生儿呼吸窘迫综合征。胎儿器官的生长会受到影响，最多见的是胎儿多发畸形。一些研究数据告诉我们，血糖高的孕妇发生胎儿多发畸形率为 6.1%，如大血管错位、室间隔缺损、房间隔缺损、单心室；神经系统畸形有无脑儿、脑脊膜膨出和脊柱裂；消化器官畸形有肛门直肠闭锁。此外还有肾肺发育不全等，全身各个器官都会出现异常。胎儿一旦出生而脱离母体的高血糖环境，常会发生新生儿低血糖症，发生率可达 30%～50%。

孕妇高血糖胎儿会出现慢性缺氧的情况，使胎儿的红细胞增加，当胎儿出生后体内大量的过多的红细胞被破坏，从而造成新生儿的高胆红素血症，出现黄疸。

巨大胎儿可发生肥厚性心肌病，严重时会出现心力衰竭。

巨大胎儿的体内储存了大量的脂肪细胞，为将来的肥胖打下基础，增加将来发生糖尿病、成年肥胖的机会，有些人还会出现智力下降的问题。

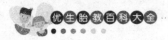

## 正常孕妇怎样控制血糖

首先我们应该知道，人体中的血糖是从哪里来的，又到哪里去了。我们摄入食物，食物中含有大量的碳水化合物。食物经过消化分解，其中的碳水化合物被分解为单糖，主要是葡萄糖。葡萄糖就是血糖，进入血液，由胰腺产生的胰岛素控制其在血液中的浓度和在身体中的分布。胰岛素的生理作用好像一个向导，引导葡萄糖到身体不同的部位，发挥不同的生理功能。有些葡萄糖被立即吸收利用，向细胞提供短期内所需要的能量。过多的葡萄糖则以脂肪的形式储存起来，供身体长期使用。

孕期进行血糖筛查是为了使血糖在身体中保持平衡，观察血糖的变化可以及时发现糖尿病患者或有糖尿病倾向的人，控制血糖浓度可以减少胎儿畸形和流产的发生，保障孕妇身体健康。

正常妊娠至 24～28 周时要做餐后血糖筛查，如果血糖浓度高于 7.8 毫摩尔/升，说明血糖过高需要控制了。

正常孕妇控制体重就是最好的控制血糖。当体重在合理范围内时，体内新陈代谢处于相对平衡状态，没有多余的热量，血糖基本可以保持在正常范围内。

如果正常孕妇出现了体重增长过快，体重增加已经超标时，就需要控制了。控制从两个方面做起，即饮食控制和运动控制。

饮食控制包括饮食合理搭配，特别要控制高糖、高脂类食物，改变不合理的饮食方法，例如经过精加工的点心、糖果、巧克力、高甜度饮料等。有些孕妇认为水果可以补充维生素，于是每天要吃掉大量的水果。有的孕妇每天要吃半个大西瓜，还要吃葡萄、苹果、蜜桃等高甜度水果，这样做的结果很容易造成血糖含量短时间内突然增加，超过人体代谢负荷，并且过多摄入的糖分会转变成脂肪，在体内存积下来，使体重快速增加。同时大量高甜度水果的摄入会妨碍其他营养物质的摄入。任何单一的营养物质都不能过多食入，尽管人体需要，食入过多同样会造成伤害。

**专家提示**

运动可以帮助多余的热量从体内代谢掉，所以坚持做适量运动有助于体重的控制。最好选择自己喜欢的运动项目，不必强求与他人一致，建议在享受生活中控制体重。

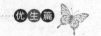

## 糖尿病孕妇怎样控制血糖

已经患有糖尿病的孕妇孕期要做到：

### 1. 饮食控制血糖

根据孕妇体重和身高制定个性化食谱，但不能过度控制饮食，可以采取少量多餐的方法，每日吃 5～6 餐，早餐占全天热量的 1/4，午餐和晚餐各占全天热能的 5/18，其余作为上午、下午及睡前的加餐，防止因饥饿引起低血糖。同时要注意多吃富含膳食纤维和维生素的食物。

### 2. 适当运动

肥胖孕妇餐后应有一次适度的锻炼。运动时保持心率每分钟少于 120 次，运动时间以 20～30 分钟为宜，可以做些散步等有节奏的活动，不要做剧烈运动，运动时以舒适不累为好。

### 3. 使用胰岛素

糖尿病孕妇不能控制血糖时要加用胰岛素，并自备血糖仪测量血糖，标准为：

空腹时：血糖 3.3～5.6 毫摩尔/升。

餐后 2 小时：血糖 4.4～6.7 毫摩尔/升。

夜间：血糖 4.4～6.7 毫摩尔/升。

餐前：血糖 3.3～5.8 毫摩尔/升。

## 了解和预防静脉曲张

妊娠期间子宫逐渐增大，增大的子宫会压迫下腔静脉和髂静脉，子宫对下腔静脉和髂静脉的持续压迫（四五个月的时间）使下肢静脉血回流不畅，导致下肢静脉压力持续增高，形成下肢静脉曲张。从妊娠第 5 个月开始就应做好预防工作。

● 经常做下肢的屈伸活动，可以调动小腿肌肉泵的作用，增加静脉血的流速，促进下肢静脉血的回流，减少下肢静脉的压力。

● 仰卧床上，抬高双下肢，使两腿交替屈伸，像骑自行车一样的动作。子宫增大后，不便仰卧时可以侧卧，活动一侧下肢，然后翻身，改为另一侧侧卧，活动另一个下肢。这样可以降低下肢静脉的压力，有利于下肢静脉的回流，使静脉瓣膜得到适当的休息。

● 有条件的应购买进口的循序减压弹力袜，可选择弹力在 15 毫米汞

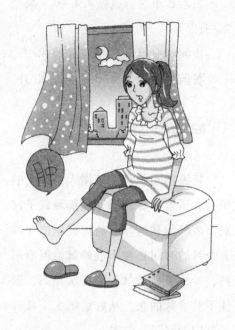

穿至产后能正常活动为止，这样不但能预防下肢静脉曲张，还可以预防下肢深静脉血栓形成，并有保持体型的作用。

## 阴道出血小心胎盘早剥

胎盘早剥是胎盘早期剥离的简称。正常情况下，胎盘要等到胎儿娩出后才会从子宫壁上剥落下来。如果正常位置的胎盘，在妊娠20周后至胎儿娩出前从子宫壁剥离脱落，就称为"胎盘早剥"。胎盘早剥在我国的发生率约为1.2%。

发生胎盘早期剥落时，胎盘可能部分剥落或完全从子宫壁剥离，后者最危险。因为胎儿与母亲之间的循环完全依靠胎盘，如果胎盘与子宫剥离，胎儿就无法从脐带得到充足的营养。

柱~20毫米汞柱的弹力袜即可。经济条件差的可用弹力绷带包扎双下肢，只需包扎至膝关节下方3厘米~57厘米即可。

• 应摒弃传统的产后"坐月子"的陋习，产后早期可在床上适当活动下肢，最简单的动作就是屈伸踝关节。方法是：用力向下伸脚，尽量使踝关节伸直，保持1~2秒钟；然后用力将脚背屈，再保持1~2秒钟，如此反复练习，可调动小腿肌肉泵的作用，加速下肢静脉血的流速，也有利于下肢静脉的回流。

• 孕期穿弹力袜的准妈妈应继续

### 1. 胎盘早剥的原因

造成胎盘早期剥离的原因至今仍不明确，但下列因素可能会增加胎盘早剥的概率：

**＊ 血管病变**

重度妊娠期高血压疾病是并发胎盘早剥的最常见疾病，此外，也常见于慢性肾炎和慢性高血压病人。

＊ 宫腔内压力突然改变

如羊水过多突然破膜，或者双胞胎第一个胎儿娩出过快，使孕妇宫腔内压力突然降低，宫腔体积缩小。

＊ 准妈妈外伤

如车祸，或是腹部受到猛烈撞击。

＊ 全身性疾病

如血液凝固机能异常。

＊ 脐带过短

＊ 子宫畸形

如子宫壁部分组织粘连，使胎盘无法顺利着床。

＊ 饮食失调，营养不良

根据调查资料，叶酸或维生素缺乏对胎盘早剥有影响。

### 2. 胎盘早剥的症状

胎盘早剥，如果是轻型的，主要表现为突然发生轻度腹痛，同时有少量出血，多见于分娩期；重型的胎盘早剥表现为突然发生难以忍受的持续性剧烈腹痛和腹胀，子宫收缩与间歇交替不明显，阴道可能无出血或有少量流血，但贫血程度与外出血的数量不成比例。

● 阴道出血发生胎盘早剥的概率约为75%；

● 胎儿窘迫症或胎儿心跳不正常

者发生胎盘早剥的概率约为60%；

● 子宫触痛者发生胎盘早剥的概率约为60%；

● 感觉子宫收缩或勒紧者发生胎盘早剥的概率约为34%；

● 早产者发生胎盘早剥的概率约为20%；

● 胎儿死亡者发生胎盘早剥的概率约为15%。

## 羊水过多或过少都不好

### 1. 什么是羊水

羊水由准妈妈血清经羊膜渗透到羊膜腔内的液体及胎宝宝的尿液所组成，它可保护胎宝宝免受挤压，防止胎体粘连，保护子宫腔内恒温恒压。

### 2. 羊水过多怎么办

正常足月妊娠时，羊水量约1000毫升，羊水量超过2000毫升称为"羊水过多"。如果羊水量在数天内急剧增加超过正常量称为"急性羊水过多"，不过大多数都是在较长时间内缓慢增加形成羊水过多，称为"慢性羊水过多"。

羊水过多的原因现在尚未完全搞

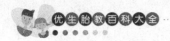

清楚，临床观察到的原因胎儿畸形（无脑儿、脊柱裂等神经管畸形为多）最常见，其次为胎儿大脑发育不全，多胎妊娠，准妈妈患糖尿病、妊娠高血压综合征和肾功能不全者也常合并有羊水过多。

一般羊水超过 3000 毫升，准妈妈会有不适感觉。急性羊水过多可引起准妈妈腹痛、腹胀、气短、不能平卧等不适，也可出现下肢、外阴部水肿及腹水。慢性羊水过多由于羊水量是逐渐增加的，上述症状较轻，准妈妈一般能够适应。

准妈妈发现腹部增大明显应及时到医院就诊，如确认为胎宝宝畸形，应及时终止妊娠，并检查有无其他合并症如双胎、妊娠高血压等。如胎宝宝无畸形，症状不重者，可以继续妊娠，但必须给予临床监测，酌情治疗，并注意防止胎膜早破。

### 3. 羊水过少怎么办

羊水量少于 300 毫升称为"羊水过少"，最少的只有几十毫升或几毫升。此时胎儿紧贴羊膜，B 超检查羊水平段小于 3 厘米。羊水过少与胎宝宝泌尿系统畸形同时存在，如先天肾缺陷、肾发育不全。孕晚期羊水过少常与过期妊娠、胎盘功能不全并存。

羊水过少对准妈妈的影响较小，但对胎宝宝的威胁较大，围产儿死亡比正常妊娠高出 5 倍以上。羊水过少的产妇在分娩时子宫收缩疼痛剧烈，收缩不协调，宫口扩张缓慢，分娩时间长。

定期产前检查及 B 超检查可以发现羊水量的情况。如果出现羊水过少应及时到医院检查。准妈妈应密切注意胎动变化，医生应及时测定胎宝宝有无缺氧情况，一旦发现异常情况应考虑立即施行剖宫产，尽快娩出胎宝宝。如果发现胎宝宝畸形应立即终止妊娠。

## 小方法缓解腰酸背痛

腰酸背痛令准妈妈感到困扰，尤其是高龄孕妇。其实要舒缓腰背疼痛也有很多方法，以下方法可帮助各位准妈妈：

- 坐公共交通工具时别害羞，可主动要求年轻人让座，周围的人一定会支持你的。

- 如果要提东西，首先确保东西不能太重，然后用腿力而不是用腰力提起来，保持背部挺直，自膝盖处弯曲举物。不要在胳膊上携带东西。

- 不要睡软床，休息时不要躺在

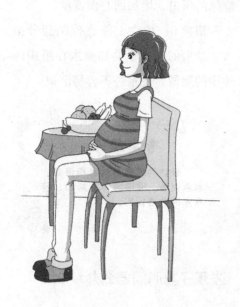

软的沙发上，选用可提供良好支撑的坚硬的床垫。不要穿高跟鞋。

● 平日应保持良好的姿势，背部立直坐正，切勿驼背。坐下时可抬高双腿或在椅子的靠背上放一个软枕，以减轻背部压力。

● 准妈妈怀孕期间，胎宝宝快速发育，很容易缺乏各种营养及矿物质，特别是钙、维生素和铁等，一旦缺乏就很容易引起腰痛。故必须注意饮食，摄取营养。

● 不要参与紧张、刺激或太奔波的旅行活动，过于疲劳容易引起腰痛。

● 每次散步或走路的时间不宜过长，避免长时间站立，要多休息。

● 平日在家中可自行多做按摩。另外，也可以做局部热敷，用热毛巾、纱布和热水袋也可以，每天热敷半小时可减轻疼痛感觉。

● 使用止痛药或药膏前一定要听取医生的意见，谨慎使用药物，以免对胎宝宝有不良影响。

● 注意体重，避免过胖。因为准妈妈体重增加，背部需要平衡的分量就越重，背部也就越痛，故不要吃过多高脂肪的食物。

## 积极预防和应对下肢水肿

### 1. 下肢水肿的原因

妊娠中晚期时，随着子宫一天天增大，准妈妈的下肢会出现水肿。一开始仅仅是脚踝部的皮肤发紧、发亮，手指按下去皮肤出现凹坑，逐渐向上蔓延到小腿、大腿，使准妈妈特别容易感到疲劳。

一般情况下，准妈妈在孕期的体重平均增加 9 千克～12.5 千克。这些增加的体重实际上有 2/3 以上是液体，而皮肤下面疏松的组织间隙是这些液体潴留的最好场所。因此，它们会在妊娠最后 10 周左右分布于皮肤

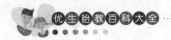

下面疏松的组织间隙中，引起皮肤水肿。

准妈妈的体位与水肿的形成也有很大关系。比如，夜晚准妈妈睡眠时如果取仰卧位，增大的子宫就会压迫下腔静脉，阻碍下肢的静脉血液往心脏回流；坐或站立时会阻碍髂总静脉回流，这些都会引起下肢静脉血液淤滞，导致静脉压增高。当静脉里的压力增高到一定程度时就会迫使血管内的液体跑到皮肤下的组织间隙中，在皮下形成凹陷性水肿。

### 2. 应对下肢水肿的好方法

招数 1：妊娠中晚期尽量少取站立姿势，不要久坐不动，不要经常盘腿而坐，也不要步行走远路。

招数 2：不得不久站或久坐时，最好每隔半小时就站起来走动走动，活动一下腿脚，促进静脉血液回流。

招数 3：站立时注意不时地变换姿势，可以先让一条腿的膝盖稍弯曲一些，然后另一条腿也这样做，使腿部得到轮流休息。

招数 4：上班时注意在工间找一个合适的地方坐下来，把腿抬高一会儿，减轻下肢静脉的淤血。

招数 5：睡眠或平时躺卧时取左侧卧位姿势，减轻增大的子宫对下腔

静脉的压迫，增加回心血流量。

招数 6：饮食上注意控制盐分摄入，盐里的钠离子会加重水在组织间隙中的潴留，使水肿不容易消退。

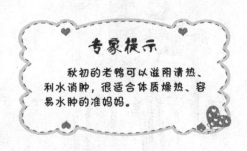

专家提示

秋初的老鸭可以滋阴清热、利水消肿，很适合体质燥热、容易水肿的准妈妈。

## 发现子宫肌瘤怎么办

如果怀孕前未做检查，怀孕后才发现患有子宫肌瘤，怎么办呢？虽然子宫肌瘤的发病率在育龄女性中占20%，但却很少发生严重的并发症。正常情况下，子宫肌瘤会伴随着孕妇一直到分娩，并不会产生重大影响。子宫肌瘤会随着怀孕的进行而有变化，有的会改变位置，有的会长大。如果产生红色变性而出现发热、腹痛、子宫收缩等现象，需要及时到医院治疗。需要注意的是，子宫肌瘤可能造成胎位不正，提高剖宫产的概率并会导致其他合并症。如果浆膜下肌瘤发生蒂扭转坏死，需立即住院手术治疗。而肌瘤也可影响产后子宫收缩，导致产后大出血。

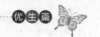

患有子宫肌瘤的孕妇也不必过于紧张，只要认真按照医生的要求去做，大部分孕妇还是可以正常分娩的。

孕期应注意：

• 怀孕后一定要按照医生的要求定期做孕期检查，以便及时掌握胎儿和肌瘤的生长情况，及时采取措施。

• 严格节制性生活，以降低流产和感染的发生。

• 避免中度及中度以上的体力劳动，必要时卧床休息。

• 增加营养，特别是应多吃补血的食品，如鸭血、动物肝脏、枸杞、红枣等，做好可能发生出血的准备。

• 调整好心态，有意识地提高自己的心理承受能力。因为子宫肌瘤孕妇出现流产、难产等异常妊娠的情况明显高于正常人群。

有的孕妇为摘除子宫肌瘤而选择剖宫产，这个做法是不可取的，医生也不会同意。因为这样做会给子宫留下一个伤口，对以后会产生较大影响，如子宫内膜异位症、盆腔内腹膜脏器粘连等并发症的患病风险。如果必须进行剖宫产，能否摘除子宫肌瘤要根据具体情况而定，医生会考虑尽量在剖宫产时摘除肌瘤。

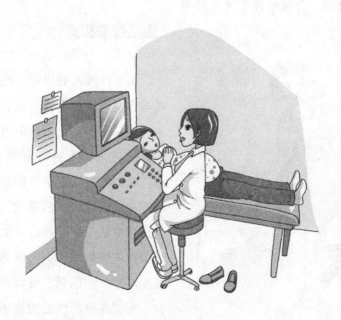

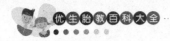
## 要重视脚的保护

怀孕后负担最重的是心脏。由于子宫的增大提高了横膈，90%的准妈妈有功能性的心脏杂音，平均每分钟增加10~15次心跳。

被称为人体第二心脏的脚，在怀孕后的负担也不轻。首先要支持增加的体重（10千克~14.5千克），脊椎前弯、重心改变。怀孕末期由于松弛素的分泌，颈、肩、腰背常常酸痛，脚更不堪重负，足底痛时有发生。

准妈妈的脚容易水肿，最好选择柔软天然材质的软皮或布鞋，可有效减少脚的疲劳。合成革或不透气的劣质旅游鞋，沉重而且不透气，会使水肿加重。

怀孕后脚痛还有一种原因是平足。平时无症状，孕期的生理变化往往使平足加重。人体的足弓由横弓和纵弓组成。横弓在足底的前部，内侧纵弓较多，外侧纵弓较少。足弓正常时，站立和行走主要由第1、第5跖骨头和跟骨负重，准妈妈常因为体重增加，使维持足弓的肌肉和韧带疲劳，不能维持正常足弓。而矫形平足鞋垫可以治疗，这是根据个人足形，由变压泡沫做成鞋垫来矫治。其材质近似人体结缔组织，帮助足弓均匀分散和承担体重。

## 重拾性爱甜蜜

由于性激素的作用，准妈妈的生殖器官血流更加丰富，血管充血而粗大，容易受伤和出血；阴道变得湿润而容易进入，生殖器和乳房更加敏感。有的准妈妈在孕中期会出现性欲增强和性反应提高的现象，可以适当进行性生活。健康而适度的性生活能大大增进准妈妈和丈夫的感情，又不必担心避孕的问题，可以使夫妻更放松、更能体验到性爱的快乐。此时性生活的原则是选择适宜的体位，不要

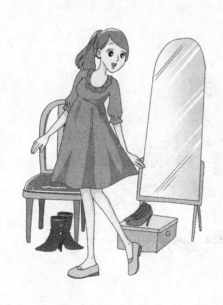

过于激烈，不能压迫或撞击准妈妈的腹部，不要给子宫以直接的强烈刺激，次数也不宜过多。因为此时羊水增多，胎膜张力增加，如果性生活频繁，性交的力量过大，准妈妈腹部受压，可能导致胎膜早破，脐带可能从破口脱落到阴道里，甚至阴道的外面，胎宝宝失去了供应氧气和营养的脐带会流产。即使胎膜不破，没有发生流产，也可能造成子宫腔感染。轻度的感染会使胎宝宝的智力和发育受到影响，而严重的感染可致胎儿死亡。

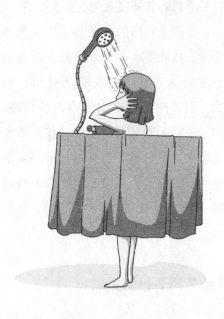

## 注意身体清洁

怀孕期间，汗腺和皮脂腺分泌旺盛，头部的油性分泌物增多，阴道的分泌物也比较多，应当经常洗头、洗澡、换衣服。全身清洁可以促进血液循环和皮肤代谢，增强准妈妈的体质。夏季酷热，每天洗澡不可少于两次；春秋气候宜人，每周1~2次即可；寒冬腊月每周1次就足够了。洗澡的时间要适当，饥饿时、饱食后1小时之内不宜洗澡。水温要适当，无论春夏秋冬，浴水温度最好与体温接近，太凉或太热的水会对准妈妈皮肤造成刺激，影响准妈妈的血液分布，

不利于母体健康及胎宝宝发育。淋浴比盆浴更适合准妈妈，因淋浴可防止污水进入阴道，避免产前感染。而且，孕中期，准妈妈的身体日渐笨重，进出澡盆、浴缸不便，容易滑倒，使腹部受到撞击。

洗澡时要注意通风，并避免时间过长。一般每次洗澡时间不宜超过15分钟。如果浴室通风不好，空气混浊，湿度大，空气的含氧量就会相对较低，再加上热水的刺激，使皮肤血管扩张，造成血液流入躯干、四肢的较多，进入大脑和胎盘的相对减少，可能造成准妈妈在洗澡的时候晕厥或胎宝宝缺氧，胎宝宝脑缺氧时间较短，一般不会有什么不良后果，如果

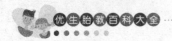

过长会影响其神经系统的生长发育。

孕期准妈妈的外阴部会发生明显变化，皮肤更柔弱，皮脂腺及汗腺的分泌较体表其他部位更为旺盛。同时，由于阴道上皮细胞通透性增高，以及子宫颈腺体分泌增加，使白带大大增多。准妈妈要每天进行外阴局部清洁，以免发生感染，但注意不可用热水、碱性肥皂水和高锰酸钾液清洗。

## 孕7月开始数胎动

尽管现在的准妈妈都会定期到医院进行检查，但这种检查观察到的胎儿情况毕竟只能反映当时的一般情况，不能逐日连续监测，也不能预示实发、突发情况。胎儿对缺氧十分敏感，有时妈妈身体不佳或过于劳累会造成宫内缺氧，有时胎儿在转动过程中出现脐带绕颈，也会出现呼吸窘迫，这类情况如不及时发现常常会危及胎儿的生命。有时临床上会有这样的情况：一周前还正常的胎儿，1周后检查时被发现已胎死腹中。如何避免这种悲剧的发生呢？如果准妈妈自己学会在家中测胎动，就能及时发现胎儿是否缺氧。胎动对缺氧的反应比胎心要敏感明显，从胎动消失到胎心

消失一般有数小时到3天的时间。所以准妈妈一旦发现胎动异常立即到医院就诊，一般可以挽救胎儿的生命。因此，监测胎动对保障胎儿的安全有着非常重要的意义。

准妈妈从怀孕7个月就应该开始数胎动。

正常胎动为每小时4~5次，3小时胎动次数相加乘4等于12小时的胎动次数，12小时内正常胎动数为30次左右。若下降至20次以下，或每小时少于3次，或比以前减少一半，或胎动频繁，结合胎心有异常变化，表示胎宝宝宫内有异常，胎宝宝可能有危险，应立即就医，做进一步的检查。

准妈妈可以学习自己数胎动，胎儿在一天中有两个时间段活动最为频繁，一个时间段是上午7~9点，另一个时间段是晚上11点到次日凌晨1点，其他时间段胎儿活动则相对较少，尤其是早晨更少。因此，如果时间允许，准妈妈可以采取早、中、晚定时留意，各测胎动1小时的办法来数胎动。如果难以做到每日测3次，至少也要测晚上临睡前的那次。方法也很简单：采取侧卧位或半卧位静卧，两手轻轻地放在腹壁上，这时候手就能够感受到胎动了。为避免外界

干扰、中断或忘记所记数字，可以事先准备些钥匙、牙签、火柴棍、小玻璃球等之类的物件作为计数工具，胎儿每动1次拿出1根（个），数满1个小时即为每小时胎动次数。把每次测定的次数记录在小本本上，再把1日内每次测得的次数相加，除以所测次数，即可得出每次平均数（如果测了3次则除以3），然后再乘以12，即大致为每12个小时内的胎动次数。

除了胎动次数，胎动类型也有必要了解。视情况不同，一般胎宝宝会有简单运动、翻身运动和短促的高频率运动等不同胎动类型。比如，简单运动为单一的胎儿四肢运动，如踢脚打拳等，一般动作强、持续时间短（1～15秒），准妈妈可有被踢、跳动的感觉。翻身运动是指胎儿躯干的左右转动，动作强、持续时间略长（平均3～30秒），准妈妈可有翻滚、被牵拉的感觉。而所谓短促的高频率运动，是指胎儿单纯的肢体或胸壁运动，力量弱、时间短，通常都在1秒以内，准妈妈可感觉到宝宝颤动、打嗝或很弱的蠕动。

胎动受外界影响较大，如准妈妈运动则胎动次数减少，强声、强光、触摸腹部等刺激则导致胎动增加。妊娠4月、5月时只是胎动的开始，如果到了妊娠晚期，则常用胎动计数作为家庭自我监护的一项内容。

## 密切关注胎位的变化

胎宝宝出生前在子宫里的姿势非常重要，它关系到准妈妈是顺产还是难产。子宫内的胎宝宝是浸泡在羊水中的，由于胎宝宝头部比胎体重，所以胎宝宝多是头下臀上的姿势。正常的胎位应该是胎头俯曲、枕骨在前，分娩时头部最先伸入骨盆，医学上称之为"头先露"，这种胎位分娩一般比较顺利。不过，有些胎宝宝虽然也是头部朝下，但胎头由俯曲变为仰伸

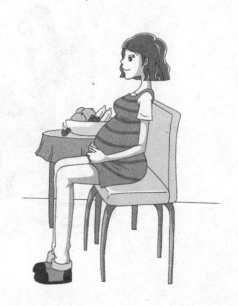

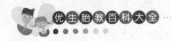
或枕骨在后方，就属于胎位不正了。至于那些分娩时臀部先露（臀位），或者脚或腿部先露，甚至手臂先露（横位）等，更是胎位不正。这些不正常的胎位容易导致难产，比如臀位容易导致胎膜早破，造成脐带脱垂或分娩时的出头困难，从而会危及胎宝宝的安全；横位的胎宝宝，由于分娩时先露部分不能紧贴宫颈，对子宫的压力不均匀，也容易造成胎膜早破，甚至出现胎宝宝手露出阴道外、脐带脱垂等问题，危及胎宝宝生命。

可以用艾卷灸两小脚趾外侧的至阴穴，每日一次，每次 15 分钟，连续做一周。注意艾卷离皮肤不要太近，以免烧伤皮肤。

如果到怀孕 36 周时胎位仍然不正则需要提前决定分娩方式，并及早入院待产。横位者也可采取一定的措施进行纠正，以确保在分娩前能转为正常。医生可用手法扭转横位胎位，但要注意有可能因此产生脐带绕颈，如临产时仍然不能纠正则应剖宫产。

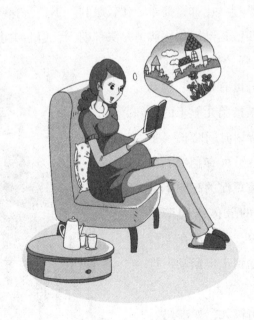

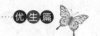

 孕晚期保健要点

## 产检需要注意些什么

孕 28 ~ 36 周期间，每两周做一次检查；36 周后，每周做一次检查，至 40 周。如 40 周未分娩，过预产期一周即 41 周即应住院引产。

### 1. 胎位检查

孕晚期到医院进行孕期检查时，医生会通过四步手法来确定胎位是否异常。在妊娠 28 周前发现胎儿为臀位可以做膝胸卧位操进行纠正，每天早晚各 1 次，每次做 15 分钟，连续做 1 周。其姿势是，在硬板床上，膝胸着床，臀部高举，大腿和床垂直，胸部要尽量接近床面，但要注意不能在饱食之后进行，以防孕妇呕吐。膝胸卧位也有一定风险，如脐带过短，胎儿在转的过程中会对脐带有牵拉，甚至会造成胎盘早剥。目前主张顺其自然。

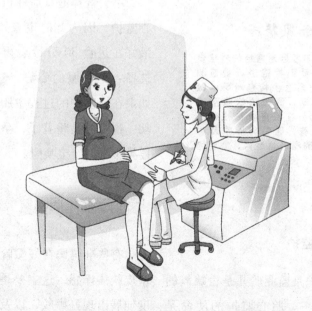

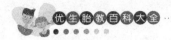

### 2. 骨盆测量

为了防止由于骨盆过于狭窄引起的难产，在孕晚期，医生会对孕妇进行骨盆测量（在孕32～34周或者等待至37周后进行），主要是测量孕妇骨盆的大小。如果骨盆入口过小，胎儿的头部无法正常入盆，一般都是进行剖宫产；如果骨盆出口过小，胎儿虽然能够进行衔接、内旋转、俯屈等一系列分娩动作，但到达骨盆底部后，胎头无法顺利娩出，胎头变形受压，不仅会使分娩时间过长，还会导致胎儿颅内出血、胎儿窘迫等危险，孕妇则会因频繁宫缩发生先兆子宫破裂，严重影响母儿安全。

**专家提示**

千万不要因为害怕妇科检查的疼痛不适而拒绝进行骨盆测量。在配合医生检查时可以做深呼吸运动，同时放松腹部肌肉。因为，在检查时往往都是孕妇越紧张，医生的操作越困难，孕妇的痛苦也越大，需要的时间也会更长。

### 3. 胎心监护

胎心监护是监测胎儿是否缺氧的检查方法之一。胎心监护的使命是在早期发现胎儿异常，在胎儿尚未遭受不可逆性损伤时采取有效急救措施。一般在孕36周后进行，如有并发症可提前做。每次至少进行20分钟。

胎心监护是通过绑在孕妇身上的两个探头进行的，这两个探头一个绑在子宫顶端，是压力感受器，其主要目的是了解有无宫缩及宫缩的强度；另一个放置在胎儿的胸或背部，进行胎心的测量。仪器的屏幕上有相应胎心和宫缩的图形显示，孕妇可以清楚地看到自己宝宝的心跳。另外还有一个按钮，当孕妇感觉到胎动时可以按此按钮，机器会自动将胎动记录下来。

不要选择饱食后和饥饿时进行胎心监护，因为此时宝宝不喜欢活动，最好在进食30分钟后再进行。最好选择一个舒服的姿势，避免平卧位。如果在做监护的过程中胎宝宝不愿意动，很可能是睡着了，孕妇可以轻轻摇晃腹部把宝宝唤醒。

## 皮肤瘙痒是病吗

有些准妈妈在妊娠晚期常常有腹壁皮肤瘙痒感，这主要是因为腹壁过度伸展出现妊娠纹，以及腹壁的感觉神经末梢因过度伸展而受到刺激引起的。瘙痒的部位因人而异，主要发生在腹部、四肢，尤以下腹、手心、足心为甚，有的甚至遍及全身。瘙痒的程度轻重不一，有些人仅仅是轻微瘙痒，但有的则奇痒难忍，个别的甚至发展到无法入睡的地步。一般没有皮疹，但可以因抓挠引起继发性皮肤破损；个别准妈妈可能有轻度黄疸，严重者可见巩膜、皮肤黄染，但一般没有食欲不振、恶心、厌油腻、腹胀、腹泻等消化道症状，而且一旦分娩症状就会消失。如果不伴有妊娠期肝内胆汁淤积症的其他症状和体征，症状常较轻微，不必进行特殊处理，不需要治疗。

皮肤瘙痒时建议准妈妈不要用热水、肥皂水擦洗患处，尽量少抓挠，避免再刺激而加剧痒感；保持心情舒畅与大便通畅；尽量少吃如辣椒、韭菜、大蒜等刺激性食物，多吃新鲜的水果及蔬菜；不可擅自用药，谨防药物影响胎儿的生长和发育，避免引起准妈妈过敏及药物性皮炎；症状严重者应在医生的指导下使用消胆胺、地塞米松等药物。

## 出现尿频尿急怎么办

孕晚期，准妈妈常常会有尿不尽或者憋不住尿老想上厕所的感觉，通常是由于下降到骨盆内的胎儿头部压迫膀胱所引起的，是正常的妊娠生理现象，不需要进行任何治疗，分娩后即可消失。准妈妈只要注意不憋尿，有尿意立即去厕所就可以了。但如果准妈妈在排尿时有疼痛感，尿液浑浊，且发现有白带增多等现象，可能是患了膀胱炎或尿道炎。患膀胱炎或尿道炎又可以加重尿频现象，并且对妊娠不利，应该立即就诊，进一步检查、治疗。

## 出现手指麻木怎么办

孕晚期一些准妈妈会感到手掌、手指麻木，有针刺感、灼痛感，疼痛可向上放射到上臂或肩部，夜间症状加重，会影响睡眠。这主要是因为准妈妈体内有水钠潴留，引起局部组织水肿，使腕管内的空间变得狭窄，压迫正中神经而引起的，以往有腕部慢性劳损、腱鞘囊肿或孕晚期水肿明显的准妈妈易出现这种问题，症状严重应到医院就诊。一般情况下，分娩后随着体内多余水分的排出和组织水肿

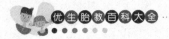

的消失，症状会减轻，然而完全恢复仍需要一段时间，短的约两周，长的约需要半年左右。

## 假性宫缩别紧张

如果准妈妈长时间用同一个姿势站或坐，会感到腹部一阵阵地变硬，这就是假宫缩。假宫缩也叫迁延宫缩，没规律，每次持续的时间也不尽相同，几分钟到10多分钟都有可能。尤其在准妈妈感觉疲劳或兴奋时，更易出现这种现象，在产前2~3周内会时常出现，是临近分娩的征兆之一，但与真正的产前有规律的宫缩不同，所以也称之为"假宫缩"。而在临产前，由于子宫下段受胎头下降的牵拉刺激，假宫缩的情况会越来越频繁。如果上述症状仅是偶尔出现，并且持续时间也不长，也没有阴道流血的现象，就不必紧张，多为正常。如

果上述现象频繁出现，间隔时间较短，并且出现明显的腹痛、阴道流血等现象，就要及时到医院就诊，以免发生意外。

## 每日作息要有规律

胎宝宝后期形成的活动习惯会在他出生后一段时间内留存，如果他是黑夜白天颠倒的，产妇和家人就会被折腾得无法入睡、疲劳不堪。那么，胎宝宝的生活规律有办法塑造吗？答案是肯定的。

准妈妈在怀孕7个月后要十分关注自己的作息时间，生活一定要有规律。如果准妈妈起居有规律，胎宝宝也能受影响养成相同的生活作息规律；如准妈妈每天晚上晚睡，胎宝宝也会有晚睡习惯。出生后也可能会出现夜晚你想睡时，他清醒得很，怎么哄也不能入睡；你醒着时，他却总是

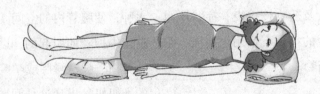

呼呼大睡的现象，这不仅会影响大人的休息，对宝宝的健康也是十分有害的。科学研究证明，人的生长激素是由脑垂体在晚上入睡后分泌的，如果人随意打破了作息时间，破坏了自身的生物钟规律，生长素就不能得以更好地分泌，这会影响孩子的生长和健康。

而如果准妈妈每日能早睡，每日能坚持一定的作息时间表，胎宝宝也会养成早睡和起居有规律的习惯，出生后会比较容易调整睡觉和醒来的时间与大人相协调，与白天和黑夜的宇宙规律相协调，并能更好地形成自己的生物钟规律。所以准妈妈最好每晚能在9点以前上床睡觉，孕晚期尤其要遵守这个规律，每天最好能坚持。

每天早晨或傍晚的一定时候，准妈妈最好能到户外散散步，呼吸呼吸新鲜空气，原因是孕晚期的胎宝宝长

肉长骨骼迅速，需氧量会大增，准妈妈每天有一定户外活动不仅有利于胎宝宝养成好的生活习惯，也有助于胎宝宝的身体生长，并增加胎宝宝的生命活力和灵性。注意户外活动的准妈妈容易有活泼健康的孩子，这是肯定的。而准妈妈如果爱活动、爱户外，胎宝宝也会养成这样的好习惯，出生后会比较喜欢活动、喜欢户外，喜欢新鲜空气，这就给他奠定了一个好的生活习惯。

## 美美地睡个好觉

怀孕8个月后，准妈妈的腹部明显增大，仰卧时巨大的子宫还会压迫位于脊柱两旁的大静脉和大动脉，阻碍下肢、盆腔脏器以及肾脏的血液回流入心脏，造成回心血量减少，从而导致心脏向全身输出的血量减少，造

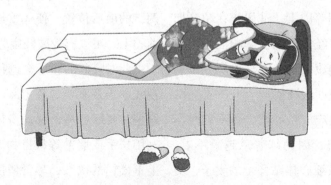

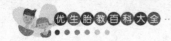

成准妈妈全身各个脏器的供血量不足，引起头晕、胸闷、心慌、恶心、呕吐、发冷、出汗、血压下降等症状，严重时甚至会出现神志不清和呼吸困难。由于肾脏的血流量减少，可以影响肾脏的排泄功能，导致下肢水肿或妊娠高血压综合征的发生或加重；当下腔静脉受压时，下肢及盆腔内静脉的压力增加，可出现静脉曲张或发生痔疮；仰卧位时子宫还可以压迫输尿管，使尿液排出不畅，准妈妈易患肾盂肾炎。因此，孕晚期准妈妈睡觉时最好不要采用仰卧位。

怀孕后的子宫往往会有不同程度的向右旋转，如果经常采取右侧卧位，可使子宫进一步向右旋转，为了改变子宫的右旋，可采取左侧卧位。但长时间左侧卧准妈妈会有不舒服的感觉，也可以短时间右侧卧。

精神上的疲劳和不安，增大的子宫及激素的作用，再加上胎动、睡眠姿势受限制等因素，准妈妈在孕晚期容易失眠。经常失眠会影响准妈妈和胎宝宝的健康，也会对分娩产生不利影响，应想办法调整。

准妈妈应放松心情，睡不着时不要烦躁焦急，因为越着急越睡不着。准爸爸应该细心体贴怀孕的妻子，丈夫晚上倒头便睡对准妈妈也是一种刺激，会使她产生一种失落感，从而影响睡眠。做丈夫的应该说几句安慰的话，给妻子一个温柔的拥抱，或为其轻柔地按摩腿部和腰部，会使准妈妈心情愉悦、易于入睡。要注意准妈妈睡的床垫不要过软，以便能够使全身的肌肉放松；白天可适当做点家务或散散步、做做准妈妈操，但要注意避免过度疲劳；可以在睡前洗一个温水澡，不要看让人兴奋的文章或情节过于紧张、恐怖的电视，都可以在一定程度上改善准妈妈的睡眠。

## 别做危险动作

孕晚期的准妈妈站立时最好找平坦且有扶持物的地方，两腿平行，两脚稍微分开，可使身体的重心落在两脚之间，身体便不容易疲劳；如果需要长时间站立，最好采用两脚一前一后的站立法，并每隔几分钟变换一下两脚的前后位置，使体重放在伸出的前腿上，可以有效减轻疲劳感。

此时隆起的腹部会遮住准妈妈的视线，千万不要着急走路，一定不要踩偏，要踩稳后再移动身体，一定要利用扶手或墙壁等扶持物。尽量减少上下楼梯的次数，尽量使用电梯，如果必须走楼梯，不要猫着腰或过于挺

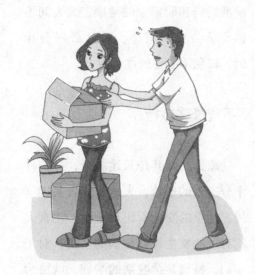

的姿势，容易造成腰痛，也容易由于重心不稳而摔倒。不要登高打扫卫生、搬运沉重的东西，避免弯着腰用抹布擦东西。不要长时间蹲着干活，避免抱被子、晒被子之类的事情。熨衣服要在高矮适中的台子上进行，并事前研究一下是站着还是坐在椅子上合适。适当出门购物，作为一种散步，选择人不太拥挤的时间去，一次不要买太多的东西以免太沉，不要骑自行车出去买东西以免发生危险。寒冷的日子千万不能长时间和冷水打交道。

胸脯肚，只要伸直脊背就行；要看清楼梯，一步一步地慢慢上下，注意防滑或踩空台阶，更不要用脚尖走路以免踩空出危险。

坐椅子时不要一下猛坐下去，最好先靠前坐在椅子边上，然后移动臀部再深深地坐进整个椅子中。后背要笔直地靠在椅背上，大腿成水平状态，膝关节成直角，这样不容易发生腰背痛。

如果要将物品放在较低的地方或从低处拿取物品，一定不要压迫腹部。正确的姿势是以屈膝落腰、完全下蹲、单腿跪下的姿势，把要拿的东西紧靠在身体边拿起，再伸直双膝站起。不要采取不弯膝盖、只倾斜上身

**专家提示**

准妈妈进入孕晚期会感到行动特别不便，腹部越来越隆，行动变得迟缓。胎儿也在腹中的位置不断下降，为分娩做准备。因此，此期准妈妈的行为动作一定要多加小心，防止任何意外的发生。

## 暂时和性爱说再见

经历了好几个月的孕育，妊娠到了最后的关键时刻，这个时期也是胎宝宝容易发生危险的时期，怀孕晚期的性生活该注意什么也成了一个值得关注的问题。

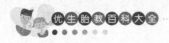

在孕 8 个月以后，准妈妈的肚子突然膨胀起来，腰痛，身体懒得动弹，性欲减退。此阶段胎宝宝生长迅速，子宫增大很明显，对任何外来刺激都非常敏感。夫妻间应尽可能停止性生活，以免发生意外。若一定要有性生活，必须节制，并注意体位，还要控制性生活的频率及时间，动作不宜粗暴。这个时期最好采用丈夫从背后抱住准妈妈的后侧位，这样不会压迫准妈妈的腹部，也可使准妈妈的运动量减少。

尤其是临产前 1 个月或者 3 星期时必须禁止性交。因为这个时期胎宝宝已经成熟。为了迎接胎宝宝的出世，子宫已经下降，子宫口逐渐张开。如果这时性交，羊水感染的可能性更大。有人做到调查后证实，在产褥期发生感染的妇女，50% 在妊娠的最后 1 个月夫妻性交过。如果在分娩前 3 天性交，20% 的妇女可能发生严重感染。感染不但威胁着即将分娩的产妇安全，也影响着胎宝宝的安全，可使胎宝宝早产。而早产儿的抵抗力差，容易感染疾病。即使不早产，胎宝宝在子宫内也可以受到母亲感染疾病的影响，使身心发育受到障碍。

对于丈夫来说，目前是应该忍耐的时期，只限于温柔地拥抱和亲吻，禁止具有强烈刺激的行为。为了不影响准妈妈和胎宝宝的健康，夫妻间不但要学会克制情感，而且最好分床睡，以免不必要的性刺激。

## 不宜长途旅行

旅行，尤其是长途旅行，是一件十分辛苦的事情，人的身体容易因气候、地点的变化而出现不适。正常人均有可能发生旅途生病的事情，对于孕妇，特别是孕晚期的孕妇，就更为辛苦。妊娠晚期，由于身体的变化，孕妇活动能力会明显下降，适应环境的能力也远远不如从前，加上此时胎儿已临近生产，如果进行长途旅行，长时间的颠簸、作息时间的打乱、环

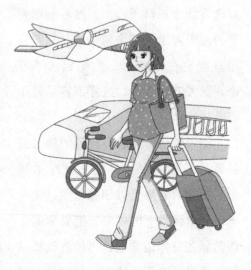

境的变化无常，极易使孕妇精神紧张、不安，身体疲惫；由于旅途条件有限，车船中人员高度集中，孕妇免不了受到碰撞或拥挤。另外，由于交通工具内人员杂聚，空气相对浑浊，各种致病细菌比其他环境要多，孕妇清洗比较困难，容易感染疾病。在这种条件下，孕妇往往还易发生早产、急产等意外情况，旅途中由于当地的医疗条件不一定好，当地的医务人员也不了解孕妇的情况，在处理紧急情况时难免会有所偏差。因此，妊娠晚期旅行对孕妇来说是不可取的，最好能避免。

如果由于特殊情况一定要外出，应该从以下几个方面做好准备：不要临近预产期才开始动身，一般最好提前 1 ~ 2 个月，以防途中早产；为防万一，最好随身带些临产的物品，如纱布、酒精、止血药品以及婴儿衣被等；交通工具以乘火车为宜，一定要购买卧铺车票；考虑目的地的气候条件，带好必要的衣物；旅途中注意饮食卫生，不要吃生冷、变味的食品，不喝生水，以预防肠道传染病；孕妇如果晕车，应在医生的指导下备好防晕车的药物，千万别自己乱服晕车药，以免造成对胎儿的伤害；万一途中出现腹部阵痛、阴道出血等情况应

及时报告车上的工作人员，最好能争取在沿途大站下车，及早到当地医院分娩。

## 危急时必须立即去医院

### 1. 腹部剧痛

孕晚期如果准妈妈突然感到下腹持续剧痛是非常危险的信号，有可能是胎盘早剥，也有可能是早产或子宫破裂的先兆，一定要及时就医，切不可拖延时间。胎盘早剥多发生在孕晚期，孕妇可能有妊娠高血压综合征、慢性高血压病、腹部外伤等病史，典型症状为下腹部撕裂样疼痛，多伴有阴道流血；腹痛的程度与早剥面积的大小、出血量的多少、子宫内部压力的高低、子宫肌层是否破损等综合因素有关，严重者腹痛难忍、腹部变硬、胎动消失、甚至休克。

### 2. 阴道出血

孕晚期如果出现阴道出血，即使只有少量出血，也要引起高度重视，立即就医，否则十分危险。此期的阴道出血一般都是胎盘异常所致，常见的是前置胎盘或胎盘早剥。正常情况下，胎盘应位于子宫体的前壁、后壁

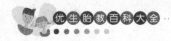
或侧壁，如果胎盘附着的部位过低，部分或全部附着在子宫颈口上，便会形成前置胎盘。在妊娠晚期，子宫开始不规律收缩或临产后，子宫下段会扩张，可使覆盖于子宫颈口的胎盘与子宫分离，从而引起出血。前置胎盘出血的特点是血色鲜红且不伴有腹痛，出血量的多少与胎盘覆盖子宫颈口的多少有关，覆盖得越多则出血越早，出血量也越大；反之，则出血晚些，出血量亦少些。

正常情况下，胎盘应在胎儿娩出后才与子宫壁分离。如果胎盘位置异常，孕妇又患有妊高征、外伤或羊水突然大量流出，会使胎盘在胎儿娩出前与子宫部分剥离，引起出血。这出血血色暗红并伴有腹痛，严重时剥离面血液可渗入子宫肌层，使孕妇腹部硬如木板。由于剥离的出血面与阴道不一定相通，常常阴道出血量与孕妇及胎儿面临的危重情况不相符合，常易掩盖真实、危急的病情。因此，孕妇一旦发生阴道出血并伴有腹痛，应引起高度重视，一定要马上去医院检查，以免发生危险。

### 3. 羊水流出

临近分娩，孕妇的阴道分泌物会增多，但如果突然感到有大量液体从阴道流出，能湿透内、外衣裤，似尿液，持续不断，时多时少，可能是发生了胎膜早破。正常情况下，生活在子宫中的胎儿被胎膜包裹着，胎膜平滑柔软、富有弹性，胎膜内充满了羊水。临产时，随着胎头的逐渐下降，胎膜会被挤破，使羊水流出来，起到润滑阴道和冲洗阴道的作用，这种现象称为"破水"。如果孕妇还没有进入正式的分娩阶段胎膜便发生破裂，羊水过早流出，称为"胎膜早破"，即"早破水"。

胎膜早破是一种异常的现象，会对分娩造成不利的影响。由于子宫腔过早打开并与外界相通，增加了子宫内感染的机会；羊水流尽，使胎儿失去了缓冲物质，子宫收缩时可直接压迫胎儿，造成胎儿窘迫，甚至死亡。孕妇如果发现自己胎膜早破千万别慌张，最好马上平卧于床上，并将臀部抬高，以减少羊水流出，局部应使用消毒会阴垫，家人应该用担架或救护车立即将孕妇送往医院。

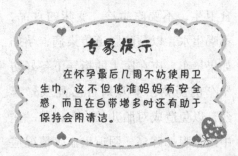

**专家提示**

在怀孕最后几周不妨使用卫生巾，这不但使准妈妈有安全感，而且在白带增多时还有助于保持会阴清洁。

## 选择合适的住院时机

选择适当的住院时机非常重要，既不要过早住院，造成不必要的经济负担和精神负担，也不要延误住院时机，造成母婴不必要的伤害。

### 1. 正常妊娠和无妊娠并发症的准妈妈不需提前入院

孕 41 周以前，如无产兆、无妊娠并发症、无剖宫产指征、无特殊不适的准妈妈，可不必提前住院，仅需做好住院准备即可。因为过早住院，会导致待产时间过长，住院期间除日常监测外无任何处理，这常常导致准妈妈休息不足，心情烦躁，且易受其他产妇的影响，造成不必要的产程干预和手术分娩，也额外地增加了经济和精神负担。

### 2. 经产妇稍有征兆即可住院

距离医院较远者也应提前入院。经产妇因有过分娩经历，软产道均比较松弛，临产的征兆往往并不明显，有时仅稍感腰酸、腹坠。一旦临产，往往产程迅速，有发生急产、产道裂伤、院外生产的可能。因此，一旦稍有征兆，应提前住院。距离医院较远

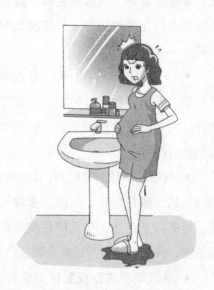

的准妈妈因路途遥远，一旦发生紧急情况，往往来不及转送，因此，也应提前住院。

### 3. 妊娠超过 41 周仍无分娩征兆者应住院待产

妊娠超过 41 周，因胎盘功能已下降，其发生胎死宫内、羊水减少、巨大儿、胎宝宝宫内缺氧等危险明显增高，应及时住院，加强监测，一旦出现不利因素，应及时引产、适时终止妊娠。

### 4. 经产前系统检查有以下情况之一者应适时入院待产

● 准妈妈患有内科疾患，如心脏病、慢性高血压、肾炎、哮喘、甲

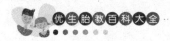

六、重度贫血等，应提前住院，进行系统检查，并严密监护，有情况及时处理。

● 经孕期骨盆检查，确定存在骨盆狭窄、畸形，软产道异常，胎宝宝估计巨大，阴道分娩困难者，应适时入院进行剖宫产。

● 确诊妊高征的准妈妈，如突然出现头痛、眼花、恶心呕吐、水肿加重、抽搐甚至昏迷，应立即住院，积极治疗，待病情稳定后适时分娩。

● 孕晚期检查发现胎位异常者，如臀位、横位、斜位，多胎妊娠等，应提前住院，随时做好剖宫产准备。

● 以前有过前置胎盘、剖宫产再孕、早产史的准妈妈，应提前入院待产，加强监护。

## 自然分娩好处多

大多数孕妇对即将来临的分娩会有很多的顾虑，其实大可不必过于担心。分娩是人类繁衍过程中一种正常的生理过程，是人类的一种本能行为，妈妈和胎儿都具有天生的潜力，主动参与并完成分娩过程。从受精卵开始，胎儿在母体内经历280天的生长发育逐渐成熟，而孕妇的身体结构也逐渐地发生变化，变得更有利于分

娩，尤其是生殖系统的变化更为突出，如骨盆各关节活动度增大，韧带松弛，会有轻度的移位，骨盆的容积增加，临产后子宫下段逐渐拉长、变薄，子宫颈管逐渐消失，宫颈口逐渐扩张，阴道变薄，阴道黏膜皱襞增多，极富伸展性，为胎儿的降生做了充分的准备。胎儿在分娩过程中也会主动参与，胎儿在通过产道时，为适应骨盆各个平面不同的形状会进行一系列适应性的转动，以最小的径线通过产道，并为适应产道做相应的努力。

一直以来，有些孕妇对自然分娩有一种错误的理解，认为自然分娩会造成女性盆底变宽、臀部变大，影响体形，甚至会影响性生活。其实，自然分娩无论是对孕妇还是对胎儿来讲都非常有益的。

自然分娩出血少，对周围脏器影响小。自然分娩后疼痛明显减轻，不需要插尿管，有利于妈妈尽早下地活动、哺育婴儿，可以更早地进行产后锻炼，对产后体力和体形的恢复有利。

从在宫内依赖母体生活到出生后的独立生存，是一个巨大的转变，婴儿对这一转变必须有一个适应的过程，自然分娩有利于胎儿适应子宫外

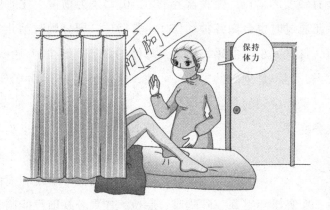

的世界。自然分娩时，胎儿的头受子宫收缩和产道挤压而充血，可提高脑部呼吸中枢的兴奋性，有利于新生儿娩出后迅速建立正常呼吸；子宫有节奏的收缩会使胎儿胸部受到压迫和扩张，使出生后婴儿的肺泡富有弹性，容易扩张，出生后将很少发生肺透明膜病；当胎儿经过阴道时，其胸部受压，娩出后胸腔突然减压而扩大，有利于胎儿出生后自然呼吸。胎儿经过产道时所受到的压力还会刺激胎儿发生应激反应，引起一系列的内分泌改变，尤其是肾上腺皮质激素增多，可促进免疫因子的产生而增强机体的抗病能力；免疫球蛋白在自然分娩过程中可由母体传给胎儿，这也就是为什么自然分娩的新生儿比剖宫产的婴儿具有更强的抵抗力。

## 自然分娩四要素

分娩能否顺利完成取决于几个方面的因素，产道、产力、胎儿是传统分娩的三要素，最近研究认为精神因素对分娩过程影响很大，与分娩关系密切，被认为是第四要素。

### 1. 产道

产道是胎儿娩出的通道，分骨产道和软产道两部分。软产道指子宫下段、子宫颈、阴道、会阴。临产后，在子宫收缩力的作用下，子宫下段逐渐被拉长、变薄，子宫颈口逐渐扩张，阴道也变薄且极富伸展性，胎儿将阴道逐渐撑开。骨产道指骨盆。骨盆是一个弯曲的管道，在分娩过程中由于产力和重力的作用，组成骨盆的

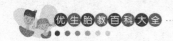

各个骨头会有轻度的移位，使骨盆容积增大，胎儿通过时也会做各种动作以适应产道。骨盆大小与准妈妈体形有一定的关系，但不是绝对的，通过骨盆测量可以了解孕妇的骨盆情况是否能够自然分娩。

## 2. 产力

临产后，准妈妈会感到一阵阵难忍的腹痛，这是由子宫收缩引起的，是最主要的产力，在整个产程中起主导作用，可使子宫颈管消失、子宫口逐渐扩张、胎头下降；其次，当宫口开全后，产妇会不由自主地向下屏气用力，是由于胎头下降到骨盆底直接压迫直肠，使产妇反射性引起的排便动作，这时腹肌和膈肌收缩，使腹腔的压力增加，帮助胎儿娩出。

## 3. 胎儿

胎儿大小、胎位怎样对于能否顺利分娩十分重要。胎儿过大可能增加分娩困难，但胎儿的大小不是绝对的，是与准妈妈骨盆的大小相对而言的。如果骨盆轻度狭窄，但胎儿也比较小，或虽然胎儿巨大但骨盆也很宽大，都有可能自然分娩。

胎位是指胎儿在母体内所处的位置，胎儿97%为头位、2%~4%为臀位、0.25%为横位。枕前位的头位是正常胎位，即分娩时胎儿的面部朝向母体的背部，再加上胎头良好的俯屈，这时通过产道时胎头的径线最小，最有利于分娩。如果不是枕前位，即使是头位，由于头的屈伸程度不同，胎头与骨盆的关系不同，也可能有异常情况。臀位和横位都是异常胎位，如果分娩前没能调整到正常胎位就不能自然分娩。

## 4. 精神因素

产妇在分娩过程的精神状态对分娩的影响现在正逐渐受到重视。一般来说，产妇对分娩都会有恐惧感，尤其是初产妇，这很正常。但如果过于紧张、焦虑会引起一系列内分泌的改变，从而引起子宫收缩乏力、胎儿缺氧等，影响产程的进展或增加剖宫产几率。

### 专家提示

产道、产力、胎儿及精神四大要素在分娩过程中互相联系、相互影响，只有4个因素相互协调配合，即产妇充满信心，有良好的子宫收缩力，骨盆的大小合适及胎位正常才能顺利完成分娩。

## 剖宫产手术指征

一般有以下状况的准妈妈可能需要剖宫产：

• 胎儿过大，胎头无法通过准妈妈的骨盆。

• 准妈妈骨盆狭窄或畸形。

• 准妈妈患有严重的妊娠高血压综合征等疾病，无法承受自然分娩。

• 高龄初产，一般指 35 岁以上初产的准妈妈。

• 有多次流产史或不良产史，防止胎儿在分娩过程中发生意外。

• 分娩过程中胎儿出现缺氧，短时间内无法通过阴道顺利分娩。

医生会按照准妈妈的身体情况和是否存在剖宫产指征来建议是否选择剖宫产。

### 专家提示

是选择自然分娩还是剖宫产，准妈妈切忌一意孤行，不听从医生建议。自然分娩固然好处多，但是存在剖宫产指征的准妈妈应选择剖宫产，因为这是对你和宝宝最安全的选择。

## 分娩开始的信号

### 1. 阵痛

从怀孕 8 个月末开始，子宫不规则收缩的频率增多，无论在站立还是坐或行走时，孕妇常常感到腹部一阵一阵地发紧、变硬，这就是子宫在收缩。在分娩前 1 ~ 2 周子宫收缩多于夜间出现、清晨消失，宫缩持续时间较短而间歇时间比较长，并且无规律；宫缩强度弱，只引起轻微胀痛，并且仅局限于下腹部，这种宫缩并不是临产的预示，不必去医院处理。如果子宫收缩开始变得很有规律，3 ~ 5 分钟一次，每次持续 30 ~ 60 秒，而且间隔越来越短，宫缩越来越强，这就是临产前的宫缩了，需要立即去医院。

### 2. 见红

在分娩前 24 小时左右，由于内分泌激素改变所致，子宫下段与子宫颈发生生理性扩张，其附近的胎膜与周围的子宫壁发生分离，毛细血管破裂出血，再与子宫颈内的黏液及阴道分泌物相混合，形成带血的黏液性分泌物排出，这就是"见红"。一般出

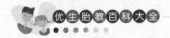

血量较少，不超过平时的月经量，质地较为黏稠，如没有宫缩，一般不需要去医院。

### 3. 破水

正常情况下，生活在子宫中的胎儿被胎膜包裹着，胎膜平滑柔软、富有弹性，胎膜内充满了羊水。临产时，随着胎头的逐渐下降，胎膜会被挤破，使羊水流出来，起到润滑阴道和冲洗阴道的作用，这种现象称为"破水"。破水一般发生在宫口基本开全之后，破水之后胎儿很快就会娩出。但也有少数孕妇会在分娩启动之前破水，如果发生这种情况要立即平躺，让家人马上送到医院。

## 自然分娩的过程

分娩的全过程是从规律宫缩开始至胎儿和胎盘娩出为止，分为3个阶段。正常情况下，生第一个孩子时，从规律的腹痛开始到分娩结束，整个过程一般不超过24小时。

### 1. 第一产程

第一产程又称"宫颈扩张期"，是指从产妇出现规律性的子宫收缩开始到宫口开到10厘米为止，也就是常说的"开到10指"。分娩开始时大约每隔10分钟左右子宫收缩1次，持续的时间很短；逐渐地子宫收缩越来

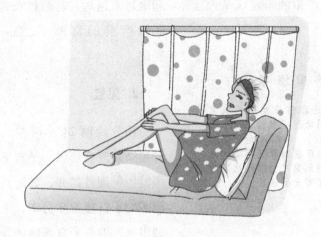

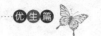

越频繁，大约每隔 2～3 分钟 1 次，每次持续 1 分钟左右，宫缩力量也明显加强；子宫口随之逐渐开大，直到扩张到 10 厘米宽，为子宫口开全，这时第一产程结束。

子宫开始收缩时，产妇会感到子宫发硬、小腹或腰部有疼痛感并伴有下坠感。因为每个人的身体情况不同，对疼痛的敏感程度也不一样，所以不同的人对于这一阶段的感觉和承受能力是不一样的。一般第一次生孩子的产妇因宫颈较紧，子宫口扩张较慢，第一产程约需 11～12 小时；生过孩子的产妇宫颈较松，子宫口扩张较快，第一产程约需 6～8 小时。

宫口扩张的速度不是均匀的，宫口扩张 3 厘米以前为潜伏期，平均每两小时宫口开大 1 厘米，最慢速度每 4 小时开大 1 厘米；宫口扩张 3 厘米～10 厘米时为活跃期，宫口扩张速度加快，平均每小时宫口开大 2 厘米，最慢速度每小时开大 1 厘米。宫口扩张是一个缓慢的过程，如果宫口在很短的时间内就从未开到全开，一定伴随着强烈的宫缩感，疼痛会更重，还可能会出现胎儿窘迫，所以孕妇千万不要着急。

在第一产程医生会每半个小时听一次胎心，还可能进行胎心监护。第一产程早期每 4 小时进行一次经肛门或阴道的检查，后期每 1～2 小时检查一次。还会每间隔 4～6 小时测一次血压，血压异常者应缩短测血压、体温及脉搏的间隔时间，有高血压、宫内感染危险因素者会缩短测量的间隔时间。

产程刚刚开始时，宫缩持续时间短，间歇时间较长，子宫收缩力较弱，产妇感觉腹痛程度轻，可以忍受。此时如果还没有破水，可以适当下床活动；如羊水已破应立即卧床待产，以防胎儿脐带脱出。慢慢地，宫缩越来越频繁，而且疼痛时间加长，初产妇常会紧张恐惧，这时最需要坚持和信心。每次宫缩时不要去想接下来还要痛多久，应该想到宫缩既带来疼痛也带来希望，因为很快就要与宝宝见面了。如果感觉疼痛难忍可以变换各种体位，找出自己最舒服的姿势，避免平躺着。还可以做一些放松的动作，如均匀地深呼吸，用两手轻轻揉下腹，腰骶部胀痛较重时可用手或拳头压迫胀痛处。

分娩是十分消耗体力的，宫缩再紧也有放松的时候，在宫缩间歇期一定要抓紧休息，全身放松，注意吃

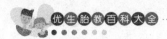

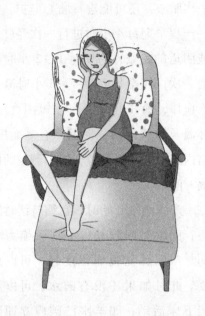

好、喝好、睡好，并按时排便，和医护人员密切配合。很多产妇喜欢吃巧克力，因为巧克力热量高，吃起来也很方便。还要注意勤解小便，因为胀大的膀胱不仅会影响胎头的下降，还可能影响宫缩。如果出现排尿困难应及时告诉医生，医生会检查有无头盆不称的情况，必要时医生会用导尿管导尿。如果没有禁忌证的话，医生会给产妇灌肠，以促进子宫收缩及排出大便，减少大便污染。

在第一产程末，宫口快要开全或胎儿是枕后位时，由于胎头对直肠的压迫，产妇会有不由自主地向下用劲的感觉，这时医生会提醒产妇千万不要过早用劲，以避免给胎头和宫颈增

加不必要的负担。出现这种情况可以抬起下巴，这样容易向喉咙方向使劲儿，并慢慢地吐气，可避免腹压过大。此时产妇千万不能自行下床解大便，以免发生危险。

## 2. 第二产程

第二产程又称"胎儿娩出期"，是指从宫口开全到胎儿娩出为止。胎儿随着强烈而频繁的宫缩逐渐下降，产妇会感觉宫缩痛减轻，当胎儿的先露部分下降到骨盆底部并压迫直肠时，产妇在宫缩时会有排便感，会不由自主地随着宫缩向下使劲，直到胎儿顺着产道从完全开大的子宫口娩出。这一过程初产妇约需 1~2 个小时，经产妇通常数分钟即可完成，但也有长达 l 小时的。

第二产程是最紧张、体力消耗最大的时期，也是保障母子安全的关键时期，能否顺利进行要看产妇能否与医生密切配合。产妇要随时告诉医生自己的感觉，并听从建议和指导。这时除强有力的宫缩外，还要有腹部肌肉收缩的压力，二者必须互相配合，力量才会强大，才能顺利地娩出胎儿。因此，产妇正确地用力、增加腹压对分娩至关重要。在宫缩刚一开始时先深深地吸足一口气，闭口不要漏

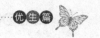

气，然后随着子宫收缩的节奏向肛门方向用力，直到宫缩结束为止。注意用力时臀部不要抬起，手可以拉住产床边上的手柄。宫缩间歇时要注意安静地休息，不要用力。这样反复的子宫收缩和腹肌压力的配合能加速胎儿的娩出，缩短第二产程。当胎头即将娩出时要张嘴哈气，避免使猛劲儿，以防胎头娩出过快造成产妇会阴撕裂。

### 3. 第三产程

第三产程又称"胎盘娩出期"，是指从胎儿娩出到胎盘娩出的全过程，一般在 10~20 分钟左右，不应超过 30 分钟。胎儿娩出后不久，随着轻微的腹痛胎盘剥离排出，或接产人员轻轻按压子宫底部，牵拉脐带娩出胎盘。胎盘娩出后会检查产妇的会阴、小阴唇内侧、尿道口周围及阴道宫颈有无裂伤，如有裂伤会立即缝合伤口。如果胎盘未及时娩出或只有部分娩出，医生会采取措施，产妇安静休息并配合即可。

## 剖宫产的过程

### 1. 剖宫产的时间

医生会根据妊娠的周数和有无产科合并症来决定进行手术的时间。

### 2. 术前应该注意什么

手术前要注意保持身体健康，最好不要患呼吸道感染等疾病。剖宫产前一天晚饭后就不要再吃东西了，手术前 6~8 小时就不要再喝水了，以免麻醉时呕吐，引起误吸。

### 3. 手术一般怎么做

首先要对产妇的腹部进行清洗消毒，插入导尿管，然后进行麻醉。麻醉是手术中一个很关键的环节，现在常用硬膜外麻醉。麻醉师通常都会在孕妇腰椎第 3~4 节之间插入一根硬膜外导管，药物经过导管缓慢释放。孕妇依然保持清醒状态，但腹部痛觉消失。术后可以保留麻醉管 24 小时，配以术后镇痛泵，有效缓解术后的疼痛。还有其他几种麻醉方式，如腰麻、全身麻醉等，可以根据孕妇和医院的实际情况进行选择。紧急情况下医生会进行局部麻醉，缩短等待时间，

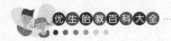

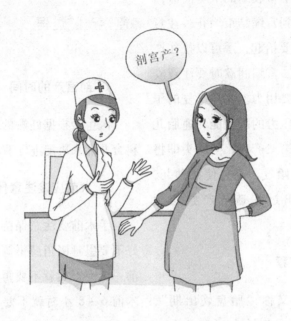

保证将胎儿迅速娩出。选择麻醉方式必须征得患者和家属的同意，并且签字认可。

麻醉后医生会在产妇耻骨联合上方切开一个水平的切口，在宫体两侧与腹壁之间填入盐水纱垫，以推开肠管和防止羊水及血液进入腹腔。切开腹膜，分离下推膀胱，然后医生会根据胎头位置高低决定子宫的切口位置。一般在子宫下段横着切开子宫，如果子宫下段已充分扩张，两侧有静脉曲张或胎头已深深嵌入盆腔，医生会在子宫下段中部纵行切开子宫。接着用血管钳刺破羊膜，吸净羊水后以左手向上牵拉子宫切口上缘，右手将

胎头以枕前位向子宫切口外上方托出，同时助手在子宫底加压，协助娩出胎头。胎头娩出后医生会立即用手挤出胎儿口、鼻中的液体，或用橡皮球及吸管吸出口、鼻中的液体，然后将胎儿颈部向一侧倾斜，两手牵拉胎儿下颌帮助胎儿双肩继而整个身体娩出，剪断脐带。

## 无痛分娩真的不痛吗

自古以来，分娩总是和疼痛联系在一起，人们一直在寻找解除分娩疼痛的方法。目前，分娩镇痛主要分非药物镇痛和药物镇痛两种。非药物镇

痛包括产前教育、心理疏导、肌肉放松、产程中调节呼吸等，针刺麻醉在不断尝试之中，可以应用针灸或电针刺激穴位，如针刺合谷、三阴交、足三里穴等进行止痛。药物镇痛主要有以下几种：

• 根据产程的不同阶段，可用盐酸哌替啶（杜冷丁）100毫克肌肉注射，镇痛效果较好。

• 50%的笑气加50%的氧气吸入，镇痛效果较好。

• 会阴局部阻滞麻醉。

• 连续硬膜外麻醉。

目前最常用于分娩止痛的是硬膜外阻滞麻醉。麻醉后宫缩时产妇仍有感觉，但疼痛明显减轻，在整个产程中产妇能安静休息。但受麻醉影响，到第二产程宫缩时产妇缺乏向下排出的迫切感。由于腹直肌及肛提肌松弛，产妇常常屏气乏力，需要阴道助产的机会明显增多。因此，采用硬膜外麻醉阻滞止痛适用于有妊娠并发症，如妊高征等患者。另外，椎管内麻醉可引起产妇血压波动，因此需要对产妇血压等生命体征进行严密观察，并需要有一定经验的麻醉医生来操作。

盐酸哌替啶用于分娩止痛始于1940年，最常用于第一产程，常用剂量为50毫克～100毫克肌肉注射。肌肉注射后15～20分钟开始生效，1～1.5小时作用达到高峰，两小时后作用逐渐消退。注射盐酸哌替啶后产妇有愉快感，对产痛反应迟钝，宫缩间歇时常表现为嗜睡，但唤之能醒，且能与医务人员合作，可维持止痛作用3～4小时，药效过后可再次注射，但在整个产程中最好不超过两次。最后一次注射应在分娩前至少3个小时，以免引起胎儿呼吸抑制。

用于分娩止痛的另一种药物为地西泮（安定），常用剂量为10毫克静脉注射。与盐酸哌替啶比较，地西泮可以镇静，使烦躁不安的产妇得到休息，宫缩情况可以得到改善，还可松弛宫颈口，有利于缩短产程。

## 丈夫陪产有利于分娩

对于大多数产妇来说，生孩子是一个生理过程，这个过程能否顺利，很重要的一点取决于产妇的心理状态。产妇住院后与家人隔绝，突然置身于医护人员之中，容易感到紧张，加上对分娩缺乏了解，更易产生恐惧感，这种心态对分娩不利。陪待产是指产妇临产后，丈夫或其他家属可进入产房陪伴产妇。丈夫的陪伴

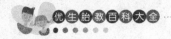

有其独特的作用，他知道妻子的爱好，可以给予她爱抚和心理上的支持，在一定程度上缓解妻子的紧张情绪，减少妻子的孤独感。分娩时产妇最希望丈夫陪伴，丈夫也是陪待产的最佳人选。丈夫陪待产可增强丈夫的责任感，加深夫妻感情。临床实践证明，陪待产有利于减轻产妇焦虑，缓解紧张情绪，可使产程缩短、产后出血量减少。

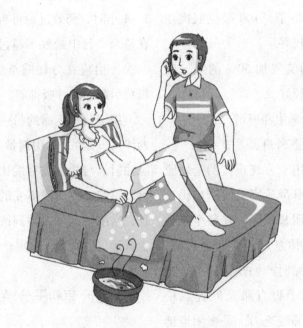

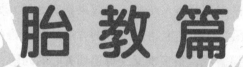

# 胎教篇

　　专家们的研究和经验已经表明，经过适当
的胎教，胎宝宝的大脑细胞和中枢神经受到了
较多的刺激和锻炼，他们的综合反应能力和活
动能力会明显增强，机体的活动能力和健康水
平也会明显提高，身体素质和智力素质会明显
高于没有经过胎教的胎宝宝。

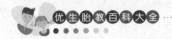

# 胎教：一门古老而崭新的学问

每一对想要孩子的夫妻都希望自己能生一个聪明、健康、活泼的孩子，怎样才能保证生育这样一个孩子呢？除了先天遗传之外，很多人相信胎教能让孩子更聪明、更健康。所以，介绍如何胎教的书很受准父母的欢迎。听胎教音乐，给胎宝宝讲故事，和胎宝宝玩抚摸游戏，很多准父母忙得不亦乐乎。但也有一些专业人士对越来越热的胎教提出了不同的看法，认为胎教不仅对胎宝宝的智力发育没有什么促进作用，而且如果方法不当还可能对胎宝宝造成不可挽回的伤害。胎宝宝到底能不能教育？胎教的效果到底如何？如果有效果，什么样的方法才是正确的？这是广大准父母迫切关心的问题。

# 中国是最早开始胎教的国家

西汉大学问家刘向在他所著的《列女传·周室三母》中就提到，早在周朝时妇人怀孕就很讲究"寝不侧、坐不边、立不跸、食不邪味、耳不闻于淫声，夜则令瞽人诵诗、道正事（睡觉不侧身睡，坐着不胡乱坐在席子的边上，立着不靠门框，吃食不碰味不正的东西，听乐不听声音淫荡的音乐，夜晚聆听盲人诵读优美的诗歌、讲解正义和正气的美好事情）"。认为这样的孕妇生下来的孩子就会"生形端正，才德必过人（体型相貌端正，才气品德必定超过常人）"。东汉时期，王充在《论衡·命义篇》中提出了"胎教之法"，初步形成了胎教学说。宋代时，名医陈自明在《妇女大全良方》中就有"胎教论"，对胎教进行了专题论述。明代时的许多名医对胎教也都有详细的论述，使胎教学说进一步完善起来，成为比较系统和全面的学说，并且对清代产生了较大的影响。清代的陈梦雷等人在编辑《古今图书集成医部全录》时就把历代关于胎教学说的内容汇集在一起，以"小儿未生胎养门"列为儿科分卷之首，对历代胎教学说做了总结。清代末期著名思想家康有为在其著作《大同书》中也主张建立胎教院，认为这样会有利于培养聪明的后代，提高人口的质量。

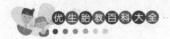
#  中国古代的胎教智慧

中国古人的胎教智慧表现在对孕妇人格、修养、身体健康的关注，在培养胎宝宝方面注重的是胎宝宝的品性、人格，是一种全方位考虑有益于胎宝宝的胎教。古人认为孕妇的人格修养直接影响着胎宝宝的人格形成，对胎宝宝的素质高低起着非常关键的作用，而如果胎宝宝的人格塑造端正了，以后会在许多方面表现出优秀品质，也包括身心的健康。

**专家提示**

性格培养和智力培养同等重视，身体健康和气质品性综合考虑，这是中国古人胎教智慧最有价值的地方。

## 妈妈气血调和，宝宝德才过人

古人在长期生活实践中发现，孩子的人品、智慧、个性和健康都"肇自血气（源于人的血气）"，既与父母亲的先天遗传有很大关系，也与母亲怀孕期间的生活调理有很大关系。先天遗传谁也改变不了，但母亲在怀孕期间如果能保持心情平和愉悦、血脉和顺畅通，没有乖戾暴躁的脾气，没有埋怨不满的情绪，并且能在吃、穿、行、睡、站、坐、与人谈笑等生活起居、为人处世方面处处保持身正、气正，生下的孩子就会气血调和、身体健康、品行端正、没有邪气，这样的孩子长大后就会德才过人、有大出息。

### 1. 西汉刘向的观点

刘向在他的书中列举了周文王母亲和周成王母亲的怀孕经验。周文王被后人认为是历代君王中最贤德的君王，他从小耳聪目明，过目不忘，万事教他一点，他就能举一反三，悟出很多道理。当上周王以后，他克己为民，努力以贤德影响民众，使周朝出现了难得的全国富裕、民众安居乐业、"路不拾遗（走在路上看到别人掉的东西不去捡）"的好现象。刘向提到周文王母亲在怀文王时，"太任（周文王之母）有身孕，目不视恶色，耳不听淫声，口不出傲言（眼睛不看难看的色彩，耳朵不听淫荡的声音，说话不说傲慢之言）。"认为周文王母亲由于实行了严格的胎教，所以生出了周文王这样贤明而有崇高德行的君王。汉代文人贾谊也在他的《新书·胎教》中记载了周成王母亲的怀孕经验："周妃后妊成王于身，立而不跛，坐而不差，笑而不渲，独处不倨，虽怒不骂，胎教之谓也（周妃子在怀周成王时，站立时身子不歪，坐着时在席子正中不偏向一边，笑时不大声张狂，一人高高在上时不傲慢，虽然感到愤怒却从不张口骂人，这就是讲究胎教的缘故）。"

### 2. 隋代名医巢元方的观点

隋代名医巢元方在他的医学名著《诸病源候论·妊娠候》中也谈到了母亲保持正气、气血调和对孩子会有很大影响："子欲端正庄严，常口谈正言，身行正事（你要想让孩子生得端正庄严，就得注意端正自己的言行，不说污言秽语，不做不道德的事）。"

### 3. 唐代名医孙思邈的观点

唐代名医孙思邈在他的医学名著《千金要方·养胎》中也提出了孕妇要保持血气正常、生出聪明健康的孩子，就得"调心神，和惰性，节嗜欲，遮事清净（调理自己的心情和精神，去掉懒惰性情，节制自己的各种欲望，万事保求清净）"。

### 4. 宋代名医陈自明的观点

宋代名医陈自明在他的《妇人大全良方》中更是从中医气血理论的角度讲到了母亲健康、血气调和对孩子的健康和气质健全的影响："夫人以胃气壮实、冲任荣和，则胎得所，如鱼处渊；若气血虚弱，无以滋养，则始终不能成也（母亲胃气壮实，阴阳之气调和荣盛，那么胎宝宝就会有好的生长条件，如鱼游在深水里一样；如果母亲气血虚弱，胎宝宝就得不到滋养，那样胎宝宝从头至尾就成长不好）。"所以要培育健康健全的孩子，必须"阴阳平均，气质完备，成其形尔（只有阴阳平衡，孩子才会气质完全，各个方面有正形）"。

这些例子说明我国古代先民很早就注意到了母亲气质、行为对胎宝宝身心健康的极大影响，并已积累了一整套调理母亲气血、起居行为，以求生出好孩子的珍贵方法。

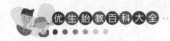
## 妈妈情趣高雅，宝宝美丽善良

中国的古人很注重人与环境、大自然的感应，在胎教上也同样有外象内感的理论，认为孕妇每天看到、听到的东西美不美，对胎宝宝今后的容貌是不是美丽端正、情感是不是愉悦宁静、品格是不是崇高、性格是不是稳重健全、孩子有没有较高的审美情趣等都有很大关系。母亲感受美与善，胎宝宝就会变得美善；母亲感受邪与恶，胎宝宝就会变得邪恶。所以美育成了中国古代育儿法中的最主要方法，也是胎教中最关键的方法。

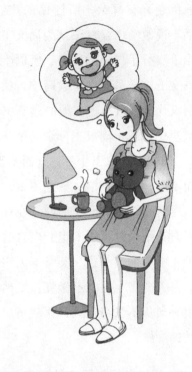

从这一观点出发，古人提倡有条件的孕妇最好每日能"视美玉"、看美画、看美文美诗、听美的音乐歌唱或诗文诵读，让孕妇能不时沉浸在美好的情怀之中。汉代刘向的书中提到了周文王母亲注重美育的经验："母不视恶色，耳不听淫声""食不邪味""夜则令瞽人诵诗"，且常常静坐着观看美玉；宋代陈自明在他的书中也说："欲子美好，玩白玉，观孔雀（想要孩子长得美丽漂亮，就常常把玩白玉、观看孔雀）。"美玉的柔嫩性质会使观看的人情绪变得温柔美好，美玉的晶莹剔透会使人产生清明感；

孔雀美丽大方，其羽毛灿烂缤纷，看了能使人兴奋欢喜，这样的美的情怀和对美的感悟会潜移默化地影响胎宝宝，使他不仅长得美、长得端庄，对美也会有天生的感悟能力。

我国唐代名医孙思邈在《千金方·养胎》中发挥了南齐徐之才提出的逐月养胎法，认为要培养端正正气、健康无病的孩子："欲得观……珠玉宝物，欲得见贤人君子、盛德大师……口诵诗书，古今箴诫，居处简静，割不正不食，席不正不坐。弹琴瑟，调心神，和性情（要多看美丽灿

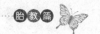

烂的珠玉，要多与贤惠通达的君子和有大德行大智慧的大师相处，多朗读诗歌和美文及古今的哲理名言，生活求简明清静，肉切得不正不吃，席子摆得不正不坐。要多弹琴瑟多听音乐，心神要调得愉悦，性情要保持平和)。"

我国清代的改革家康有为、后来的大文学家鲁迅、大教育家蔡元培都在他们的著作中提到了设立胎教院，对胎宝宝进行美育的意义和设想。他们从忧国忧民、改造国民性的目的出发，认为对胎宝宝进行美育有助于提高中国的国民素质。

## 妈妈静修爱学，宝宝智力超群

中国的古人经过长期观察发现，人的智慧的发展与人是否能处于宁静虚灵状态很有关系，所以提倡人们注重静修，认为"宁静致远"，那些气粗神躁的人是很难有高超的智慧的。既然智慧是在宁静愉悦的心情中产生的，母亲如能有宁静平和愉悦的心态，自己的智慧就能提高，所怀孩子的智力也会相应得以提高。所以孕妇要能静养静修，"严守礼仪，清心养性"，这样做会非常有利于胎宝宝的智力发展。

诗歌、美文是两种高智商的文学作品，所以诵读诗歌既是一种美育胎教方法，也被古人当成了智慧胎教的主要手段。怀着周文王的母亲夜晚要听盲人诵读诗歌，后来不少有教养的孕妇也都把读诗写诗当成了智力胎教的主要手段。

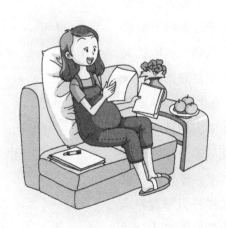

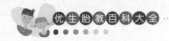

#  现代科技验证胎教的可能性

20世纪70年代以来，超声波技术广泛应用于妇产科临床以后，人们对胎宝宝在母亲子宫内的活动了解得更加清楚了，各国学者利用B超观察胎宝宝在接收外界各种信号刺激以后的反应，研究不断深入并见诸报道，从而更加科学地证明了胎教的作用。美国胎教、幼教专家托马斯伯尼等通过大量的科学实验和临床研究观察，揭示了神秘的胎宝宝生活。他认为胎宝宝的性格和记忆力在妊娠期母子间的"感通"中已初步形成，并对其未来人格、智慧的发展起着举足轻重的影响。他指出胎宝宝对生活的内外环境的应激反应是母子"感通"的重要因素，孕妇应不失时机地采取有效措施，调适情绪，特别是经常聆听优美的音乐，以形成胎宝宝良好的应激反应，这可以维护母子生理、心理健康，使人的精神在胎宝宝期即得到优化和美化。法国心理学家贝尔纳蒂斯形象地认为："胎宝宝在子宫内发育成长，并不像大白菜那样只靠营养来浇灌，胎宝宝的触觉和听觉是十分敏感的，能接受外界的各种刺激，可以说外界的刺激对胎宝宝的发育成长是很有影响的。"

总结各国最新的胎教研究经验，以及中国古代、民间长期积累的胎教经验，我们可以发现，胎教还是有其不可忽视的意义的。为什么有的人身体发育各方面不平衡？为什么有的人情绪容易波动？为什么有的人智商高、有的人智商低？虽然许多问题并不能完全归于有没有进行胎教、胎教

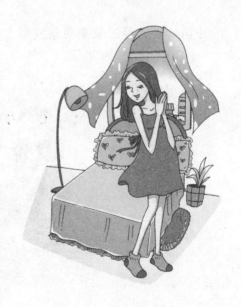

是否得当，但科学家们已经可以得出结论，这些问题都可以从胎宝宝父母人格、智商、生活起居方式及对胎宝宝的关爱等方面找到相应的线索和一定关系。那些出生普通却有杰出表现的人，其家庭、父母即使没有进行有意的胎教，但在不经意中一定有其独到的地方，也是可以总结出一些可贵的经验的，这种总结对防止准父母因无知、经验不足而造成孩子身体和智力上的损伤有极其重要的意义。

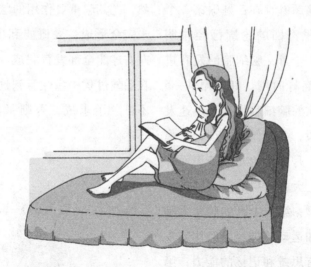

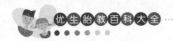

 # 胎儿期是脑发育的关键期

做父母的都想得到一个聪明伶俐、活泼可爱的好孩子。然而，聪明孩子的前提却取决于胎儿期大脑的发育情况。现在我们就来看看胎儿的大脑是怎样发育的。

早在受孕后的第 20 天左右，胚胎中已有大脑原基存在；妊娠第 2 个月时，大脑里沟回的轮廓已经很明显；到了第 3 个月，脑细胞的发育进入了第一个高峰时期；妊娠第 4～5 个月时，胎儿的脑细胞仍处于迅速发育的高峰阶段，并且偶尔出现记忆痕迹；从第 6 个月起，胎儿大脑表面开始出现沟回，大脑皮层的层次结构也已经基本定型；第 7 个月的胎儿大脑中主持知觉和运动的神经已经比较发达，开始具有思维和记忆的能力；第 8 个月时，胎儿的大脑皮层更为发达，大脑表面的主要沟回也已经完全形成。

据有关报道，胎儿的大脑从妊娠 6 个月起就已具有 140 亿个脑细胞，也就是说已经基本具备了一生中所有的脑细胞数量，其后的任务只是在于如何提高大脑细胞的质量，若想再增加一些脑细胞，恐怕是回天无力了。

由此可见，胎儿期是脑发育十分关键的时期。仅仅从这一点来看，从胎儿期开始的系统科学的胎教就势在必行。当然，胎儿脑的发育还不够成熟，尤其起重要作用的脑神经末梢尚未完全形成，大概要到出生后 10 岁左右才能全部发育完成。未来的父母在胎教过程中应注意到这一问题，切不可急于求成，否则只能是欲速则不达。

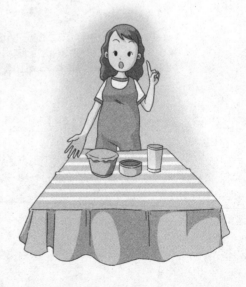

# 胎儿很早就开始聆听世界

听觉系统是胎儿与环境保持联系的主要器官，也是进行听力训练即音乐胎教的物质基础。因此近年来人们对胎儿听觉机能研究越来越重视了。到 20 世纪 80 年代，人们用现代科学技术对胎儿听力进行测定，除证明胎儿有完整的听力外，进而提出胎儿在子宫内能接受"教育"，进行"学习"，并形成最初的"记忆"，这种新的认识为胎教提供了科学依据。

出生几天的婴儿，哭闹是常有的事。如果母亲把婴儿抱在左胸前，婴儿会很快安静下来，歇息入睡。这也许并未被年轻妈妈注意，可是却引起了科学家的深思，这是因为胎儿在母亲体内时就已习惯了母体血液流动的声音和血管的搏动，出生后，婴儿的耳朵贴近母亲的胸脯，这种声音和跳动把婴儿带回昔日宁静的日子和安全的环境中，这种早已体验过的安全感是任何优美的催眠曲无法比拟的。

胎儿的眼、耳、鼻、皮肤等感觉器官在妊娠早期就已形成，但功能的建立和发展则是妊娠中后期的事，这也和感觉的司令部——大脑的发育有关。妊娠 4~5 个月，脑的结构已日趋完善，胎儿的各种感觉就逐渐发挥了作用。譬如，妊娠中期，胎儿对声音已相当敏感。这声音既包括母体体内的声音，如大血管的搏动，其节律是与心脏相同的，这也许是胎儿出生后对母亲心音有亲昵感的缘故；胎儿还十分熟悉子宫动脉和脐带血管的搏动以及肠蠕动等；另外，也包括母亲体外的声音，如外界的各种响动。有人发现，孕妇的一次大声喷嚏，也会使胎儿为之一惊，这说明，母亲与胎儿已建立起一套信息传递系统，形成一个母子统一体。

据最近的研究结果显示，自妊娠 6 个月起，胎儿就开始不断地凝神倾听。妊娠期间，母亲的腹内（子宫）是一个非常"嘈杂"的场所，有大量的声音传入胎儿耳内。在传入胎儿耳内的声音中，最为嘈杂的是母亲胃内发出的咕噜咕噜的声音。另外，即使是父母比较低微的谈话声，胎儿也会全神贯注地倾听。但是，支配胎儿所

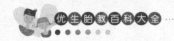
处环境的声音，毕竟是母亲那富有节奏的心脏搏动声。如其节奏正常，胎儿就会知道一切正常，即胎儿会感到所处环境安全无忧。

何以见得呢？随着现代医学的发展，借助于 B 型超声波诊断仪，人们已能观察到胎儿在母体子宫内的活动情况以及吞吐羊水的有趣模样。胎儿能接受外界的刺激并作出反应。当胎儿听到音响时胎心音会变快，听到汽车的喇叭声时会出现频繁的胎动；用光照射孕妇的腹部，胎儿会有眼球活动。

有人还做了这样一个实验：在妊娠期间，父母给胎儿起一个小名，并让父母常常向腹中的胎儿呼唤他的小名。胎儿出生后，当他听到呼唤他的小名时会突然停止吃奶或在哭闹中安静下来，有时甚至会露出似乎高兴的表情。这项试验结果在一定程度上说明，胎儿不但具有听力，而且有一定的记忆能力。数年前的一项研究对照结果表明，在新生儿室内给一部分新生儿播放妈妈心脏跳动的录音时，听到这种录音的新生儿比没有听到这种录音的新生儿表现得活泼，饮食和睡眠状况良好，体重迅速增加，呼吸能力不断增强，不爱哭闹，不易生病。

**专家提示**

胎儿在宫腔内被羊水包围，是生活在一个水环境中，而水对声音具有选择的过滤作用，它能除去一部分低音而对高音则有较多的保留，故胎儿对声音具有很强的敏感性。

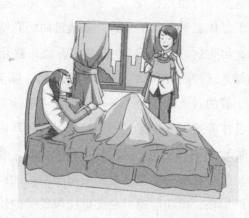

#  胎儿对光线非常敏感

胎儿的视觉比其他感觉的发育要缓慢，其原因是显而易见的。子宫虽说不是漆黑一片，却也不适于用眼睛看东西。然而，胎儿的眼睛并不是完全看不见东西，胎儿从第 4 个月起，对光线就非常敏感。母亲进行日光浴时，胎儿就可感觉到光线强弱的变化。

对母亲腹部直接进行光线照射，有时会使胎儿感到不快。这时，即使胎儿不背过脸去，也会显出惊恐不安

的样子。现代医学利用 B 超观察发现，用手电光一闪一灭地照射孕妇腹部，胎儿心搏数就会出现剧烈变化。

刚刚生下不久的婴儿，视觉并不特别敏感。而且其视野比较狭窄，但不至于把一棵树看得像一个足球场那样大，这只不过是个比喻。其实，树木也好，球场也好，都不是新生儿所关心的东西。如果把一样东西放在新生儿眼前，新生儿能够十分清楚地看到那件东西。而且，新生儿还能够在

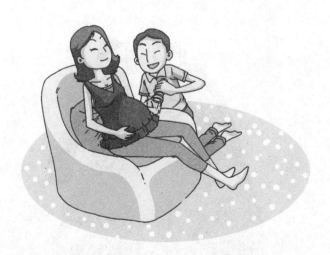

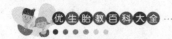
离自己 15 厘米~30 厘米处看清母亲表情的变化。甚至还有报告说：新生儿能够在离自己 3 米左右的地方，看清手指的轮廓。

艾伯特·赖利博士从理论的角度精辟地论述了这一点。据博士讲，新生儿视觉上的缺陷，至少还部分地残留着胎内生活习惯的痕迹。如果说新生儿只关心 30 厘米~40 厘米以内的物体，那是因为这一距离与他所刚刚脱离的子宫长度相等。几年前日本的小林登教授用强光照孕妇的腹部，发现胎儿闭眼。近两年间发现，当摄影灯突然打开发出强光后，强光透过躺着的孕妇腹壁进入子宫内后，胎儿马上活动起来，要等几分钟的适应之后，才使胎动减弱下来。为了避免因强光的热效应刺激了孕妇腹部而引起的胎儿反应，北京某医院产科在实验中把白炽灯泡浸入装水的玻璃槽内，光线透过装水的玻璃照在孕妇腹壁，然后光线透入子宫内，同样发现了受光线突然照射，引起了胎动增强。

1981 年，美国哈佛医学院发现，利用新近研制的仪器得以目视观察妊娠后半期的胎儿眼睛显影，辨认区分眼动的方式。妊娠期 16~42 周的胎儿的眼睛有 90% 以上可以目视可见。孕 16 周出现慢速眼动，孕 23 周开始出现快速眼动，而在妊娠 24~35 周较频繁出现。

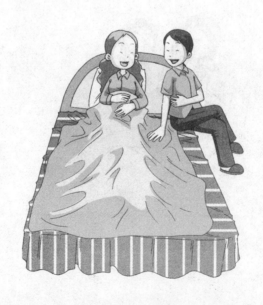

#  胎儿的触觉非常发达

上面已经介绍了胎儿的听觉和视觉，其实，胎儿的感觉功能远不止这些，同时还具有皮肤感觉（触觉）、嗅觉以及味觉等感觉功能。

胎儿的触觉出现得早，甚至早于感觉功能中最为发达的听觉。由于黑暗的宫内环境限制了视力的发展，所以胎儿的触觉和听觉就更为发达。

妊娠第2个月时，胎儿就能扭动头部、四肢和身体。妊娠4个月时，当母亲的手在腹部触摸到胎儿的脸时，他就会作出皱眉、眯眼等动作。如果在腹部稍微施加一些压力时，他立刻就会伸小手或者小脚回应一下。有人通过胎儿镜观察发现，当接触到胎儿的手心时，他马上就能握紧拳头作出反应，而接触到其嘴唇时，他又努起小嘴作出吮吸反应。更为有趣的是，国外一些研究人员根据超声波图像分析，生活在子宫内的男性胎儿阴茎居然能够勃起。这一切都充分地说明了胎儿触觉功能的存在。当用头发刺激胎龄4～5个月的引产胎儿上唇时，胎儿出现嘴巴开闭活动；触手心

时，小手便会握紧；触及足底时，足趾活动，膝和髋部还会屈曲。

胎儿对触觉刺激的反应灵敏，对人工流产的研究进一步证实了这一点。如2个月的胎儿即可对头发尖的刺激产生反应活动。胎龄4～5个月时，触及他的上唇或舌头，就产生嘴的开闭活动，好像是吮啜的样子。用胎儿镜观察还发现，如果用一根小棍触碰胎儿的手心，他的手会握紧手指，碰他的足底，他的脚趾可动，膝和髋还可屈曲。

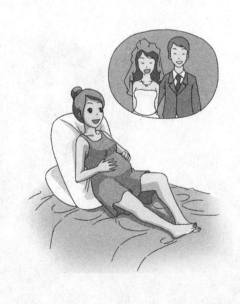

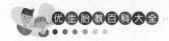

 # 胎儿也喜欢甜滋味

胎儿的嘴巴发育于妊娠第 2 个月，在妊娠 4 个月时，胎儿舌头上的味蕾已发育完全。尽管羊水稍具咸味，胎儿还是能够津津有味地品尝。新西兰科学家艾伯特·利莱通过一个简单的实验证明胎儿的味觉在 4 个月时已经出现。他在孕妇的羊水里加入了糖精，发现胎儿正以高于正常一倍的速度吸入羊水。而当他向子宫内注入一种味道不好的油时，胎儿立即停止吸入羊水，并开始在腹内乱动，明显地表示抗议。

胎儿的鼻子也是在妊娠第 2 个月就开始发育，到了第 7 个月，鼻孔就能与外界相互沟通。但是，由于被羊水所包围，所以他虽然已经具备了嗅觉，却无法一展身手，自然其嗅觉功能也就不可能得到较大的发展。尽管如此，胎儿的嗅觉一出生就能派上用场，新生儿在吃奶时能闻出母体的气味，而且以后只要他一接近母亲就能辨别出来。

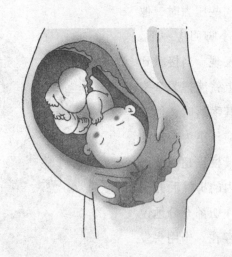

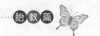

#  胎儿也有记忆能力

这是一个有争议的问题。有人认为从妊娠第4个月开始，胎儿的大脑中已经偶尔会出现记忆痕迹；也有人认为8个月以前的胎儿不可能具备记忆功能，但同时又认为记忆能力从胎儿期就已经开始萌芽。目前医学界多数人都认为，胎儿具有记忆、感觉的能力，而且这种能力还将随着胎龄的增加逐渐增强。

## 音乐家的生动事例

这是一个有趣的例子，讲的是钢琴家鲁宾斯坦、小提琴家梅纽因以及乐团指挥罗特等人的经历。在他们的演奏生活中都曾对一些从未接触过的曲子似曾相识，即使不看乐谱，乐曲的旋律也不由自主地在脑海中源源不断地涌现。究其原因，发现原来是他们的母亲在怀孕时曾经反复弹奏过这些乐曲。加拿大哈密尔顿乐团的指挥鲍里斯在一次演奏时，一支从未见过的曲子突然在脑海里出现，而且十分亲切，这使他迷惑不解，原来他的母亲曾是一位职业大提琴演奏家，在怀鲍里斯时曾多次演奏过这支曲子。一位名叫海伦的女性经常给她腹中7个月的胎儿唱一首摇篮曲，等孩子出生后，不论其哭得多么厉害，只要海伦一唱那首摇篮曲，孩子立即就安静下来。这些例子都无可辩驳地说明了这样一个问题：胎儿具有一定的记忆能力。

西班牙萨拉戈萨省成立了一所专门研究产前教育的研究所，研究的中心课题是：腹中胎儿的大脑功能会被强化吗？研究结果表明，胎儿对外界有意识的激励行为的感知体验将会长期保留在记忆中，并对其未来的个性以及体能和智能产生相应的影响。有关研究表明，胎教是教育的启蒙。由于胎儿在子宫内通过胎盘接受母体所供给的营养和母体神经反射传递的信息，使胎儿脑细胞在分化、成熟过程中不断接受母体神经信息的调节与训练。因此，妊娠期母体七情的调节与子女才情的发展有很大的关系。

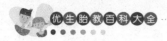

## 胎儿期的记忆影响一生

德国医生、催眠疗法的先驱人物保罗·比库博士治疗过一位男性患者。这位患者的情况，清楚地证明了胎儿期的潜在记忆对人的一生将产生巨大的影响。

这位患者遭受剧烈不安时，全身常出现暂时性发热感觉。为查明原因，比库博士将患者引入睡眠状态。于是这位患者渐渐回到胎儿时期，回想起当时发生的重大事情。他在讲述胎儿7个月以前的情况时，语调平缓，神情自若。当开始讲述其后的情况时突然嘴角僵硬，浑身颤抖，身体发高烧，露出惊惧的神色。显而易见，这位患者回忆起了导致他出现这一症状的胎儿时期的体验。然而，其原因何在呢？数周后，博士走访了这位患者的母亲。据患者的母亲说，当她妊娠7个月后曾洗过热水浴，试图堕胎。

在出生前数月内，胎儿的行为渐趋复杂、成熟。这是因为迅速增大的记忆储存促进了自我形成，并开始引导胎儿行为的发展。

在某一个阶段内，人的对立情绪皆起源于记忆，不管这一记忆是有意识的，还是无意识的。譬如说，比库博士所治疗的男患者，在他的记忆中并未储存不安的发生源，但从其发生源中产生的恐怖却并未因此而销声匿迹。因为20年来，胎儿期的深刻记忆一直潜在地支配着这一患者的行为。每个人都有自己已被忘却的记忆，而且这种记忆正在无意识地对人们的一生产生着影响。

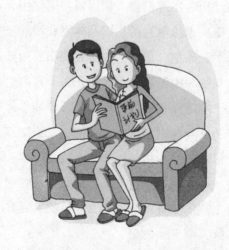

#  胎儿已具备学习能力

人们发现，婴儿从出生第一天起就能辨认出母亲的声音，而且对这种声音表现出极大的兴趣。法国学者曾经对一些婴儿进行过法语和俄语的选择试验，结果发现他们对法语发音反应更为强烈。这就说明了这样一个问题：这个小生命在胎儿时期就已经具备了学习能力。

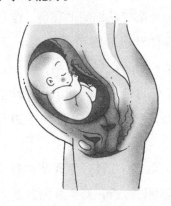

人们都说婴儿是一张白纸。其实，早在胎儿时期这张白纸上就已经开始描绘图画了。瞧，深居在母亲子宫内的小生命伸出小脚来探测他的胎盘，"这是什么东西"？经过几个回合的研究，他终于放心了，确认这是一个柔软、安全的物品；一个偶然的机会，胎儿的手碰到了漂浮在旁边的脐带，"这又是什么东西"？很快，脐带就成了胎儿的玩具，一有机会便抓过来玩弄几下；对于包围他的羊水，小生命更是潜心研究，不时地吞咽几口品尝一下；母亲子宫的血流声、肠道的蠕动声以及心跳的搏动声，对于胎儿来说无异于一首美妙动听的曲子，统统被收入大脑，储存进记忆系统，以至出生后依然念念不忘；对于外界传入的音乐声，胎儿也颇感兴趣，转动头部，让耳朵贴近外部世界认真倾听。久而久之，一旦这种声音传来，胎儿便产生一连串的动作作为反应。

总而言之，子宫内的小生命具有出色的学习能力，他将利用一切可能的机会抓紧学习。他学习吞咽、学习吮吸、学习运动、学习呼吸……当然，他还是一个小小的"心理学家"，通过母亲传递过来的一切信息揣摩着母亲的心绪，学习心理感应。

鉴于胎儿这种潜在的学习能力，母亲在妊娠期间，尤其是后半期应强化与胎儿的交流，及时实施早期胎教，通过各种可能的渠道，使胎儿接受有益的刺激，获得良好的胎内教育。

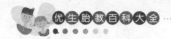

#  胎儿也有自己的性格

胎儿和新生儿的区别仅在于是否经历分娩这一过程，其实作为一个具有能力的人来说，两者是没有本质区别的，他们都有自己的性格。比如，刚出生的新生儿有只爱睡觉的，有睁着眼睛东张西望、手舞足蹈的，也有低声长时间哭泣的。胎儿也一样，有爱动的，也有不爱动的，他们的性格特征随母亲体内的环境和母子组合的不同而呈现出不同的特点。

研究报告证明，若对孕妇施以雌激素和黄体酮（或是其中之一），那么所生的孩子就具有明显的女性特征。另一个事实是，由于所服药量与行为有密切联系，所以，同时注射了雌激素及黄体酮等雌激素化合物的孕妇所生的孩子，与只注射雌激素孕妇所生的孩子相比，前者更具有女性特征。胎儿过分接受母体的特定激素，就会引起器官上的变化，使胎儿的性格发生变化，从而导致胎儿出现先天的性格变异。这种先天的异常，不仅表现为行为上的异常，心神不宁，性格变异，而且还表现为缺乏男孩子气质或女孩子气质。

黄体酮和雌激素均为孕妇血液中常见的激素，其分泌量的多少取决于孕妇植物神经与中枢神经互换信号的平衡状态，控制这种信号的正是孕妇日常精神状态，即孕妇的思维、感觉、行为和语言。由此看来，胎儿的个性和母亲妊娠期间的环境、生活方式、身体状况有密切的关系。因此，为了培养胎儿良好的性格，孕妇就必须调整好自己的精神状态，在此前提下对胎儿实施的科学胎教才能有所成效。

据瑞士小儿科医生舒蒂尔曼博士的研究报告分析，新生儿的睡眠习惯是由母亲在怀胎后数月内决定的。舒蒂尔曼博士在此项研究中将孕妇分为早起和晚睡两种类型，分别对她们所生的孩子进行了调查，结果不出所料，早起型的母亲所生的孩子一生下来就有早醒的习惯；而晚睡型母亲所生的孩子，一生下来则有晚睡的习惯。这表明，胎儿在母亲腹中就会准确地适应母亲的日常生活节律，他的习惯与母亲的习惯密切相关，而且出生前就与母亲之间存在感觉共通。据舒蒂尔曼研究，在胎儿出生前的数月内，母亲和胎儿就已经能把生物节律和情绪相互连接在一起了。出生后母子间的感觉共通是出生前就早已存在的那一感觉共通过程的延续。因此，感觉共通不仅为胎教提供了科学的依据，也是胎教实施的途径。

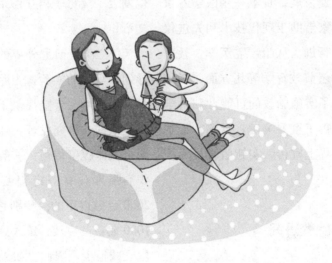

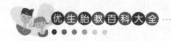

 日本的胎教研究成果

除了中国之外，日本也是非常重视胎教的国家。日本胎教的历史可追溯到400多年前的江户时代，进入20世纪70年代以后，随着经济和科学技术的飞速发展，日本一些医学专家和教育专家借助于现代技术和先进仪器设备的帮助，从胎宝宝医学、教育心理学和超前教育学等几方面，仔细研究探索了实施胎教的可能性和科学方法，取得了重要突破。目前，日本已成为世界上宣传、实施胎教最为积极的国家。

## 日本的胎教研究

第一类是专门研究和记录母亲腹内的胎宝宝受到外界刺激后的反应，包括声音、光线和触觉等。如胎心和胎动变化以及有无眨眼和握手反应等，证明了胎宝宝在母体内是一个有感知、有反应的生命体。这为开展胎教提供了可行性证明，说明出生前的胎宝宝已可作为一个完整的人接受教育。室冈一先生在1982年的《产妇人科》上发表了声音刺激下胎宝宝的心率观察记录的实验报告，还出版了专著《胎宝宝的感受方法》。小林登教授在1983年的《围产期医学》上也发表了《母子相互作用的意义》等文章。

第二类是研究外界的声音如何传导到子宫内的实验，为胎教中将语言和音乐传给胎宝宝提供了直接可靠的实验依据。研究发现，外界声音可以通过人体腹壁传声，一般穿透母体组织后强度会有一定程度的衰减，但2000赫兹以下的，特别是500赫兹~1000赫兹的声波，透入到子宫内时强度衰减很少。因此，如果要让语言和音乐能透过子宫内进行胎教，要选择中低频为主的优美声音和乐曲。父亲用那富有磁性的声音对胎宝宝讲话，胎教效果最好。

第三类是推广与开发的实践活动。这方面工作主要以井森大先生、千叶大学的多湖辉教授等人为首，是昭和44年设立的财团法人胎儿开发协会的主要研究工作。参加这个协会

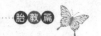

的不仅包括有关科学家、医学家、教育学家，而且还有遍布日本各地的热心于胎宝宝智力开发的各方面人士。他们努力进行研究工作，写出了一篇篇相关的文章，以此指导着胎教的研究和实践。日本国内的一些专家不但参与胎教科学实验，而且还前往世界各地参加胎教的有关科研和学术交流，观察和测试一些智力超常儿童的早期胎教、幼教，对于促进世界性的胎教研究起到了很大的推动作用。

另外，日本的胎儿发展协会和索尼音乐艺术会曾经举办定期的"胎儿音乐会"，对孕妇腹中的胎宝宝进行专门的音乐熏陶，以期通过早期干预提高儿童的智力和综合素质。日本学者阿部顺一教授还创设了"英才制造工程试验"，对 127 名准妈妈进行胎教指导，结果她们所生的孩子 71% 智力超常。他由此编写的《英才之路》一书引起了世界各国的广泛关注。

## "有刺激"和"无刺激"实验

日本科学家经过实验发现，母亲充满爱意的语言胎教是一种对胎宝宝

的积极刺激，有助于消除孕妇不经意间出现的对胎宝宝的不良语言刺激和处于怠惰状态的"无刺激"、消极刺激，使胎宝宝大脑活动变得积极，反应变得灵敏，语言辨别力得以提高。他们发现，经过语言胎教的胎宝宝出生后 3 天就能辨别母亲的声音，而对不熟悉的护士的声音却没有相同的反应。未接受过语言胎教的新生儿则要到出生十多天以后才会对母亲的声音有明显反应。

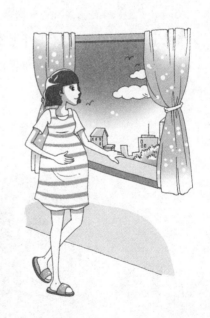

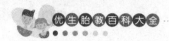
# 英美等国的胎教实践

英美等国的科学家在胎教方面也做了大量实验和研究，并配以较长时间的跟踪调查，取得了不少珍贵的第一手资料和实践经验。和中国古代胎教关注点不同，他们主要关注的不是母亲自身的调理及修养，而是直接对胎宝宝进行有益刺激，即通过对音乐、光照、抚摸、语言对话等刺激，促使胎宝宝身体和大脑功能更好地发展，从而提高孩子的智力水平和身体的综合素质。

## 美国的斯瑟蒂克胎教法

美国佛罗里达州的约瑟夫夫妇用"子宫对话"的方法，把爱传递给胎宝宝，先后培养出 4 个才学出众的女儿。这 4 个女儿在出生后 23 周即开始咿呀学语，智商均在 160 分以上，大女儿 10 岁便进入大学。他们夫妇在《胎儿都是天才》一书中写道："胎教成功的秘诀就是爱和耐心。"他们总

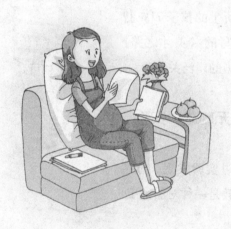

结出了"斯瑟蒂克胎教法",认为胎宝宝如同一台新电脑,要勤于输入信息,输入越多胎宝宝的智能发育越好。

美国科学家还发现,如果准妈妈能经常为胎宝宝朗读优美的诗文,出生后孩子对诗文的理解力和兴趣都会明显高于胎宝宝期未听过诗文朗诵的孩子。

美国的南加州大学曾组织一个科研小组,将一种极细小、安全的扩音器置入准妈妈的子宫中,用以了解进行音乐胎教时胎宝宝听到的音乐,再通过屏幕观察听音乐时胎宝宝的反应。他们发现,胎宝宝所听到的音乐与外界听到的音乐几乎完全一样,胎宝宝对音乐有很积极的反应,不仅变得安静,时而还有愉悦的轻轻踢脚的动作,显然胎宝宝的大脑是处于兴奋状态的。

## 美国的"胎儿大学"

美国加州大学医学院的妇产科专家、胎教专家尼·范德克(N. FandeKar)医生在20世纪70年代末创办了一所"胎儿大学",对1000多名4个月以上的胎宝宝进行过专门化的语言对话教育。结果证明这种胎教方法对胎宝宝的智力和综合素质提高有很大帮助,因为其中很大一部分胎宝宝出生后显示了较高的智力水平和综合素质。

范德克医生在其胎儿大学里进行了一整套胎教实验,系统地对胎宝宝讲话、播放音乐,在准妈妈的腹部适当地抚摸,拍打腹部的特定部位等,通过这些方法促进胎宝宝的听觉和触觉神经发育。他还主张准爸爸也要参加胎教活动,这样既可以增进夫妻感情,又可以提高胎宝宝出生后的智力,使他能很快地认识父母,更易于理解语言和数字。

在胎宝宝大学接受过胎教的宝宝大多与众不同,有的刚刚出生就会用手抚摸妈妈的脸,有的不到5个月就会表达简单的意思。据他们研究,接受过胎教的孩子比没有接受过胎教的孩子智商高20%~40%。

## 英国的音乐胎教实验

对音乐胎教的意义,英国胎宝宝心理学会的专家曾作过专门的研究。他们发现,孕妇如果在怀孕期间能够常为胎宝宝唱歌,并将这些歌录下来,在孩子出生后再给他播放这些录音,孩子会有很激动的表现。这表明

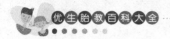

胎宝宝是有记忆力的，胎宝宝对熟悉的音乐和歌曲有很好的反应能力，这种能力也是可以通过音乐胎教得到强化和提高的。

英国的心理学研究员奥斯德（Orsder）从胎宝宝能够分辨不同的音乐这一角度做了实验。他先播放音乐，然后把耳机放在准妈妈的腹壁上，同时监测胎宝宝心跳，发现有一些胎宝宝显然觉得这首乐曲悦耳好听，因而心跳随着音乐而加快，而另一些胎宝宝则没有什么反应。如果把耳机放在孕妇的耳朵上，胎宝宝就没有什么反应。他从而得出结论，认为胎宝宝对某一种音乐有喜欢或厌恶的感觉。几年之后，他发现对舒缓的音乐有感觉的胎宝宝出生并长大之后性格比较柔和，而那些对节奏感强的音乐有感觉的胎宝宝长大之后性格则比较活泼。

英国著名小提琴家耶胡迪·梅纽因曾在英国胎宝宝心理学会成立大会上建议：孕妇应对其胎宝宝唱歌，这能给胎宝宝以和谐的感觉和情绪上的安宁。英国胎宝宝心理学会会长米歇尔·克莱门特印证了梅纽因的论点，并说："当把怀孕期间录下来的母亲歌声的磁带给宝宝播放时，宝宝的反应是十分激动的，因为他们已经有了

记忆印记。"

## 著名的法国胎教实验

法国巴黎健康卫生科学院在20世纪80年代曾做过许多胎教方面的实验，其中最为著名的就是让一名志愿者从怀孕8个月开始，隔日到健康卫生科学院做一次音乐胎教，一直到分娩。然后他们让出生仅3天的孩子听孕期在子宫内听过的音乐，孩子会咬着奶嘴配合音乐发出有节律的吸吮动作，两只手臂也在有节律地摆动。当停放这种音乐或播放其他音乐时，他就不再吃奶，两只手臂也不再有节律地摆动或摆动得不规则。这个实验表明，胎宝宝在出生前可以接受教育，并有一定的记忆，出生后有再认知的能力。

有一个4岁的法国女孩患有精神分裂症，经常听不进父母的话，也不听周围人的话。可是，有一次担任治疗的一位医生无意中用英语同她搭话，发现这个女孩的态度竟突然发生了变化，表现出似乎听懂了的样子。后来，人们尽可能地用英语同她说话，她的那颗一直关闭的心才逐渐敞开了。这个孩子的父母都是法国人，孩子也是在法国生长的，自幼一直听

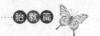

法语，直到4岁为止几乎从未听过英语，为什么会对英语作出如此反应呢？对此医生感到很奇怪，就去找她的父母了解孩子同英语的关系。开始的时候，父母也对此现象感到惊奇，想不出原因。后来，他们终于想起了一件事，原来孩子的母亲妊娠时曾在一家贸易公司工作过，那里的人们天天听英语、讲英语。也就是说，这个孩子在母体里就一直在同母亲一起学习英语。

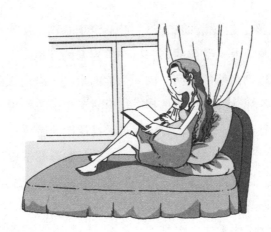

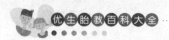
# 胎教：爱的预备课

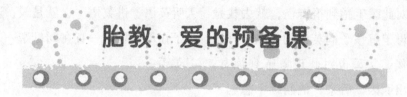

## 爱和耐心是胎教的基础

人们常说，孩子是爱情的结晶。因此，胎教首先源于爱。受孕的那一刻正是男女感情达到高峰的瞬间。因此，我们建议准备怀孕的夫妇在选择好了最佳受孕的日子里，尽量培育夫妇间浓浓的爱意，制造温馨的氛围，培养甜蜜的感觉，让双方在情感、心理和行为等方面都达到高度和谐时同房，为孕育一个健康优秀的宝宝打下基础。

在妻子怀孕期间，夫妇间和美浓厚的爱意，能为胎儿成长提供一个优教的环境。心理学家研究表明，结婚后妻子对丈夫的依赖性较强，特别是在妻子怀孕之后，对丈夫的依赖表现得更为强烈，情绪也更为不稳，这种心理和情绪上的焦躁很正常。这时，丈夫如果能在这种特殊的日子里给予妻子更多的关爱和体贴，就为家庭和

睦奠定了基础，从而也为胎教创造了和美温馨的环境。爱一个人就意味着为他的幸福去做能做的一切，正是从这个意义上，我们说，只有爱才能实现最高层次的胎教。

爱是胎教的基础还表现为，父母实施胎教时必须充满着爱心。母亲只

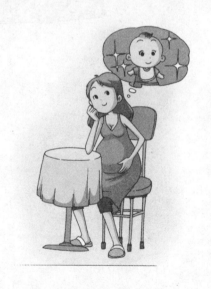

有用充满爱的心灵去哺育胎儿，才能时刻关注胎儿的成长，并积极把爱付诸行动，与胎儿进行积极的交流和沟通。同时，在这样一个充满爱心的孕育过程中，母亲才能深切感受到胎儿的点滴变化，体验到从未有过的母爱，情感逐步得到升华，并能缓解和转移烦躁与不安情绪，从而产生出一种对胎儿健康成长极为重要的母子亲情。正是这种感情，给意识萌芽中的胎儿传递了一种爱的信息，为日后胎儿形成热爱生活、积极向上的优良性格打下基础。反之，孕妇若怀着怨恨和烦躁的心理，把孕育胎儿当做一种负担，就不能让胎儿感受到母亲深深的爱意和情感，胎儿的心智发育必然受到消极影响。所以，十月怀胎对孕妇来说不仅是一个孕育生命的生理过程，也是一段心路历程。在这个过程中实施胎教，对胎儿的父母来说都是爱心和耐心的挑战。父母能否坚持下来，能否充满爱心地去与胎儿沟通、交流、感知，是胎教能否成功的关键。同时，父母实施胎教的爱心越强烈，胎教效果也就越好，爱心确是胎教的精神保证和精神基础。胎教从孕前开始，胎教从爱心起步。充满爱心的生活就是最好的胎教。

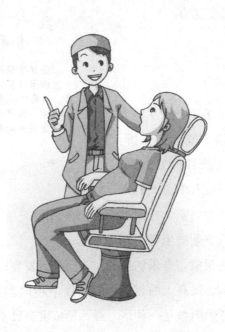

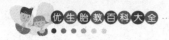
 # 直接胎教的主要方法

直接胎教即直接针对胎宝宝的教育，主要包括音乐胎教、光照胎教、抚摸胎教、语言胎教夫妻共同做的胎教，要点是增加对胎宝宝的智力、情感方面的良性刺激。如在胎宝宝听力发育的关键时期，通过经常给胎宝宝听优美的音乐，来提高胎宝宝的音乐反应能力、接受能力和辨别能力；在胎宝宝有语言感受能力的时候，给他读优美的散文诗歌等情调性美文，来提高胎宝宝的语言感受能力。

## 音乐胎教

国外专家研究发现，人的左半边大脑管逻辑思维，语言能力和分析、判断能力；右半边大脑管形象思维、感情和直觉能力。一般右半边大脑发达的人创造力较强，如画家米开朗琪罗、达·芬奇，发明家爱迪生等，都有右脑比左脑发达的现象。音乐训练有助于开发人的右脑、提高人的创造力。对胎宝宝进行音乐胎教是一种培养孩子音乐素养和兴趣的好方法，也是培养孩子创造力的最好开端。因为这时孩子的大脑还是一张白纸，可塑性很强。美妙的音乐还能唤起准妈妈美好的情感和艺术想象力，使准妈妈气血畅通、心情愉快，胎宝宝同时也会产生共鸣，感到身心愉悦，从中受益。胎宝宝在 3～4 个月时便开始有了听觉能力，6 个月时听觉能力已发育到相当完备的程度，所以从胎宝宝4 个月起就可对他进行音乐胎教了。

> **专家提示**
>
> 医学研究还表明：胎宝宝在子宫内最适宜听中、低频调的声音，而男性的说话声及唱歌声正是以中、低频调为主的，因此，父亲是音乐胎教的最佳老师。

## 光照胎教

研究者发现，在胎宝宝视力发展的过程中不时对胎宝宝进行光照刺激，胎宝宝会转头寻找光源或转头避开光源，认为这样做有助于胎宝宝对刺激作出反应，提高胎宝宝机体的活动能力和大脑与机体的反应能力。专家们认为，胎宝宝视力发育较晚，在母亲子宫内一直处于闭着眼睛生活的状态。一般4个月时胎宝宝的视功能开始出现，7个月时视力才发展到较成熟的水平，也就是具有了视网膜开始反应外界光线，并将光的信号传送到大脑的完全功能。所以，光照胎教最好在胎宝宝7个月时开始。对7个月前的胎宝宝，孕妇可进行自然光照的胎教，即经常到阳光下坐一坐，晒晒太阳，这对孕妇自己的健康和心情很有好处，对胎宝宝也同样极有好处。此时的胎宝宝虽不会直接观看太阳光，但对太阳光带来的明亮、暖融融的感觉还是能感受到的，也会觉得舒服。何况太阳光还有激发身体产生维生素D、使身体更多地吸收食物中的钙质等好处。

## 抚摸胎教

准妈妈本人或者丈夫用手在准妈妈的腹壁轻轻地抚摸胎宝宝，引起胎宝宝触觉上的刺激，以促进胎宝宝感觉神经及大脑的发育，称为抚摸胎教。医学研究表明，胎宝宝体内绝大部分细胞已具有接收信息的能力，并且已能通过触觉神经来感受体外的刺激，而且反应渐渐灵敏。父母可以通过抚摸的动作配合声音，与子宫中的胎宝宝沟通信息。这样做可以使胎宝宝有一种安全感，使孩子感到舒服和愉快，有利于胎宝宝的睡眠和良好心态的形成。专家们根据对胎宝宝出生后的跟踪调查发现，经过抚摸和轻拍等胎教训练的胎宝宝，出生后会比一般宝宝动作灵活，感受力强，对环境的反应能力也较强，身体也会更健康。

实行抚摸胎教，准妈妈往往处在很好的心情之中，对胎宝宝充满了关爱，首先气血就处于很顺畅的状态，胎宝宝的气血也会随之变得更顺畅，这对胎宝宝的机体运行很有好处，对胎宝宝大脑的平衡发育也很有利。国外有专家甚至认为，一个人如果情绪处于较平和愉快的状态，身体内会分泌多种能补养身体的化学物质和有利于健康的激素；相反，如果情绪处于不快、忧郁状态，身体内会分泌多种有害物质，经常这样就会得心脏病、癌症等多种疾病。这一规律对准妈妈和胎宝宝也适用。

一般认为抚摸胎教应该从母亲感觉到胎动开始，其实从知道自己怀孕就可以实施抚摸胎教了。准妈妈调理

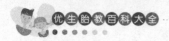
好自己的情绪，内心充满愉悦，轻轻地抚摸子宫部位或胎宝宝，一边抚摸一边对胎宝宝说爱抚的话，这样的做法在任何时候对胎宝宝都是有利的。起初胎宝宝不会有动作上的回馈反应，但准妈妈这样做在气血调理、情绪安抚方面均有好处。

## 语言胎教

准妈妈或家人用文明、礼貌，富有情感和美感的语言，有目的地对子宫中的胎宝宝进行对话，给胎宝宝期的大脑新皮质输入最初的语言印记，为其后天的学习打下基础，称为语言胎教。良性的语言刺激会有助于孩子语言能力的早期开发和大脑功能的增强。胎宝宝经过语言胎教后，对语言中包含的情调、语言的节奏、语言内容和情调之间的关系等，会有个初步的印象，这种印象对孩子今后更好地把握、理解语言的规律是极有帮助的。

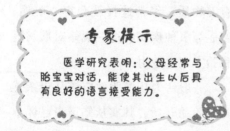

**专家提示**

医学研究表明：父母经常与胎宝宝对话，能使其出生以后具有良好的语言接受能力。

胎宝宝大约 2 个月时开始长出耳轮、中耳、内耳等听觉器官，到 4 个月时听觉器官对声音已有感觉能力，到 5~6 个月时对外界的声音会有一定的反应能力，大脑也开始对声音有了一定的记忆能力。从显像屏上可以观察到，胎宝宝此时对熟悉的父母亲的声音会有喜欢的反应，如出现眨眼、转过头来、吃手、心律增强等表现；对外界噪声或父母亲发怒的声音则会有皱眉、较猛地踢脚等不耐烦的反应。

语言胎教一般从胎宝宝 4 个月时开始，但如果考虑准妈妈温柔的心情、充满爱意的抚摸和言语对胎宝宝早期气血形成方面的好处，语言胎教在胎宝宝开始形成时就可进行。早期可配合抚摸胎教一起进行，准妈妈边轻轻抚摸腹部，边说些温柔的、充满爱意的话，这对胎宝宝不会有任何伤害，只有促使胎宝宝气血调和的好处。也可与音乐胎教交替进行，有时说话，有时准妈妈哼歌曲，有时播放音乐。胎宝宝有了听力、大脑记忆力和对情绪的一定表达能力，就能对语言逐渐产生理解力。所以专家们发现，对 6 个月以上的胎宝宝经常性地进行"子宫对话"，孩子今后对语言的理解力会早于一般孩子，开口说话的时间也会较早。

## 夫妻共同做的胎教

有些国外的专家认为，夫妻共同对胎宝宝做胎教，对胎宝宝更有好处。父亲的音质、语调与母亲的不一样，父亲的情感、性格与母亲的也不一样，如果双方能配合起来共同对胎宝宝实施胎教，对胎宝宝的最初影响就是多方面的，这会有助于胎宝宝性格情绪的全面、平衡发展。

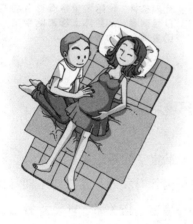

胎宝宝在其不同的生长发育阶段，他的6种感觉能力——耳朵的听觉、舌头的味觉、皮肤的触觉、鼻子的嗅觉、眼睛的视觉和躯体的运动感觉，会处在不同的发育水平，有的在胎宝宝发育早期形成，有的则较晚一些。不同的身体发育阶段，其大脑的功能也处在不同的发展阶段，这些感

觉能力和大脑活动能力的发展都要靠外界提供的信息来刺激。一般适当刺激越多，这些能力的发展就会越好；没有刺激，感官和大脑的发育发展都会受到延缓，显得平平。这个规律，和孩子出生后如把他放到没有光线、不与人接触的环境就会变成傻子是一样的。我们提倡对胎宝宝进行直接胎教，不是说向胎宝宝直接教授什么知识，而是增加对胎宝宝的良性刺激，以促进胎宝宝各种感官和大脑发展。这是对直接效果胎教的正确理解，并不是像有些人理解的那样狭隘，是大人在外面教，胎宝宝在里面学，即今天你教胎宝宝一首唐诗，明日他出生后不用人教就会背这首唐诗，并且明白其中的所有意思；或天天给胎宝宝听优美的音乐，他长大就一定会成为一个大音乐家……这样直接的功利效果一般是不可能从胎教中获得的。

### 专家提示

胎教不同于孩子出生以后的文化教育，即使是直接效果的胎教，它的作用也只能从间接效果，即给胎宝宝带来了什么深层次的影响这一点上去理解。给胎宝宝提供良性的信息刺激和影响，尽早开发和锻炼他的各种能力，这就是直接效果胎教的主要内容和真正意义所在。

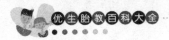
#  间接胎教的主要方法

间接胎教指的是关注给胎宝宝提供更好的内部和外部环境。胎宝宝成长必须有好的内部和外部环境，既然胎宝宝是在母亲腹腔中成长的，他与母亲的机体健康、心理状况、感情，以及生活方式、生活环境就会有必然的联系，所以胎教就有了广义上的内容，也就是环境胎教、情绪胎教、智力胎教、品格胎教，以及源自中国古代的气血胎教。所有这些胎教方法关注点不是教育胎宝宝本身，而是教育与胎宝宝有着千丝万缕联系的母亲，包括母亲自身的调理和修养，通过这一点，来影响胎宝宝的身体、感情、智力和性格。如关注胎宝宝营养的全面性，母亲尽可能不偏食，并适当补充容易不足的营养成分；母亲关注自己的情绪调理，尽量保持开朗乐观心情，不自寻烦恼、不与人吵架；母亲自己适当阅读一些优美的散文诗歌，以此自娱并使自己处于欣赏美的情绪状态；家人尽可能创造快乐宁静的家庭氛围，使母亲心情恬静、愉快；母亲尽可能注意天气冷暖，保证自己气血调和等。间接效果胎教的要点是为胎宝宝创造全面、和谐、愉悦的良好的内部和外部生存环境。

**专家提示**

无论是直接胎教还是间接胎教，最终目的只有一个，就是为胎宝宝的成长创造更好的内部、外部条件，使胎宝宝接受更多的良性刺激，从整体上提高胎宝宝的身体和智力素质。

## 环境胎教

胎宝宝能否正常生长发育，除与遗传因素有关外，还与妊娠期母体内外环境有密切关系。环境胎教是指为确保胎宝宝健康的生长发育，优化母体的内外环境，包括准妈妈的身体健康和心理健康。高质量的精子和卵子是优生的前提条件，因此，环境胎教从孕前就应该开始实施。在备孕期间，夫妻双方改变不良生活习惯，将身体调整到最佳状态，远离有毒有害物质，这些都是环境胎教的重要内容。怀孕后要注意按时产检，预防疾病；远离有毒有害的工作环境和生活环境，少去人多拥挤的地方；日常起居要有规律，要注意身体的清洁；选择适宜的运动方式，坚持身体锻炼。

**专家提示**

准妈妈沉浸在美好的想象之中，格外珍惜腹中的宝宝，以其博大的母爱关注着宝宝的变化。胎宝宝通过感官得到的是健康的、积极的、乐观的信息，这就是最好的胎教。

## 情绪胎教

国外专家经研究发现，婴儿出生时往往就已具有明显的性格特征，那些具有胆小、忧郁内向、暴躁、情绪不稳定性格特点的婴儿，往往与其母亲在怀孕时经历过恐惧惊吓、情绪不安、经常与人争吵等场面有关。如在第二次世界大战后出生的不少孩子有心理、情绪上的问题，与其母亲怀孕时经历了战争场面的惊吓和流离失所的生活有关；不少孩子所具有的孤僻、反社会倾向、暴躁等心理问题与母亲怀孕时经历父母争吵、离异的境况有关。美国著名教育家、心理医生罗宾·K. 赖斯在其《育婴室里的幽

灵》一书中就介绍了十几位专家经过调查发现的一个事实，即许多因少年暴力而被收容的孩子，他们的家庭环境、父母的个性脾气、他们在胎宝宝时期和幼儿时期的经历都有十分相似的地方，由此他们得出了这样的结论：胎儿期如果大脑经常受到频繁的、有害的、暴力性的刺激，或生长在有暴力氛围的环境中，孩子长大后也就容易有暴力倾向。

中国的古人强调孕妇要在生活起居、为人处世方面保持端正的心态和姿势，也是关注到了母亲气血是否通畅和端正对孩子品格、情绪及智慧上会有很大影响这一点。一位整日心情愉悦安定、不时对胎宝宝进行充满爱意的抚摸和对话、不时静听优美的音乐、不时阅读精美诗歌散文、适当劳

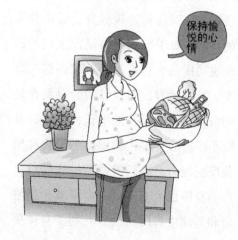

保持愉悦的心情

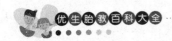
动并散步、起居有规律、关注给胎宝宝提供全面的和更好的营养的孕妇，与一位整日处于不安定的生活之中、内心充满了忧愁和失望、对人对生活充满了仇恨、不时与人为琐事争吵、精神懒惰懈怠、起居无规律、饮食无节制的孕妇，她们生出的孩子必定会在智力、能力等天赋素质和个性气质上存在极大差异，这一点是毋庸质疑的。所以关注广义上的胎宝宝教育，对整体提高胎宝宝素质、培养胎宝宝良好的先天禀赋、性格，无疑会是很有意义的。

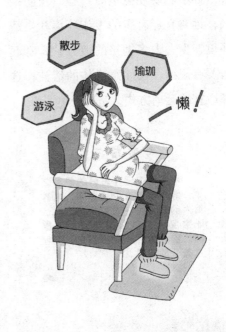

## 运动胎教

我们知道，对普通人来说，运动可以增强肺活量、疏通经络、促进血液循环、提高免疫力、改善人的精神状态，从而达到防病健身、延年益寿的目的。对于准妈妈来说，适当的运动也同样是大有好处的。准妈妈气血正，又有活力，胎宝宝就会得到充足的营养、得以顺畅地生长，并且能有助于促进胎宝宝大脑细胞的发育和增强反应能力。准妈妈适当的运动对自己的身体也大有好处，可以减少患感冒和其他疾病的机会，有利于身体更快、更好地调适，从而减少怀孕带来的不舒服。户外活动还可以使准妈妈获得必要的新鲜空气。另外一点是，多活动可以增加准妈妈子宫、腰部、腿部等处肌肉的弹性和耐受能力，有利于减少难产、顺利分娩，也有利于产妇产后身体的保健和迅速恢复。劳动多、活动多的准妈妈分娩容易，这是民间早已关注到的不争的事实。

现在我们的物质生活提高了，出门有车，在家有洗衣机、煤气灶，在单位干活有各种全自动机器，不少人甚至连坐公共汽车也觉得累，不是"打的"就是自己开车，基本活动量已经大大减少。这种生活按中医的理论来说容易"气雍（壅）"，也就是容易使身体内的气血流动不畅，而中医又认为"不通则病""气雍（壅）为病"，这是致病的主要原因。这种情况对准妈妈和胎宝宝是否有利，每位准父母都是可以想到的。所以现代人的生活更应该关注运动、关注锻炼，准妈妈也不能例外。

有些准父母一定听说过民间说到的准妈妈活动禁忌，如不能跳绳、不能跑步、不能双手举高、不能持重等，因为这样的活动可能会引起胎宝宝流产或准妈妈阴道出血。那么准妈妈该如何锻炼才能保证母子得益、又不致影响胎宝宝健康呢？以下几种运动方式是比较适合准妈妈的：

## 1. 散步

散步是最适合准妈妈的运动。早晨在林间散步，林间空气清新，可改善和调节大脑皮层及中枢神经系统的功能，还能增加抵抗力，有防病保健之功效，更有利于胎宝宝的发育；饭后散步有利于减少准妈妈腹中积食，有利于消化，也有利于保持气血畅通、提高睡眠质量。散步时准妈妈可以聊天、欣赏美景，心情比较放松、愉悦。

## 2. 太极拳

打太极拳要求人的精神处于放松

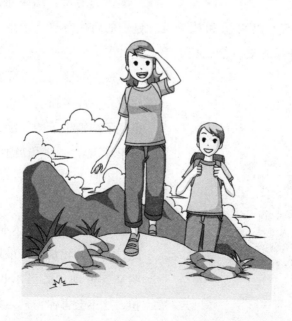

和虚灵的状态，动作柔和，气脉连贯，又比较轻松，没有突兀和剧烈的动作，追求身体内气血的和畅融通，很适合准妈妈。

### 3. 简易气功和瑜伽

准妈妈躺着和坐着时可以做做简单的气功：先暗示自己全身放松，要一个部位一个部位地放松。然后柔和地开始深吸气，再慢慢地、细细地、自然地呼气，呼吸时尽可能让内心处于愉悦状态。这对调节体内血液循环、放松机体、解除疲劳很有帮助。准妈妈容易出现腰酸等不适，可将注意力放在腰部暗示自己放松腰部，再进行上述的吸气和呼气，可以减轻腰酸。

瑜伽功的练习以冥想和放松为主，身体的动作练习要注意适度，有

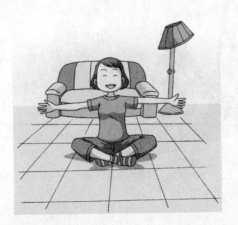

些动作不适合准妈妈，要坚决避免。

### 4. 适度的家务劳动

"劳动是最好的医生"，这是当年流行在欧洲的一句名言，适当体能劳动能使人气血和畅、经络疏通、精神愉快，显然对准妈妈也是一种很好的活动。准妈妈在家里做做卫生，步行去买点菜，织织毛衣；在农村仍可参加不重的田间劳动。手脚老在活动，筋骨会更有活力、更结实，身体会更好，胎宝宝也会从中得益。实践证明，活动的母亲生的孩子远比不活动或少活动的母亲生的孩子有活力、健康。民间观察发现，原先的大户人家的准妈妈由于经济条件好，无须自己从事体力劳动，结果难产比率较高，她们的后代懒散、肥胖、没出息的也比较多。

现在的情况是，娇生惯养的准妈妈较多，许多独生子女家庭的女孩子也到了结婚生子的年龄，其中有些显得很娇气，一怀孕就什么活都不敢干、不愿干了，动不动嚷嚷着不舒服就躺在床上，动不动觉得累就要坐着休息，动不动就要人伺候自己。对此，我们的建议是，最好适当参加一些家务劳动，适当承担一些生活重担，这不会害你，只会对你有好处。

### 5. 随意操

坐办公室时、在家坐着看电视时可以抬脚或扭扭脚脖子，甩甩胳膊或转转肩部与肘部，平举胳膊上下活动手腕，扭扭脖子、转转脑袋等，以活动筋骨、减少疲劳；或者按摩按摩头部、颈部、肩部、腰部，以舒舒筋骨，放松肌肉。

### 6. 产前操

国外出现的专门为产妇分娩做准备而设计的操。我国专家对有些动作有保留意见，但有些还是可取的，有利于分娩时盆骨打开及加强下腹部肌肉收缩的力量。

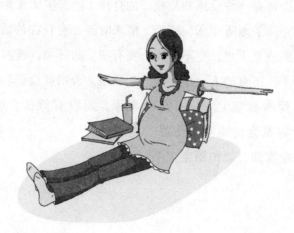

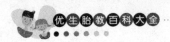
#  胎教再好也要适度

有的准妈妈对胎教期望过高、心太切，结果适得其反。如有的准妈妈长时间将耳机放在腹部，使胎宝宝很烦躁，胎宝宝生下以后，变得十分神经质，以致对语言有一种反感和敌视态度；有的没完没了地听音乐，连准妈妈本人都感到疲惫不堪，更不要说胎宝宝的感觉了；还有的人一个劲地抚摸胎宝宝，搅得胎宝宝烦躁不安。养胎的每项内容都会使胎宝宝受益，但如果不能适度实施，恐怕胎宝宝不但不能获益，还会影响胎宝宝的身心健康。

胎宝宝的自然需求是身体的生长发育，这是最基本的，不能受到太多的打扰。胎宝宝太稚嫩、太脆弱，他醒来时需要有自在的活动，睡着时需要有安宁的环境，这两点必须首先给予满足，否则就会影响胎宝宝的身体健康，而没有健康，胎教就会失去意义。

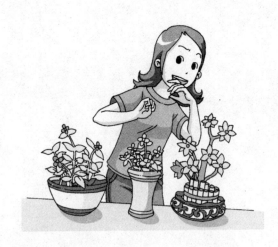

# 胎教，准爸爸一起来

十月怀胎，胎宝宝与母亲血脉相连、心心相印，准妈妈对胎宝宝进行胎教有效果是大家很容易认同的观点。但父亲除了贡献良好、健康的精子以外，还能对胎宝宝起什么影响作用吗？答案是肯定的。研究者发现，父亲深沉、浑厚的声音，尤其是带磁性的声音，对胎宝宝会是很悦耳、很舒服的声音。专家从科学仪器上发现，父亲如果经常用柔和的声音对胎宝宝说话，胎宝宝会对父亲的声音有很强的辨别力，每当听到父亲的声音便会显出舒服、满意的神情，或显得安静，甚至露出微笑。父亲如果发火，发出过于暴躁的声音，胎宝宝会显出皱眉、手脚不舒服地舞动、不安等烦躁的神情和动作。

## 父亲与胎宝宝血脉也相连

父亲与胎宝宝毕竟也是血脉相连的，国外有位育儿专家说得非常好："胎宝宝的脐带与父亲也是相连的！"所以如果能关注这一点，经常对胎宝说说话、进行边抚摸边说话或边哼唱的父亲胎教，对培养和健全胎宝宝的优良个性、保护胎宝宝的健康、提高胎宝宝的智力都会有不可估量的作用。

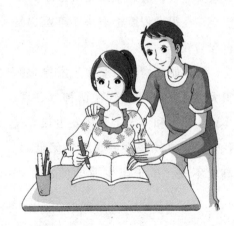

现在不少国家的育儿专家在进行让父亲参与胎教的研究和尝试，如安排一个周密的胎教计划，每日保证母亲、父亲都各有 1 ~ 2 次与胎宝宝对话、为胎宝宝朗读或轻轻哼唱的机会；或者利用外出郊游、晚上睡觉前等机会，让准父母抽 10 ~ 15 分钟，与胎宝宝进行"三人"交谈和倾诉亲情活动，这对胎宝宝的成长都是大有好

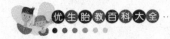
处的。在这一过程当中，胎宝宝也不是完全被动的，它完全能感觉到三人之间的美好感情，并会有主动参与的表现，比如挥舞手脚、露出微笑等兴奋表情，会变得活跃等表现。

## 准爸爸胎教，宝宝更聪明

胎教一般针对准妈妈而言，常忽视了准爸爸的作用。专家指出，从某种意义上说，要想生出聪明健康的小宝宝，在很大程度上取决于准妈妈是否参与教养。

准妈妈的情绪对胎宝宝发育影响很大。妻子怀孕后，在精神、心理、生理、体力和体态上都将发生很大变化。如果准妈妈在妊娠期情绪低落、高度不安，孩子出生后即使没有畸形，也会发生喂养困难、智力低下、个性怪癖、容易激动和活动过度等问题。所以，在胎教过程中，丈夫应加倍关爱妻子，让妻子多体会家庭的温暖，避免妻子产生愤怒、惊吓、恐惧、忧伤、焦虑等不良情绪，保持心情愉快、精力充沛。此外，丈夫应积极支持妻子为胎教而做的种种努力，主动参与胎教过程，陪同妻子一起和胎宝宝"玩耍"，给胎宝宝讲故事，或描述每天工作和生活中的收获，让胎宝宝熟悉父亲低沉而有力的声音，从而产生安定感和信赖感。另外，丈夫还应主动承担家务，搞好室内外卫生，防止感染疾病，戒烟忌酒，节制房事，协助妻子做好保健，避免她和自身患感冒等。

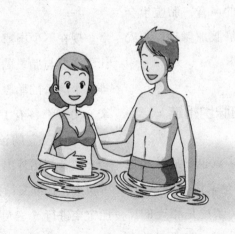

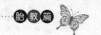
# 快乐胎教进行时

## 孕早期胎教计划

### 胎教常识：胎宝宝的生长发育

#### 1. 怀孕第一个月

**❋ 受孕成功，受精卵开始分裂**

大约在这个月的月中，精子和卵子在输卵管相遇并形成受精卵，受精卵的形成标志着新生命的开始。胎宝宝的性别在受孕的那一刻就已决定，其他遗传性质，如肤色、发色、成年后的身高、单眼皮或双眼皮等，也已经因为遗传因子中的遗传信息而被确定下来。

在接下来的两三天里，受精卵会一边穿过输卵管，一边进行细胞分裂。受孕 4 天后，受精卵进入"桑葚胚"阶段，并且很快就会含有 25～30 个细胞。这些细胞有些会发育成为胎宝宝，有些会演变成胎盘。受孕 5 天后，受精卵上会出现一个洞，此后的桑葚胚被称为"胚泡"，含有 70～100 个细胞。这时，最初的原始神经细胞已经形成，这些细胞控制着胎宝宝的身体功能，提供意识的雏形。通过这些神经细胞，大脑和意识最终会被建立。

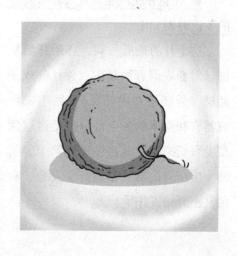

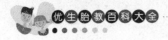
＊ 胚胎到达子宫并安顿下来

大约在受孕后的第 7 天，胚胎到达子宫，并在子宫里找一个合适的位置安顿下来（通常是在子宫的上半部分）。如果胚胎是健康的，它会以极快的速度膨胀，然后在子宫黏膜内定居。与此同时，羊水开始在胚囊聚集，最终会发育成羊膜囊。在接下来的 9 个月里，胎宝宝都将在羊水中生活。

在胎盘发育成熟之前，胚胎通过一套循环系统获取氧气和营养（同时排出废物），这套循环系统由许多微小的管道构成，这些管道将发育中的胎宝宝和母亲的子宫内壁上的血管连接在一起。到这个月的月末，胎盘发育成熟，将接替这套循环系统为胎宝宝提供氧气和养分。

＊ 胚胎分成两层，进入器官发育的关键时期

这个月的最后一周，胚胎开始从圆盘形变成倒置的梨形，并且分成了两层（外胚层和内胚层），胎宝宝所有器官和身体的各个部分都是由这两层发育而来的。从这一周到第 10 周，胎宝宝所有的器官都将开始发育，有的甚至开始工作了。

## 2. 怀孕第二个月

＊ 第五周

从怀孕第五周开始，胚胎会发生快速的变化，而要实现这些变化，胚胎必须通过胎盘和母体的血流建立紧密的联系，很多胚胎却做不到这一点，流产就会随之发生。

**专家提示**

这一阶段十分敏感，即使是最轻微的偏离计划的异常都会导致未来孩子要承受一辈子的损害或畸形。

第五周初，胚胎只有 2.5 毫米那么长，但他发育得很快，每天都可以长大约 1 毫米，在第七周的时候已经长到了 1.2 厘米长了（测量的是头臀距长度，或称为"CRL"，也就是胚胎在坐立时从头到脚的长度），就像一颗蓝莓那么大。

＊ 第六周

新发育的心脏肌肉细胞收缩，与相邻的细胞产生连锁反应，心脏开始跳动。胎宝宝的心跳非常快，每分钟 150 下，基本上是母体的 2 倍，用非常简单的测听仪器就可以听到。在这个阶段，心脏很大，占据了胚胎身体的

大部分空间。肝脏、肺、胃和胰腺开始发育，血液循环系统变得更加复杂。

### ✻ 第七周

胎宝宝的小手、小脚开始从正在发育的胳膊和腿上长出来，像船桨一般。肌肉也在发育，胎宝宝像个会跳的豆子似的不时地动一动。眼睑已经长出一些，半遮着眼球。薄如蝉翼的皮肤下面，静脉血管隐约可见。此时，胎宝宝的牙齿和腭正在形成，耳朵继续生长。

### ✻ 第八周

胎宝宝大约有 1.6 厘米长，外表不再像原始的哺乳动物的胚胎了，开始像微缩的人形。所有的器官、肌肉和神经都已经开始发挥作用：肾开始产生尿液，胃开始产生胃液。胚胎开始运动，开始是全身性的运动，慢慢地会有一些具体的小动作出现，比如一只手在全身其他部位静止的时候运动。他的小手攥成拳头，脚也渐渐地变得不再是长着蹼的样子了。眼睑开

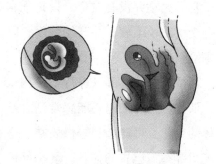

始覆盖住眼球，舌头上开始长出味蕾。

### 3. 怀孕第三个月

这个月，胎宝宝器官建立的重要任务已经顺利完成，剩下的任务就是生长并提高它的能力，为适应子宫外面的世界做准备。

### ✻ 第九周

虽然这时胎宝宝的重量还不到 10 克，但胳膊、腿、眼睛、内生殖器和其他器官等身体的各个部分已经成型。此时，胎宝宝的上下眼睑还是连接在一起的，要到第 27 周时才能睁开。他的手腕进一步发育，脚踝已经成型，手指和脚趾清晰可辨。此时他的胳膊甚至都能在肘部弯曲了。

### ✻ 第十周

胎宝宝的主要器官已完全长成，而且会吞咽和踢动了。他的外生殖器正在发育，几周后就能成型，通过 B 超就能看出是男孩还是女孩。更加细小的身体部分也长出来了，如手指甲和毛茸茸的胎发。

### ✻ 第 11 周

胎宝宝的身长已经有 4 厘米。从牙蕾到脚指甲，他身体的各个部分都已长全。他现在整天伸腰踢腿，没完没了。但他还太小，漂浮在羊水中，准妈妈还感觉不到胎动。他的手指和

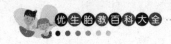

脚趾已经完全分开了。从现在到出生，他的主要任务就是长得更大更壮。

### ✳ 第12周

胎宝宝最显著的发育变化是出现反射性动作：手指很快就能开合，脚趾会弯曲，眼部肌肉会收缩，嘴也开始做吮吸的动作了。如果准妈妈用手指轻戳自己的腹部，胎宝宝就会动一动来回应，但准妈妈还感觉不到。

胎宝宝的组织和器官开始迅速地发育并成熟。神经细胞正在迅速增多，大脑中的突触（两个神经细胞的连接点）在快速地形成。他的肠子最初只是脐带里的一大团肿胀物，此时开始向腹腔内移动。他的肾脏也在发育，已经开始将尿液输送进膀胱。脸部已经完全长成：双眼位于头的前部，耳朵基本上是在正常的地方了。此时，从胎宝宝的头顶到臀部的长度超过了5.5厘米，相当于一个橙子大小，重量为14克。

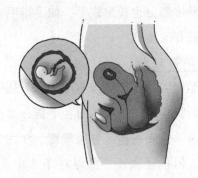

## 胎教常识：准妈妈的身体变化

### 1. 怀孕第一个月

按照通常的40周孕期推算法，孕1月是指从准妈妈最后一次月经的第一天算起，到28天结束，一共4周时间。虽然在这个月的前半个月一切都还没有发生，但你应该做好孕育宝宝的心理和身体准备。如果你的月经周期是28天，排卵一般发生在这个月的第15天或第16天，此时最容易受孕。一旦受孕成功，准妈妈体内的荷尔蒙就会开始改变：孕激素会指示卵巢停止排卵，并促使准妈妈的身体产生更多的雌激素和黄体酮。大约1周后胎宝宝开始在准妈妈体内安家落户。这些激素可以阻止子宫内膜带着胚胎一起脱落，还可以促进胎盘的生长。虽然胎宝宝已经在子宫内安家，但子宫的大小并没有改变，只是子宫壁会变得比较柔软，并开始增厚，以保护刚刚成形的胚胎。

怀孕3周末就可以进行早孕测试了，那些敏感的准妈妈能感觉到自己身体的变化：可能会有轻微发热、全身无力等类似感冒的症状，乳房好像变大了，有轻微的胀痛感，乳晕和乳油腻味；挑食，食欲不佳；疲乏无力，头晕，嗜睡。早孕反应的个人差异性非常大，有的准妈妈喝口水都要吐，而有的没有一点不适的感觉。无论怎样都要把心情放轻松，焦虑、烦躁不仅会使自己感觉更糟糕，而且对胎宝宝非常不利。

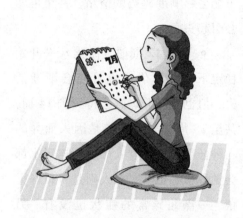

**专家提示**

怀孕 6 ~ 10 周是胚胎腭部发育的关键时期，如果准妈妈的情绪过分不安，会影响胚胎的发育并导致腭裂或唇裂。

头的颜色变深，乳头非常敏感，对气味和味道会比以前敏感，有的准妈妈甚至会出现恶心想吐、消化不良等妊娠反应。

**专家提示**

少数准妈妈会在这个月的第三周末有轻微的出血现象，这叫做"植入性出血"，可能是由于胚胎在血管密集的子宫内壁上着床造成的，不需要特殊治疗。

### 2. 怀孕第二个月

因为月经没有如期而至，许多准妈妈会意识到自己可能怀孕了。早孕的症状开始出现或开始明显，早起恶心，甚至呕吐；嗅觉变得敏感，怕闻

怀孕前，子宫像握紧的拳头那么大。怀孕 6 周后，子宫变得像一个葡萄柚那么大，但腹部还看不出什么明显变化。下腹部可能会感觉疼痛，因为了支撑腹部，肌肉和韧带受到拉伸。增大的子宫压迫膀胱，有人可能会出现尿频。外阴湿润，有白色黏稠的分泌物。

乳房开始发育，部分准妈妈有胀痛或刺痛感；乳头和乳晕颜色加深；乳头变大并且敏感，周围出现小结节；有的人偶尔可挤出少量乳汁。

现在最好不要外出旅行，过量的运动有可能引起流产。

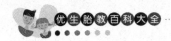

色。激素的变化会使准妈妈的腹部出现一条由黑色素沉积形成的黑线，还可能会影响准妈妈的情绪，甚至可能会引起头疼。

● 在第 12 周时，激素水平开始稳定下来，早孕反应可能会渐渐消失，但也有些准妈妈会持续到 14 周，甚至 16 周。早孕反应是因人而异的一种怀孕现象，有人严重到连喝水都会觉得恶心想吐，有人则是胃口好得很，一点儿异常的症状也没有。另外，还有可能产生饮食口味的改变，以前喜欢的东西现在觉得恶心，而原本不喜欢的食物却爱不释口。

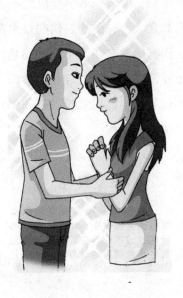

### 3. 怀孕第三个月

这个月是很容易流产的时期，因为绒毛和子宫内膜尚未完全结合，早孕反应也渐渐变得严重。为了自己和腹中的胎宝宝，准妈妈一定要多多休息。

● 子宫有一个柚子那么大了，几乎能充满整个骨盆。准妈妈的下腹部已有些微微的隆起，但这样细微的变化可能从外表上还看不出来。

● 体内激素的变化会使新陈代谢加快，分泌物也跟着增加。分泌物成乳白色黏稠状，不会有异味，也不会觉得痒。阴道和外阴部血液供给量增加，使得外阴部颜色加深，呈深青紫

## 情绪胎教：夫妻恩爱，宝宝聪明

专家在性实验室里发现，男方在双方都达到性高潮时射精，精子的活力旺盛，精液中的营养物质及激素充足，有利于精子及早抵达卵子的所在地，可减少阴道酸性环境的杀伤；而女性处于性高潮时，体内激素分泌旺盛，卵子生命力强，宫颈由于性的兴奋而分泌多量的碱性分泌液，可中和阴道的酸性浓度以降低对精子的杀伤力，同时也使精子在通过子宫颈时得到碱性液的保驾护航，到达子宫腔后又获得能量，提高运行力，并使其穿

入卵子的能力更强。女性在性高潮时出现阴道及子宫的收缩和宫腔内的负压现象，有帮助精液或精子向前推进的作用，使精子爬行的时间及路程大大缩短。平时坚硬闭锁的子宫颈口也松弛张开，使精子容易进入。数千万个精子经过激烈竞争，强壮而优秀的精子与卵子结合，从而孕育出高素质的后代。

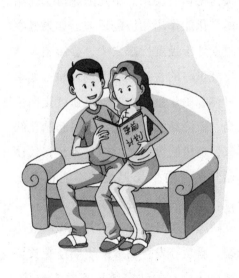

感情融洽是幸福家庭的前提，也是优生和胎教的重要因素。在幸福和谐的家庭中，胎宝宝愉快地生长发育，出生后孩子往往健康聪明。如果夫妻不和睦，准妈妈长期紧张、忧愁、抑郁，那么大脑皮层的高级神经中枢活动就会受到障碍，并直接影响胎宝宝。准爸妈激烈争吵时，母体受

刺激后内分泌发生变化，随之分泌出一些有害激素，通过生理传递途径被胎宝宝接受。同时，准妈妈的盛怒可以导致血管收缩，血流加快、加强，其物理振动传到子宫也会殃及胎宝宝。因此，妊娠期间夫妻双方应互相尊重，互相理解，耐心倾听对方的意见，理智地、心平气和地对待彼此间的分歧。

做丈夫的，吃了妻子做的早餐后多说几句赞美的话；出门上班前给妻子一个温情的道别；妻子换了衣服说一句"很漂亮""好看"！晚上回家前先打个电话问候一下妻子；尽量不要晚归，如果必须晚归，最好打个电话与妻子说一声，并道明原因，不要无端让妻子等待并瞎猜；晚饭后少看点电视，多帮妻子干点家务或多与妻子说说工作上的事或白天所见的趣事；上床前先与妻子多温存一会儿；妻子发脾气时不要与她顶着来，多找找原因，尽可能化解她的情绪，尽可能去理解她。妻子怀了孕，多给她买些好吃、爱吃的食品，多了解她的需求，不时听听胎心、摸摸胎动；妻子呕吐、心情不好时多说些逗她的笑话，努力从生活的方方面面给妻子创造一些乐趣。这一切都能给妻子带来好心情，对胎宝宝会很有益。

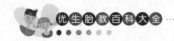

作为妻子，早晨可以为丈夫准备好一双干净的袜子；丈夫出门时给个温柔的微笑和一句道别的话；晚上丈夫回来时多与他聊聊单位的有趣事；别埋头干活，与丈夫一起看一会儿电视；要理解男人也有难处，也有烦恼，遇事多给丈夫谅解、关心，主动帮他排忧解难，不要一味要丈夫给予自己关怀和爱护、处处娇惯自己；怀了孕有不舒服不要埋怨丈夫或总是撒娇撒泼；丈夫也刚学会生活，不要一味要他照顾；周末争取时间安排一次与丈夫共同外出上公园或郊游活动；做胎教时尽可能动员丈夫一块参与，努力建立共同从日常生活和育儿中找乐趣的习惯。这一切都能给丈夫带来好心情，一人情绪好，全家情绪也就能好，生活的烦恼自然会烟消云散。在这样的家庭气氛中孕育成长，胎宝宝肯定会是健康聪明的。

## 情绪胎教：心平气和，宁静养胎

从怀孕之日起，每个准妈妈已经在自觉或不自觉地开始了胎教，这就是夫妇双方（尤其是准妈妈）的情绪、对新生命的渴望、对饮食和起居的安排与调整。准妈妈一定要保持良好的情绪才有利于胎儿的健康发育。

除了准妈妈的个人情绪调整以外，还可以按照胎儿感觉功能发育的顺序，给予胎儿适当超前的良性感官刺激，如用轻柔的手法按摩下腹部，或在摇椅中轻轻摇动，通过羊水的震荡给予胎儿压、触觉的刺激，以促进胎儿神经系统的发育，但要注意切勿使用暴力或过于强烈的刺激。

准妈妈的情绪与胎儿的发育有着极为密切的关系。胎儿随着母亲情绪的变化能作出相应的反应。如果妊娠早期处于极度忧虑之中，会影响母体血红蛋白的含量和胎儿的体重；如果母体和胎儿血液内的碳氧血红蛋白增高，血液黏稠度增加，可引起胎儿缺氧，造成胎盘的血液循环不良，致使胎儿在宫内生长迟缓，不能正常发育，出生后体重轻，而且智力也容易有缺陷；还可能导致胎儿脑积水或腭裂、唇裂等发育畸形。孕期经受长期情绪压力，胎动次数比正常多数倍，胎儿出生后不但体重轻，而且消化功能失调，喜欢哭闹，不爱睡觉，易受惊吓，此类孩子长大后，往往对环境适应性差。

对准妈妈来讲，第一个月的胎教重点就是使自己的身心更加愉快安宁，使胎儿不受母体不良因素的影响而发生胎病。要做到身心安宁，首先

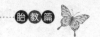

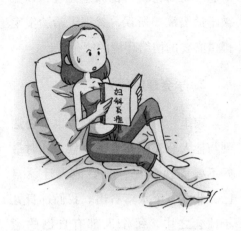

就要做到"无悲哀思虑惊动"。宝宝孕育在妈妈的身体里，最早接触的声音就是妈妈的心跳，从妈妈心跳的频率中，胎儿能直接感受到妈妈的喜怒哀乐的情绪变化，所以，控制好自己的情绪，保持心境的平和宁静是准妈妈进行胎教的第一步。

为此，准妈妈平时遇事需冷静，并要始终保持乐观稳定的情绪，不为七情六欲所伤。在所有不良情绪中，特别要注意消除恼怒的情绪，不要动不动就大动肝火，怒火中烧，这样会导致气血不顺，气不顺则胎不安，惊扰了"胎气"会影响胎儿的智力发育，甚至可能造成痴呆。古语有云，"宁静即是胎教"，只有摒弃抑郁、悲伤、愤怒和烦恼，尽力让心静于内、

虑谧于中，才能使自己气血通畅，胎气调固，胎儿在母体中的生长发育也更加健康。

要做到平和心神，宁静养胎，准妈妈首先应当调节饮食起居，养成规律健康的生活节奏。平时应该早睡早起，三餐定时，保持身心的愉悦。此外，为了防止外界有害的刺激引起情绪不安和恐惧，最好不要去接触那些不好看的形象或者不好听的声音，而应多接近一些优美的事物，赏心悦目之下"外像而内感"，使秀气入胎。平时也可以适当地参加一些有益的文体活动，培养自己多方面的兴趣和爱好，无论是琴棋书画、诗歌经史，抑或是运动出游，只要是真善美的，都能陶冶性情，改善情绪，起到安心安神的作用。

## 情绪胎教：学会调整自己的情绪

### 1. 学会平易对待一切

家里、单位里，我们每个人都会遇到不顺心、不愉快的事，遇到时多想一想人世间的一切各有其理、各有其规律，强求不行，强扭也不行。生活原本是很平常的，无论是多么显赫的人也会有各种烦恼，也会遇到各种

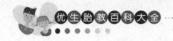
不幸，心情就容易平静下来。所以，平易淡泊，忧患就不会入心。这种心态遇到不顺心事时要有，没有遇到不顺心事时也要有，因为没有过分的欲望，人也就可以少些忧患不满。

怀孕期间准妈妈由于体内内分泌的变化会有不适，有时甚至会有肝火旺、想发火的冲动。现在有不少独生子女进入了生育期，由于从小受父母呵护长大，娇生惯养、不会料理生活，也不会体谅别人，自控力又差，面对婚姻和繁杂的家居生活、面对怀孕生孩子的艰辛，往往思想准备不足，委屈感特别多，遇事情绪特别容易变坏。这类准妈妈怀孕后一定要学会调整好自己的情绪，理解生活本来就是充满艰辛和繁杂的，一切只有靠自己去担当才会有乐趣、才会变得容易，千万别让一时任性脾气失控，影响了胎宝宝的身心健康。

另外，现代人的生活常常会受电视广告的影响，广告天天在诱导人去追求豪华的东西、奢侈的生活，再追求更豪华的东西和更奢侈的生活，不少人由此会有非分的欲望，以为我们的生活应该就是奢华的，不那样就是生活的不公或他人的不是，于是无端地生活于不满和不平等不良情绪之中，无形中伤害了自己，也伤害了胎宝宝。所以，准爸爸和准妈妈更要树立起平易对待生活的人生态度，以免被不适当欲望所误，忽视了给胎宝宝提供必要的情绪环境的使命。

## 2. 学会理解他人

家里、单位里，准妈妈也常会遇到与他人意见不相合的时候，此时最好不要固执己见，非要他人迁就自己，非要争个水落石出。我们都身处于社会之中，每个人都有自己的意志，如果谁都不相让，社会及家庭都会变得可怕地难处，如果是胎宝宝的父母，就会给胎宝宝带来不安、不舒服的环境。所以准父母要多从对胎宝宝的利害、多从他人的立场想问题，尽量多理解他人的意见，即使不能理解也要学会淡然处之。遇事这样想了一切就会迎刃而解了，即使是棘手的问题也会变得容易解决、沟通。俗话说得好，退一步，海阔天高。学会理解他人的人，生活往往就容易、顺利得多。准妈妈从保护胎宝宝考虑，更应该心胸开阔，不与人计较，尽可能避免争议和动肝火。

夫妻之间因为生活和工作的辛苦往往也会有不少摩擦，相互间一定要学会体谅。有些娇惯的准妈妈会因为怀孕而需要丈夫的无条件迁就，不这

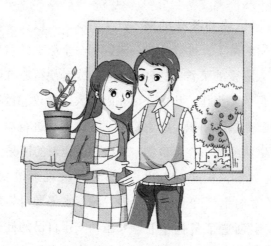

样就觉得委屈，其实这样的情绪对胎宝宝也是不利的。怀孕有不适，固然需要丈夫更多的关切、体谅和生活上的帮助，准妈妈自己也要多自持，多理解丈夫的不易和辛苦，并从为胎宝宝的角度出发，努力调整好情绪。善于理解他人、心胸宽阔会使准妈妈自身更有舒适感，因为它也能使你的气血更为畅通，从而有利于健康。

妻子怀了孕，当丈夫的自然应该多给妻子一些关心和体贴，平时适当减少一些社交活动和外部工作，少看一些足球，少做一些纯个人的事，工作后少晚归，多给妻子一些相处和共同娱乐的时间，细心帮助妻子解决一些生活小问题，有时间带妻子出去散散心、透透新鲜空气，尽可能维护好妻子的情绪和心态，使她有幸福感和愉悦感。这对你们未来的宝宝是大有益处的，因为家庭和睦、妻子幸福，胎宝宝一定健康活泼聪明。

### 3. 学会营建积极的家庭气氛

平常而繁杂的家庭生活，如果夫妻能用积极的态度去对待，可能会变得很有滋味，这不仅能给每个家庭成员带来好心情，还会有益于各人的健康，这对胎宝宝当然也会是极有益的。许多事是有趣还是平淡，关键还是看你怎么去对待。准父母要学会从平常的生活事件中发现乐趣，比如剥毛豆，有人会认为是件烦人的费时间的事，不得已干了，心里会闷闷不乐，甚至对他人发脾气；有人却能剥得有滋有味，从中得乐；也有人会把它当成一种培养自己耐心的机会。如

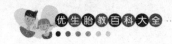

果你能把它当成是在从事一件艺术创作，把豆剥得干净，放到漂亮的碗里，配上别种色彩的菜丁，炒成一盘色香味俱全的惹人喜爱的菜肴，它就是一项能让人进行艺术创作、从中获得激情的活动了。如果你用积极的态度去对待，日常生活的每一件小事都可以成为有乐趣的事，从这一点出发，你可以把平常的生活变得很美好，这就给胎宝宝创造了最佳生长环境。

**4. 妊娠期是夫妻关系变化的关键期**

大多数夫妇会在他们觉得适当的时候，开始准备迎接新生命的到来，比如年纪到了；有一定的经济基础，可以给下一代比较宽松的成长环境；或者是双方家里的老人催得紧了……毕竟有个宝宝并且和他一起成长，是生命中最富有意义的事情了。况且，还有双方父母的殷切目光，这也是压力的来源之一。

很多夫妇的感受是，一旦怀孕，生活就变得和原来截然不同了。无论是夫妻关系、与父母的关系，还是社会角色的变化，都会从方方面面影响到准父母的情绪，所以不仅要做好迎接新生命到来的准备，还要学习如何

为人父母。妊娠对原有夫妻的感情会产生影响，可以促使和睦的夫妻关系进入到一个崭新的、更加深厚的层面上去；或者使得原有的细微的摩擦被无限扩大，导致恶性循环。因此，夫妻双方要不断进行沟通和交流，以调整心态适应新的情况。

怀孕会逐渐改变女性机体内环境、激素水平及身体形象，孕妈妈需要重新安排自己的社会角色和改变自己与家庭成员间的关系。所有这些变化都是压力的来源，直接或间接导致孕妈妈产生一系列的心理变化。孕妈妈如能适应并调整妊娠期心理变化，在怀孕期间享有良好的夫妻关系和和睦的家庭气氛，有利于宝宝的健康成长；反之，则会影响妊娠期母子健康，导致妊娠并发症的出现，甚至影响产后的家庭生活。孕妈妈的心理状态受其心理接受能力、社会文化背景和是否为计划内妊娠等各方面因素的影响。

**情绪胎教：轻松应对负面情绪**

随着妊娠早期激素水平的改变和随之而来的角色、责任等心理变化，刚刚升级为准妈妈的你内心越来越敏感、越来越脆弱，复杂而多变的坏情

绪仿佛不可理喻的孩子，搅得你和全家人都诚惶诚恐，不得安宁。我们请专业人士梳理出孕早期容易出现的几种负面情绪，分析来源，探讨解决之道。

### 1. 担心害怕

情绪来源：

- 曾有流产史；
- 出现不良症状和体征，比如腹痛等；
- 药物、烟酒和环境对胎宝宝的负面影响。

你该怎么办：

相信宝宝的生命力！孕早期，由于胚胎和母亲的连接还不稳定，每一次轻微的腹痛和少量出血都会让准妈妈万分恐惧。生理性出血一般会在孕12周自然停止，病理性出血需要在医生指导下保胎，这些对准妈妈的内心都是极其严峻的考验。生长是每一个生命最基本、最蓬勃的力量，不会因为环境的小干扰而停下脚步，准妈妈，请相信宝宝的生命力！

### 2. 委屈生气

情绪来源：

- 长辈对胎宝宝的关注多于对准妈妈的关注；

- 不满意丈夫的表现。

你该怎么办：

心态平和，保持自己。怀孕产子既是人生神圣而重要的时刻，又是自然而正常的生理过程。准妈妈要做的就是尽量保持自然平和的心态，收获家人的关爱和照顾，并在力所能及的范围内关爱、体贴家人。要知道，付出和获得都是幸福的。请相信，你还是你。建议家人和朋友也以常态对待准妈妈，不必将她们时时处处高高供起，任何活动都对准妈妈亮红灯。

### 3. 烦躁不安

情绪来源：

- 孕吐和其他身体不适；
- 总觉得：我自己还是孩子呢！

你该怎么办：

练习心灵瑜伽。如今，80后的女生也陆续进入准妈妈行列了。在别人甚至自己眼中她们还是孩子呢，一想到将要成为妈妈，兴奋之余难免心慌意乱。加上孕早期恶心、头疼、疲倦等五花八门的不适反应，弄得这些年轻的准妈妈们心情一团糟。当你感到烦躁不安时请停下手头的事情，闭上眼睛，深呼吸，想象自己正在海滩上散步，凉风拂面，或者在清爽怡人的林荫大道中行走，让心灵练一场瑜伽。

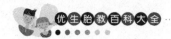

#### 4. 压力增大

情绪来源：

- 重男轻女的思想；
- 工作和孕育的相互影响；
- 经济和生活的负担。

你该怎么办：

把压力做减法和除法。压力是每个人生活中都会面临的问题，准妈妈因为其特殊的生命阶段而面临着更大的压力和考验。只要身心状态良好，孕期完全可以继续工作，但要尽量放慢生活节奏，在身体不适时请求他人帮助或对工作进行弹性调整。无论面对来自哪方面的压力，准妈妈应当避免压力不加控制地产生叠加和放大效应，要学着给压力做减法和除法。

#### 5. 忧郁情绪

情绪来源：

- 非计划怀孕；
- 夫妻关系不和睦。

你该怎么办：

宝宝是你最大的成就。在女性还没有做好迎接新生命的准备时，或者在夫妻双方磨合不够好、关系尚不稳定时，宝宝的不期而至会给准妈妈带来不小的情绪冲击，她们为自己、也为宝宝的未来感到迷茫、担忧。这时候请仔细体会宝宝的存在带给你的温暖与感动，你要相信，宝宝是母亲最大的成就，他会让你有勇气迈过每一个难关！

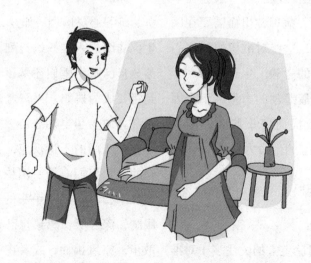

## 情绪胎教：准爸爸的安慰很重要

怀孕早期的种种反应、不适以及对怀孕的心理负担，都会使孕妈妈心情紧张，情绪波动，这对母亲和胎儿都是极为不利的。孕妈妈应注意寻找安慰和支持，不要孤军作战。多与丈夫、亲友、医生等进行沟通和交流，这是舒缓情绪、放松心情、减少压力的好办法。丈夫的作用是极为重要的，丈夫经常的陪伴和对妻子的谅解、忍让、体贴、关心、劝导等，都是对妻子最大的安慰和支持。

怀孕是夫妻双方共同的事情，丈夫有不可推卸的责任。关心体贴怀孕的妻子，营造良好的家庭环境，使妻子处于恬静、安逸的生活状态中，是

丈夫应尽的义务。首先，丈夫要善于洞察孕妈妈的心理活动，把握她在想什么、有什么心事、希望自己如何去做等，针对孕妈妈的心理要求，做一些迎合孕妈妈心理的事情。孕妈妈心情不好时，丈夫应进行开导安慰，切忌惹孕妈妈生气。其次，要加倍体贴关怀正在怀孕的妻子，创造良好的家庭氛围。另外，还要注意言谈举止。

得知妻子怀孕以后，丈夫要挤出时间多陪陪妻子，多帮助妻子干家务，以减轻其体力劳动而避免操劳过度，还要保证妻子有充分的睡眠和休息；要妥善安排好妻子的饮食，保证营养物质的摄入和平衡；保持环境的安静，在做噪声大、振动强的活动时，要尽量离妻子远些，以免吓着未出世的宝宝；在乘汽车、逛商店时，

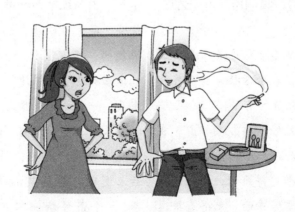

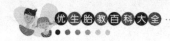

要保护妻子，避免腹部直接受到冲撞和挤压。女性在受孕初期，由于突然的生理改变，不可避免会导致心理上相应发生一些变化，如易于烦躁、唠叨等，此时，丈夫要宽容、大度、体贴和善解人意。

妻子妊娠期间，丈夫还需要做点自我牺牲。在疾病流行季节，要少去公共场所；自己一旦得了传染病，要与妻子隔离，以免传染而危及胎儿；吸烟对胎儿危害极大，在烟雾缭绕的环境中生活的孕妇，不仅通过呼吸道吸入大量的一氧化碳，香烟中的尼古丁还能通过皮肤、胃肠道进入母体，从而祸及胎儿。国外调查资料显示，胎儿的畸形率与父亲的吸烟量成正比。为了妻子和宝宝的健康，丈夫需要做点自我牺牲：戒烟。

## 情绪胎教：听听其他准妈妈怎么说

还记得怀孕那个月月经推迟了20多天还没有来，我跟老公说我可能怀孕了，一验竟然真的有了！

根据末次月经和排卵期推算，我怀上康康应该是在5月中下旬。6月1日前后，每天都觉得恶心，胃里说不出的难受，想吃酸东西。记得有报道说，意外怀孕的女性孕吐的概率以及

程度大大高于有备怀孕的女性。随着时间的推移，怀孕不到40天的时候我已经吃不下东西，人也瘦了快6斤。

因为是意外怀孕，我很担心胎宝宝的质量，因为我没有提前补充叶酸什么的，而且那个时候孩子爸爸还没戒烟！虫子质量肯定受影响，更何况意外漏出的少量虫子中万一并不是最健康的夺标怎么办？总之，我想得很多，天天提心吊胆，太焦虑了，吐得就更厉害了。

下面说说我五花八门的吐。

吃钙片就吐：都说要补钙，我都能感觉到钙片在我胃里刚一化了我就吐了，经常是想吐还没来得及跑到厕所直接喷了一地。

喝水吐：喝什么水都吐，牛奶必须加一点咖啡。虽然都说咖啡对宝宝不好，但如果不加咖啡，就会和喝水一样，甚至可以吐自己一身。白开水不能喝，喝完直接进厕所，不走肾，吐出来就是"柠檬汁"一样酸极了的东西，一直吐到嘴里发苦才停下。没辙，人不能不喝水啊，于是全家人就在超市一样一样的饮料买回来试验，后来发现只能喝某品牌的无糖乌龙茶，3个条件缺一不可！说来也怪，这是我大学时代自习时最喜欢喝的饮

料。虽然茶对宝宝也不好，可是没有办法，大夏天的实在太渴了。顺便说一句，汤也不能喝，水果也不能吃。但这个乌龙茶也只是持续了两周，随后也不能喝了，我几乎到了崩溃的边缘。我实在熬不住了，去医院检查，排队3小时，医生连10句话都没和我说，还都是我主动发问，说到我剧烈呕吐的事情，他只是轻描淡写地说了句："吐也得喝啊。"我几乎要疯掉的时候，老公载我出门放风，偶然发现某品牌的纯净水竟然喝了可以不吐！我终于得救了，我还记得我第一次喝下水却没有吐的那天，我突然发现屋外竟然是阳光明媚……

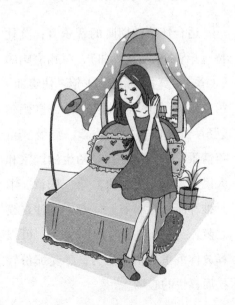

吃东西吐：本来喜欢吃酸的我，不知从什么时候开始酸的、甜的都不能吃了，炒菜不能放糖、醋、辣椒。最痛苦的是，无论什么原因某种食物只要吃了吐过之后，以后就再也不能吃这种食物了，包括韭菜、西红柿、苹果、西瓜等，我感觉我快要变成熊猫了。经常是凌晨1点多，我吐了个精光后，非要吃麦当劳的板烧鸡腿堡，吃了绝对不会再吐。所以无论多晚，老公总是可怜兮兮地从被窝里爬出来去给我买回来，风雨无阻……

不知不觉孕吐慢慢减轻了，到底怎么减轻的我也不知道，我只知道我能大口大口吃东西了，孕吐折磨我的次数也越来越少了。

我知道，正因为怀的、生的都很辛苦，才更加珍惜上帝赐给我们的这个小天使，其实回想起来也是一种不同寻常的经历呢！

摘自《红孩子孕产育儿宝典》，本文作者：宁静月夜（网名）

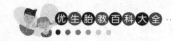

## 音乐胎教：音乐促进情智发育

音乐是感情和心灵的语言，它能使人张开想象的翅膀。有专家指出，优美健康的音乐能改善胎盘供血的状况，促进胎宝宝发育；还可以安定孕妈妈的情绪，给胎宝宝创造一个良好的内环境。

### 1. 音乐能影响神经元的发育

脑神经元表面有一个大的分支，称为"轴突"，下面分布着很多小的分支，称为"树突"。两个神经元之间依靠轴突、树突相互接触而传递信息冲动，其接触的部位称为"突触"。研究证明，音乐可以使胎宝宝的脑神经元增多，树突稠密，突触数目增加，甚至使本无关联的脑神经元相互连通。

### 2. 音乐能使机体保持健康

有益的声音能带来有益的刺激，它通过听觉中枢传导系统作用于大脑，引起神经细胞的兴奋，改变下丘脑递质的释放，从而调节内分泌系统及植物神经系统的活动，促使人体分泌一些有益健康的激素、酶、乙酰胆碱等，使机体保持健康状态。

在空余时间里，孕妈妈可以听听音乐，比如晨起时播放一首活泼的《布谷》、维瓦尔第的《春》，带给您一天的好心情；夜晚入睡前听着《仲夏夜之梦》，读一读书中与乐曲相关的小品文，甜甜地入睡，会让您第二天神采奕奕。甚至您还可以拿上播放器，在等人的时候、堵车的时候暂时逃到另外一个快乐的世外桃源，同时还做了音乐胎教，一举两得。

### 3. 适合孕早期听的音乐

适合怀孕初期听的音乐有：莫扎特《第14钢琴奏鸣曲》，海顿交响曲《四季》，莫扎特《第21钢琴协奏曲》第二乐章《土耳其进行曲》，亨德尔《竖琴协奏曲》第一乐章，舒曼《童年情景》中的第一首《陌生的国家和人民》《第二交响曲》第三乐章。本月推荐曲目《布谷》《春》《仲夏夜之梦》，这几首乐曲旋律优美，可以释放你沉重的精神压力，感受那份轻松而喜悦的心境。

## 美育胎教：欣赏古曲《渔舟唱晚》

《渔舟唱晚》是 20 世纪 30 年代以来，在中国流传最广、影响最大的一首古筝独奏曲。乐曲描绘了夕阳映照万顷碧波，渔民悠然自得，渔船随波渐远的优美景象。这首乐曲取自唐代诗人王勃《滕王阁序》中："渔舟唱晚，响穷彭蠡之滨"的诗句。乐曲描绘了晚霞辉映下渔人载歌而归的动人画面。乐曲开始，以优美典雅的曲调、舒缓的节奏，描绘出一幅夕阳映照万顷碧波的画面。接着，以音乐的主题为材料逐层递降，音乐活泼而富有情趣。当它再次变化反复时，采用五声音阶的回旋，环绕一段优美的旋律层层下落，此旋律不但风格性很强，且十分优美动听，确有"唱晚"之趣。最后先递升后递降的旋律接合成一个循环圈，并加以多次反复，而且速度逐次加快，表现了心情喜悦的渔民悠然自得，片片白帆随波逐流，渔舟满载而归的情景。这首富于诗情画意的筝曲曾被改编为高胡、古筝二重奏及小提琴独奏曲。这样舒缓悠扬的音乐，可以让怀孕初期的妈妈们平复心情的同时对新的一天充满生机、充满希望。

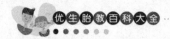

# 美育胎教：欣赏童谣《小白船》

## 小 白 船

朝鲜童谣

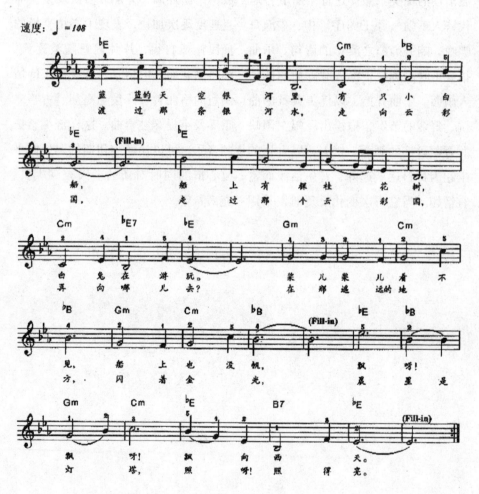

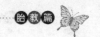

这首《小白船》大家耳熟能详，承载着童年时许多美好的回忆。可是你知道吗？这是一首朝鲜童谣。《小白船》原名《半月》，由朝鲜作曲家尹克荣于1924年创作，1950年被译为中文，广为流传。

尹克荣生于汉城（今首尔），出身书香世家，自幼聪慧，4岁时已经会读朝鲜文的《千字文》。年轻时被送到日本读书（当时朝鲜是日本的殖民地），学习声乐。1923年时，他在东京偶遇了Pang Jung Huan（此君是韩国知名的民运人士，韩国5月5日的儿童节便是由他所定）。尹克荣与他一齐弹琴聊天，Pang Jung Huan向尹克荣说他不应只为自己创作，建议他应为儿童创作，因为儿童才是明天的希望，况且那时候的朝鲜并没有什么儿歌。Pang的话启发了尹克荣，于是他便开始努力创作儿歌。1935年来到中国东北教书，40年代历经曲折回到自己的祖国，留下了许多著名童谣。

1924年9月，尹克荣的姐夫去世。尹克荣看见姐姐常在白天时孤寂地望向天空已出现的半月，便以此为题材创作了《半月》，一方面描绘了姐姐失去亲人的寂寥，一方面也暗喻痛失国土的痛苦（朝鲜此时正被日本侵占）。尹克荣曾在访问中谈到，创作《半月》的困难在于最后一句。于是他写下了"晨星来引路"的歌词，以表示希望永远都存在。此曲旋律优美，在韩国一般都当做安魂曲使用，而在中国则是著名儿歌，被誉为"东方圣歌"。

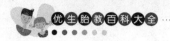

## 美育胎教：静心聆听《爱之梦》

李斯特的《爱之梦》为三部曲式，甜美的旋律贯穿始终。先是配合分解和弦的间奏，显得深沉、委婉，带有梦幻般的意境；中段流动的琶琶音衬托热情而激动的音调，像是爱的表白，主题旋律高八度，感情流露更为真切；最后，乐曲在宁静、幸福的气氛中结束。优美的和弦烘托出浪漫的气氛，和谐的旋律巧妙地隐藏于和弦之中，给人梦幻般的感觉。乐曲用钢琴演奏，那平缓而婉转的音调把难以用语言表达的情感展现在人们面前，这就是音乐胜过语言的地方。

### 爱之梦

爱吧，能爱多久，愿爱多久就爱多久吧，
你守在墓前哀诉的时刻快要来到了。
你的心总得保持炽热，保持眷恋，
只要还有一颗心对你回报温暖。
只要有人对你披露真诚，你就得尽你所能，
教他时时快乐，没有片刻愁闷！
还愿你守口如瓶：严厉的言辞容易伤人。
天啊，本来没有什么恶意，却有人含泪分离。

## 美育胎教：欣赏唐诗《鹿柴》

王维是唐代山水田园诗派诗人，《鹿柴》是他的代表作之一，是他隐居辋川时的作品。这首诗描绘了鹿柴附近的山林在傍晚时分的幽静景色，充满了绘画的意境，反映了诗人对大自然的热爱和对尘世官场的厌倦。宋代刘辰翁在《唐诗品汇》卷三十九中说："无言而有画意。"清代沈德潜《唐诗别裁》卷十九说："佳处不在语言，与陶公'采菊东篱下，悠然见南山'同。"

### 鹿　柴

空山不见人，
但闻人语响。
返景入深林，
复照青苔上。

这首诗是王维五言绝句组诗《辋川集》二十首中的第五首。鹿柴，是辋川的地名。

第一句"空山不见人"，先正面描写空山的杳无人迹。王维特别喜欢用"空山"这个词语，但在不同的诗里，它所表现的境界却有区别。"空山新雨后，天气晚来秋"（《山居秋暝》），侧重于表现雨后秋山的空明洁净；"人闲桂花落，夜静春山空"（《鸟鸣涧》），侧重于表现夜间春山的宁静幽美；而"空山不见人"，则侧重于表现山的空寂清泠。由于杳无人迹，这并不真空的山在诗人的感觉中显得空廓虚无，宛如太古之境。"不见人"把"空山"的意蕴具体化了。

如果只读第一句，读者可能会觉得它比较平常，但在"空山不见人"之后紧接"但闻人语响"，却境界顿出。"但闻"二字颇可玩味。通常情况下，寂静的空山尽管"不见人"，却非一片静默死寂。啾啾鸟语，唧唧虫鸣，瑟瑟风声，潺潺水响，相互交织，大自然的声音其实是非常丰富多彩的。然而此刻，这一切都杳无声息，只是偶尔传来一阵人语声，却看不到人影（由于山深林密）。这"人语响"，似乎是破"寂"的，实际上是以局部的、暂时的"响"反衬出全局的、长久的空寂。空谷传音，愈见空谷之空；空山人语，愈见空山之寂。人语响过，空山复归于万籁俱寂的境界；而且由于刚才那一阵人语响，这时的空寂感就更加突出。

三、四句由上幅的描写空山中传

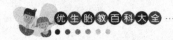

语进而描写深林返照，由声而色。深林，本来就幽暗，林间树下的青苔，更突出了深林的不见阳光。寂静与幽暗，虽分别诉之于听觉与视觉，但它们在人们总的印象中，却常属于一类，因此幽与静往往连类而及。按照常情，写深林的幽暗，应该着力描绘它不见阳光，这两句却特意写返景射入深林，照映的青苔上。读者猛然一看，会觉得这一抹斜晖，给幽暗的深林带来一线光亮，给林间青苔带来一丝暖意，或者说给整个深林带来一点生意。但细加体味，就会感到，无论就作者的主观意图或作品的客观效果来看，都恰与此相反。一味的幽暗有时反倒使人不觉其幽暗，而当一抹余晖射入幽暗的深林，斑斑驳驳的树影照映在树下的青苔上时，那一小片光影和大片的无边的幽暗所构成的强烈对比，反而使深林的幽暗更加突出。特别是这"返景"，不仅微弱，而

且短暂，一抹余晖转瞬逝去之后，接踵而来的便是漫长的幽暗。如果说，一、二句是以有声反衬空寂；那么三、四句便是以光亮反衬幽暗。整首诗就像是在绝大部分用冷色的画面上掺进了一点暖色，结果反而使冷色给人的印象更加突出。

静美和壮美，是大自然的千姿百态的美的两种类型，其间原本无轩轾之分。但静而近于空无，幽而略带冷寂，则多少表现了作者美学趣味中独特的一面。同样写到"空山"，同样侧重于表现静美，《山居秋暝》色调明朗，在幽静的基调上浮动着安恬的气息，蕴涵着活泼的生机；《鸟鸣涧》虽极写春山的静谧，但整个意境并不幽冷空寂，素月的清辉、桂花的芬芳、山鸟的啼鸣，都带有春的气息和夜的安恬；而《鹿柴》则带有幽冷空寂的色彩，尽管还不至于幽森枯寂。

## 专家提示

王维是诗人、画家兼音乐家。这首诗正体现出诗、画、乐的结合。无声的静寂、无光的幽暗，一般人都易于觉察；但有声的静寂，有光的幽暗，则较少为人所注意。诗人正是以他特有的画家、音乐家对色彩、声音的敏感，才把握住了空山人语响和返景入深林的一刹那所显示的特有的幽静境界。但是这种敏感，又和他对大自然的细致观察、潜心默会分不开。

## 美育胎教：欣赏唐诗《春夜喜雨》

《春夜喜雨》是唐诗中的名篇之一。诗中以极大的喜悦之情，赞美了来得及时、滋润万物的春雨。其中对春雨的描写，体物精微，绘声绘形，是一首人化传神，别具风韵的咏雨诗，为千古传诵的佳作。

### 春夜喜雨

好雨知时节，当春乃发生。
随风潜入夜，润物细无声。
野径云俱黑，江船火独明。
晓看红湿处，花重锦官城。

《春夜喜雨》是杜甫在公元 761 年（唐肃宗上元二年）春天，在成都浣花溪畔的草堂时写的。此时杜甫因陕西旱灾来到四川定居成都已两年。他亲自耕作，种菜养花，与农民交往，因而对春雨之情很深，写下了这首诗描写春夜降雨、润泽万物的美景，抒发了诗人的喜悦之情。文章中虽没有一个喜字，但四处洋溢着作者的喜。《春夜喜雨》抒发诗人对春夜细雨的无私奉献品质的喜爱赞美之情。

全诗这样写道："好雨知时节，当春乃发生。随风潜入夜，润物细无声。野径云俱黑，江船火独明。晓看红湿处，花重锦官城。"一、二句"好"字含情，赞盛春雨。"知时节"赋予春雨以人的生命和情感，在作者看来，春雨体贴人意，知晓时节，在人们急需的时候飘然而至，催发生机。多好的春雨！首联既言春雨的"发生"，又含蓄地传达出作者热切盼望春雨降临的焦急心绪。颔联显然是诗人的听觉感受。春雨来了，在苍茫的夜晚，随风而至，悄无声息，滋润万物，无意讨好，唯求奉献。听雨情景作者体察得很细致，就连春雨洒洒，静默无声也被诗人听出来了。可见，惊喜于春雨的潜移默化，诗人彻夜难眠。颈联紧承颔联，诗人唯愿春雨下个通宵，又恐突然中止，亦喜亦忧，推门而出，伫立远眺，只见平日泾渭分明的田野小径也融入夜色，漆黑一片，可见夜有多黑，雨有多密。而江船渔火红艳夺目，又反衬出春夜的广漠幽黑，也从侧面烘托出春雨之繁密。尾联系想象之辞，诗人目睹春雨绵绵，欣慰地想到第二天天亮的时候，锦官城将是一片万紫千红的春色。花之红艳欲滴、生机益然正是无声细雨潜移默化，滋润洗礼的结果。因此，写花实乃烘托春雨的无私奉献

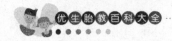

品格。通过以上对诗句的分析，不难看出，杜甫是按这样一条情感思路来构思行文的：盼雨——听雨——看雨——想雨。俗话说，"春雨贵如油"，对于这珍贵如油的春雨，众人皆盼，诗人亦然。而当春雨飘然降临的时候，诗歌意在盛赞春雨默默无闻、无私奉献的崇高品质，这份对春雨的喜爱之情描绘得如此细腻逼真，曲折有致，让人能感受到当时的情景，这不能不令人惊叹杜甫洞幽显微，体物察情的艺术功力。此外，诗歌细节的捕捉和描绘也能体现诗人体物察情的优长。"随风潜入夜，润物细无声。""潜"字拟人化，描摹春雨来去悄无声息、无影无踪的情态，颇具情趣，诱发人们对春雨的喜爱之情。"润"字传达神，准确而生动地写出了春雨滋润万物，静默无声的特点，既绘形，又言情，形情皆备，精深独妙。"花重锦官城"，着一"重"字，准确地写出了经受春雨一夜洗礼滋润之后锦官城花朵红艳欲滴、饱含生机的情态，寄寓了作者对春雨的盛赞之情。"野径云俱黑，江船火独明"则又抓住典型细节，工笔细描，精妙传神地渲染出春雨迷蒙、色彩迷离的氛围。总之，杜甫的《春夜喜雨》无论在锤字炼句方面，还是在意象的捕捉、细节的描写方面，都体现了他体物察情、精细入微的过

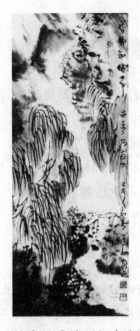

人之处。结合杜甫诗风沉郁顿挫来对比赏读，读者必将获得对杜诗另一种生命情趣的深刻理解。这是描绘春夜雨景，表现喜悦心情的名作。

诗歌一开头（首联）就用一个"好"字赞美"雨"。在生活里，"好"常常被用来赞美那些做好事的人。这里用"好"赞美雨，已经会唤起关于做好事的人的联想。接下去，就把雨拟人化，说它"知时节"，懂得满足客观需要。的确，春天是万物萌芽生长的季节，正需要下雨，雨就下起来了。它是多么"好"。

第二联（颔联），进一步表现雨的"好"。雨之所以"好"，就好在适时，好在"润物"。称赞春雨霏霏、悄无声息的特点，而且表现了它无私

的品质。春天的雨，一般是伴随着和风细细地滋润万物的。然而也有例外。有时候，它会伴随着冷风，由雨变成雪。有时候，它会伴随着狂风，下得很凶暴。这样的雨尽管下在春天，但不是典型的春雨，只会损物而不会"润物"，自然不会使人"喜"，也不可能得到"好"评。所以，光有首联的"知时节"，还不足以完全表现雨的"好"。等到第二联写出了典型的春雨伴随着和风的细雨，那个"好"字才落实了。

"随风潜入夜，润物细无声。"这仍然用的是拟人化手法。这两句也是名句，比喻无微不至的关爱与和风细雨的教诲。"潜入夜"和"细无声"相配合，不仅表明那雨是伴随和风而来的细雨，而且表明那雨有意"润物"，无意讨"好"。如果有意讨"好"，它就会在白天来，就会造一点声势，让人们看得见，听得清。唯其有意"润物"，无意讨"好"，它才选择了一个不妨碍人们工作和劳动的时间悄悄地来，在人们酣睡的夜晚无声地、细细地下。

雨这样"好"，就希望它下多下够，下个通宵。倘若只下一会儿，就云散天晴，那"润物"就很不彻底。诗人抓住这一点，写了第三联（颈联）。在不太阴沉的夜间，小路比田野容易看得见，江面也比岸上容易辨得清。此时放眼四望，"野径云俱黑，江船火独明。"只有船上的灯火是明的。此外，连江面也看不见，小路也辨不清，天空里全是黑沉沉的云，地上也像云一样黑。看起来，准会下到天亮。

尾联写的是想象中的情景。如此"好雨"下上一夜，万物就都得到润泽，发荣滋长起来了。万物之一的花，最能代表春色的花，也就带雨开放，红艳欲滴。等到明天清早去看看吧：整个锦官城（成都市南）杂花生树，一片"红湿"，一朵朵红艳艳、沉甸甸，汇成花的海洋。

这首诗写的是"雨"，诗人敏锐地抓住这场雨的特征，从各个方面进行描摹。前两句写了下雨的季节，直接赞美了这场雨的及时。雨仿佛知晓人们的心思，在最需要的时候悄然来临。后面六句集中写了"夜雨"。野外一片漆黑，只有一点渔火若隐若现。诗人于是兴奋地猜测：等到天明，锦官城里该是一片万紫千红吧。诗中没有一个"喜"字，但从"潜""润""细""湿"等字，都体现着诗人的喜悦之情。

浦起龙说："写雨切夜易，切春难。"这首《春夜喜雨》诗，不仅切夜、切春，而且写出了典型春雨的、也就是"好雨"的高尚品格，表现了诗人的、也是一切"好人"的高尚人格。

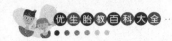

## 美育胎教：品读小诗《开始》

做母亲的感觉是怎么样的？是期盼？是幸福？还是有些激动或者是有些莫名地感到不安？也许你早已习惯了做妈妈的女儿，却没有想到自己有一天也成了母亲，那复杂的情绪一起涌起，一时间也表达不出自己的心情。一起来分享一下印度著名诗人泰戈尔的一首诗吧，也许你能从中找到答案。

### 开　始

"我是从哪儿来的，你，在哪儿把我捡起来的？"孩子问他的妈妈说。她把孩子紧紧地搂在胸前，含泪微笑着回答——

"你曾被我当做心愿藏在心里，我的宝贝。"

"你曾存在于我孩童时代玩的泥娃娃身上；每天早晨我用泥土塑造我的神像，那时我反复地塑了又捏碎了的就是你。"

"你曾活在我所有的希望和爱情里，活在我的生命里，我母亲的生命里。"

"当我做女孩子的时候，我的心的花瓣儿张开，你就像一股花香似地散发出来。"

"你的软软的温柔，在我的青春的肢体上开花了，像太阳出来之前的天空上的一片曙光。"

"上天的第一宠儿，晨曦的孪生兄弟，你从世界的生命的溪流浮泛而下，终于停泊在我的心头。"

"当我凝视你的脸蛋儿的时候，神秘之感淹没了我，你这属于一切人的，竟成了我的。"

"为了怕失掉你，我把你紧紧地搂在胸前。是什么魔术把这世界的宝贝引到我的手臂里来呢？"

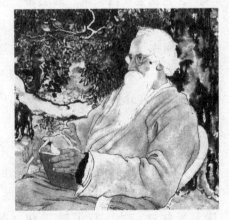

## 美育胎教：欣赏《雪花的快乐》

### 雪花的快乐

徐志摩

假如我是一朵雪花，

翩翩的在半空里潇洒，

我一定认清我的方向——

飞扬，飞扬，飞扬，——

这地面上有我的方向。

不去那冷寞的幽谷，

不去那凄清的山麓，

也不上荒街去惆怅——

飞扬，飞扬，飞扬，——

你看，我有我的方向！

在半空里娟娟的飞舞，

认明了那清幽的住处，

等着她来花园里探望——

飞扬，飞扬，飞扬，——

啊，她身上有朱砂梅的清香！

那时我凭借我的身轻，

盈盈的，沾住了她的衣襟，

贴近她柔波似的心胸——

消溶，消溶，消溶——

溶入了她柔波似的心胸！

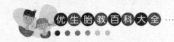

此诗写于 1924 年 12 月 30 日，发表于 1925 年 1 月 17 日《现代评论》第一卷第 6 期。这首诗共 4 节，韵律铿锵，具有启承转合的章法结构之美，体现了诗人激情起伏的思路之奇。

在这里，现实的我被彻底抽空，雪花代替我出场，"翩翩的在半空里潇洒"。这是被诗人意念填充的雪花，被灵魂穿着的雪花。这是灵性的雪花，人的精灵，他要为美而死。值得回味的是，他在追求美的过程丝毫不感痛苦、绝望，恰恰相反，他充分享受着选择的自由、热爱的快乐。雪花"飞扬，飞扬，飞扬"这是多么坚定、欢快和轻松自由的执著，实在是自明和自觉的结果。而这个美的她，住在清幽之地，出入雪中花园，浑身散发朱砂梅的清香，心胸恰似万缕柔波的湖泊！

清醒的诗人避开现实藩篱，把一切展开建筑在"假如"之上。"假如"使这首诗定下了柔美、朦胧的格调，使其中的热烈和自由无不笼罩于淡淡的忧伤的光环里。雪花的旋转、延宕和最终归宿完全吻合诗人优美灵魂的自由、坚定和执著。这首诗的韵律是大自然的音籁、灵魂的交响。重复出现的"飞扬，飞扬，飞扬"织出一幅深邃的灵魂图画。

## 美育胎教：欣赏《闲庭春画》

对孕妈妈而言，多看一些以儿童为题材的画，对孕育非常有益。它不仅可令孕妈妈的母爱大增，改善孕期的不良情绪，还可以提高孕妈妈的审美能力，并将这种能力传递给腹中的胎宝宝，让胎宝宝在腹中接受美的教育。今天我们就和孕妈妈一起来欣赏丰子恺的著名儿童画《闲庭春画》。

丰子恺是我国现代著名漫画家、文学家、美术和音乐教育家。他的漫

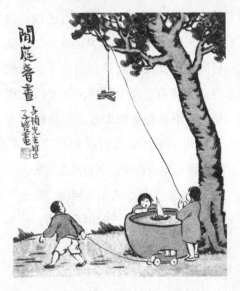

画擅长以儿童为题材，以简约的方式表达实际生活。在《闲庭春画》中，作者以清晰的笔调绘制出了一幅童趣十足的场景。画中 3 个可爱的小孩子正在一棵大树下嬉戏，其中一个小孩子正趴在水缸旁边欣赏玩具帆船，作家着重刻画了小孩子的面部表情，她正充满好奇地看着帆船，似乎在畅想帆船在大海中航行时的场景，又似乎在畅想自己坐在帆船航游时的快乐，又似乎……给人留下了无限遐想；另外一个小孩子手里牵着小飞机的线，可小飞机竟然落到了树枝上，作者并没有画出小孩子的面部表情，这给人们留下了无限的想象空间；画中还有一个小孩子手拉着小车，但目光却定焦在悬在树上的小飞机上，这充分体现了孩子的好奇心。

丰子恺的漫画收录在《丰子恺儿童漫画选·自然卷》和《丰子恺儿童漫画选·儿童彩色卷》等书中。

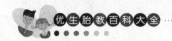

## 美育胎教：欣赏《当幸福来敲门》

美国电影《当幸福来敲门》（The Pursuit of Happiness）改编自美国著名黑人投资家克里斯·加德纳的同名自传，这是一个典型的美国式励志故事。作为一名单身父亲，加纳一度面临连自己的温饱也无法解决的困境。在最困难的时期，加德纳只能将自己仅有的财产背在背上，一手提着尿布，一手推着婴儿车，与儿子一起前往无家可归者收容所。实在无处容身时，父子俩只能到公园、地铁卫生间这样的地方过夜。

为了养活儿子，穷困潦倒、无家可归的加德纳从最底层的推销员做起，最后成为全美知名的金融投资家。回忆起自己的这段过去，加德纳表示："在我二十几岁的时候，我经历了人们可以想象到的各种艰难、黑暗、恐惧的时刻，不过我从来没有放弃过。这本自传还有一层深意，那就是即使在最最艰难的时刻，父亲与儿子也是不可分离的。"

20多岁的加德纳读书不多，任职医疗物资推销员，还要照顾女友和年幼的儿子。1981年，他在旧金山一个停车场，看到一名驾着红色法拉利的男人正找车位，他回忆道："我对他说：'你可以用我的车位，但我要你回答两个问题：你做什么工作和怎样做？'"对方自称是股票经纪，月薪达8万美元，比加德纳年薪多一倍。加德纳于是辞职转行，成功获得证券公司聘请，但还未上班时请他的人却被解雇了，新工作于是泡汤了。应征新工作前，他和女友吵架，惊动警员上门调停。加德纳被警方追讨1200美元的违例停车罚款，因为无力还钱，他被判入狱10天。但噩梦还未完，出狱后他发现女友同儿子都消失了，他变得一无所有。几个月后，女友再次现身，但不是想重修旧好，而是她不想带着儿子了。加德纳需要抚养孩子，不能再住单身宿舍，被迫流浪街头……廉价旅馆、公园、火车站厕所、办公室桌底，都成了两父子的栖身之所，一年后他才存够钱拥有自己的小窝。

加德纳努力赚钱，当上股票经纪后，事业一帆风顺。1987年，他在芝加哥开设经纪公司做老板，成为百万富翁。后来他致力于非扶贫，还出版了自传，就是《当幸福来敲门》（The Pursuit of Happiness）。

## 美育胎教：欣赏电影《小鬼当家》

许多孕妈妈会觉得怀孕时枯燥乏味、缺乏乐趣，今天我们就为你推荐一部著名影片《小鬼当家》。

本片是导演克里斯·哥伦布1990年推出的假日强档影片，它不仅为广大电影爱好者带来了无限快乐，也使此片成了美国电影史上总票房排名第九的影片，是美国有史以来拍得最好的喜剧片之一。

影片讲述的是：8岁的凯文一夜之间成为一家之主，原因是全家度圣诞节时匆忙之中将他留在了家中。凯文对这一突发事件非常惬意，他把家里变成了他理想中的乐园。两个刚刚越狱出来的窃贼，想利用圣诞节无人之际入室盗窃，8岁的小凯文用自己的聪明才智与两人周旋，"好好"招待了这两位不速之客，结果两个盗贼在此被警察抓捕归案。

《小鬼当家》第二部讲述的是：又是一个圣诞节，全家决定去佛罗里达度假，早晨醒来时发现又快误了班机，急匆匆赶往机场，好在没有再把凯文忘在家中。但匆忙中凯文错乘了飞往纽约的班机，再次与家人失去联系。在纽约的街头，凯文巧遇被他送回监狱、但越狱在逃的那两个盗贼，这一次他又得施巧计对付那两个坏蛋。

1997年，又推出了《小鬼当家》第三部。美国国防部一块存有高级机密的电脑芯片不见了，国际犯罪分子将其价格炒到了天文数字，经由国际盗匪的几度转手，由香港运抵美国，它被藏在了一个玩具遥控车里，并顺利通过了机场安检处。不料途中却阴差阳错地被一个老太太调了包，并辗转到了8岁男孩阿历克斯的手中。4位受过专业训练的犯罪分子好不容易打听到老太太的住址，悄悄潜入阿历克斯所在的住宅区，想要取回芯片。足智多谋且胆识过人的阿历克斯因长水痘正独自在家，他用许多与众不同的"武器"打败了犯罪分子，把4个盗匪折腾得死去活来……

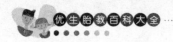

## 想象胎教：多看可爱宝宝的图片

有些科学家认为，在妈妈怀孕期间，如果经常设想孩子的形象，则这种设想的形象在某种程度上与将要出生的胎宝宝较相似。因为妈妈与胎宝宝具有心理与生理上的相通，从胎教的角度来看，准妈妈的想象是通过妈妈意念构成胎教的重要因素，并转化渗透在胎宝宝的身心感受之中。同时，妈妈在进行胎宝宝形象的构想时，会使情绪达到最佳状态，促进体内具有美容作用的激素增多，使胎宝宝面部器官的结构组合及皮肤的发育良好，从而塑造出理想中的胎宝宝。我们在日常生活中看到许多相貌平平的父母却能生出非常漂亮的孩子，这与怀孕时妈妈经常强化孩子的形象是有关系的。

进行想象胎教是一个非常愉快的过程。准妈妈可以静静地躺在床上，看一些可爱宝宝的图片。准妈妈可以一边看这些可爱的宝宝，一边想象自己宝宝可爱的样子。如果准爸爸有时

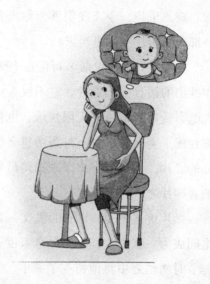

间也可以加入进来，在抚摸胎宝宝的同时，还可以对胎宝宝说些想说的话，比如："宝宝，你也会像这些小朋友一样漂亮可爱。""宝宝，看这个宝宝笑得多甜呀！你也笑一笑吧！"这个时刻肯定是准妈妈和准爸爸最开心的时刻，对宝宝的憧憬，对爱人的温情体贴的言语赞赏，肯定会让准妈妈的心情豁然开朗。

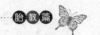

## 抚摸胎教：边抚摸边与宝宝说话

抚摸胎教是父母与胎宝宝沟通的重要途径，是建立在胎宝宝具有触觉的基础上实行的，能使胎宝宝感知到父母的存在，也可以带给父母无穷的乐趣。父母在抚摸胎宝宝时，一边和胎宝宝轻轻地说话，一边相互之间谈谈心，交流交流感情，好似一家三口围坐在一起，充满温馨、亲密的气氛。

孕早期，胎宝宝的大脑处在迅速发育的阶段，对情感有较灵敏的感受，并不是无感觉、无头脑的。抚摸养胎有利于胎宝宝大脑的发育。实行抚摸养胎，准妈妈一般心情愉快，对胎宝宝充满了关爱，气血处于很顺畅的状态，胎宝宝的气血也会随之变得更顺畅，对于胎宝宝机体平衡的发育很有利，对于胎

宝宝大脑平衡的发育也很有利。

一个人的情绪处于平和愉快的状态之中，身体会分泌多种能补养身体的化学物质及有利于健康的激素；相反，如情绪处于不快、忧郁的状态，身体则分泌多种有害物质，有害物质日积月累，会导致心脏病、癌症等疾病。准妈妈充满爱意的抚摸是一种感受上的补剂，对胎宝宝的心情能起到抚慰作用，自然也会有利于胎宝宝个性的健康发展。

**专家提示**

胎宝宝的触觉出现得很早，甚至早于感觉功能中最为发达的听觉。由于黑暗的宫内环境限制了视力的发展，所以胎宝宝的触觉和听觉就更为发达。

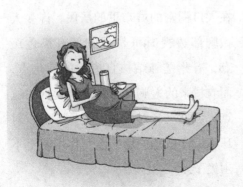

专家们根据对胎宝宝出生后的跟踪调查发现，经过抚摸养胎训练的胎宝宝，出生后会比一般宝宝动作灵活，感受力强，对环境的反应能力也较强，身体也会更健康；而胎宝宝在接受抚摸时，会有很愉悦、舒服的表情，表现得非常喜欢此类刺激。

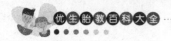

## 运动胎教：到大自然中去走一走

我们每个人都是大自然的产物，并且只能永远生活在大自然的怀抱里，离开了大自然我们的生命就会逐渐萎缩，这一点谁都明白，然而大自然对我们生命一点一滴的影响与塑造主要体现在什么地方、在依照什么规律进行，我们什么地方已经忘记了大自然、背离了大自然的规则，背离后从长远看会有什么后果，大部分人却几乎想都没去想过。

我想，首先我们该明白大自然对我们每个人的意义，也就是明白大自然能给我们什么？能给胎宝宝什么？显然，大自然是人类取之不尽的宝库，既是物质宝库，也是精神和生命活力的宝库。

### 1. 新鲜空气是最好的补药

永远不要忘记大自然能给胎宝宝最好、最新鲜的空气，而这是保证胎宝宝健康的最关键因素之一。长期生活在城里的人也许不觉得空气好一点、差一点有什么害处，但如果想一想三代住城里的人的后代，就会发现他们容易脸色苍白、身体瘦弱、不经折腾、易患慢性病，结果还是很明显

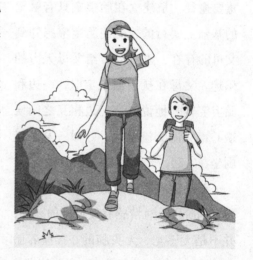

的。美国总统罗斯福患有气管炎哮喘，每当发作就苦不堪言，但他发现一个很有效的治愈方法，就是到空气纯净的大自然去待十来天，病就容易好。现在的胸外科医生都发现，居住在人口稠密的城市里的居民，许多人做胸部透视时可发现胸部有黑色斑点，有些是肺结核自愈后的钙化点，而农村来的人胸透时就没有这样的斑点。可见空气对人是至关重要的，对环境极度敏感的胎宝宝，作用就更不用提了。

现在城市环境的空气可以说已经是一个"大污池"，其中含有二氧化

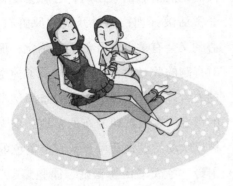

碳、一氧化碳、铅、苯、硫酸、有毒粉尘、含很高可吸入颗粒物的工业、汽车废气，以及油漆、油墨和塑料等散发出的有害挥发性物质，加上噪声、电磁辐射等现代污染，对生命来说实在不是个好地方。目前医学研究发现，大城市儿童的血液中含铅量基本已经全部超标。

所以准父母要关注这一问题，尽可能让胎宝宝远离这种污染之地，有条件最好能多去空气清新的郊外活动，多搞"有氧运动"，适当在大自然中散步、游玩，不时清清肺中的浊气，使自己获得较有利于身体健康的空气，也使胎宝宝能获得尽可能好的空气。

## 2. 大自然的美是最好的美育胎教

大自然各种各样的绿草绿树、万花盛开的情景、令人赏心悦目的山水、自由自在的动物、和谐美妙的鸟鸣虫叫都会给人带来美好的心情，准妈妈如能多去欣赏、观看，从中能获得愉悦和美感，这对胎宝宝也是极有好处的。

有时一棵树或一片叶子的形状、一朵花的色彩、一只小动物的动作、一两声虫鸣，就足以给人创造美好的心情，就是非常好的胎教材料，准妈妈要善于发现美，要好好利用大自然里美妙的一切，让它们为胎宝宝起最好的作用。

## 3. 阳光是人和万物的生命力源泉

阳光对人具有神奇的作用，没有它就不会有人类、不会有生命万物，把宝宝长期关在屋子里不见阳光，宝宝就会因缺维生素 D 而得软骨病，身体的其他组织会极度不正常、虚弱，并缺乏活力；长期生活或工作在缺少阳光的环境中的父母，其本身会缺少许多种生命必需的元素，他们孕育的后代就更不可能健康健全了。农村的孩子为什么体质容易健康、有活力，耐寒暑耐艰苦，一个原因就是"得阳光独厚"——从小得到了充足的阳光之故。所以准妈妈要尽可能生活在阳光充足的屋子里，也要多到阳光充足

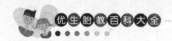
的大自然环境中活动，这样才能获得活泼健壮的孩子。

### 4. 大自然是一种精神资源

大自然是孕育、培养人的活力的最好场所，人不仅能从新鲜的空气、充足的阳光里获得活力，也能从欣赏大自然的美和雄伟的气势中获得活力。当然这需要准妈妈有一定文化修养。

当准妈妈面对一座高耸云际的大山时，心中会感觉到它雄伟的气势给自己带来的豪迈和心旷神怡；面对活泼流动的清澈的泉水时，心态会变得非常活泼开朗；面对开阔的原野时，心胸又会有被舒展开的美妙感觉；面对奔跑的骏马时，心里会充满了神奇的力量。云起云涌的天空、布满星星的穹宇、春天鲜花遍布的草地、夏天被风吹动的满池荷叶、秋天金黄色的田野、冬天"山舞银蛇、原驰蜡象"的雪原，还有大自然固有的、奇妙的、寂静或喧闹的蛙声虫鸣……所有这一切，都可成为一位有修养的准妈妈的良好的精神源泉，从而成为胎宝宝成长的最好"外在营养"，可以说，大自然的美是准妈妈进行胎教、养胎的极难得的资源，浪费了真的很可惜。

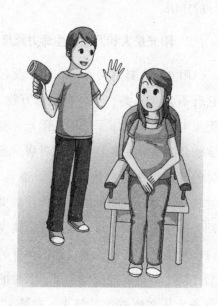

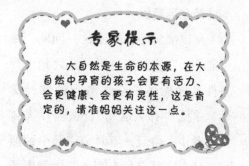

专家提示

大自然是生命的本源，在大自然中孕育的孩子会更有活力、会更健康、会更有灵性，这是肯定的，请准妈妈关注这一点。

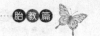

#  孕中期胎教计划

## 1. 怀孕第四个月

### ✳ 第13周

胎宝宝已有 7 厘米 ~ 8 厘米长，体重将近 23 克。令人惊叹的是，尽管此时他仍然很小，却已经有指纹了。如果胎宝宝是个女孩，那么此时她的卵巢中已经有了大约 200 万颗卵子，但是，到她出生时，卵子的数量就只剩下一半了。

### ✳ 第14周

胎宝宝大约像一只柠檬那样大，体重 43 克。他的牙床上有了牙槽，20 颗乳牙将会从这里长出。虽然他在出生前还不能发出任何声音，但是已经长出了小小的声带。

在大脑的指挥下，胎宝宝能做出一个又一个表情：他会斜眼看、皱眉，还会做鬼脸。虽然胎宝宝的手脚非常灵活好动，但此时准妈妈还感觉不到胎宝宝微弱的拳打脚踢。手指甲开始长出，而且会做抓的动作了。如果做个超声波扫描的话，也许还能看到胎宝宝吮吸自己的大拇指。

胎宝宝的肝脏在这一周开始分泌胆汁，这表明他的肝脏正常地发挥着自己的作用。脾脏也开始辅助制造红细胞了。肠子已经从脐带里移动到腹腔中，消化道的肌肉开始收缩。肾脏开始制造尿液，他把这些尿液排泄到包围着他的羊水里。

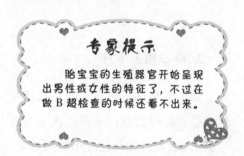

专家提示

胎宝宝的生殖器官开始呈现出男性或女性的特征了，不过在做 B 超检查的时候还看不出来。

### ✳ 第15周

胎宝宝身长将近 11 厘米，体重 70 克左右。腿长得比胳膊长了，手指甲已经完全长成。所有的关节和四肢都能动了。此时，胎宝宝经常会打嗝。他无法发出任何声音，因为他的气管中充满了液体，而非空气。

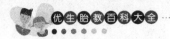

**✳ 第16周**

胎宝宝已经有一个大鳄梨那么大了，体重大约有100克，并且在接下来的3周时间里，他的体重还会翻倍，身长也会增加不少。他可能已经找到了他的第一件玩具——脐带，他喜欢对脐带又拉又抓。

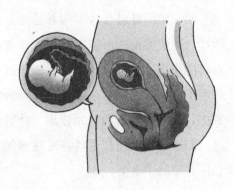

**2. 怀孕第五个月**

到了孕5月，胎宝宝的生长速度加快了，此时的他，头部已占全身长度的1/3，而且胎动已经十分明显了。伴随着十分美妙的胎动，准妈妈已经能真切地感受到小生命的存在了。

**✳ 第17周**

胎宝宝将近13厘米长，体重约有140克。骨骼和肌肉开始发育，肢体的活动能力增强，可有明显的胎动，更容易被准妈妈感觉到。运动神经和感觉神经进一步发育，出现肌肉

的细微活动。神经元数量的增长开始减慢，但是神经元之间的相互连通开始增多。

用一般听诊器即可在准妈妈的腹部听到强而有力的胎心音。肝脏开始造血；循环系统和泌尿系统完全进入正常的工作状态；肺也开始工作，他已经能够不断地吸入和吐出羊水了。味蕾也在逐渐形成。

**✳ 第18周**

胎宝宝的体重增至190克左右。如果是个女孩，那么她的阴道、子宫和输卵管已经长好；如果是个男孩，他的生殖器已经长出来能看到了。全身皮肤由透明的深红色变为不太透明的红色，皮下开始储存脂肪。从头、面部开始，全身逐渐被汗毛所覆盖，头上长出少量的头发。

**✳ 第19周**

胎宝宝身长约有15厘米，体重约为240克。各种感官——味觉、嗅觉、听觉、视觉和触觉都通过神经细胞来实现，此时，这些神经细胞正在胎宝宝的大脑中各自特定的区域内发育。

**✳ 第20周**

胎宝宝从头顶到臀部的长度约有16.5厘米。一种呈白色、光滑的脂肪状物质开始覆盖在他的身体表面，这

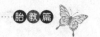

种物质叫做胎宝宝皮脂。胎宝宝长期浸泡在羊水中，这种物质有助于保护他的皮肤，还能帮助他顺利地出生。

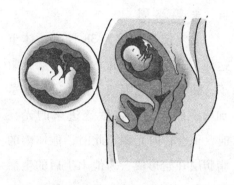

### 3. 怀孕第六个月

#### ✳ 第21周

从这周开始胎宝宝的体重开始明显增加，到这个月的月末体重可达630克，身长约30厘米。肌肉和神经已经充分发育，具备了活动能力，加之羊水量的不断增多，胎宝宝在羊水中的活动更加频繁了，准妈妈能够更多地感觉到胎动。

#### ✳ 第22周

胎宝宝已经长成了一个微型的小人儿了：他嘴唇的轮廓越来越清晰，眼睛也发育完全了；尽管他的虹膜还没有颜色，不过眼眉和眼睑已经长好了。胰腺（分泌激素的重要器官）正在稳步地发育。在牙龈下面，恒牙的

牙胚也开始发育了，为此准妈妈要多补充些钙质，为宝宝将来能长出一口好牙打下基础。

#### ✳ 第23周

胎宝宝身长约为29厘米，体重500克左右。听觉已经形成，开始逐步适应各种声音。即使准妈妈的声音变了样，胎宝宝也能分辨得出。胎宝宝还能听出准妈妈的心跳声和胃蠕动的声音。子宫外大的响声他也能听到，如犬吠声和吸尘器的声音。在今后的日子里，他会对亲人的声音越来越熟悉。除了听觉有所发展外，视网膜也已形成，具备了微弱的视觉。

#### ✳ 第24周

胎宝宝肺部已有一定的功能，如果此时早产可有浅呼吸，在特殊的照顾下是可以存活下来的。

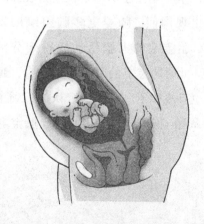

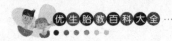

### 4. 怀孕第七个月

**＊ 第25周**

胎宝宝身长约 34.6 厘米，体重将近 660 克。他的肺里还没有空气，只有羊水，但是他已经会做出像呼吸一样的动作了。长出了一些胎脂，皱皱巴巴的皮肤开始变得平滑。

**＊ 第26周**

胎宝宝的眼睛已经能完全睁开了，对于声音的反应也更为持久。此时，他从头顶至脚跟的长度已达到 35.6 厘米左右，体重为 760 克左右。他仍旧在微微地呼吸，尽管吸进去的还只是羊水而非空气，这却不失为一种为将来的出生而做的不错的练习。

**＊ 第27周**

从头部到脚跟的长度为 36.6 厘米，体重有将近 875 克。大脑表面开始出现沟回，随着更多脑组织的发育，胎宝宝的大脑活动变得十分活跃。此时胎宝宝的眼睛能够开合，睡眠也有规律了。有些专家认为，到了 28 周胎宝宝就开始有梦境了。胎宝宝开始有喜怒哀乐的表情和动作，也开始有小脾气了。这个时候，小家伙对外界刺激更容易接受，出现记忆和意识的萌芽。

**＊ 第28周**

胎宝宝身长约为 38 厘米，体重达到 1 千克多一点儿。胎宝宝会眨眼了，睫毛忽闪忽闪的。当胎宝宝注意到从准妈妈的子宫壁透进来的光亮时，他会转向光源。此时，他体内的脂肪层开始形成，为他出生后的生活做准备。骨骼、关节及肌肉继续不断发育生长，动作能够自控，手脚可自由地伸展、摆动。此时胎宝宝可以在子宫内自由活动，胎动更加频繁，并且非常有力。

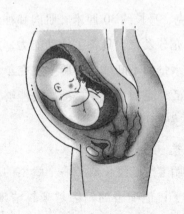

## 胎教常识：准妈妈的身体变化

### 1. 怀孕第四个月

从这个月开始进入孕中期，早孕反应逐渐消失，食欲开始好转。流产危险期已经过去，准妈妈和胎宝宝都进入了安定期。

● 早孕反应逐渐消失，食欲开始好转，甚至是胃口大开。到怀孕的第16周，体重可能已经增加了 4.5 千克。此时，准妈妈要开始做好孕期的体重控制。另外，可能会出现贫血、牙龈出血的问题。

● 子宫会逐渐变大，从外表已经可以看出下腹部的突起。到这个月的月末，宫底达脐和耻骨联合上缘之间。此时子宫上升到骨盆上方，对膀胱的压迫减少。不过，因为支撑子宫的韧带被拉长，准妈妈会时常觉得腰酸。乳房的发育还在继续，乳头和乳晕呈深褐色，但相比前几个月，表现并不明显。有的准妈妈乳房已经开始分泌初乳。

● 基础体温开始下降，逐渐呈低温状态并持续到分娩结束。阴道内的酸度降低，容易感染细菌，要注意保持清洁。供给胎宝宝血液、氧气和营养素的胎盘已经发育完善，且准妈妈与胎宝宝之间已有脐带连接，所以流产危险降低。

### 2. 怀孕第五个月

● 本月准妈妈在外貌和体形上出现了较大的变化：子宫的增大使下腹部明显隆起，子宫底的高度与肚脐平齐。即使吃得不多，体重也会迅速增加。乳房、臀部更加丰满，皮下脂肪增厚。

● 乳房明显变大了，乳头和乳晕（乳头周围的一圈皮肤）的颜色变深。乳晕周围出现了小突起，这些小突起叫做"蒙哥马利结"。它们会分泌一种油性物质，能在哺乳期间保持乳头的清洁和润滑，并保护乳头免受感染。

● 虽然胎宝宝很早就开始在子宫内活动，但大多数准妈妈在这个月才开始感觉到胎动。

● 由于怀孕的缘故，准妈妈的生理会发生一些变化：由于血液里的增多，鼻子里的毛细血管承受的压力增大，准妈妈可能会经常流鼻血；清晨刷牙时牙龈也可能出血；阴道局部充血，宫颈分泌功能旺盛，阴道分泌物继续增多。由于关节、韧带的松弛，还会感到腰背酸痛。准妈妈还可能会

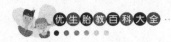

感到气短，随着子宫的增大，向上挤压肺部，这种现象会越来越严重，直到36周胎宝宝下降到骨盆中之后才会渐渐消失。

### · 3. 怀孕第六个月

• 子宫迅速增大，宫底高22厘米~25厘米，下腹明显隆起。腹围的增长速度为整个怀孕期间最快的阶段，孕22周的子宫顶端和肚子的底端平行，怀孕至第6个月末宫底平脐。支撑子宫的腹部韧带被拉长，因此时常会感觉疼痛。呼吸变得急促，心脏负担更重了。

随着子宫的增大，身体的重心发生了变化，突出的腹部使重心前移，为了保持平衡，准妈妈不得不腆起肚子走路。这时不能再穿高跟鞋了，因为穿高跟鞋不仅会使背部肌肉紧张程度加重而导致疼痛，而且还会使重心不稳，很危险。

• 增大的子宫适应了快速生长的胎宝宝的需要，但不可避免地会压迫周围的组织和器官，准妈妈出现心悸、气短、胃部胀满感、腹部下坠、尿频、便秘等症状，下半身也由于血液循环不畅而极易疲劳，并且难以缓解。

• 另外，由于孕激素的作用，准妈妈的手指、脚趾和全身关节韧带变得松弛，这也会使准妈妈觉得有些不舒服。甲状腺的机能变得活跃，容易流汗、感觉燥热。

• 乳房继续发育，乳腺发达，可出现泌乳现象。这个阶段准妈妈的体重在稳定增加，大约每周增重225克。

• 由于血液量的增加，阴道分泌物增多，血管扩张，脸及手都容易变红，严重时还会出现淤血，不过通常分娩后就会消失。

• 因为胎盘中分泌的激素影响肝脏，所以这个时期的准妈妈皮肤会出现瘙痒的感觉，严重时会长出水疱，甚至发展成湿疹。

### 4. 怀孕第七个月

随着胎宝宝的不断长大，准妈妈的腹部更加突出，行动较前几个月更加笨拙了，妊娠纹和色素沉积也越来越明显。所以，从本月起准妈妈要注重肌肤的保养。这个时候，胎宝宝的动静也越来越大了，准妈妈要做好心理准备。

• 怀孕第七个月末时，宫底在脐上3横指处。准妈妈的腹部更大了，向前高高隆起，站立时必须保持胸部向后、颈部向前、肩部下垂、脊柱前凸才能使身体保持平衡，这会引起背部一些肌肉过度劳累，准妈妈会感到明显的腰部酸痛。增大的子宫压迫下半身的静脉，使下半身出现静脉曲张。下肢承担体重并被子宫压迫而影响回流，容易出现水肿。子宫压迫骨盆底部，容易发生便秘和痔疮。

• 子宫肌肉对外界的刺激越来越敏感，如果用手稍用力刺激腹部，腹部可能会出现较微弱的收缩。收缩时子宫内的压力一般不超过 2 千帕，所以不会引起疼痛，也不会使子宫颈扩张。一般持续数秒即会消失，不必紧张。

• 腹部越来越沉重，腰腿痛因而更加明显，现在你可能会感到有些疲惫。另外，随着腹部的不断增大，这时你会发现肚子上、乳房上会出现一些暗红色的妊娠纹，脸上的妊娠斑也明显起来。有的准妈妈还会觉得眼睛发干、发涩、怕光，这些都是正常现象，不必过于担心。

• 乳房的乳腺管和腺泡增生，脂肪沉积，乳头增大变黑、易勃起，乳晕变黑。孕 28 周前后，乳房可能分泌初乳，是真正乳汁产生之前的分泌物。

• 这时你可能会觉得心神不安，睡眠不好，经常做一些记忆清晰的噩梦，这是你在怀孕阶段对即将承担的妈妈的重任感到忧虑不安的反应。这是正常的，你不必为此自责。你应该为了胎宝宝的健康发育保持良好的心境，你可以向丈夫或亲友诉说你的内心感受，他们也许能够帮助你放松下来。

## 语言胎教：告诉胎宝宝一天的生活

怀孕的第 6 个月，胎宝宝已经有了记忆和学习的能力。准妈妈要时刻牢记胎宝宝的存在，经常与之谈话，这是十分重要的。这一时期语言胎教主要采用同胎宝宝谈话的方式，以逐渐加强对胎宝宝的语言刺激，以语言手段来激发胎宝宝的智力发育。

准妈妈可以告诉胎宝宝一天的生活，从早晨醒来到晚上睡觉，自己或家庭成员做了什么，想了什么，有什么感想，说了些什么话，这些都可以讲给胎宝宝听。这是母子共同体验生活节奏的一种方法。如早晨起来，先对胎宝宝说一声"早上好"，告诉他新的一天已经开始了。打开窗户告诉胎宝宝"早上空气真新鲜""啊，太阳升起来了，阳光洒满大地""今天是一个晴朗的好天气"。关于天气，可教的有很多，如阴天、下雨、飘雪

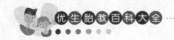

花等，气温的冷热、风力的大小、温度的高低等都可以作为话题。在洗手间也有很多可以同胎宝宝说的话，如天天要洗脸，饭后要刷牙，便后要洗手，衣服要经常换，爸爸为何要刮胡子，妈妈为什么爱梳妆，肥皂为何起泡泡，吹风机为什么能把头发吹干等，都是很好的说话内容。

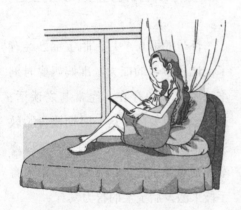

准妈妈还可以告诉胎宝宝，今天穿的衣服是什么样式的，什么颜色的，什么布料的。接着把镜子里的自己视觉化，将信息传递给腹中的胎宝宝，如"今天很冷，穿风衣吧""应邀赴会，还是穿套服的好""这件上衣，还是配蓝色的领带合适"等。吃饭时，先深深地吸口气，问胎宝宝："闻到了吗？饭菜真香啊！"还可以告诉胎宝宝各种蔬菜的名称、味道、营养和制作方法，要胎宝宝出生后喜欢吃各种蔬菜。

此外，准妈妈可在散步时把眼前的景色生动地讲给胎宝宝听："瞧，公园真美丽，青青的草，红红的花，鱼儿在池塘里游来游去。"准妈妈还可以利用诸如打扫房间、洗衣服、做饭、买东西、上银行、去医院，或者织毛衣、看电视、洗澡等活动同胎宝宝谈话。

准爸爸对胎宝宝的讲话也是很重要的。准爸爸的声音更易被胎宝宝所接受，通过与胎宝宝讲话，可以培养父子感情。并且，准爸爸对胎宝宝进行胎教还可增进夫妻感情。准爸爸与胎宝宝讲话时，准妈妈应仰卧或端坐在椅子上，准爸爸把头俯在准妈妈的腹部，嘴巴离腹壁不能太近也不能太远，一般以 3 厘米 ~ 5 厘米为宜。准爸爸同胎宝宝讲话的时间，一般选在晚上睡觉前为好，每次讲话时间以 5 ~ 10 分钟为宜。如就寝前，可以由准爸爸通过准妈妈的腹部轻轻地抚摸其中的胎宝宝，同时与胎宝宝谈话："爸爸来啦，起来活动吧，对啦，小手伸出来，小脚又在哪里呢？让爸爸摸一摸，啊，会蹬了，再来一个……再见！"

## 语言胎教：给胎宝宝起个小名

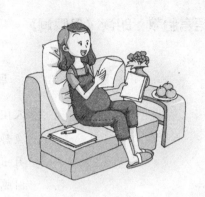

自妊娠6个月起，胎宝宝就开始不断地"凝神倾听"。妊娠期间，母亲的腹内（子宫）是一个非常"嘈杂"的场所，有大量的声音传入胎宝宝耳内。在传入胎宝宝耳内的声音中，最为嘈杂的是母亲胃内发出咕噜咕噜的声音。另外，即使是父母比较微弱的谈话声，胎宝宝也会全神贯注地倾听。

宝宝所处环境中最常听到是母亲那富有节奏的心脏搏动声。如其节奏正常，胎宝宝就会知道一切正常，即胎宝宝会感到所处环境安全而无忧虑。

何以见得呢？随着现代医学的发展，借助于B型超声波诊断仪，人们已能观察到胎宝宝在母体子宫内的活动情况，以及吞吐羊水的有趣模样。胎宝宝能接受外界刺激并作出反应。当胎宝宝听到音响时，胎心音会变快；听到汽车的喇叭声时，会出现频繁的胎动；用光照射准妈妈的腹部，胎宝宝会有眼球活动。

有人还做了这样一个实验，在妊娠期间，让父母给胎宝宝起一个小名，并让父母常常对腹中的胎宝宝呼唤他的小名。胎宝宝出生以后，当他听到呼唤他的小名时会突然停止吃奶或在哭闹中安静下来，有时甚至会露出似乎高兴的表情。这项试验结果在一定程度上说明，胎宝宝不但只有听力，而且还有一定的记忆能力。

数年前的研究表明，在新生儿室给一部分新生儿播放人心脏跳动的录音时，听到这种录音的新生儿比没有听到这种录音的新生儿表现得活泼，饮食和睡眠状况良好，体重迅速增加，呼吸能力不断增强，不爱哭闹，不易生病。

专家们认为，胎宝宝在宫腔内被羊水包围，是生活在一个水环境中，而水对声音具有选择的过滤作用，它能除去一部分低音而对高音则有较多的保留，故而胎宝宝对高音具有更强的敏感性。

究竟哪种解释更为合理，或二者兼而有之，这并不重要。重要的是胎宝宝对母体及母亲的声音具有依赖性与敏感性，这是与胎教直接有关的问题。

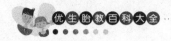

## 语言胎教：朗读《鸟鸣涧》

### 鸟鸣涧

人闲桂花落，
夜静春山空。
月出惊山鸟，
时鸣春涧中。

这首诗是唐代著名诗人王维山水诗中的代表作品之一。从文学创作的角度来赏析，这首诗的精妙之处在于"动""静"对比衬托的诗情画意。首句"人闲桂花落，夜静春山空"，便以声写景，巧妙地采用了通感的手法，将"花落"这一动态情景与"人闲"结合起来。花开花落都属于天籁之音，唯有心真正闲下来，放下对世俗杂念的执著迷恋，才能将个人的精神提升到一个"空"的境界。

当时的背景是深夜，诗人显然无法看到桂花飘落的景致，但因为夜静，更因为观风景的人心静，所以他还是感受到了盛开的桂花从枝头脱落、飘下、着地的过程。而我们在诵读的同时也似乎进入了香林花雨的胜景。此处的"春山"还给我们留下了想象的空白，因是"春山"，可以想见白天的喧闹的画面：春和日丽、鸟语花香、欢声笑语。而此时，夜深人静，游人离去，白天的喧闹消失殆尽，山林也空闲了下来，其实"空"的还有诗人作为禅者的心境。唯其心境洒脱才能捕捉到别人无法感受的情景。

末句"月出惊山鸟，时鸣春涧中"，以动写静，一"惊"一"鸣"，看似打破了夜的静谧，实则用声音的描述衬托山里的幽静与闲适：月亮从云层中钻了出来，静静的月光流泻下来，几只鸟儿从睡梦中醒了过来，不时地呢喃几声，和着春天山涧小溪细细的流水声，更是将这座寂静山林的整体意境烘托在读者眼前，与王籍"蝉噪林逾静，鸟鸣山更幽"（《入若耶溪》）有异曲同工之妙。

"文章本天成，妙手偶得之"，这是一句古语，古来好诗都是就天成好景，用妙手记叙出来。而我们在低吟浅酌之时，脑海胸襟似乎也随着诗人的文字进入那片清幽绝俗的画面之中。

## 语言胎教：朗读《春晓》

### 春 晓

春眠不觉晓，
处处闻啼鸟。
夜来风雨声，
花落知多少。

孟浩然，唐代诗人，以写田园山水诗为主，与另一位山水田园诗人王维合称为"王孟"。这首诗是诗人隐居在鹿门山时所做，意境十分优美。诗人抓住春天的早晨刚刚醒来时的一瞬间展开描写和联想，生动地表达了诗人对春天的热爱和怜惜之情。

此诗没有采用直接叙写眼前春景的一般手法，而是通过"春晓"（春天早晨）自己一觉醒来后瞬间的听觉感受和联想，捕捉典型的春天气息，表达自己喜爱春天和怜惜春光的情感。诗的前两句写诗人因春宵梦酣，天已大亮了还不知道，一觉醒来，听到的是屋外处处鸟儿的欢鸣。诗人惜墨如金，仅以一句"处处闻啼鸟"来表现充满活力的春晓景象。但人们由此可以知道就是这些鸟儿的欢鸣把懒睡中的诗人唤醒，可以想见此时屋外已是一片明媚的春光，可以体味到诗人对春天的赞美。正是这可爱的春晓景象，使诗人很自然地转入诗的第三、四句的联想：昨夜我在朦胧中曾听到一阵风雨声，现在庭院里盛开的花儿到底被摇落了多少呢？联系诗的前两句，夜里这一阵风雨不是疾风暴雨，而当是轻风细雨，它把诗人送入香甜的梦乡，把清晨清洗得更加明丽，并不可恨。但是它毕竟要摇落春花，带走春光，因此一句"花落知多少"，又隐含着诗人对春光流逝的淡淡哀怨以及无限遐想。

这首诗之所以深受人们喜爱，除了语言明白晓畅、音调朗朗上口之外，还在于它贴近生活，情景交融，意味隽永。

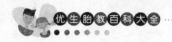

## 语言胎教：朗读《池上》

《池上》是唐代著名诗人白居易创作的一首五言精编创作基调为闲情偶寄，该作品文字洗练，内容通俗淡雅，是经典佳作之一。

### 池 上

小娃撑小艇，
偷采白莲回。
不解藏踪迹，
浮萍一道开。

池塘中一个个大莲蓬，新鲜清香，多么诱人啊！一个小孩儿偷偷地撑着小船去摘了几个又赶紧划了回来。他还不懂得隐藏自己偷摘莲蓬的踪迹，自以为谁都不知道；可是小船驶过，水面原来平铺着的密密的绿色浮萍分出了一道明显的水线，这下子泄露了他的秘密。

这首诗好比一组镜头，摄下一个小孩儿偷采白莲的情景。从诗的小主人公撑船进入画面，到他离去只留下被划开的一片浮萍，有景有色，有行动描写，有心理刻画，细致逼真，富有情趣；而这个小主人公的天真、活泼淘气的可爱形象，也就栩栩如生，跃然纸上了。

**专家提示**

白居易（772~846），唐代诗人，字乐天，号香山居士，今陕西渭南人。他的诗歌题材广泛，形式多样，语言平易通俗，有"诗魔"和"诗王"之称。

## 语言胎教：朗读《荷塘月色》

《荷塘月色》是中国著名文学家朱自清任教清华大学时所写的一篇散文，是现代抒情散文的名篇，因收入中学语文教材而广为人知。

### 荷塘月色

作者：朱自清

这几天心里颇不宁静。今晚在院子里坐着乘凉，忽然想起日日走过的荷塘，在这满月的光里，总该另有一番样子吧。月亮渐渐地升高了，墙外马路上孩子们的欢笑，已经听不见了；妻在屋里拍着闰儿，迷迷糊糊地哼着眠歌。我悄悄地披了大衫，带上门出去。

沿着荷塘，是一条曲折的小煤屑路。这是一条幽僻的路；白天也少人走，夜晚更加寂寞。荷塘四面，长着许多树，蓊蓊郁郁的。路的一旁，是些杨柳，和一些不知道名字的树。没有月光的晚上，这路上阴森森的，有些怕人。今晚却很好，虽然月光也还是淡淡的。

路上只我一个人，背着手踱着。这一片天地好像是我的；我也像超出了平常的自己，到了另一世界里。我爱热闹，也爱冷静；爱群居，也爱独处。像今晚上，一个人在这苍茫的月下，什么都可以想，什么都可以不想，便觉是个自由的人。白天里一定要做的事，一定要说的话，现在都可不理。这是独处的妙处，我且受用这无边的荷香月色好了。

曲曲折折的荷塘上面，弥望的是田田的叶子。叶子出水很高，像亭亭的舞女的裙。层层的叶子中间，零星地点缀着些白花，有袅娜地开着的，有羞涩地打着朵儿的；正如一粒粒的明珠，又如碧天里的星星，又如刚出浴的美人。微风过处，送来缕缕清香，仿佛远处高楼上渺茫的歌声似的。这时候叶子与花也有一丝的颤动，像闪电般，霎时传过荷塘的那边去了。叶子本是肩并肩密密地挨着，这便宛然有了一道凝碧的波痕。叶子底下是脉脉的流水，遮住了，不能见一些颜色；而叶子却更见风致了。

月光如流水一般，静静地泻在这一片叶子和花上。薄薄的青雾浮起在荷

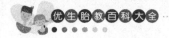
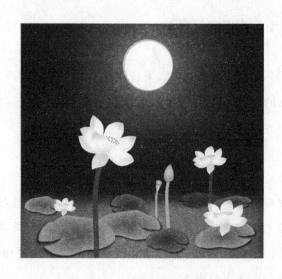

塘里。叶子和花仿佛在牛乳中洗过一样；又像笼着轻纱的梦。虽然是满月，天上却有一层淡淡的云，所以不能朗照；但我以为这恰是到了好处——酣眠固不可少，小睡也别有风味的。月光是隔了树照过来的，高处丛生的灌木，落下参差的斑驳的黑影，峭楞楞如鬼一般；弯弯的杨柳的稀疏的倩影，却又像是画在荷叶上。塘中的月色并不均匀；但光与影有着和谐的旋律，如梵婀玲上奏着的名曲。

荷塘的四面，远远近近，高高低低都是树，而杨柳最多。这些树将一片荷塘重重围住；只在小路一旁，漏着几段空隙，像是特为月光留下的。树色一例是阴阴的，乍看像一团烟雾；但杨柳的风姿，便在烟雾里也辨得出。树梢上隐隐约约的是一带远山，只有些大意罢了。树缝里也漏着一两点路灯光，没精打采的，是渴睡人的眼。这时候最热闹的，要数树上的蝉声与水里的蛙声；但热闹是它们的，我什么也没有。

忽然想起采莲的事情来了。采莲是江南的旧俗，似乎很早就有，而六朝时为盛；从诗歌里可以约略知道。采莲的是少年的女子，她们是荡着小船，唱着艳歌去的。采莲人不用说很多，还有看采莲的人。那是一个热闹的季节，也是一个风流的季节。梁元帝《采莲赋》里说得好：

于是妖童媛女，荡舟心许；鹢首徐回，兼传羽杯；櫂将移而藻挂，船欲动而萍开。尔其纤腰束素，迁延顾步；夏始春余，叶嫩花初，恐沾裳而浅笑，畏倾船而敛裾。

可见当时嬉游的光景了。这真是有趣的事，可惜我们现在早已无福消受了。

于是又记起《西洲曲》里的句子：

采莲南塘秋，莲花过人头；低头弄莲子，莲子清如水。今晚若有采莲人，这儿的莲花也算得"过人头"了；只不见一些流水的影子，是不行的。这令我到底惦着江南了。——这样想着，猛一抬头，不觉已是自己的门前；轻轻地推门进去，什么声息也没有，妻已睡熟好久了。

1927 年 7 月，北京清华园

带着淡淡的忧愁走出家门，趁月色出来散心，顺着幽静的小路一路走来，自然而然地来到了日日经过的荷塘边，一去看那月下的荷塘。月色下的荷塘是那样的美，比之白天又别有一番风致。荷叶是亭亭的如舞女的裙，可以想象荷叶随风起舞时婆娑婀娜的美妙身姿；而点缀其间的白色的荷花，不禁让人想起它出淤泥而不染的特性。荷花又是形态各异的："有袅娜地开着的，有羞涩地打着朵儿的；正如一粒粒的明珠，又如碧天里的星星，又如刚出浴的美人。"用上"袅娜、羞涩"二词，在作者的眼里荷花俨然已是仙子一般了。作者用细致的工笔和绝妙的比喻，对荷叶的形神、荷花的资质进行一番令人神往的描绘，荷花、荷叶的优美形象似已展现眼前。

这还不是最美的，一缕"微风"让这幅极美的荷花图动了起来："微风过处，送来缕缕清香，仿佛远处高楼上渺茫的歌声似的。这时候叶子与花也有一丝的颤动，像闪电般，霎时传过荷塘的那边去了。叶子本是肩并肩密密地挨着，这便宛然有了一道凝碧的波痕。叶子底下是脉脉的流水，遮住了，不能见一些颜色；而叶子却更见风致了。"霎时，荷香如歌，似有若无，花叶颤动，流波溢彩，叶、花、形、色、味浑然一体。人也在微风中全身心地沉醉在这荷塘美景之中了。

而这似乎还不够极致！再看看塘上的月色："月光如流水一般，静静地泻在这一片叶子和花上。薄薄的青

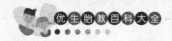 

雾浮起在荷塘里。叶子和花仿佛在牛乳中洗过一样；又像笼着轻纱的梦。"叶下的流水被密密的叶子遮住了，不能看见，而叶上"如流水"一般的月光却在"静静地泻"着，一个"泻"字，化静为动，使人看到了月光的流动感；"薄薄的青雾浮起在荷塘里"，一个"浮"字又突出了雾的轻飘朦胧。叶子和花在薄雾笼罩下，迷迷蒙蒙，仿佛在牛乳中洗过一样，如梦似幻。月色迷蒙柔和、薄雾轻笼飘浮，这月下的荷塘真是恍如仙境了！满月而有淡淡的云雾，给人的感觉如"小睡"一般，正如作者此时的心境，却是恰到好处。作者在这里无意中流露出了淡淡的喜悦。"弯弯的杨柳的稀疏的倩影，像是画在荷叶上。"

杨柳的倩影不是"投"在荷叶上，作者偏偏用了一个"画"，仿佛是一位绘画高手在泼墨挥毫，精心描绘一般，使投在荷叶上的影子贴切自然、美丽逼真，富有情趣。

"光与影有着和谐的旋律，如梵婀玲上奏着的名曲。"月色清淡，黑白相间的光和影犹如和谐的旋律，荷香缕缕，水乳交融，作者如此细腻入微的感受真是令人如痴如醉！

这美丽的景色可以让作者忘记自己的忧愁了吧？但是"热闹是它们的，我什么都没有"。作者还是无法摆脱那一缕愁绪，淡淡的哀愁与淡淡的喜悦相互交织，给优美的月下荷塘披上朦胧的轻纱，清幽淡雅、安谧柔和、朦胧和谐，荷塘与月色融为了一体！

读着朱自清先生的《荷塘月色》，便宛若置身荷塘一般，仿佛在那幽径上走着的是自己了。那亭亭碧绿的荷叶，那婀娜多姿的荷花，月色迷蒙、薄雾缭绕的荷塘便又展现在眼前。

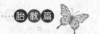

## 语言胎教：故事《蝉和蚁》

### 蝉和蚁

我们大多数人对于蝉的歌声总是不大熟悉的，因为它住在生有洋橄榄树的地方。但是凡读过拉封敦的寓言的人大概都记得蝉曾受过蚂蚁的嘲笑吧，虽然拉封敦并不是谈到这个故事的第一人。

故事上说：整个夏天，蝉不做一点儿事情，只是终日唱歌，而蚂蚁则忙于储藏食物。冬天来了，蝉为饥饿所驱，只有跑到它的邻居那里借一些粮食，结果它遭到了难堪的待遇。

骄傲的蚂蚁问道："你夏天为什么不收集一点儿食物呢？"蝉回答道："夏天我歌唱太忙了。"

"你唱歌吗？"蚂蚁不客气地回答，"好啊，那么你现在可以跳舞了。"然后它就转身不理蝉了。

这个寓言是造谣，蝉并不是乞丐，虽然它需要邻居们很多的照应。每到夏天，它们成阵地来到我的门外唱歌，在两棵高大筱悬木的绿荫中，从日出到日落，那粗鲁的乐声吵得我头脑昏昏。这种震耳欲聋的合奏，这种无休无止的鼓噪，使人任何思想都想不出来了。

有的时候，蝉与蚁也确实打一些交道，但是它们与前面寓言中所说的刚刚相反。蝉并不靠别人生活，它从不到蚂蚁门前去乞食，相反的倒是蚂蚁为饥饿所驱哀求这位歌唱家。我不是说"哀求"吗？这句话还不确切，其实它是厚着脸皮去抢劫的。

七月时节，当我们这里的昆虫为口渴所苦，失望地在已经枯萎的花上跑来跑去寻找饮料时，蝉则依然很舒服，不觉得痛苦。用它突出的嘴——一个精巧的吸管，尖利如锥子，通常收藏在胸部——刺穿饮之不竭的圆桶。它坐在树的枝头，不停地唱歌。只要钻通柔滑的树皮，里面有的是汁液。吸管插进树皮孔，它就可饮个饱了。

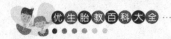
　　最坏的罪犯要算蚂蚁了。我曾见过它们咬紧蝉的腿尖，拖住它的翅膀，爬上它的后背，甚至有一次一个凶悍的强盗，竟当着我的面抓住蝉的吸管，想把它拉掉。

　　你看，真正的事实不是与那个寓言相反吗？蚂蚁是顽强的乞丐，而勤苦的生产者却是蝉呢！

　　　　　　　　　　　　　　　　　　　　　　摘自法布尔《昆虫记》

## 语言胎教：故事《皇帝的新装》

许多年前，有一位皇帝，他为了穿得漂亮，不惜把所有的钱都花掉……

有一天，他的王国来了两个骗子，自称是裁缝。他们说，他们能织出人间最美丽的布。这种布不仅色彩和图案都分外美丽，而且缝出来的衣服还有一种奇怪的作用：凡是不称职的或者愚蠢得不可救药的人都看不见……

城里所有的人都在谈论这美丽的布料，皇帝很想亲自去看一次。"这是怎么一回事？"皇帝看后心里想。"我什么也没有看见！这真是荒唐！难道我是一个愚蠢的人吗？难道我不配做皇帝吗？这可是最可怕的事情。"

"哎呀，真是美极了！"皇帝只好说，"我表示十二分满意！"

第二天早晨，游行大典就要举行了。皇帝亲自带着一群最高贵的骑士们来了。两个骗子各举起一只手，好像拿着一件什么东西似的。他们说："请看吧，这是裤子，这是袍子，这是外衣。""现在请皇上脱下衣服，"两个骗子说，"好让我们在这个大镜子面前为您换上新衣。"

皇帝把他所有的衣服都脱下来。两个骗子装作一件一件地把他们刚才缝好的新衣服交给他。他们在皇帝的腰那儿弄了一阵子，好像是系上一件什么东西似的："这就是后裙……"

皇帝就在那个富丽的华盖下游行起来了。"乖乖！皇上的新装真是漂亮！他上衣下面的后裙是多么美丽！这件衣服真合他的身材！"谁也不愿意让人知道自己什么也看不见，因为这样就会显出自己的不称职或是太愚蠢。皇帝所有的衣服从来没有获得过这样的称赞。

"可是他什么衣服也没有穿呀！"一个小孩子最后叫了出来。

"上帝哟，你听这个天真的声音！"孩子的爸爸说。于是大家把这孩子讲的话私自低声地传播开来。

"他并没有穿什么衣服！有一个小孩子说他并没有穿什么衣服呀！""他实在是没有穿什么衣服呀！"最后所有的老百姓都说。皇帝有点儿发抖，因为他觉得百姓们所讲的话似乎是真的，不过他自己心里却这样想："我必须把这场游行大典举行完毕。"于是他摆出一副骄傲的神气，他的内臣们跟在他后面走，手中托着一个并不存在的后裙。

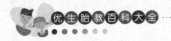

## 语言胎教：故事《咕咚来了》

一只可爱的小白兔，住在美丽的湖边。湖边种了一棵木瓜树。有一天，小白兔正在湖边玩耍时，忽然听见"咕咚"一声，吓得小白兔撒腿就跑。

小狐狸碰上了小白兔就问："小白兔，你怎么了?"小白兔边跑边回答："咕咚来了，快跑呀!"小狐狸吓得也跟着跑了起来，慢慢地，森林里的动物越来越多，有小鹿、松鼠、大象等。

他们的跑声惊动了正在睡觉的森林之王狮子，狮子大吼了一声问："你们怎么了，出了什么事情?"这个时候大家才你看我我看你，不明白到底是怎么回事。后来小白兔讲："湖边好像有一个可怕的怪物，我听到它的声音咕咚、咕咚的，就把我吓跑了。"狮子就说："大家跟我来，我不相信谁比我还厉害。"大家纷纷跟着来到了小白兔的家，在这时又听到"咕咚"一声，大家一看原来是成熟的木瓜掉到湖里了。大家互相看着对方大笑了起来，原来是虚惊一场。

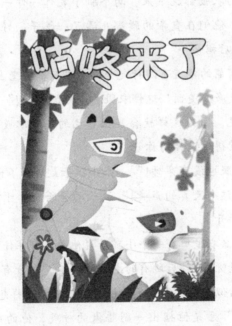

## 语言胎教：准爸爸讲故事

　　胎宝宝最喜欢准爸爸的声音了，除了跟宝宝对话、给宝宝唱歌外，今天，准爸爸就来为胎宝宝讲个有趣的故事吧。

　　春天过去了。

　　小鼹鼠盼望着第一阵夏雨的到来。他天天盼。

　　一个闷热的午后，小鼹鼠在洞里睡熟了，睡得好熟好熟。一声低沉的雷声，没有能惊醒他；一阵沙沙的大风，也没有惊醒他。紧接着，小鼹鼠盼望了好久的夏雨淅沥沙啦地来了。

　　等到小鼹鼠睡醒了，它听到洞外仿佛有雨声，便一阵风似的冲了出去。

　　可是，晚了。雨停了，风停了，太阳公公从一朵云后面探出脸来，朝小鼹鼠笑着。

　　小鼹鼠笑不出来，它快要哭了，他好伤心。

　　这时，一只小黑熊走了过来，当它问清了小鼹鼠为什么不高兴时就笑了。

　　它领着小鼹鼠来到一棵梧桐树下，小黑熊说：

　　"准备着吧，鼹鼠先生，今年的第一场夏雨来了！"说完，就使劲地摇着梧桐树。停在树叶上的水珠儿淅沥沙啦地落下来，就跟密密麻麻的雨点儿一样。

　　小鼹鼠抬着头，张开双臂喊了起来：

　　"哦，第一场夏雨来了，真凉快，真舒服啊！"雨点儿把小鼹鼠淋了个痛快，小黑熊自己也湿透了。

　　小鼹鼠对小黑熊说："谢谢你，小黑熊。你送给了我一阵雨，一阵躲在树上的夏雨！"

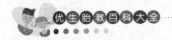

## 音乐胎教：欣赏《小夜曲》

美国、日本、德国、韩国等发达国家研究表明：莫扎特音乐与人体神经有独一无二的微妙感应，孕育期听过莫扎特音乐的宝宝，对声音、画面、气味的空间感觉更早、更准备，记忆外部刺激的能力也更强，莫扎特的音乐能刺激胎宝宝大脑成长，培养宝宝的多种智力和各项潜能。

《第十三号小夜曲》又叫《G大调弦乐小夜曲》，是18世纪中叶器乐小夜曲的典范，莫扎特于1787年8月24日在维也纳完成。最早为弦乐合奏，后被改编为弦乐五重奏和弦乐四重奏，尤以弦乐四重奏最为流行，是莫扎特所作十多首组曲型小夜曲中最受欢迎的一首。

这首乐曲原有5个乐章，后第二乐章因故失传，所以现存只有4个乐章。

第一乐章，快板，G大调，4/4拍，是一首完整的小奏鸣曲。第一主题开门见山，以活泼流畅的节奏和短促华丽的八分音符颤音，组成了欢乐的旋律，其中充满了明朗的情绪色彩和青春气息；随后是轻盈的舞步般旋律。

第二乐章，行板，C大调，2/2拍，抒情的浪漫曲。音乐开头乐队奏出简易、动听如歌的主题，旋律温柔恬静，犹如轻舟荡漾，充满了绵绵情思。

第三乐章，小快板，G大调，3/4拍，小步舞曲。主题节奏鲜明，旋律流畅，充满了青春的活力。

第四乐章，回旋曲，G大调，快板，4/4拍，主题是一首威尼斯流行歌曲，旋律明澈流丽，跳荡着无忧无虑的情感，象征着幸福完美的爱情。它在该乐章中共出现五次，每次都做了调性变化。最后仍重复这一主题，结束全曲。

## 音乐胎教：聆听《安睡吧，宝贝》

沃尔夫冈·阿玛多伊斯·莫扎特（德语：Wolfgang Amadeus Mozart，1756～1791），1756年1月27日生于奥地利（神圣罗马帝国时期）的萨尔茨堡一位宫廷乐师的家庭，他的父亲奥波德是那座城中宫廷大主教乐团的小提琴手，也是一个作曲家。他的母亲也酷爱音乐，会拉大提琴和小提琴。

莫扎特是奥地利作曲家，欧洲维也纳古典乐派的代表人物之一，作为古典主义音乐的典范，他对欧洲音乐的发展起了巨大的作用。他无疑是一个天分极高的艺术家，谱出的协奏曲、交响曲、奏鸣曲、小夜曲、嬉游曲等成为后来古典音乐的主要形式。

歌剧是莫扎特创作的主流，他与格鲁克（Gluck）、瓦格纳（Wagner）和威尔第（Verdi）一样，是欧洲歌剧史上四大巨子之一，其中最出名的歌剧是《费加罗的婚礼》《唐璜》和《魔笛》。他又与海顿、贝多芬一起为欧洲交响乐写下了光辉的一页。另外，他的《安魂曲》也成为宗教音乐中难能可贵的一部杰作。

35岁便英年早逝的莫扎特，一生创作了549部作品，其中包括22部歌剧、41部交响乐、42部协奏曲、一部安魂曲以及奏鸣曲、室内乐、宗教音乐和歌曲等作品，留下的重要作品总括当时所有的音乐类型。莫扎特赋予音乐以歌唱优美欢乐性，然而，其中又深含着悲伤，这正反映了莫扎特时代知识分子的命运。

《安睡吧，小宝贝》这首乐曲旋律轻柔甜美，节奏和伴奏常带有摇篮的动荡感，具有安静、温暖、亲切的特点，非常适合胎宝宝。

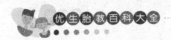

## 音乐胎教：听节奏柔和的《天鹅》

圣桑：法国作曲家。1835 年 10 月 9 日出生于法国巴黎，父亲出身于诺曼底附近的贫苦农家，母亲是水彩画家。父亲在圣桑两个月时去世，圣桑由母亲和伯母共同抚养。伯母是音乐家，于圣桑两岁半时开始教他弹琴。

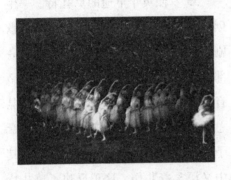

圣桑创作技巧纯熟，作品数量超过 170 部，几乎涉及每个音乐领域。他的作品旋律流畅，和声典雅，结构工整，配器华丽，色彩丰富，通俗易懂。其代表作有管弦乐组曲《动物狂欢节》、交响诗《骷髅之舞》《第一大提琴协奏曲》和小提琴与乐队的《引子与回旋随想曲》等。

《动物狂欢节组曲》又称《动物园狂想曲》，是一部形象生动、充满幽默诙谐的管弦乐组曲。在这部新颖的组曲中，作者以漫画式的笔调，运用各种乐器的音色和表情特征，惟妙惟肖地描绘出动物们滑稽的动作和可爱的情态，其中的大提琴独奏《天鹅》尤为动人。

乐曲一开始，钢琴以清澈的和弦，清新而简洁地奏出犹如水波荡漾的引子。在此背景上，大提琴奏出舒展而优美的旋律，描绘了天鹅以高贵优雅的神情安详浮游的情景。中间部分由第一部分的主题因素发展构成，中间调性的变化为音乐增添了色彩，它所表现的感情更加内在而热切，犹如对天鹅端庄而高雅的形象的歌颂，把人带入一种纯净崇高的境界。

《动物狂欢节组曲》暨《天鹅》特别适合准妈妈在孕中、晚期时听，也适合给胎宝宝听，因为它描绘了各种动物的形象，能引发孕妈妈很具体的想象。

**专家提示**

欣赏时，孕妈妈最好能给胎宝宝描述具体的动物形象，这无疑对胎宝宝的感知和智力发育有很大好处。

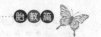
## 音乐胎教：欣赏《彼得与狼》

《彼得与狼》是苏联作曲家普罗科菲耶夫为儿童写的一部交响童话，完成于 1936 年春，同年 5 月 2 日在莫斯科的一次儿童音乐会上首次演出。该作品是普罗科菲耶夫的代表作品之一，由作者本人所构思的情节和撰写的朗诵词，具有生动活泼而又深刻的教育意义。

普罗科菲耶夫是俄罗斯音乐史上的超级神童，5 岁就写出了第一首钢琴独奏曲，9 岁已经令从学的老师大惊失色。他发明了一种"快速配器法"，充满独特的个人见解，以表示不喜欢原有的单调乏味的配器方式。他的代表作《彼得与狼》《古典交响曲》和《罗密欧与朱丽叶》一直被古典乐坛奉为先锋派。

少先队员彼得与他的小朋友鸟儿一起玩耍，家中的小鸭在池塘嬉游，与小鸟争吵。小猫趁机要捕捉小鸟，被彼得阻拦。爷爷后来吓唬他们说狼要来了，把彼得带回家。不久，狼真的来了，吃掉了小鸭，还躲在树后要捉小鸟和小猫。彼得不顾个人安危，在小鸟的帮助下捉住狼尾巴，将它拴在树上，爷爷和猎人赶来把狼抓进了动物园。

故事寓意深刻，表现了少年彼得以勇敢和机智战胜了凶恶的狼。作曲家运用乐器来刻画人物和动物的性格、动作和神情，音乐技巧成熟，形式新颖活泼，旋律通俗易懂。全曲既有贯穿的情节，而又不是干涩地平铺直叙，每一个角色、每一个段落不但形象鲜明，而且还含有表达尽致的艺术魅力。

音乐中用长笛、双簧管、单簧管、大管、弦乐四重奏、定音鼓和大鼓所奏出的具有特性的短小旋律和音响，分别代表小鸟、鸭子、猫、爷爷、少年彼得和猎人的射击声等。曲中采长笛的高音区表现小鸟的灵活好动；弦乐奏出了彼得的神情，描绘了彼得的机智勇敢；鸭子的形象由双簧管模拟，生动地刻画出那蹒跚的步态；单簧管低音区的跳音演奏描绘了小猫捕捉猎物时的机警神情；爷爷老态龙钟的神态由大管浑厚、粗犷的声音来表现，节奏和音调模拟了老人的唠叨；狼阴森可怕的号叫用 3 只圆号来体现。

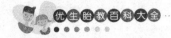

## 音乐胎教：听勃拉姆斯《摇篮曲》

勃拉姆斯是19世纪后半叶德国最卓越的古典乐派最后一位作曲家，他的这首《摇篮曲》作于1868年，是其代表作之一，为摇篮曲中最为出色的一首。乐曲深情而动听，表现了真挚的母爱，被广为传唱。

### 摇篮曲

快安睡，小宝贝，

夜幕已低垂，床头布满玫瑰，

陪伴你入睡，小宝贝，小宝贝，

歌声催你入睡，小宝贝，小宝贝，

歌声催你入睡；

快安睡，小宝贝，

夜幕已低垂，月光洒满大地，

微风轻轻吹，小宝贝，小宝贝，

歌声催你入睡，小宝贝，小宝贝，

歌声催你入睡。

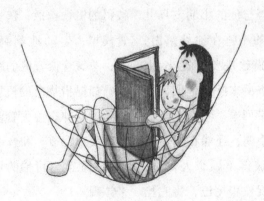

1864 年，勃拉姆斯在汉堡遇见了一个维也纳青年女歌手，名叫贝尔塔。奥地利姑娘特有的温柔妩媚和天真烂漫自有一种神秘的魅力，从她身上，勃拉姆斯感到他注定要终老于此的奥地利土地分外可爱。勃拉姆斯对贝尔塔一见钟情，但在谈婚姻的时候却遭到了不可克服的障碍。贝尔塔嫁给了法柏先生，当他们养第二个孩子的时候，勃拉姆斯送给她一首"随时随地可以用来取乐"的《摇篮曲》。"安睡安睡，乖乖在这里睡，小床满插玫瑰，香风吹入梦里，蚊蝇寂无声，宝宝睡得甜蜜，愿你舒舒服服睡到太阳升起"，那恬静、优美的旋律本身就是一首抒情诗。后人曾将这首歌曲改编为轻音乐，在世界上广为流传，就像一首民谣那样深入人心。

此曲是一首民歌风格的歌曲，歌曲中摇摆的韵律，舒缓的叙事语气的旋律，再加上装饰音的运用，表现出充满无限温存慈祥的万千柔情，勾画出一幅妈妈对孩子亲切祝福的动人画面，表达了人类最崇高的感情：妈妈对孩子的爱。演唱者克洛伊·安格纽像孩童一样柔嫩清澈、像糖果一般甜美的嗓音独树一帜，给人一种纯真的美感。

## 胎教常识：不能把耳机放在腹部

据报刊报道，一位女士带两岁半的儿子至某医院，医生发现该宝宝严重失聪，再仔细检查，孩子的耳蜗和听觉神经已损坏，且没有治愈的可能。原来，该女士在怀孕 3 个月时，听到了有关胎教好处的传言，于是每天将耳机放在腹部让胎宝宝听 1 小时的音乐，结果造成了胎宝宝听力的损害。

许多人认为，对胎宝宝来说，母亲的子宫是一个不受外界干扰的理想环境。而事实并非如此，胎宝宝在子宫内亦深受外界噪声之害。美国科学家实验发现，外界声音的基本音节能全部传入子宫，胎宝宝能清晰地听到 3 米外人们的讲话声、开门声和小车通过的声音，其所感受的声音只比外界低 25 分贝~30 分贝。

构成胎宝宝内耳一部分的耳蜗从准妈妈怀孕第 20 周起开始发育，其成熟过程在宝宝出生后 30 多天内仍在继续进行。由于胎宝宝的耳蜗正处于发育阶段，极易遭受噪声损害，对 2000 赫兹以上的高音尤为敏感，所以胎教音乐中若出现 2000 赫兹以上高音时，必将损害胎宝宝的听力。

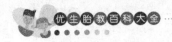

令人吃惊的是，不久前，国家优生优育协会和中科院声学研究所对市面上出售的胎教音乐进行随机抽样调查，音频超过 2000 赫兹的不合格胎教音乐大量存在。有的包装盒上标明音频范围是 500 赫兹～2000 赫兹，但实际检测结果音频最高者竟达 4000 赫兹～5000 赫兹。用这样不合规格的产品进行胎教，对胎宝宝听力造成的损害是可想而知的。

## 光照胎教：促进胎宝宝的视觉发育

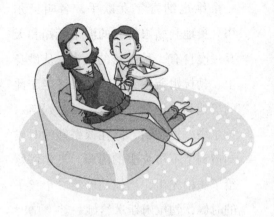

胎宝宝在怀孕第 8 周时眼睛已经开始发育，但直到怀孕 23 周左右的时候对光才有了最初的反应。当一道亮光穿过母亲的皮肤，甚至子宫壁到达胎宝宝时，胎宝宝的眼睛就开始在黑暗中一开一合，似乎在为出生后做练习。怀孕 27 周以后，胎宝宝的大脑才能感知外界的视觉刺激。怀孕 30 周以前，胎宝宝还不能凝视光源，直到怀孕 36 周，胎宝宝对光照刺激才能产生应答反应。

如果从怀孕 24 周开始，每天定时在胎宝宝觉醒时用手电筒（弱光）作为光源，照射准妈妈腹壁胎头方向，每次 5 分钟左右，结束前可以连续关闭、开启手电筒数次，这样做可促进胎宝宝视觉功能健康发育。因为有研究表明，当用手电筒照射准妈妈腹壁胎头部位时，可感到胎宝宝心率增快的现象，持续照射数分钟，胎心率又恢复至照射前的状态。光照 5 分钟，通过刺激胎宝宝的视觉信息传递，使胎宝宝大脑中动脉扩张，对胎宝宝脑细胞的发育有益。

因此，准妈妈可以利用胎宝宝所具有的视觉功能，对其进行胎教，以锻炼胎宝宝的视觉，并且有助于提高胎宝宝的智力。但需注意的是，在对胎宝宝进行光照刺激时，切忌强光照射，并且时间也不宜过长。

## 光照胎教：让胎宝宝沐浴阳光

孕妈妈可以在天气不错的时候来个日光浴，在晒太阳的同时还可以和胎宝宝进行交流，比如一边晒太阳一边和腹中的宝宝对话："宝宝，不要睡懒觉了，今天太阳很好，快出来晒晒太阳！"

至于什么时候晒太阳，应根据季节、时间以及每个人的具体情况灵活掌握。如果是夏天的话，每天阳光都很强烈，就不用专门晒太阳了，树阴里的散射阳光就足以满足孕妈妈的需要了，而且孕妈妈外出的时候还要防晒。一般来说，春秋季在每天上午9点到下午4点，冬季在每天上午10点到下午1点晒太阳比较合适，因为这些时候阳光中的紫外线最为充足，孕妈妈可选择在这段时间晒太阳。

晒太阳的时间以每天1小时为好，在太阳下晒的时间过长，太阳光可使皮肤受到紫外线的伤害，进而产生皮炎。特别是在强光的照射下，孕妈妈的皮肤没有足量黑色素的保护，更容易使皮肤发炎。另外，长时间晒太阳还会加重脸上的色斑，导致出现妊娠蝴蝶斑或使之加重。由此看来，孕妈妈要恰当掌握晒太阳的时间。

进行日光浴不宜空腹，不可入睡，酌情暴露身体，还要经常转换体位。夏天要戴草帽和太阳镜以保护头、眼，预防中暑；夏天在进行日光浴前，外露部位应涂抹润肤油或防晒露。冬天要适当穿得厚一些，一般不宜外露身体，预防感冒和其他疾病。日光浴后不要立即洗澡。

## 抚摸胎教：和胎宝宝一起嬉戏

妊娠的第6个月，可以在准妈妈腹部明显地触摸到胎宝宝的头、背和肢体，是进行抚摸胎教的好时机。抚摸胎教可以在起床后和睡觉前进行，应避免在饱食后进行。一般每天可进行3次，每次约5分钟。具体的方法是：准妈妈排空小便，平卧床上，下肢膝关节向腹部弯曲，双足平放于床上，全身放松。此时准妈妈腹部柔软，利于触摸。

抚摸可由准妈妈进行，可由准爸爸进行，也可轮流进行。先用手在腹部轻轻抚摸片刻，再用手指在胎宝宝的体部轻压一下，可交替进行。有的胎宝宝在刚开始进行抚摸或按压时就会作出反应，随着孕周的增加，胎宝宝的反应会越来越明显，当胎宝宝习惯指压后，他会主动迎上来。怀孕28

周以后，轻轻地触摸配合轻轻地指压可区别出胎宝宝圆而硬的头部、平坦的背部、圆而软的臀部以及不规则且经常移动的四肢。当轻拍胎宝宝背部时胎宝宝有时会翻身，手足转动，此时可以用手轻轻抚摸以安抚之。在用手触摸胎宝宝的时候，别忘了还要同时轻轻地、充满柔情地对胎宝宝说话，让胎宝宝更强烈地感受到父母的爱意。父母也可以在触摸胎宝宝的时候谈谈心，交流交流感情，憧憬一下宝宝出生后美好的生活，营造出温馨、亲密的气氛，这样有利于加深一家三口间的感情。

在进行抚摸胎教时，抚摸及按压的动作一定要轻柔，以免用力过度引起意外。有的准妈妈在怀孕中、后期

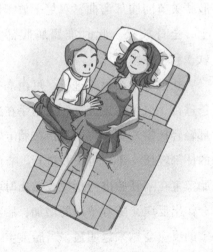

经常有一阵阵的腹壁变硬，可能是不规则的子宫收缩，此时不能进行抚摸胎教，以免引起早产。准妈妈如果有不良分娩史，如流产、早产、产前出血等，则不宜使用抚摸胎教。

做完抚摸后，可用双手轻轻推动胎宝宝在宫内"散步"。这样反复的锻炼，可以使胎宝宝建立起有效的条件反射，并增强肢体肌肉的力量。经过锻炼的胎宝宝出生后肢体的肌肉强健，抬头、翻身、坐、爬、行走等动作都比较早。训练时，手法要轻柔，要循序渐进，不可急于求成，即使在怀孕 7~8 个月的训练高峰期，每次也不能超过 5 分钟，否则只能是揠苗助长，适得其反。一旦胎宝宝出现踢蹬不安时，便应立即停止刺激，并轻轻抚摸之，以免发生意外。在进行运动胎教过程中，思想一定要集中，心里应有幸福喜悦的感受。

有些准妈妈对运动胎教怀有戒心，生活中常常看到一些准妈妈用手捂住肚子等待胎宝宝反应，好像害怕锻炼会损害胎宝宝似的。其实，这种担心是多余的。胎宝宝在 4 个月时，胎盘已经很牢固，胎宝宝在羊水中活动不会受到直接冲击，因而也不会受到任何伤害。相反，经常采用运动胎教法会收到很好的效果。

## 运动胎教：适当增加运动量

对于准妈妈来说，运动可以减轻怀孕期间产生的各种不舒适症状，如背痛、便秘、四肢肿胀等，使母亲更健康，从而为宝宝提供良好的内环境。

此阶段，大多准妈妈妊娠反应消失，腹中的胎宝宝也比较稳定，可以适当增加运动量以增强体质，并为顺利分娩做准备。散步、妊娠体操、游泳等均是适宜准妈妈进行的运动，也可以进行适量的、安全的腹部肌肉锻炼，增强腹肌的收缩能力，以利于顺利分娩。

### 专家提示

如果你生活在城市中，从下午4点到晚上7点之间空气污染相对严重，准妈妈做运动或者外出最好避开这段时间。

游泳是非常适合在孕中期进行的运动。因为，在水中运动时身体负担小，很轻松就可以锻炼到腰腿部肌肉，因此游泳很适合准妈妈。游泳消耗热量多，可以减掉身体上的多余脂肪，时间短见效快。游泳技术好的准妈妈还可以通过潜泳等方式增加肺活量。此外，游泳还能明显减轻怀孕期间的每位准妈妈都难以逃避的腰痛、痔疮、静脉曲张等问题，并有效纠正胎位异常。相关统计数据显示，参加过游泳训练的准妈妈不仅顺产率高，连产程也能缩短一半左右。

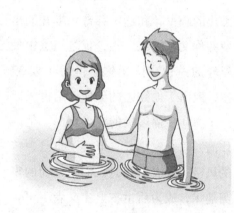

准妈妈对游泳池的水质要求较高，必须经过严格消毒，如果细菌含量超标，有可能诱发妇科炎症，一旦用药治疗便容易对胎宝宝发育造成影响。所以，一定要选择干净清洁的游泳池。而且，有流产、早产、死胎病史及阴道出血、腹部疼痛病史的准妈妈，或者患有妊娠中毒症、心脏病的准妈妈不能游泳。

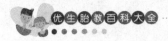

## 美育胎教：欣赏名画《圣母子》

欣赏名画是提高准妈妈审美能力及个人修养的有效方法，也是实施美育胎教的一个主要途径。今天我们为孕妈妈们准备了意大利著名画家拉斐尔的一幅油画《圣母子》。

拉斐尔（1483～1520）是意大利杰出的画家，和达·芬奇、米开朗琪罗并称文艺复兴三杰，也是三杰中最年轻的一位。拉斐尔谢世时年仅37岁，但由于他勤勉的创作，给世人留下了300多幅珍贵的艺术作品。他的作品博采众家之长，形成了自己独特的风格，代表了当时人们最崇尚的审美趣味，成为后世古典主义者不可企及的典范。其代表作有油画《西斯廷圣母》、壁画《雅典学院》等。

圣母、圣婴原本是典型的宗教题材，在中世纪的绘画作品中，为了强调圣母、圣婴的神灵身份，一直被描绘得冰冷呆板、毫无生气。文艺复兴三杰之一的拉斐尔在此幅作品中摒弃传统的创作思维，把圣母描绘成一位温柔秀美、洋溢着爱意、微微丰腴的人间母亲。三角形构图是拉斐尔惯用的手法，金黄、酒红、墨绿，华丽的色彩让画面洋溢着温暖欢快的调子，同时也是文艺复兴时期的画商、教堂等喜爱的颜色。圣母正在沉思，而膝上的圣婴则是活泼的、动态的，比例上稍大于人间男婴，胖胖的质感非常可爱逼真，激起观者的抚摸欲，与圣母一静一动、相映成趣。背景是拉斐尔的故乡——意大利托斯卡纳的美丽山地乡村。这是文艺复兴时期的杰出作品，也是人类美术史上的珍品之一。

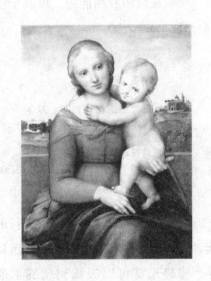

## 美育胎教：欣赏《断臂的维纳斯》

雕像《断臂的维纳斯》也称"米洛的维纳斯"，是一尊希腊神话中代表爱与美的女神维纳斯的大理石雕塑，高 2.14 米。作为一座圆雕，这座雕像可四面欣赏，不论从哪个角度看，都有统一而富于变化的美。

维纳斯是罗马神话中爱和美的女神，即希腊神话中的阿佛洛狄忒。大约公元前 4 世纪时，希腊著名的雕刻家阿海山纳在神话的基础上加以想象和创造，用大理石雕成了这一艺术珍品，但后来遗失了。1820 年在密罗斯岛上，一个叫尤尔赫斯的农民在翻挖菜地时发现了一个神龛。里面有个半裸美女的雕像。尤尔赫斯非常惊奇，但并不知道是维纳斯雕像，便把它搬到家里。这时有两个法国海员刚巧来到该岛考察水文。他们看到这个雕像，但没有购买。几天后，他们的船到了伊斯坦布尔，在应邀到法国大使馆赴宴席间，讲起了尤尔赫斯的发现。法国驻土耳其大使立刻派大使馆秘书马采留斯前去收买。然而在这期间，尤尔赫斯已把雕像廉价卖给了当地的一位神甫，神甫又打算把它献给君士坦丁总督的翻译员。正当神甫准备把雕像装船起运时，马采留斯刚巧赶到。

马采留斯向神甫交涉出让，被神甫断然拒绝。于是双方展开激烈的争夺。在混战中，维纳斯雕像被抛在泥泞里，双臂被摔断了。官司打到米洛当局，米洛当局以 8000 银币将雕像卖给了法国人。法国人把它看做国宝，收藏在卢浮宫里，成为卢浮宫的"镇馆之宝"。

这座雕像自从被发现以后，一百多年一直被公认为希腊女性雕像中最美的一尊。她像一座纪念碑，给人以崇高的感觉，庄重典雅，貌美婀娜，体态万方。丰满的胸脯，浑圆的双肩、柔韧的腰肢，都呈现出一种成熟的女性美。她既有女性的丰腴妩媚和温柔，又有人类母亲的纯洁、庄严和慈爱，体现了充实的内在生命力和人的精神智慧。雕像的躯体采取螺旋状上升的趋向，略微倾斜，各部分的起伏变化富有音乐的节奏感；下肢用衣裙遮住，从舒卷自然的衣褶中显示出人体的动态结构，给雕像增添了丰富的变化和含蓄的美感。

一百多年来，很少有人知道维纳斯雕像断臂之前的形象。后来在旧档案中发现了杜蒙·居维尔的回忆录，它记述了居维尔是最初在伊奥尔科斯家看到的完整雕像：维纳斯右臂下垂手扶衣襟，左臂上伸过头，握着一只苹果，双耳还悬有耳环。然而至今无人能将此雕像复原。

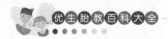

## 美育胎教：欣赏《抱鹅的少年》

《抱鹅的少年》又称《戏鹅的儿童》，创作于约公元前200年，高约84厘米，出自希腊雕刻家波厄多斯之手，现收藏于德国慕尼黑国家博物馆。波厄多斯擅长以风俗题材进行雕塑，是当时因专门雕刻儿童形象而闻名的艺术家。

波厄多斯生活在公元前3世纪，正是希腊化风俗性雕塑发展的时代。雕塑题材几乎触及生活的方方面面，从超凡脱俗的神性表达最普遍的人性，特别重视真实地塑造人物形象，注重人的内在精神表现。《抱鹅的少年》反映的是一个天真活泼的小孩和一只大鹅一起嬉戏的情景。儿童形象的刻画十分有趣，他使劲想把往前走的鹅扳回来，而这只鹅则直蹬着叉开的双腿，张开嘴拼命与小孩抗衡。孩子的体态、动作和细腻的皮肤雕刻得十分真实、自然，那顽皮的微笑和执拗的动作充分表现了一个儿童固有的

天真活泼的本性，富有极其浓厚的生活气息。孩子头部的发型有很强的韵律节奏感，头顶上的小发卷则更显得可爱逗人。整个雕像刀法细腻，动感十足，小孩与鹅的姿态优美动人，使观赏者们看到了那蓓蕾初放的生命力，仿佛又回到了色彩斑斓的童年时代。

欣赏完这幅雕塑后，身为准妈妈的你是否也回到了童年时代？是否幻想过你的宝宝长大后也能与这个孩子一样活泼可爱、充满活力呢？

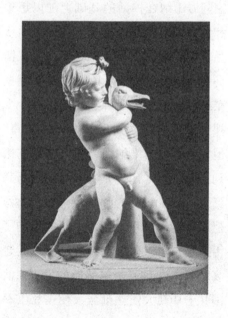

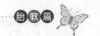

## 美育胎教：欣赏中国民间剪纸艺术

剪纸是中国民间流行的一种历史悠久、流传广泛的艺术形式。每逢过节或新婚喜庆，人们便将美丽鲜艳的剪纸贴在家中窗户、墙壁、门和灯笼上，节日的气氛也因此被烘托得更加热烈。在农村，剪纸通常是由妇女、姑娘们来做。在过去，剪纸几乎可以说是每个女孩所必须掌握的手工艺术，并且还是人们用来品评新娘的一个标准。

从技法上讲，剪纸实际就是在纸上镂空剪刻，使其呈现出所要表现的形象。劳动群众凭借自己的聪明才智，在长期的艺术实践和生活实践中，将这一艺术形式锤炼得日趋完善，形成了以剪刻、镂空为主的多种技法，如撕纸、烧烫、拼色、衬色、染色、勾描等，使剪纸的表现力有了无限的深度和广度。细可如春蚕吐丝，粗可如大笔挥抹。其不同形式可粘贴摆衬，亦可悬空吊挂。由于剪纸的工具材料简便普及，技法易于掌握，有着其他艺术门类不可替代的特性，因而，这一艺术形式从古到今，几乎遍及我国的城镇乡村，深得人民群众的喜爱。

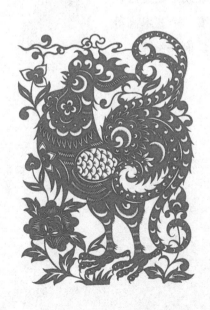

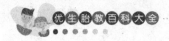

## 美育胎教：欣赏国画《鸟》

林风眠（1900～1991），原名林凤鸣，生于广东梅县，自幼喜爱绘画。19岁赴法勤工俭学，先在法国蒂戎美术学校进修西洋画，后又转入巴黎国立高等美术学校深造，是中西融合最早的倡导者和最为主要的代表人。

他还是中国美术教育的开辟者和先驱。1925年回国后出任北平艺术专科学校校长兼教授。1926年受"中华民国"大学院院长——蔡元培之邀出任中华民国大学院艺术教育委员会主任，1927年林风眠受蔡元培之邀赴杭州西子湖畔创办中国第一个艺术高等学府暨中国美术高等学府——国立艺术院

（中国美术学院）任校长。解放后任上海中国画院画师，中国美术家协会顾问，常务理事，理事。20世纪70年代定居中国香港地区。1979年在巴黎举办个人画展，取得极大成功。

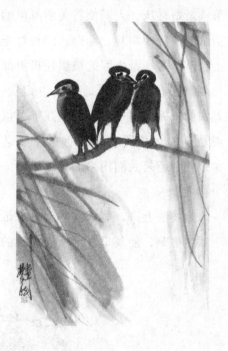

## 情绪胎教：准妈妈心情分享1

　　我是从怀孕3个月时开始产检的。产检的人那叫一个多呀！要是早上8点左右去挂号，中午才能看上，也可能都挂不上号。每次产检的流程是这样的：挂号→分诊→交检查费→验血验尿→称体重→量血压→听胎心→量腹围→接受医生问诊及医嘱，外加出来后与亲友分享此次检查的心得与体会。

　　3个月时是第一次产检，要照B超。说实话，每次照B超时心情都超紧张。第一次照完B超，医生在单子上"单胎"或"双胎"的地方画钩，那医生画得太潇洒了，钩在了两个选项之间，老妈看到后还很兴奋，以为怀的是双胞胎呢！她一直很想让我一下生俩娃，我跟她强调就一个BB，呵呵！那她也很高兴！第二次照B超时是怀孕5个月时，照的是彩超，说是能照出BB的容貌和四肢，能看出有没有唇裂之类的。这次照时更紧张了，生怕照出什么问题，从约B超到照完一直都是提心吊胆。好在一切正常，终于松了一口气。现在想想，怀胎十月也需要极高的心理素质呢。

　　从怀孕5个月开始做胎心监护。医生说做胎心监护前要吃饱，这样宝宝在妈妈肚子里才爱动，做监护就很好、很快了。有的妈妈在做监护时宝宝好像在睡觉，一动不动，妈妈就要在监护室里等上很久。我家宝宝还是很配合的，每次虽说不是动得很强烈，但也不会让我等很久，真是善解人意的好孩子，哈！记得有一次做完产检都是中午了，医生说下午才能做胎心监护，于是我和老妈就在医院附近的餐厅吃饭。一进餐厅就往无烟区走，结果发现桌桌都有大肚MM呀。忍不住点了水煮鱼，自从怀孕我这个超爱吃辣的人就开始控制辣椒的摄入量了，可那天周围的环境加气味实在让我"忍无可忍"了，我跟妈妈说只吃一点点，呵呵！终于解馋了，可是吃完又开始害怕了，担心宝宝会不会上火呀。人家说准妈妈吃辣的，宝宝会烂眼角的，真吓人呀！心想以后可不敢吃了。

　　怀孕时的每一天都充满着期盼、担心、欣喜、惊奇，真是五味杂陈、百感交集呀。

　　摘自《红孩子孕产育儿宝典》，本文作者：samantha_ yy（网名）

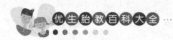

**情绪胎教：准妈妈心情分享2**

怀宝宝的时候，每晚给肚子里的宝宝讲故事，是我和孩子他爹必做的功课之一。

第一天讲的是《三只小猪》，接下来是《白雪公主》《陀螺和皮球》《小豆的保姆》等，每天宝宝都会听到不同的新故事。

需要表扬孩子他爹。本来是爸爸、妈妈给宝宝讲，现在变成了爸爸给妈妈和宝宝讲，有的时候爸爸讲得口干舌燥，妈妈说："没有听懂。"爸爸很有信心地说："没事，宝宝听懂了。"

真不知道现在肚子里的宝宝是什么状态，他应该是有感觉的吧，不管能不能听懂爸爸讲故事，总是可以感受到爸爸、妈妈的爱吧。而且为了让宝宝有更多的感知，我都是要爸爸一边摸着肚子、一边讲故事，听听爸爸的声音，宝宝也应该很开心吧！

现在爸爸讲故事成了习惯，妈妈和宝宝听故事也成了习惯。昨天，妈妈和宝宝在爸爸的抚摸和故事中竟然迷迷糊糊地睡着了。呵呵！隐隐约约，听到爸爸说："看来我的声音真的很有磁性啊！"唉，这个自我感觉良好的爸爸！

还有好多故事要给宝宝讲呢，亲爱的宝宝，等着每天听好故事吧！

爸爸、妈妈吻你！

摘自《红孩子孕产育儿宝典》，本文作者：Marianne（网名）

## 情绪胎教：做一做情绪养胎心灵操

当不良情绪上来时，准妈妈可学做以下"情绪养胎心灵操"：

第一节：在椅子上端坐，微闭眼睛，把注意力集中到自己身上，先深深地吸一口气，然后轻轻地控制住稍停一会儿，再慢慢地呼气，要又细又柔和地呼气。

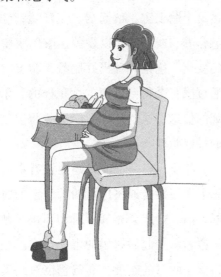

第二节：暗示自己放松下来："放松——慢慢地放松——我的头部放松了——脑袋内部放松了——脑袋外部也放松了——我的颈部放松了——肩部也放松了——我的胸部开始放松了——后背部也放松了——我的腰部放松了——腹部也放松了——我浑身都放松了——我内心的结已经

解开了——我放松极了——全身很舒服——非常舒服——啊，真好——没什么可忧愁烦恼或不安的了——"

第三节：继续暗示自己："我的气已经平息下来了——它不再往头上冲了——不再往上冲了——也不再聚结在心头了——它开始往下走，回到腹部了——它已经平静下来了——它现在已经像清澈的泉水在我全身均匀地流动，使我感觉很舒服——真的很舒服。"

第四节：慢慢睁开眼睛，内心保持微笑，然后站起来去干别的事。

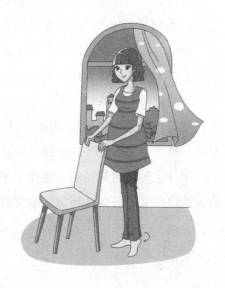

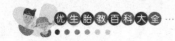

## 情绪胎教：接受即将到来的胎宝宝

研究发现，胎宝宝能对妈妈相当细微的情绪、情感差异作出敏感的反应。胎宝宝在母腹之中，母子之间不但血脉相连，休戚相关，而且情感相通，心灵互应，妈妈与胎宝宝在彼此传递着情感。因此，在胎教过程中，最为关键的莫过于妈妈的爱心——这就是我们所提倡的"无为而治"。

妊娠6个月以后，胎宝宝开始明确自我，能把感觉转换为情绪。这时，胎宝宝的性格逐渐根据妈妈的情感信息得以形成。胎宝宝不断接收妈妈传递的信息。最初，他只能接收极简单的内容，但是随着记忆和体验的加深，胎宝宝的性格变得越来越复杂。胎宝宝的精神世界由无意识的存在，发展为能够记忆和理解复杂情感与情绪的存在。所以每一天，孕妈妈保持良好的心态和豁达开朗的心境，就是一种"无为而治"的胎教方式。

胎宝宝喜欢的是轻松、温馨、平和、愉快和幸福的内外环境，准父母首先要在情感上接受胎宝宝，并且为胎宝宝的即将到来感到欣喜。

准妈妈要常常告诉准爸爸说："这一定是个漂亮、聪明的宝宝，眼睛会像你，嘴巴会像我，肯定会很漂亮。"因为胎宝宝是你们爱的结晶，是生命的延续，你们肯定会格外地珍惜这个胎宝宝。慎起居、美环境；注意营养、戒烟酒，以爱关注着胎宝宝的变化。这是一种极好胎教，胎宝宝通过感官会得到健康的、积极的、乐观的信息，这也是你们能给予胎宝宝的最好胎教。

相反，当一个准妈妈还没有在情感上做好接受即将出世的胎宝宝的时候，内心肯定会充满矛盾和不快，她不愿意承担起做妈妈的责任，或者是持模棱两可的态度，准爸爸也对此漠不关心，这种心理状态，在精神上对胎宝宝而言，无疑是一个痛苦的经历和沉重的压力，对胎宝宝出生后的成长会很不利。

#  孕晚期胎教计划

### 1. 怀孕第八个月

✳ 第29周

胎宝宝身长约为38厘米，体重约为1.1千克。如果是男孩，那么现在他的睾丸会从肾脏附近经过腹股沟降至阴囊内；而如果是女孩，那么她的阴蒂会十分突出，但尚未被小小的阴唇覆盖，阴唇要在她出生前几周才会覆盖阴蒂。

✳ 第30周

胎宝宝从头顶到脚趾的长度约为40厘米，体重会继续稳步增加。在这个时候，通常认为胎宝宝可能已经能分辨光明与黑暗了。如果用手电筒照射准妈妈的腹部，他可能会伸出手去想要触摸手电筒的光线。此时，包裹着胎宝宝的羊水约有1升，不过，随着胎宝宝逐渐长大，羊水的量也越来越少。

✳ 第31周

胎宝宝从头部到脚跟的长度约为41厘米，体重约为1.5千克。胳膊、腿和身躯还在生长，最终将长得与头的大小成比例。事实上，他看上去更像是一个新生婴儿了。如果胎宝宝现在动得很厉害，不必担心，是因为他觉得空间太狭小了！

✳ 第32周

胎宝宝从头顶到脚跟的长度约为42厘米，体重大约为1.7千克。皮下脂肪更加丰富，皱纹减少，看起来更像一个婴儿了。到了这个时候，胎宝宝可能已经长出了满头的头发，但也有可能只有几绺。虽然他的肺要到临

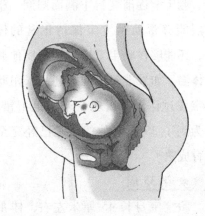

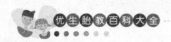

产前才能发育完全，但是他已经在不停地吸入羊水了，这是他在锻炼肺部功能并练习呼吸，为出生后的生活做准备。

## 2. 怀孕第九个月

### ✱ 第33周

胎宝宝从头顶到脚跟的长度约为44厘米，体重约为2千克。从这个月开始一直到出生，体重的增长特别明显，出生时的体重有近半数都是在这两个月增加的。此时他可能已经在调整自己的胎位，为出生做准备了——头下脚上。在接下来的几周里，医生可能会密切关注宝宝的胎位。虽然他此时的胎位可能极佳，不过有些胎宝宝还是会再转上几圈。

### ✱ 第34周

胎宝宝身长约为45厘米，体重已经超过2.2千克。脂肪层开始长出，胎宝宝逐渐变得丰满而圆润。脂肪层能够帮助胎宝宝保持正常的体温，还能够在胎宝宝出生后帮助他调节体温。如果准父母此前还从未跟胎宝宝说过话，那么现在开始也不错，因为到了35周时他的听觉已经完全发育成熟了。

### ✱ 第35周

胎宝宝身长45厘米左右，体重大约为2.4千克。很快，当准妈妈的子宫壁和腹部由于拉伸而变得更薄的时候，更多的光亮会照射进来，宝宝的睡眠会变得有规律。这个时候，手指甲和脚趾甲正在逐渐长成，一对肾脏已经发育完全。有的胎宝宝已长出了一头胎发，也有的头发稀少，前者并不意味着将来宝宝头发就一定浓密，后者也不意味着将来宝宝头发就一定稀疏，所以不必太在意。

子宫里的空间已显得很拥挤，胎宝宝的活动余地小多了。这时每当胎宝宝在你腹中活动时，他的手肘、小脚丫和头部可能会清楚地在你的腹部凸显出来，这是因为此时的子宫壁和腹壁已变得很薄了。会有更多的光亮透射进子宫，这会使胎宝宝逐步建立起自己每日的活动周期。

### ✱ 第36周

胎宝宝身长约为47.4厘米，体重是2.7千克左右。此时，准妈妈可能会感到下腹部的压力持续增加，因为胎宝宝正在进入准妈妈的骨盆，准备出生了。到了这周末胎宝宝就算足月了，此时胎宝宝随时都可安全出生，不会再被视为早产儿。

胎宝宝的头骨现在还很柔软，而且每块头骨之间还留有空间，这是为了在分娩时使胎宝宝的头部能够顺利通过狭窄的产道。但是现在身体其他部分的骨骼已经变得结实起来，皮肤也不再那么又红又皱了，皮下脂肪明显增加，身体开始变得圆润。

如果是个男孩，他的睾丸很可能已经从腹腔降入了阴囊，但是也有的胎宝宝的一个或两个睾丸在出生后当天才降入阴囊。别担心，绝大多数的男孩都会是正常的。如果是个女孩，她的大阴唇已明显隆起，左右紧贴。这说明胎宝宝的生殖器官发育也已近成熟。

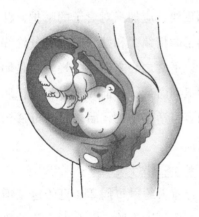

### 3. 怀孕第十个月

#### ✳ 第37周

胎宝宝身长 50 厘米左右，体重约为 2.8 千克。很多胎宝宝的头上此时已经长满了头发，头发大约有 2.5

厘米长。如果胎宝宝的头已经入盆并且受到了骨盆的支撑，那么这就给他的身体腾出了一点儿地方。

#### ✳ 第38周

胎宝宝的平均体重为 3 千克~3.2 千克。胎宝宝仍在生长，并且继续增加体内的脂肪储备，这些脂肪是用来调节体温的。此时，胎宝宝的器官系统均已发育成熟，他的肺将是最后成熟的，这也是早产儿需要辅助呼吸的原因。

#### ✳ 第39周

胎宝宝的身长已经差不多有 51 厘米，体重为 3.2 千克左右，相当于一个西瓜的重量。胎宝宝的脂肪层仍在发育，并且还会分泌一种白色的油脂状物质，这种物质一直保护着他的皮肤。胎宝宝就要出生了，如果超过预产期了也没关系，因为只有 5% 的胎宝宝在预产期那天出生，而有 75% 的是超过预产期才出生。

#### ✳ 第40周

胎宝宝的头骨要在出生以后才会逐渐闭合，这样他就能顺利地通过产道了。大自然母亲安排好了一切。胎宝宝在通过产道时，尚未闭合的头骨会重叠一点点，因此胎宝宝在出生后头部可能会略呈圆锥形。用不着担心，这种情况很正常，只是暂时性

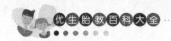

的。新生婴儿的平均体重是 3.4 千克，身长 51 厘米。

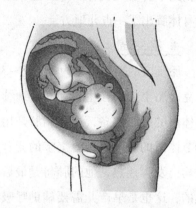

## 胎教常识：准妈妈的身体变化

### 1. 怀孕第八个月

#### ✳ 身体越发沉重

现在胎宝宝的生长发育相当快，这个月准妈妈的体重可增加 1.3 千克~1.8 千克。最后这个时期，体重每周增加 0.5 千克是很正常的，因为胎宝宝正在为出生做最后的冲刺。准妈妈的肚子大得看不到自己的脚，行动越来越吃力，如果长时间走动会感到下腹部或脚跟疼痛。

#### ✳ 心口胀闷

随着胎宝宝的生长，子宫位置上移压迫腹部和心脏，会产生胸闷，也会有类似于因食物堵噎而引起的心口胀闷。

#### ✳ 排尿次数增多

由于子宫压迫血管，会伴有腰痛、水肿、痔疮等现象。阴道分泌物增多，排尿次数也增多了。子宫每天收缩 4~5 次，超过 5 次则有早产的危险，这个时期要保持绝对的安定，一旦发生不规则宫缩应立刻停下来休息，最好中午睡个午觉。

### 2. 怀孕第九个月

预产期越来越近，准妈妈不免会感到焦虑和紧张，主要是担心自己和胎宝宝会出现各种不测，以及害怕分娩。这个时期的胎教，准爸爸的角色特别重要，应加强对妻子的呵护，注意妻子的情绪，和她一起学习分娩知识，以平常之心来迎接分娩。这是胎教的巩固时期，和前几个月相比，胎教内容可适当增加，胎教时间可适当延长。

#### ✳ 体重增长迅速

体重大约以每周 250 克的速度增长，主要是因为胎宝宝在出生前的最后几周内体重猛增，这段时间胎宝宝增长的体重大约是此前共增体重的一半还要多。

#### ✳ 腹部已相当沉重

你会发现自己的肚脐变得又大又突出，躺着时变换姿势会很困难，睡觉时翻身也会不便。变大的子宫压迫膀胱，出现尿频，打喷嚏、咳嗽时会有小便漏出。

### ✳ 胸闷现象加重

子宫上升至心口附近，压迫胃、心脏、肺，胸口疼痛、呼吸困难现象加重。但是光明即将出现，情况很快会有所缓解。大约 36 周时，胎宝宝的头部将开始下降，进入骨盆，到达子宫颈，这是在为即将到来的分娩做准备。那时你会觉得呼吸和进食舒畅多了。

### ✳ 胎宝宝在逐渐下降

由于胎宝宝增大，并且逐渐下降，相当多的准妈妈此时会觉得腹坠腰酸，骨盆后部附近的肌肉和韧带变得麻木，甚至有一种牵拉式的疼痛，使行动变得更为艰难。你还会感到骨盆和耻骨联合处酸疼不适，不规则宫缩的次数增多，这些都标志着胎宝宝在逐渐下降。

### 3. 怀孕第十个月

马上就要和宝宝见面了，准妈妈现在可能既紧张又焦急，既盼望宝宝早日降生，又对分娩的痛苦有些恐惧。这个月应该适当活动、充分休息，密切关注自己身体的变化，随时做好入院准备。

• 接近预产期，子宫下移，胃肠感到舒适，但膀胱会受到压迫，要经常去厕所。

• 胎宝宝进入骨盆中央，准妈妈的脚踝或耻骨会有疼痛感。

• 准妈妈的身体整体进入分娩准备状态，产道变软，分泌物增多，经常有腹坠现象。阵痛每间隔 10 分钟 1 次，最后开始产前阵痛，初产妇在规则的阵痛后约 12 小时就会分娩。

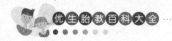

## 语言胎教：故事《丑小鸭》

《丑小鸭》是丹麦作家安徒生创作的一篇著名的童话，一般都认为是安徒生的一篇自传，描写他童年和青年时代所遭受的苦难，他对美的追求和向往，以及他通过重重苦难后所得到的艺术创作上的成就和精神上的安慰。

乡下真是美。到了夏天！小麦是金黄的，燕麦是绿油油的。干草在绿色的牧场上堆成垛，鹳（guàn）鸟用它又长又红的腿子在散着步，啰嗦地讲着埃及话。（因为据丹麦的民间传说，鹳鸟是从埃及飞来的。）

这是它从妈妈那儿学到的一种语言。田野和牧场的周围有些大森林，森林里有些很深的池塘。的确，乡间是非常美丽的，太阳光正照着一幢老式的房子，它周围流着几条很深的小溪。从墙角那儿一直到水里，全盖满了牛蒡的大叶子。最大的叶子长得非常高，小孩子简直可以直着腰站在下面。像在最浓密的森林里一样，这儿也是很荒凉的。这儿有一只母鸭坐在窠里，她得把她的几个小鸭都孵出来。不过这时她已经累坏了。很少有客人来看她。别的鸭子都愿意在溪流里游来游去，而不愿意跑到牛蒡下面来和她聊天。

最后，那些鸭蛋一个接着一个地崩开了。"僻！僻！"蛋壳响起来。所有的蛋黄现在都变成了小动物。他们把小头都伸出来。"嘎！嘎！"母鸭说。他们也就跟着嘎嘎地大声叫起来。他们在绿叶子下面向四周看。妈妈让他们尽量地东张西望，因为绿色对他们的眼睛是有好处的。

"这个世界真够大！"这些年轻的小家伙说。的确，比起他们在蛋壳里的时候，他们现在的天地真是大不相同了。"你们以为这就是整个世界！"妈妈说。"这地方伸展到花园的另一边，一直伸展到牧师的田里去，才远呢！连我自己都没有去过！我想你们都在这儿吧？"她站起来。"没有，我还没有把你们都生出来呢！这只顶大的蛋还躺着没有动静。它还得躺多久呢？我真是有些烦了。"于是她又坐下来。

"唔，情形怎样？"一只来拜访她的老鸭子问。"这个蛋费的时间真久！"坐着的母鸭说。"它老是不裂开。请你看看别的吧。他们真是一些最逗人爱的

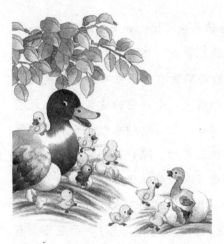

小鸭儿！都像他们的爸爸——这个坏东西从来没有来看过我一次！""让我瞧瞧这个老是不裂开的蛋吧，"这位年老的客人说，"请相信我，这是一只吐绶鸡的蛋。有一次我也同样受过骗，你知道，那些小家伙不知道给了我多少麻烦和苦恼，因为他们都不敢下水。我简直没有办法叫他们在水里试一试。我说好说歹，一点用也没有！——让我来瞧瞧这只蛋吧。哎呀！这是一只吐绶鸡的蛋！让他躺着吧，你尽管叫别的孩子去游泳好了。""我还是在它上面多坐一会儿吧，"鸭妈妈说，"我已经坐了这么久，就是再坐它一个星期也没有关系。""那么就请便吧。"老鸭子说。于是她就告辞了。

最后这只大蛋裂开了。"噼！噼！"新生的这个小家伙叫着向外面爬。他是又大又丑。鸭妈妈把他瞧了一眼。"这个小鸭子大得怕人，"她说，"别的没有一个像他；但是他一点也不像小吐绶鸡！好吧，我们马上就来试试看吧。他得到水里去，我踢也要把他踢下水去。"第二天的天气是又晴和，又美丽。太阳照在绿牛蒡上。鸭妈妈带着她所有的孩子走到溪边来。扑通！她跳进水里去了。"呱！呱！"她叫着，于是小鸭子就一个接着一个跳下去。水淹到他们头上，但是他们马上又冒出来了，游得非常漂亮。他们的小腿很灵活地划着。他们全都在水里，连那个丑陋的灰色小家伙也跟他们在一起游。

"唔，他不是一个吐绶鸡，"她说，"你看他的腿划得多灵活，他浮得多么稳！他是我亲生的孩子！如果你把他仔细看一看，他还算长得蛮漂亮呢。嘎！嘎！跟我一块儿来吧，我把你们带到广大的世界上去，把那个养鸡场介绍给你们看看。不过，你们得紧贴着我，免得别人踩着你们。你们还得当心猫儿呢！"

这样，他们就到养鸡场里来了。场里响起了一阵可怕的喧闹声，因为有两个家族正在争夺一个鳝鱼头，而结果猫儿却把它抢走了。"你们瞧，世界就是这个样子！"鸭妈妈说。她的嘴流了一点涎水，因为她也想吃那个鳝鱼头。

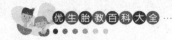

"现在使用你们的腿吧！"她说。"你们拿出精神来。你们如果看到那儿的一个老母鸭，你们就得把头低下来，因为她是这儿最有声望的人物。她有西班牙的血统——因为她长得非常胖。你们看，她的腿上有一块红布条。这是一件非常出色的东西，也是一个鸭子可能得到的最大光荣：它的意义很大，说明人们不愿意失去她，动物和人统统都得认识她。打起精神来吧——不要把腿子缩进去。一个有很好教养的鸭子总是把腿摆开的，像爸爸和妈妈一样。好吧，低下头来，说：'嘎'呀！"他们这样做了。别的鸭子站在旁边看着，同时用相当大的声音说："瞧！现在又来了一批找东西吃的客人，好像我们的人数还不够多似的！呸！瞧那只小鸭的一副丑相！我们真看不惯！"于是马上有一只鸭子飞过去，在他的脖颈上啄了一下。"请你们不要管他吧，"妈妈说，"他并不伤害谁呀！""对，不过他长得太大、太特别了，"啄过他的那只鸭子说，"因此他必须挨打！""那个母鸭的孩子都很漂亮，"腿上有一条红布的那个母鸭说，"他们都很漂亮，只有一只是例外。这真是可惜。我希望能把他再孵一次。"

"那可不能，太太，"鸭妈妈回答说，"他不好看，但是他的脾气非常好。他游起水来也不比别人差——我还可以说，游得比别人好呢。我想他会慢慢长得漂亮的，或者到适当的时候，他也可能缩小一点。他在蛋里躺得太久了，因此他的模样有点不太自然。"她说着，同时在他的脖颈上啄了一下，把他的羽毛理了一理。"此外，他还是一只公鸭呢，"她说，"所以关系也不太大。我想他的身体很结实，将来总会自己找到出路的。""别的小鸭倒很可爱，"老母鸭说，"你在这儿不要客气。如果你找到鳝鱼头，请把它送给我好了。"他们现在在这儿，就像在自己家里一样。

不过从蛋壳里爬出的那只小鸭太丑了，到处挨打，被排挤，被讥笑，不仅在鸭群中是这样，连在鸡群中也是这样。

"他真是又大又丑！"大家都说。有一只雄吐绶鸡生下来脚上就有距，因此他自以为是一个皇帝。他把自己吹得像一条鼓满了风的帆船，来势汹汹地向他走来，瞪着一双大眼睛，脸上涨得通红。这只可怜的小鸭不知道站在什么地方，或者走到什么地方去好。他觉得非常悲哀，因为自己长得那么丑陋，而且成了全体鸡鸭的一个嘲笑对象。

这是头一天的情形。后来一天比一天糟。大家都要赶走这只可怜的小鸭；连他自己的兄弟姐妹也对他生气起来。他们老是说："你这个丑妖怪，希望猫儿把你抓去才好！"于是妈妈也说起来："我希望你走远些！"鸭儿们啄他。小鸡打他，喂鸡鸭的那个女佣人用脚来踢他。

于是他飞过篱笆逃走了；灌木林里的小鸟一见到他，就惊慌地向空中飞去。"这是因为我太丑了！"小鸭想。于是他闭起眼睛，继续往前跑。他一口气跑到一块住着野鸭的沼泽地里。他在这儿躺了一整夜，因为他太累了，太丧气了。

天亮的时候，野鸭都飞起来了。他们瞧了瞧这位新来的朋友。

"你是谁呀？"他们问。小鸭一下转向这边，一下转向那边，尽量对大家恭恭敬敬地行礼。

"你真是丑得厉害，"野鸭们说，"不过只要你不跟我们族里任何鸭子结婚，对我们倒也没有什么大的关系。"可怜的小东西！他根本没有想到什么结婚；他只希望人家准许他躺在芦苇里，喝点沼泽的水就够了。

他在那儿躺了两个整天。后来有两只雁——严格地讲，应该说是两只公雁，因为他们是两个男的——飞来了。他们从娘的蛋壳里爬出来还没有多久，因此非常顽皮。"听着，朋友，"他们说，"你丑得可爱，连我都禁不住要喜欢你了。你做一个候鸟，跟我们一块儿飞走好吗？另外有一块沼泽地离这儿很近，那里有好几只活泼可爱的雁儿。她们都是小姐，都会说：'嘎！'你是那么丑，可以在她们那儿碰碰你的运气！""噼！啪！"天空中发出一阵响声。这两只公雁落到芦苇里，死了，把水染得鲜红。"噼！啪！"又是一阵响声。整群的雁儿都从芦苇里飞起来，于是又是一阵枪声响起来了。原来有人在大规模地打猎。猎人都埋伏在这沼泽地的周围，有几个人甚至坐在伸到芦苇上空的树枝上。蓝色的烟雾像云块似的笼罩着这些黑树，慢慢地在水面上向远方漂去。这时，猎狗都扑通扑通地在泥泞里跑过来，灯芯草和芦苇向两边倒去。这对于可怜的小鸭说来真是可怕的事情！他把头掉过来，藏在翅膀里。不过，正在这时候，一只骇人的大猎狗紧紧地站在小鸭的身边。它的舌头从嘴里伸出很长，眼睛发出丑恶和可怕的光。它把鼻子顶到这小鸭的身上，露出了尖牙齿，可是——扑通！扑通！——它跑开了，没有把他抓走。

"啊，谢谢老天爷！"小鸭叹了一口气，"我丑得连猎狗也不要咬我了！"

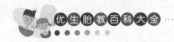

他安静地躺下来。枪声还在芦苇里响着，枪弹一发接着一发地射出来。

天快要暗的时候，四周才静下来。可是这只可怜的小鸭还不敢站起来。他等了好几个钟头，才敢向四周望一眼，于是他急忙跑出这块沼泽地，拼命地跑，向田野上跑，向牧场上跑。这时吹起一阵狂风，他跑起来非常困难。到天黑的时候，他来到一个简陋的农家小屋。它是那么残破，甚至不知道应该向哪一边倒才好——因此它也就没有倒。狂风在小鸭身边号叫得非常厉害，他只好面对着它坐下来。它越吹越凶。于是他看到那门上的铰链有一个已经松了，门也歪了，他可以从空隙钻进屋子里去，他便钻进去了。

屋子里有一个老太婆和她的猫儿，还有一只母鸡住在一起。她把这只猫儿叫"小儿子"。他能把背拱得很高，发出咪咪的叫声来；他的身上还能迸出火花，不过要他这样做，你就得倒摸他的毛。母鸡的腿又短又小，因此她叫"短腿鸡儿"。她生下的蛋很好，所以老太婆把她爱得像自己的亲生孩子一样。

第二天早晨，人们马上注意到了这只来历不明的小鸭。那只猫儿开始咪咪地叫，那只母鸡也咯咯地喊起来。"这是怎么一回事儿？"老太婆说，同时朝四周看。不过她的眼睛有点花，所以她以为小鸭是一只肥鸭，走错了路，才跑到这儿来了。"这真是少有的运气！"她说，"现在我可以有鸭蛋了。我只希望他不是一只公鸭才好！我们得弄个清楚！"

这样，小鸭就在这里受了三个星期的考验，可是他什么蛋也没有生下来。那只猫儿是这家的绅士，那只母鸡是这家的太太，所以他们一开口就说："我们和这世界！"因为他们以为他们就是半个世界，而且还是最好的那一半呢。小鸭觉得自己可以有不同的看法，但是他的这种态度，母鸡却忍受不了。

"你能够生蛋吗？"她问。

"不能！"

"那么就请你不要发表意见。"

于是雄猫说："你能拱起背，发出咪咪的叫声和迸出火花吗？"

"不能！"

"那么，当有理智的人在讲话的时候，你就没有发表意见的必要！"

小鸭坐在一个墙角里，心情非常不好。这时他想起了新鲜空气和太阳光。他觉得有一种奇怪的渴望：他想到水里去游泳。最后他实在忍不住了，就不得不把心事对母鸡说出来。"你在起什么念头？"母鸡问。"你没有事情可干，所以你才有这些怪想头。你只要生几个蛋，或者咪咪地叫几声，那么你这些怪想头也就会没有了。"

"不过，在水里游泳是多么痛快呀！"小鸭说。"让水淹在你的头上，往水底一钻，那是多么痛快呀！"

"是的，那一定很痛快！"母鸡说，"你简直在发疯。你去问问猫儿吧——在我所认识的一切朋友当中，他是最聪明的——你去问问他喜欢不喜欢在水里游泳，或者钻进水里去。我先不讲我自己。你去问问你的主人——那个老太婆——吧，世界上再也没有比她更聪明的人了！你以为她想去游泳，让水淹在她的头顶上吗？"

"你们不了解我。"小鸭说。

"我们不了解你？那么请问谁了解你呢？你绝不会比猫儿和女主人更聪明吧——我先不提我自己。孩子，你不要自以为了不起吧！你现在得到这些照顾，你应该感谢上帝。你现在到一个温暖的屋子里来，有了一些朋友，而且还可以向他们学习很多的东西，不是吗？不过你是一个废物，跟你在一起真不痛快。你可以相信我，我对你说这些不好听的话，完全是为了帮助你呀。只有这样，你才知道谁是你的真正朋友！请你注意学习生蛋，或者咪咪地叫，或者迸出火花吧！"

"我想我还是走到广大的世界上去的好。"小鸭说。

"好吧，你去吧！"母鸡说。

于是小鸭就走了。他一会儿在水上游，一会儿钻进水里去；不过，因为他的样子丑，所有的动物都瞧不起他。秋天到来了。树林里的叶子变成了黄色和棕色。风卷起它们，把它们带到空中飞舞，而空中是很冷的。云块沉重地载着冰雹和雪花，低低地悬着。乌鸦站在篱笆上，冻得只管叫："呱！呱！"是的，你只要想想这情景，就会觉得冷了。这只可怜的小鸭的确没有一个舒服的时候。

一天晚上，当太阳正在美丽地落下去的时候，有一群漂亮的大鸟从灌木林里飞出来，小鸭从来没有看到过这样美丽的东西。他们白得发亮，颈项又长又柔软。这就是天鹅。他们发出一种奇异的叫声，展开美丽的长翅膀，从

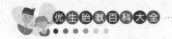

寒冷的地带飞向温暖的国度，飞向不结冰的湖上去。

　　他们飞得很高——那么高，丑小鸭不禁感到一种说不出的兴奋。他在水上像一个车轮似的不停地旋转着，同时，把自己的颈项高高地向他们伸着，发出一种响亮的怪叫声，连他自己也害怕起来。啊！他再也忘记不了这些美丽的鸟儿，这些幸福的鸟儿。当他看不见他们的时候，就沉入水底；但是当他再冒到水面上来的时候，却感到非常空虚。他不知道这些鸟儿的名字，也不知道他们要向什么地方飞去。不过他爱他们，好像他从来还没有爱过什么东西似的。他并不嫉妒他们。他怎能梦想有他们那样美丽呢？只要别的鸭儿准许他跟他们生活在一起，他就已经很满意了——可怜的丑东西。

　　冬天变得很冷，非常的冷！小鸭不得不在水上游来游去，免得水面完全冻结成冰。不过他游动的这个小范围，一晚比一晚缩小。水冻得厉害，人们可以听到冰块的碎裂声。小鸭只好用他的一双腿不停地游动，免得水完全被冰封闭。最后，他终于昏倒了，躺着动也不动，跟冰块结在一起。

　　大清早，有一个农民在这儿经过。他看到了这只小鸭，就走过去用木屐把冰块踏破，然后把他抱回来，送给他的女人。他这时才渐渐地恢复了知觉。小孩子们都想要跟他玩，不过小鸭以为他们想要伤害他。他一害怕就跳到牛奶盘里去了，把牛奶溅得满屋子都是。女人惊叫起来，拍着双手。这么一来，小鸭就飞到黄油盆里去了，然后就飞进面粉桶里去了，最后才爬出来。这时他的样子才好看呢！女人尖声地叫起来，拿着火钳要打他。小孩们挤做一团，想抓住这小鸭。他们又是笑，又是叫！——幸好大门是开着的。他钻进灌木林中新下的雪里面去。他躺在那里，几乎像昏倒了一样。要是只讲他在这严冬所受到困苦和灾难，那么这个故事也就太悲惨了。当太阳又开始温暖地照着的时候，他正躺在沼泽地的芦苇里。百灵鸟唱起歌来了——这是一个美丽的春天。忽然间他举起翅膀：翅膀拍起来比以前有力得多，马上就把他托起来飞走了。他不知不觉地已经飞进了一座大花园。这儿苹果树正开着花；紫丁香在散发着香气，它又长又绿的枝条垂到弯弯曲曲的溪流上。啊，这儿美丽极了，充满了春天的气息！三只美丽的白天鹅从树阴里一直游到他面前来。他们轻飘飘地浮在水上，羽毛发出飕飕的响声。小鸭认出这些美丽的动物，于是心里感到一种说不出的难过。

"我要飞向他们，飞向这些高贵的鸟儿！可是他们会把我弄死的，因为我是这样丑，居然敢接近他们。不过这没有什么关系！被他们杀死，要比被鸭子咬、被鸡群啄、被看管养鸡场的那个女佣人踢和在冬天受苦好得多！"于是他飞到水里，向这些美丽的天鹅游去：这些动物看到他，马上就竖起羽毛向他游来。"请你们弄死我吧！"这只可怜的动物说。他把头低低地垂到水上，只等待着死。但是他在这清澈的水上看到了什么呢？他看到了自己的倒影。但那不再是一只粗笨的、深灰色的、又丑又令人讨厌的鸭子，却是——一只天鹅！

只要你是一只天鹅蛋，就算是出生在养鸭场里也没有什么关系。

对于他过去所受的不幸和苦恼，他现在感到非常高兴。他现在清楚地认识到幸福和美正在向他招手。——许多大天鹅在他周围游泳，用嘴来亲他。

花园里来了几个小孩子。他们向水上抛来许多面包片和麦粒。最小的那个孩子喊道："你们看那只新天鹅！"别的孩子也兴高采烈地叫起来："是的，又来了一只新的天鹅！"于是他们拍着手，跳起舞来，向他们的爸爸和妈妈跑去。他们抛了更多的面包和糕饼到水里，同时大家都说："这新来的一只最美！那么年轻，那么好看！"那些老天鹅不禁在他面前低下头来。

他感到非常难为情。他把头藏到翅膀里面去，不知道怎么办才好。他感到太幸福了，但他一点也不骄傲，因为一颗好的心是永远不会骄傲的。他想他曾经怎样被人迫害和讥笑过，而他现在却听到大家说他是美丽的鸟中最美丽的一只鸟儿。紫丁香在他面前把枝条垂到水里去。太阳照得很温暖，很愉快。他扇动翅膀，伸直细长的颈项，从内心里发出一个快乐的声音：

"当我还是一只丑小鸭的时候，我做梦也没有想到会有这么的幸福！"

准妈妈说给胎宝宝的话：丑小鸭历经千辛万苦、重重磨难之后变成了白天鹅。是金子早晚会发光，命运其实没有轨迹，关键在于对美好境界、美好理想的追求。人生中的挫折和痛苦是不可避免的，要学会把它们踩在脚下。每个孩子都会有一份属于自己的梦想，只要他们学会树立生活目标，在自信、拼搏中，他们会真正地认识到自己原来也可以变成"白天鹅"，也可以像丑小鸭一样实现心中的梦想，人只要有了梦想，那么，困难也不再是困难了。

## 语言胎教：故事《小蝌蚪找妈妈》

暖和的春天来了，池塘里的冰融化了，柳树长出了绿色的叶子。青蛙妈妈在泥洞里睡了一个冬天，也醒来了。她从泥洞里慢慢地爬出来，伸了伸腿，扑通一声，跳进池塘里，在碧绿的水草上，生下了许多黑黑的、圆圆的卵。

春风吹着，阳光照着，池塘里的水越来越暖和了，青蛙妈妈生下的卵，慢慢地活动起来，变成一群大脑袋、长尾巴的小蝌蚪。小蝌蚪在水里游来游去，非常快乐。

有一天，鸭妈妈带着小鸭到池塘来游水。小鸭子们跟在妈妈后面，嘎嘎嘎叫着。小蝌蚪看见了，就想起了自己的妈妈。他们你问我、我问你："我们的妈妈在哪里呢？"可是谁也不知道。

他们一齐游到鸭妈妈身边，问："鸭妈妈，鸭妈妈，您看见过我们的妈妈吗？您告诉我们，她在哪里？"

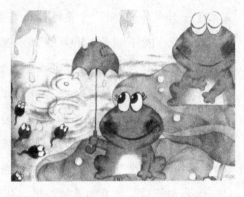

鸭妈妈亲热地回答说："看见过。你们的妈妈有两只大眼睛，嘴巴又阔又大。好孩子，你们到前面去找吧！"

"谢谢您，鸭妈妈！"小蝌蚪高高兴兴地向前面游去。

一条大金鱼游过来了，小蝌蚪看见大金鱼头顶上有两只大眼睛，嘴巴又阔又大。他们想：一定是妈妈来了，就追上去喊："妈妈！妈妈！"

大金鱼笑着说："我不是你们的妈妈。我是小金鱼的妈妈。你们的妈妈肚皮是白的，好孩子，你们去找吧！"

"谢谢您！金鱼妈妈！"小蝌蚪又向前面游去。

一只大螃蟹从对面游了过来。小蝌蚪看见螃蟹的肚皮是白的，就迎上去大声叫："妈妈！妈妈！"

螃蟹摆着两只大钳子，笑着说："我不是你们的妈妈。你们的妈妈只有四条腿，你们看我有几条腿呀？"

小蝌蚪一数，螃蟹有八条腿，就不好意思地说："对不起呀，我们认错了。"一只大乌龟在水里慢慢地游着，后面跟着一只小乌龟。小蝌蚪游到大乌龟跟前，仔细数着大乌龟的腿："一条，两条，三条，四条。四条腿！四条腿！这回可找到妈妈啦！"

小乌龟一听，急忙爬到大乌龟的背上，昂着头说："你们认错啦，她是我的妈妈。"

大乌龟笑着说："你们的妈妈穿着好看的绿衣裳，唱起歌来'呱呱呱'，走起路来一蹦一跳。好孩子，快去找她吧！"

"谢谢您，乌龟妈妈。"小蝌蚪再向前面游过去。

小蝌蚪游呀游呀，游到池塘边，看见一只青蛙，坐在圆圆的荷叶上"呱呱呱"地唱歌。

小蝌蚪游过去，小声地问："请问您：您看见我们的妈妈吗？她有两只大眼睛，嘴巴又阔又大，四条腿走起路来一蹦一跳的，白白的肚皮绿衣裳，唱起歌来呱呱呱……"

青蛙没等小蝌蚪说完，就"呱呱呱"大笑起来。她说："傻孩子，我就是你们的妈妈呀，我已经找了你们好久啦！"

小蝌蚪听了，一齐摇摇尾巴说："奇怪！奇怪！为什么我们长得跟您不一样呢？"

青蛙笑着说："你们还小呢。过几天，你们会长出两条后腿来；再过几天，又会长出两条前腿。四条腿长齐了，脱掉尾巴，换上绿衣裳，就跟妈妈一样了。那时候，你们就可以跳到岸上去捉虫吃啦。"

小蝌蚪听了，高兴得在水里翻起跟斗来："呵！我们找到妈妈了！我们找到妈妈了！"

青蛙扑通一声跳进水里，带着小蝌蚪一块儿游玩去了。

后来小蝌蚪长大了，变成了小青蛙。小青蛙常常跳到岸上捉虫吃，还快活地唱着："呱呱呱，呱呱呱，我们长大啦！我们长大啦！我们会捉虫，捉尽了害虫，保护庄稼。"

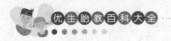

## 语言胎教：故事《小猫钓鱼》

有一天，大猫妈咪带着小猫儿子，到河边去钓鱼。

在路上，大猫对小猫说："猫仔啊！我们做猫的，无论做什么事都要一心一意，千万不能三心二意，钓鱼也是一样，三心二意的话，就会钓上来六条无头鱼，九条无尾鱼，还有八条半截鱼。"

小猫说："哇，为什么会这么神奇？"

大猫说："神奇什么呀！我的意思是，会钓上0条鱼，也就是一条都钓不到！所以说呢，专注是做猫的第一要义！"

小猫说："妈咪，你好像忘记带水桶了耶！"

大猫一看："对哦！"于是就气喘吁吁地跑回去拿水桶，再气喘吁吁地跑回来。

俩猫再向前走了一段，大猫又说："一心做好一件事，这个道理是很明显的，就好比抓老鼠一样，要专心再专心，钓鱼也是这样。"

小猫说："妈咪，你好像忘记带钓竿了哦！"

大猫一看："对哦！"于是就气喘吁吁地跑回去拿钓竿，再气喘吁吁地跑回来。

到了河边，大猫又再次叮嘱小猫："我们马上就要开始钓鱼了，你记住妈咪的话了吗？专心致志，不要精神分散，更不要丢三落四的哦！"

小猫说："妈咪，你好像又把水桶忘在家里了耶！"

大猫一看："对哦！"于是就气喘吁吁地跑回去拿水桶，再气喘吁吁地跑回来。

在河边坐下后，大猫再也不敢说什么了，俩猫开始安安静静地钓鱼。

不一会儿，一只蝴蝶飞了过来，大猫看见了，赶忙大叫："猫仔啊！千万不要去抓蝴蝶，世间都惊艳蝴蝶的绚丽，却不知道蝴蝶是色盲，我们还是一心一意地钓我们的鱼吧！"

小猫说："哦！我不会去抓蝴蝶的。"

一只蜻蜓飞了过来，大猫看见了，赶忙大叫："猫仔啊！千万不要去抓蜻蜓，世间都美慕蜻蜓点水的轻盈，却不知道蜻蜓是在生娃，我们还是一心一意地钓我们的鱼吧！"

小猫说："哦！我不会去抓蜻蜓的。"

一架飞机飞了过来，大猫看见了，赶忙大叫："猫仔啊！千万不要去抓飞机，世间都惊叹飞机的自由，却不知整个飞机有多重，我们还是一心一意地钓我们的鱼吧！"

小猫说："哦！我……我才不敢去抓飞机。"

一艘 UFO 飞了过来，大猫看见了，赶忙大叫："猫仔啊！有火星人！"

……

就这样，由于大猫不停地大喊大叫，从上午一直到下午，大猫一条鱼都没钓上来。它大发雷霆："都怪你不一心一意，一会儿说想抓蝴蝶，一会儿说想抓蜻蜓，害得我光顾为你担心！钓不到鱼！我不是说了吗？做事不要三心二意呀！"

小猫委屈地说："可是……可是我压根儿没想要去抓蜻蜓和蝴蝶啊……"

大猫怒气冲冲："不要解释了，要不是你三心二意，怎么会一条鱼都钓不到？"

小猫说："可我钓到鱼了呀！"

大猫定睛一看，小猫水桶里有一头鲸鱼、一尾鲨鱼和一条比目鱼。

"你……你看！这些本来是海里的鱼，就是因为你三心二意，都给你从河里面钓上来了！所以啊！小朋友们，读者们，三心二意是不对的！喵——"

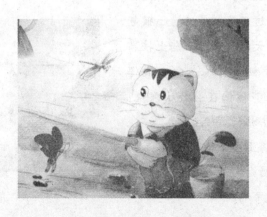

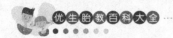

## 语言胎教：故事《小猴尿床》

小猴正在树上摘果子，忽然看见树下的小溪上漂来一只小纸船。"多好玩的小纸船，快把它捞上来。"小猴说着从树上往下一跳。哎哟，一屁股坐到了水里。

不好了，不好了，裤子湿啦。"没羞，没羞，小猴尿床啦！"午睡起床时，睡在小猴旁边的小狗喊起来。

小猴不好意思地说："我想把纸船捞上来，没想到就坐在水里了。"

袋鼠阿姨走过来，说："大家别笑小猴子，告诉你们吧，阿姨小时候也尿过床呢。"

"啊，阿姨也尿过床？"小动物们都瞪大了眼睛。

"是呀，阿姨小的时候也梦见过小河，河里漂着一个大红苹果。阿姨高兴地下河去捞苹果，弄得浑身湿淋淋。醒来一看，原来是尿床了。"

"我也尿过床。我梦见大灰狼追我，我一着急就尿床了。"小白兔说。

"我也尿过，我梦见拿着水龙头去救火，结果……"小狐狸说。

"我梦见想小便，到处找厕所，后来就尿床了。"最后，连嘲笑人的小狗也承认说。

袋鼠阿姨微笑着拍拍小猴说："好啦！下次再遇见要下水的时候就揪揪耳朵，要是做梦一揪耳朵就醒啦。"

小猴在海边玩耍，一艘轮船向他开来。啊，轮船！这不是做梦吧。小猴赶紧揪揪耳朵。好大的轮船呀，船上挂满彩色的旗帜，甲板上有人在向小猴挥手，响亮的汽笛声仿佛在召唤小猴说："来和我们一起去旅行。"

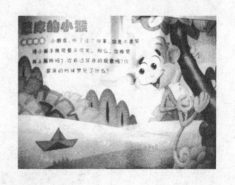

"我要到大海上去旅行！"小猴不顾一切地迎着轮船向大海里跑去。结果呢？小猴又尿床了吗？

## 语言胎教：故事《小马过河》

宝宝就要出生了，孕妈妈千万不要偷懒啊，每天的小故事不能停下来呀。今天就让我们介绍一个经典小故事《小马过河》，宝宝出生以后也可以为他讲述这个故事。

马棚里住着一匹老马和一匹小马。

有一天，老马对小马说："你已经长大了，能帮妈妈做点事吗？"小马连蹦带跳地说："怎么不能？我很愿意帮您做事。"老马高兴地说："那好啊，你把这半口袋麦子驮到磨坊去吧。"

小马驮起口袋，飞快地往磨坊跑去。跑着跑着，一条小河挡住了去路，河水哗哗地流着。小马为难了，心想：我能不能过去呢？小马向四周望望，看见一头老牛在河边吃草，小马"嗒嗒嗒"跑过去，问道："牛伯伯，请您告诉我，这条河我能趟过去吗？"老牛说："水很浅，刚没小腿，能趟过去。"

小马听了老牛的话，立刻跑到河边，准备过去。突然，从树上跳下一只松鼠，拦住他大叫："小马！别过河，别过河，你会淹死的！"小马吃惊地问："水很深吗？"松鼠认真地说："深得很哩！昨天，我的一个伙伴就是掉在这条河里淹死的！"小马连忙收住脚步，不知道怎么办才好。他叹了口气说："唉！还是回家问问妈妈吧！"

小马甩甩尾巴，跑回家去。妈妈问他："怎么回来啦？"小马难为情地说："一条河挡住了去路，我……我过不去。"妈妈说："那条河不是很浅吗？"小马说："是呀！牛伯伯也这么说。可是松鼠说河水很深，还淹死过他的伙伴呢！"妈妈说："那么河水到底是深还是浅呢？你仔细想过他们的话吗？"小马低下了头，说："没……没想过。"妈妈亲切地对小马说："孩子，光听别人说，自己不动脑筋，不去试试，是不行的，河水是深是浅，你去试一试，就知道了。"

小马跑到河边，刚刚抬起前蹄，松鼠又大叫起来："怎么？你不要命啦！？"小马说："让我试试吧！"他下了河，小心地趟到了对岸。原来河水既不像老牛说的那样浅，也不像松鼠说的那样深。

作者　彭文席

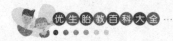

## 语言胎教：故事《龟兔赛跑》

今天可以给胎宝宝读《龟兔赛跑》的故事，故事里小白兔和小乌龟活泼可爱的形象，与童趣十足的对话，一定会让胎宝宝感到有趣极了。这里提醒孕妈妈，千万不要只将故事的表面内容讲给胎宝宝听，还要透过现象看本质，将故事中小白兔和小乌龟各自的性格分析一下，告诉胎宝宝一些做人的道理，这对胎宝宝性格的培养与长大后的为人处世都有着非常好的教育意义。

从前，乌龟与兔子之间发生了争论，它们都说自己跑得比对方快。于是它们决定通过比赛来一决雌雄。确定了路线之后它们就开始跑了起来。

兔子一个箭步冲到了前面，并且一路领先。看到乌龟被远远抛在了后面，兔子得意地想，自己应该先在树下休息一会儿，然后再继续比赛。

于是，它在树下坐了下来，并且很快睡着了。乌龟慢慢地超过了它，并且完成了整个赛程，无可争辩地当上了冠军。兔子醒过来时，发现自己已经输了。

兔子因为输掉了比赛而感到失望，它做了一些失利原因的分析。兔子发现，自己失败只是因为过于自信而导致粗心大意、疏于防范。如果它不那么自以为是，乌龟根本没有获胜的可能。于是兔子向乌龟提出挑战：再比一次。乌龟同意了。

于是在这一次比赛中，兔子全力以赴，毫不停歇地从起点跑到了终点。它把乌龟甩在几公里之后。

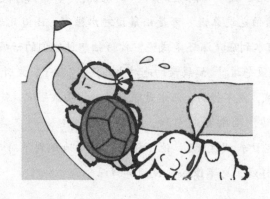

## 语言胎教：故事《蚂蚁和蟋蟀》

在炎热的夏天，蚂蚁们仍在辛勤地工作着，每天一大早便起床，紧接着一个劲儿地工作。蟋蟀呢？天天"叽里叽里、叽叽、叽叽"地唱着歌，游手好闲，养尊处优地过日子。每一个地方都有吃的东西，漫山遍野正是花朵盛开的时候，真是个快乐的夏天啊！

蟋蟀对蚂蚁的辛勤工作感到非常不解。"喂！喂！蚂蚁先生，为什么要那么努力工作呢？稍微休息一下，像我这样唱唱歌不是很好吗？"可是，蚂蚁仍然继续工作着，一点儿也不休息地说："在夏天里积存食物，才能为严寒的冬天做准备啊！""我们实在没有多余的时间唱歌、玩耍！"蟋蟀听蚂蚁这么说，就不再理蚂蚁。"啊！真是笨蛋，干吗老想那么久以后的事呢！"

快乐的夏天结束了，秋天也过去了，冬天终于来了，北风呼呼地吹着，天空中下起了绵绵的雪花。蟋蟀消瘦得不成样子，因为到处都是雪，一点儿食物都找不到。"我若像蚂蚁先生，在夏天里储存食物该多好啊！"蟋蟀蹒跚地走在雪地上，眼看就要倒下来似的。一直劳动着的蚂蚁，冬天来了一点也不担忧，因为它积存了好多食物，并且建了温暖的家。

当蟋蟀找到蚂蚁的家时，蚂蚁们正快乐地吃着东西呢！"蚂蚁先生，请给我点东西好吗？我饿得快要死了！"蚂蚁们吓了一跳。"咦！你不是在夏天里见过面的蟋蟀先生吗？你在夏天里一直唱着歌，我们还以为你到了冬天会是在跳舞呢！来吧！吃点东西，等恢复健康，再唱快乐的歌给我们听好吗？"面对着善良亲切的蚂蚁们，蟋蟀忍不住流下了欣喜的眼泪。

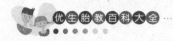
## 语言胎教：故事《3只小猪盖房子》

猪妈妈有3个孩子，一个叫小黑猪，一个叫小白猪，还有一个叫小花猪。

有一天，猪妈妈让小猪们各自去盖一间房子。3只小猪高兴地接受了任务走了。走着，走着，看见前面一堆稻草。小黑猪忙说："我就用这稻草盖草房吧。"小白猪和小花猪一起向前走去，走着，走着，看见前面有一堆木头。小白猪连忙说："我就用这木头盖间木房吧。"小花猪还是向前走去，走着，走着，看见前面有一堆砖头。小花猪高兴地说："我就用这砖盖间砖房吧。"于是，小花猪一块砖一块砖地盖起来。不一会儿，汗出来了，胳膊也酸了，小花猪还不肯歇一下。砖房盖好啦！小花猪乐得直笑。

山后边的大灰狼听说来了3只小猪，便来到草房前，叫小黑猪开门。小黑猪不肯开，大灰狼用力撞一下，草房就倒了。小黑猪急忙逃向木房，木房里的小白猪听见呼救，连忙打开门，让小黑猪进来，又把门紧紧地关上。大灰狼来到木房前，叫小白猪开门。小白猪不肯开。大灰狼用力撞一下，小木房摇一摇。大灰狼又用力撞了一下，木房就倒了，小黑猪、小白猪急忙逃向砖房，砖房里的小花猪听了，连忙打开门，让小黑猪和小白猪进来，又紧紧地把门关上。

大灰狼来到砖房前，叫小花猪开门。小花猪不肯开。大灰狼用力撞一下，砖房一动也不动，又撞一下，砖房还是一动也不动。大灰狼用尽全身力气，对砖房重重地撞了一下，砖房还是一动也不动。大灰狼头上却撞出了3个疙瘩，四脚朝天地跌倒在地上。大灰狼看到房顶上有一个大烟囱，就爬上房顶，想从烟囱里钻进去。3只小猪忙在炉膛里添了许多柴，把炉火烧得旺旺的。大灰狼从烟囱里钻进去后跌进了大炉膛，被炉火烧死了。

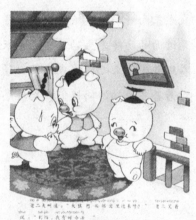

## 语言胎教：朗读《家》

泰戈尔，印度诗人、哲学家和印度民族主义者，1913年获得诺贝尔文学奖，是第一位获得诺贝尔文学奖的亚洲人。他的诗在印度享有史诗的地位，代表作有《吉檀迦利》《飞鸟集》等。在他的诗中含有深刻的宗教和哲学的见解。对泰戈尔来说，他的诗是他奉献给神的礼物，而他本人是神的求婚者。

这是泰戈尔诗集《新月集》中的一首小诗，这个"孩子的天使"怀着初探世界的神秘期待，以纯粹的儿童眼光，为我们展示了一个更为浪漫、理想的诗之世界。大声朗读出来，宝宝会与你一同高唱的。

### 家

我独自在田野间的小路上走着，
夕阳像吝啬的财主，正收藏起它最后一点金黄。
日光渐渐地沉入深深的黑暗之中，
那收割后的田地孤寂沉默地躺着。
突然，一个男孩尖锐的声音划破了天际，
穿越了黑暗，留下他的歌声在静谧的黄昏里回荡。
他的家就在荒地边缘的村落里，
穿过甘蔗园，隐约在香蕉和直直的槟榔树，
以及椰子树和深绿色榴莲的浓阴里。
星光下我在独自行走的途中停留片刻，
看着在我面前展开的幽暗大地，
正用双臂拥抱着无数的家庭，
那里有摇篮和床铺，有妈妈们的心和夜晚的灯光，
还有那年幼的生命自然而愉悦，
全然不知这样的欢愉对于世界的价值。

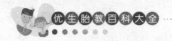

## 语言胎教：朗读《春》

今天，孕妈妈可以充当一下朗诵演员，给胎宝宝朗读一段自己喜欢的优美散文。在音乐伴奏或歌曲伴唱的同时，朗读诗或词以抒发感情，也是一种很好的胎教形式。

如果你还不知选择哪段来给宝宝诵读，这里介绍一篇——朱自清的《春》。在朱自清的笔下，春草是如此的天真烂漫、活泼可爱。如果作者没有发自内心的由衷的喜爱之情，怎能写出这等精彩之笔！作者对春天真挚的赞美之情，已不留痕迹地融入了景物描写之中，让孕妈妈读来回味无穷。

盼望着，盼望着，东风来了，春天的脚步近了。

一切都像刚睡醒的样子，欣欣然张开了眼。山朗润起来了，水涨起来了，太阳的脸红起来了。

小草偷偷地从土地里钻出来，嫩嫩的，绿绿的。园子里，田野里，瞧去，一大片一大片满是的。坐着，躺着，打两个滚，踢几脚球，赛几趟跑，捉几回迷藏。风轻悄悄的，草软绵绵的。

桃树，杏树，梨树，你不让我，我不让你，都开满了花赶趟儿。红的像火，粉的像霞，白的像雪。花里带着甜味，闭了眼，树上仿佛已经满是桃儿，杏儿，梨儿。花下成千成百的蜜蜂嗡嗡地闹着，大小的蝴蝶飞来飞去。野花遍地是：杂样儿，有名字的，没名字的，散在草丛里像眼睛像星星，还眨呀眨的。

"吹面不寒杨柳风"，不错的，像妈妈的手抚摸着你，风里带着些新翻的泥土的气息，混着青草味儿，还有各种花的香，都在微微润湿的空气里酝酿。鸟儿将巢安在繁花嫩叶当中，高兴起来了，呼朋引伴地卖弄清脆的歌喉，唱出婉转的曲子，跟清风流水应和着。牛背上牧童的短笛，这时候也成天嘹亮地响着。

"一年之计在于春"，刚起头儿，有的是功夫，有的是希望。

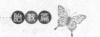

## 语言胎教：宝宝就要和妈妈见面了

孕期马上就要终止，准妈妈所能享受的孕育生涯也只有几日之遥，应该好好珍惜。在孕期的最后一段日子，教一教胎儿出生后该做的事，给胎儿讲一讲他所能看到的这个大千世界。然后告诉胎儿，父母会爱他，保护他，会给他以安全和保障，父母亲在热切地等待他的安全降生，给胎儿以信心，教胎儿愉快地降生，这同时也在增强准妈妈自身的分娩信心，增加分娩的愉快心理。

如今我们知道，从怀孕的第6个月起，尤其是第8个月以后，记忆的模式是有规律的。此时，胎儿脑部和神经系统的发育已经足够成熟，脑部的记忆到了9个月大时，其运作功能就已经接近成人的程度。

我们不记得某些特定事件或情境，并不代表这些经验和相关的情感再也无法重现。即使是埋在很深处的记忆，依然会影响我们的情绪。但是，有一种东西会促使记忆埋入潜意识，那就是催产素。这是一种能控制阵痛收缩的激素。近年来的研究显示，在实验室里，把高剂量的催产素注入动物体内，会导致它们失忆，即

使是训练有素的动物，也会在催产素的作用下，丧失先前已经学会的能力。我们确实知道，阵痛的产妇会分泌大量催产素，而影响孩子的生理系统。所以假如大多数人都不记得出生时的事情，那或许是因为我们的出生记忆，被阵痛和出生时的大量催产素给冲洗掉了。

## 音乐胎教：欣赏名曲《雪花飞舞》

阿希尔·克劳德·德彪西是19世纪末20世纪初欧洲音乐界颇具影响的作曲家、革新家，同时也是近代印象主义音乐的鼻祖，对欧美各国的音乐产生了深远的影响。德彪西的代表作品有管弦乐《大海》《牧神午后前奏曲》，钢琴曲《前奏曲》和《练习曲》，而他的创作最高峰则是歌剧《佩利亚斯与梅丽桑德》。第一次世界大战期间，他写过一些对遭受苦难的人民寄予同情的作品，创作风格也有所改变。此时他已患癌症，于1918年德国进攻巴黎时去世。

《雪花飞舞》这首乐曲是根据法国作曲家德彪西所创作的钢琴组曲《儿童园地》中的第四首改编的。乐曲开始，高音区奏出一小节柔和而清淡的旋律，接着第二小节模仿雪花在

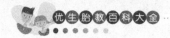

逐渐变大，随着音乐节奏的加快、密集音型在快速地流动和不断重复中游离，惟妙惟肖地模仿了漫天飞雪的景象，同时，乐曲弥漫着一丝淡淡的忧郁。第二部分连续的三连音、丰富的和声色彩、多变的节奏与音色、渐强的力度变化，仿佛漫天大雪、刺骨的寒风，也使人隐约感到狂躁与不安。第三部分减弱力度、逐渐上行音区，仿佛漫天大雪、刺骨的寒风已逐渐变为纷纷扬扬的雪花。最后，大地变得一片沉寂。

## 音乐胎教：欣赏名曲《牧童短笛》

贺绿汀（1903～1999），音乐教育家、作曲家。早年即投身于革命并进行音乐创作。后入上海国立音专，攻读音乐。1934年所作钢琴曲《牧童短笛》《摇篮曲》在"征求中国风味的钢琴曲"评选中分别获头奖和名誉二奖。此后进入电影界，为进步电影《风云儿女》《十字街头》《马路天使》等创作音乐。抗日战争期间创作了《游击队歌》《垦春泥》《嘉陵江上》等歌曲，广为流传。解放战争期间，又创作了管弦乐小品《森吉德玛》《晚会》等佳作。解放后，任上海音乐学院院长和中国音协副主席，主要从事培养音乐人才，但仍坚持音乐创作园地上的耕耘。

19世纪上半叶，当西欧的钢琴音乐已经进入浪漫主义黄金时代时，中国开始传入欧洲的现代钢琴，随着教堂和新学堂在中国的兴起，钢琴逐渐被中国人接受并在中国得到推广和应用。在当时还没有出现能独立举办钢琴独奏会的中国钢琴家之前，一些音乐家们却已开始写作中国自己的钢琴音乐作品了。从赵元任所作的第一首钢琴小曲《和平进行曲》到之后的《偶成》《小朋友进行曲》《锯大缸》（李荣寿曲）等，这些构思简单、曲式短小、专业技巧相当于儿童钢琴初级教材程度的小曲均在民间音调因素的基础上对欧洲传统和声尝试性地进行了结合运用，为后来中国钢琴曲的专业创作提供了宝贵的经验。

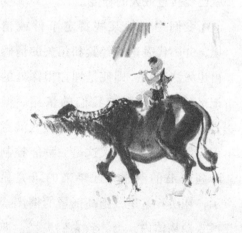

之后的 1927 年萧友梅在上海创办的"上海国立音乐院"为中国钢琴艺术的发展奠定了基础，同时他以校长名义高薪特聘俄籍钢琴家查哈罗夫、阿克萨可夫、皮得罗娃等教授主持音专钢琴教学工作，更是对中国钢琴艺术发展产生了重要的深远影响。正是查哈罗夫等外籍钢琴教授的到来，使得中国当时唯一的高等音乐学府——国立上海音专的钢琴水平，由当初弹小奏鸣曲、钢琴小品的初级、中级程度，迅速向高水准的演奏艺术发展。而 1931 年考入上海国立音专的贺绿汀也正是边从黄自学作曲，边从查哈罗夫、阿克萨可夫学钢琴。在名师的指导下，经过不断的努力刻苦学习，贺绿汀在作曲和钢琴方面都有了长足的进步。终于在 1934 年由俄罗斯著名作曲家亚历山大·车列浦宁（中国名：齐尔品，彼得堡人，1934~1937 年在中国居住，从事钢琴演奏和创作。作为著名的作曲家和钢琴家，他于1934 年 4 月在上海音专举行了自己作品的钢琴演奏音乐会，当即被该校聘为名誉教授）个人出资创办的中国音乐史上首次"征求中国风格钢琴曲"的创作评奖活动中，贺绿汀创作的《牧童短笛》以其美妙的旋律、新颖的手法一举夺得引人注目的一等奖。以《牧童短笛》为首的六首中国钢琴风味作品的诞生，立刻引起世人关注，成为人们研究、借鉴的成功典范。这次比赛对于当时尚处于起步状态的中国钢琴音乐创作和后来钢琴音乐的发展，具有深远的意义。

《牧童短笛》是一首标题音乐的三段式小曲，从写实出发，描写了中国 20 世纪 30 年代的农村风光，远处的山、近处的田、弯曲的池塘边柳枝飘动，两个穿背心短裤的小牧童坐在牛背上，悠闲自得地吹着竹笛。这首乐曲没有用中国任何一首民间音调的乐曲作素材，完全是作者植根于中国民间，由心底自然流出的一支充满中国泥土芳香，带有浓郁中国特色的乐曲。

## 音乐胎教：欣赏名曲《献给爱丽丝》

贝多芬是集西方古典乐派之大成，开浪漫乐派之先河的伟大作曲家。人们都比较熟悉他的交响曲、协奏曲、室内乐和歌剧等大型作品，但是，他的为数不多的器乐小品，也同样给人留下了深刻的印象。钢琴小品《献给爱丽丝》就是其中比较著名的一首。

贝多芬一生没有结过婚，但是，

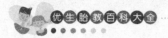

# 献给爱丽丝

贝 多 芬曲

红　 枫词

冰　 河改编

0 3̣ 2̣ | 3̣ 2̣ 3 7 2̣ i | 6. 1 3 6 | 7. 3 5̇ 7 | i. 3 3̣ 2̣ | 3̣ 2̣ 3 7 2̣ i |

飞吧 飞吧我的歌　　 曲，向你飞 去，向你飞 去，这歌声 充满无限情

6. 1 3 6 | 7. 3 i 7 | 6. 7 i 2̇ | 3̇. 5 4 3 | 2̇. 4 3 2 | i. 3 2̇ i |

意，呼唤著 你，呼唤著 你，啊爱丽 丝，我亲爱 的，你多纯 洁，多美

7. 7 0 3 | 3̇. | 3̇. 3 3̣ 2̣ | 3̣ 2̣ 3 7 2̣ i | 6. 1 3 6 | 7. 3 5̇ 7 | i. 3 3̣ 2̣ |

丽. 啊　　　 你的 容颜你的话 语，不断闪 现 在我心 里. 我把

3̣ 2̣ 3 7 2̣ i | 6. 1 3 6 | 7. 3 i 7 | 6. 0 0 | i 4̇. 3 | 3̇ 2 2. 4̇ |

恋情化作歌　　 曲，献给你，献给 你. 我愿 谢 上帝给

　　　　　　　　　　　　　　　　　Fine

6̇ 5 4 3 2̇ i | 7̇ 6̇ 5 5 6 7 | i 2̇ 2̣ | 3 4 6 | i 2̇. 7 | i 0 2 0 3 0

心地创 造了 你. 啊，　　　 多完 美多神 奇.我　 要 赞美 你，

5̇ 0 2̇ 0 7 0 | i 0 2 0 3 0 | 5̇ 0 2̇ 0 7 0 | 3 0 0 | 3 0 0 | 3. | 3 3̣ 2̣ |

祝福 你，赞美 你，祝福 你，祝 福 你. 飞吧

他一直盼望着能得到一位理想的伴侣。因此，这类事在贝多芬的生活中也有些浪漫色彩的故事流传。1808～1810年间，贝多芬已经是近四十岁的人了。他教了一个名叫特蕾泽·玛尔法蒂的女学生，并对她产生了好感。在心情非常甜美、舒畅的情况下，他写了一首《A小调巴加泰勒》的小曲赠给她。"巴加泰勒"（Bagatelle）意思是小玩意儿。贝多芬还在乐谱上题上了"献给特蕾泽"这样几个字。以后，这份乐谱一直留在特蕾泽那里。贝多芬逝世以后，在他的作品目录里也没有这支曲子。直到19世纪60年代，德国音乐家诺尔为写贝多芬传记，在特蕾泽·玛尔法蒂的遗物中，才发现了这首乐曲的手稿。1867年，在斯图加特出版这首曲子的乐谱时，诺尔把曲名错写成《献给爱丽丝》。从此，人们反而忘记了《献给特蕾泽》的原名，而称之为《献给爱丽丝》了。

《献给爱丽丝》基于一个淳朴而亲切的主题：（见上谱）这个主题把特蕾泽温柔、美丽的形象作了概括的描绘。它在这支曲子里先后出现了十六次，因此，给人以极为深刻的印象。好似贝多芬有许多亲切的话语正向特蕾泽诉说。后半部分左右手交替演奏分解

和弦，犹如二人亲切地交谈。

《献给爱丽丝》全曲由5段组成。A段用的是A小调，显得温柔而亲切。然后，转到C大调，它是A小调的关系大调，情调顿时明朗起来。B段转到F大调上，出现一个新的曲调。

这个曲调，感情更加明朗。经过一连串快速音的过渡，又回到A段。C段多用和弦，气氛有了转换。情绪显得严肃而稳重，好似作者在沉思。接下去，出现了一个由三连音组成的乐句。表现热烈的情感。经过一段下行半音阶的过渡，又把乐曲引回到A段。

乐曲在非常优美和温柔的气氛中结束。

## 音乐胎教：欣赏名曲《春之歌》

《春之歌》选自门德尔松的钢琴独奏曲集《无词歌集》。门德尔松是德国作曲家，与舒曼同为德国浪漫主义音乐的杰出代表。这支曲子是门德尔松创作的所有无词歌中最为著名的曲子，不仅用于钢琴独奏，还被改编成管弦乐曲以及小提琴和其他乐器的独奏曲而广为流传，深受世界人民喜爱。

这首被冠以《春之歌》标题的无词歌具有流水般轻柔的浪漫旋律，使

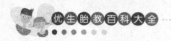

听众沉醉于快乐的气氛中。曲式虽单纯，但十分巧妙地运用了装饰音，从而利用钢琴创下了前所未有的漂亮效果，由此我们不得不对门德尔松的天才发出赞叹。在伴奏与踏板的关系中，也显示出浪漫主义时代的钢琴音乐特色。

它们与传统奏鸣曲完全不同，都是即兴式的、无拘无束的短曲，最短的不到一分钟，最长的也不过4分钟。它们集中体现了门德尔松的浪漫主义气质，首首精致典雅、隽永含蓄，旋律清新优美，手法简洁精练，充满诗情画意，像是一朵朵月光下盛开的小花，清香怡人，完全可以当做小品听。

## 音乐胎教：玄妙的助产音乐

自古以来，分娩对于产妇来说都是一件痛苦的事情。如何消除产妇的恐惧，减少分娩的痛楚，成为有关专家们研究的课题。专家们首先从缓解产妇的紧张情绪入手，特制了助产音乐唱片。这种专供产妇分娩过程中聆听的音乐，既不是流行音乐，也不具有娱乐性，其目的是进一步使母亲专注于分娩，缓解其激动、不安的情绪。

乐曲长达70分钟，其中除了有各种乐器声外，还有胎儿的心跳声。乐曲从16节拍的主旋律入手，不断重复节奏，使母亲产生相应的节奏感，呼吸变得更有规律和有层次，提高了母亲在分娩过程中的呼吸技巧。不论乐曲从何处开始播放，母亲都能很轻易地进入主旋律。

这首乐曲只有在产房中正式播放，产妇在临盆时聆听方能奏效。一位听音乐顺利产下婴儿的女士说："……没播音乐时我只感到孤独和害怕，音乐使我感到除我之外，整个空间都和我一起移动。"

产妇若能一边听音乐一边分娩，就能在痛苦的过程中体验即将为人母的幸福和自豪。

## 美育胎教：欣赏《草地上的圣母》

拉斐尔是意大利杰出的画家，和达·芬奇、米开朗琪罗并称文艺复兴时期艺坛三杰。他的作品博采众家之长，形成了自己独特的风格，代表了当时人们最崇尚的审美趣味，成为后世古典主义者不可企及的典范。其代表作有油画《西斯廷圣母》、壁画《雅典学院》等。

《草地上的圣母》是意大利文艺

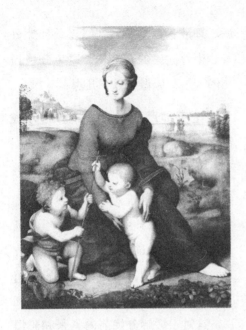

是鲜花遍地，天空有几朵轻盈的白云，映着柔和的微光。情与景富有浓郁的诗意，洋溢着人世间天伦之乐的幸福、美好的情调。由于拉斐尔与达·芬奇的密切接触，从这幅画中我们很容易联想到《蒙娜丽莎》那静谧冥想微妙心理的表现方式。

## 美育胎教：欣赏名画《哺乳圣母》

列奥纳多·达·芬奇，意大利文艺复兴三杰之一，也是整个欧洲文艺复兴时期最完美的代表。他是一位思想深邃、学识渊博、多才多艺的画家、寓言家、雕塑家、发明家、哲学家、音乐家、医学家、生物学家、地理学家、建筑工程师和军事工程师。他是一位天才，他一方面热心于艺术创作和理论研究，研究如何用线条与立体造型去表现形体的各种问题；另一方面他也同时研究自然科学，为了真实感人的艺术形象，他广泛地研究与绘画有关的光学、数学、地质学、生物学等多种学科。他的艺术实践和科学探索精神对后代产生了重大而深远的影响。

这一幅圣母像完成于1490年，是达·芬奇前期肖像艺术的一个范例，现藏于俄罗斯艾尔米塔日博物馆。在

复兴绘画的杰出代表之一。拉斐尔借助宗教主题表现现实与理想相结合的完美女性形象，以颂扬人性中的至善、至美。画面中的人物画得令人赞叹不已，圣母俯视着两个孩子，她的表情使人难以忘怀。

在画中圣母子呈三角形构图，两个可爱的孩子又构成另一个三角形。圣母侧身而坐，她照看着两个正在嬉戏的孩子。图中两个孩子明亮的肤色在圣母深蓝的外衣及绿色的草原之前明显地浮现出来，圣婴耶稣正玩弄着施洗约翰谨慎交出的十字架，这使圣母表情慈爱静谧又微妙，笼罩着预感儿子未来命运的忧郁。

画面线条柔和，远景优美，近景

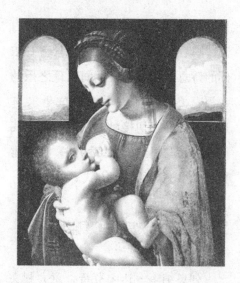

这幅画中，画家更多强调的是一种母爱的普遍人性。圣母形象丰满，神态恬静，洋溢着一种年轻母亲的温柔的爱子之心。圣母怀里的婴儿形象被画得很生动。

### 情绪胎教：做好分娩的心理准备

"十月怀胎，一朝分娩。"准妈妈此时的心情是十分复杂的。既对即将到来的分娩和即将迎来的小生命感到十分的好奇和惊喜，又对马上要面对的漫长的产程、难忍的产痛、可怕的出血以及产程中可能出现的问题感到恐惧和不安，并且对自己能否顺利地度过产程、新生儿是否健康等抱怀疑的态度。凡此种种，均是不良的心理状态。分娩前是否具有充分的、正确的心理准备，是关系到能否顺利地分娩、生育健康的新生儿、避免分娩损伤的大事，应做好以下几点：

#### 1. 参加产前学习班，掌握分娩常识

如果条件允许，夫妇双方应共同参加医院举办的准妈妈学校。一起学习分娩的相关知识，了解临产的征兆，分娩的全过程，分娩的不同方式，缓解疼痛的方法，分娩中紧急情况的处理，新生儿的特点及护理等知识。这对于缓解分娩前的紧张和恐惧是很有帮助的。

学习班中还讲授实用的分娩中的呼吸运动、体位调整以及减轻疼痛的方法。并且，现今的准妈妈学校，已有别于老式的单纯讲课的模式，有些准妈妈学校可以让准妈妈及其家属参观住院病房、待产室、产房、新生儿沐浴室等，使得准妈妈更早地熟悉医院的环境，尽快适应，以消除紧张情绪。

#### 2. 充分相信医生、医院，树立分娩信心

有些准妈妈担心分娩时疼痛，也害怕宝宝不能顺利出生，就盲目要求剖宫产，这是不必要的，应该认识到阴道分娩是一个正常的生理过程，而

剖宫产仅仅是应付难产的补救措施。如果准妈妈骨盆大小正常、胎宝宝大小适中、胎位正常、无产科并发症和其他疾病，阴道分娩是完全可行的。应当消除不必要的顾虑，放下年龄的包袱，坦然地面对分娩的考验，树立必胜的信心。同时也要认识到分娩中的风险和困难，应充分地信任医院设施和条件及医生的医德和医术，要与医生充分地沟通，密切配合，就一定能够使母婴平安。

### 3. 积极调整心态，主动配合分娩

分娩是一个艰难而又痛苦的历程，只有抱有积极、乐观的心态，主动与医生、助产士、儿科医生配合，才能顺利度过漫长的产程。在产程刚开始的时候，要注意休息，努力进食，避免喊叫，为接下来的产程积蓄能量，保存体力。在第二产程中，要主动屏气用力，配合宫缩，顺利娩出胎宝宝，避免产道损伤。在第三产程中，配合宫缩，娩出胎盘，避免产后出血。

### 情绪胎教：树立自然分娩的信心

很多准妈妈对即将来临的分娩可能会有过多的顾虑，其实大可不必过分担心。俗话说，十月怀胎，一朝分娩。分娩是人类繁衍过程中的一种正常生理过程，是人类的一种本能行为，母亲和胎宝宝都具有天生的潜力主动参与并完成分娩过程。从受精卵开始胎宝宝在母体内经历 280 天的生长发育逐渐成熟，而准妈妈的身体结构也逐渐地发生变化，变得更有利于分娩，尤其是生殖系统的变化更为突出，为胎宝宝的降生做好充分的准备。比如骨盆各骨的关节活动度增大，韧带松弛，各骨会有轻度的移位，骨盆的容积增加，临产后子宫下段逐渐拉长、变薄，子宫颈管逐渐消失，宫颈口逐渐扩张，阴道变薄，阴道黏膜皱襞增多，极富伸展性。胎宝宝在分娩过程中也会主动参与，比如胎宝宝在通过产道时，为适应骨盆各个平面不同的形状会作出一系列适应性的转动，以最小的径线通过产道。另外我们常会看到自然分娩的小宝宝头颅都拉长变形，有的头顶上还有 1~2 个小包，医学上叫做产瘤，这些都是由于受产道的挤压胎头的颅骨变形，头皮水肿而形成的。也是胎宝宝为适应产道所做的努力，这样就使得大部分产妇都可以自然分娩。如果产妇妊娠已过期，胎宝宝头颅骨变硬，产程中不易变形，则有可能增加难产

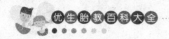

的机会。而宝宝的这种头颅变形或水肿准妈妈们也不必担心,出生几天后就会自然消退。

知道了以上这些母亲和胎宝宝的天生的本领还不够,准妈妈们还要了解阴道分娩对自己和胎宝宝有哪些好处。如分娩过程中子宫有规律的收缩能使胎宝宝肺脏得到锻炼,使胎宝宝肺泡得到扩张,促进胎宝宝肺成熟,出生后很少发生肺透明膜病;胎头受宫缩和产道挤压,头部充血,可提高脑部呼吸中枢的兴奋性,有利于新生儿娩出后迅速建立正常呼吸;受宫缩和产道的挤压,胎宝宝呼吸道内的羊水和黏液被排挤出来,使新生儿患吸入性肺炎的机会大大减少;此外,母体内免疫球蛋白在自然分娩过程中可传给胎宝宝,剖宫产的胎宝宝缺乏这一获取抗体的过程,因而自然分娩的新生儿具有更强的抵抗力。而对母亲来说,自然分娩产后子宫复原更快,并且减少了产后出血。

下面是已做妈妈的人向准妈妈介绍怎样增强信心、战胜恐惧,保持轻松的好心情:

- 临近分娩的日子,可能会由恐惧变得烦躁不安起来,要意识到这样对腹中的胎宝宝没有好处,可通过听音乐,看美丽、可爱的东西,使情绪稳定下来。

- 参加准妈妈学习班和看有关的杂志,了解分娩的过程,学习呼吸减痛法等,通过掌握知识获得力量,以此鼓励自己。

- 通过自我暗示坚信:大多数女人都要走这样的路,自己也能走过去,采取顺其自然的态度。

- 无论宫缩是否疼痛,想到宝宝在和自己一起努力,身上就充满了力量,总之,你应该相信自然的力量和自己的潜力,坚定自然分娩的信心,去体验一个女人、一个母亲的完整经历,当你走过这段路程后,就会为自己的坚强和勇敢感到骄傲。

## 情绪胎教：读诗缓解紧张情绪

### 饮湖上初晴后雨

作者：苏轼

水光潋滟晴方好，

山色空蒙雨亦奇。

欲把西湖比西子，

浓妆淡抹总相宜。

欣赏美景也是一种胎教，你可以让梦想插上翅膀，让宝宝也能欣赏到美景。这是一首描写西湖美景的诗。西湖的美，无人不知，犹如一位娇羞的美女，总怕别人把她的容颜看真切了。大多人来西湖游赏都盼望有一个晴好的天气，可偏偏总是下雨，所以诗人描述的西湖，总是蒙上了雨雾的。不过，它的烟雨朦胧的雨中之景更是惹人喜爱，放眼望去，一片迷蒙，对面的苏堤、断桥、湖中小岛上的亭台楼榭，湖面上飘荡的小船！这一切，宛如一幅秀美的中国山水画卷，令人迷醉。

你可以任凭思绪飞舞，把想象到的美景对腹中的胎宝宝诉说，让这些美的元素透过你的思维传入胎宝宝的大脑中，让他感受到舒适与怡然。

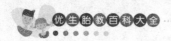

## 情绪胎教：别让过期妊娠扰乱心情

过期妊娠是指妊娠期已达或超过42周。导致过期妊娠的原因很多，主要有雌激素水平过低、胎盘硫酸酯酶缺乏、头盆不称、遗传等。

### 1. 导致过期妊娠的原因

头盆不称：胎宝宝较大，胎头迟迟未入盆，宫颈未受到应有的刺激，使产程的开始推迟。这是较多见的原因。

雌激素水平低：血中雌激素水平的高低与临产有密切关系，血雌激素水平过低会引起过期妊娠。

胎盘硫酸脂酶缺乏：无法将这种活性较弱的脱氢表雄酮转变成雌二醇及雌三醇，以致发生过期妊娠。

遗传：有少数妇女的妊娠期较长，数胎均出现过期妊娠，有时尚见于一个家族，说明这种倾向可能与遗传有关。

### 2. 过期妊娠对孕妈妈和胎宝宝的影响

缺氧：过期妊娠时，胎盘老化，胎盘功能衰退，经胎盘供给胎宝宝的氧气和营养减少，易导致胎宝宝皮下脂肪减少，全身脱水，皮肤干裂、皱褶等状况，像个小老人。这类胎宝宝很容易发生宫内死亡，即使出生，其健康状况也比正常分娩儿差，常常因脱水、贫血、肺部感染等而夭折。

难产：过期妊娠时，若胎盘的功能没有发生衰退，胎宝宝会在子宫内继续发育生长，最后形成巨大胎宝宝——胎宝宝体重超过4.0千克，身长超过55厘米，头颅变硬，两肩变宽。此时，由于胎宝宝过大，不仅会增加分娩的困难造成难产，同时也会增加胎宝宝颅内出血、母体产道损伤等的机会。

新生儿疾病：由于缺氧，还可引起胎宝宝肛门括约肌松弛，使胎粪排入羊水中，使羊水变混浊。在分娩过程中，如吸入混有胎粪的羊水，易造成新生儿吸入性肺炎。

孕妈妈一旦过期妊娠就要及时住院，在医院、医生可以复核预产期，评估胎宝宝大小及其生长发育情况，明确有无胎宝宝宫内缺氧、巨大儿及羊水过少情况，并进行胎宝宝监护，决定是否采用剖宫产。

## 运动胎教：练瑜伽，迎接分娩

为了给分娩做准备，准妈妈需要

对一些特殊部位和肌肉群进行锻炼和调整。瑜伽所崇尚的适度、温和的修炼方式和针对人由内及外的整体关注能够带给准妈妈全面的帮助。

### 1. 跪坐调息

动作说明：跪坐，脚背贴地，两膝盖、两脚尖并拢，脚跟分开。双手手心向下，分别置于大腿上，上身挺直，闭眼。感受呼吸，平静思想。

运动量：根据自己的身体情况决定运动时间，最好是在饭后进行，这样有助于消化。练习时间由短至长，以舒服为度，慢慢感觉身体和思想的平静和完全放松。

练习时间：直至整个孕期结束。

益处：可以锻炼大腿和小腿肌肉，使下肢更有力量，有助于顺利生产。

注意事项：患严重关节炎、静脉曲张的准妈妈忌做。

### 2. 坐姿展髋式

动作说明：坐下，双脚向趾骨方向拉近，脚掌合对，脚跟尽量接触会阴部。屏住呼吸6秒钟，躯干和脖子挺直，两膝尽量贴近地面展开，双手抱住脚趾，或放在膝盖上。呼气3秒钟，还原。

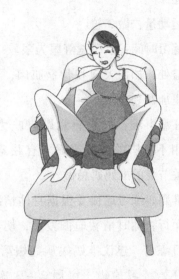

运动量：2~3轮。

练习时间：直至整个孕期结束。

益处：伸展下肢，可以加强大腿内侧和骨盆区域的肌肉，为分娩做好充足准备。

注意事项：患严重关节炎、痔疮、下腹部炎症的准妈妈忌做。

### 3. 平蹲式

动作说明：吸气2秒钟，手心向下，伸直双臂从体前抬起至与地面平行，同时踮起脚尖（如不能保持平衡，可以采用双手扶住椅子或窗台的方法做踮起动作。）缓慢向下蹲。呼气2秒钟，保持手臂平伸及踮脚下蹲的姿势，大腿压在小腿肚上。吸气2

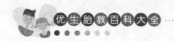

秒钟，保持踮脚姿势慢慢站起。呼气，还原。

运动量：做 3 轮。

练习时间：以感觉舒服为限。

益处：加强大腿和骨盆肌肉，使分娩更加顺利。

注意事项：如果感觉踮脚吃力，可采用不踮脚的方式来做。有眩晕、严重关节炎的准妈妈忌做。

准妈妈练习瑜伽要根据身体情况量力而行，随时请教瑜伽教练，切不可盲目练习。建议准妈妈从妊娠第 4 个月开始练习瑜伽，每周 2～3 次，每次练习以身体舒适为宜。如果没有

流产史、身体健康，那么只要觉得准备好了就可以进行轻柔的增强身体力量、提高肌肉柔韧性和张力的锻炼。需要注意的是，要循序渐进地增加运动量，不要突然加大运动量或者延长运动时间。如果你有习惯性流产史或者身体特别虚弱则要谨慎地练习。

在整个妊娠过程中，准妈妈可以练习不同的瑜伽姿势，但必须以舒适度为准。瑜伽练习因人而异，必须与身体状况相协调。练习时如感觉不适应该马上停止。孕期锻炼很必要，但切忌过量。如果有轻微出血则要按照医生要求卧床休息，停止锻炼。

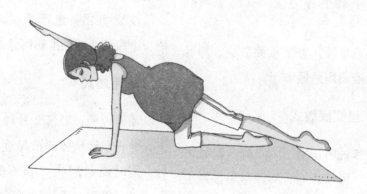